儿童眼保健学

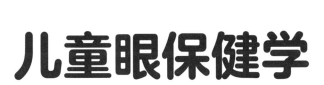

主　编　项道满　韦建瑞　刘　辉
副主编　李　莉　张佩斌　熊永强
　　　　孙先桃　陶利娟　苏　鸣

人民卫生出版社
·北　京·

图书在版编目（CIP）数据

儿童眼保健学 / 项道满，韦建瑞，刘辉主编 . —北京：人民卫生出版社，2020.11（2023.10重印）

ISBN 978-7-117-30854-0

Ⅰ. ①儿⋯ Ⅱ. ①项⋯②韦⋯③刘⋯ Ⅲ. ①儿童–视力保护 Ⅳ. ①R779.7

中国版本图书馆 CIP 数据核字（2020）第 214047 号

人卫智网	www.ipmph.com	医学教育、学术、考试、健康，购书智慧智能综合服务平台
人卫官网	www.pmph.com	人卫官方资讯发布平台

儿童眼保健学
Ertong Yanbaojianxue

主　　编：项道满　韦建瑞　刘　辉
出版发行：人民卫生出版社（中继线 010-59780011）
地　　址：北京市朝阳区潘家园南里 19 号
邮　　编：100021
E - mail：pmph @ pmph.com
购书热线：010-59787592　010-59787584　010-65264830
印　　刷：北京铭成印刷有限公司
经　　销：新华书店
开　　本：710×1000　1/16　　印张：24　　插页：2
字　　数：444 千字
版　　次：2020 年 11 月第 1 版
印　　次：2023 年 10 月第 3 次印刷
标准书号：ISBN 978-7-117-30854-0
定　　价：76.00 元

打击盗版举报电话：**010-59787491**　E-mail：**WQ @ pmph.com**
质量问题联系电话：**010-59787234**　E-mail：**zhiliang @ pmph.com**

编者

（以姓氏拼音为序）

陈志钧　南京医科大学附属儿童医院

陈　锋　广州市妇女儿童医疗中心

谌文思　广州市妇女儿童医疗中心

杜婉丽　甘肃省妇幼保健院

冯光强　广州市妇女儿童医疗中心

冯柯红　苏州大学附属儿童医院

郭梦翔　广州市妇女儿童医疗中心

郭　峥　华中科技大学同济医学院附属武汉儿童医院

何　炯　成都市妇女儿童中心医院

何俐莹　重庆市妇幼保健院

何诗萍　深圳爱尔眼科医院

何勇川　重庆爱尔儿童眼科医院

贺　平　广州市妇女儿童医疗中心

洪　流　大连市儿童医院

黄　静　广州市妇女儿童医疗中心

黄业贤　广州市妇女儿童医疗中心

蒋　楠　广州市妇女儿童医疗中心

李传旭　广州市妇女儿童医疗中心

李富馨　吉林省妇幼保健院

李　莉　首都医科大学附属北京儿童医院

李世莲　华中科技大学同济医学院附属武汉儿童医院

林　萍　西安市儿童医院

林　珊　江西省儿童医院

林穗方　广州市妇女儿童医疗中心

刘国华　山东大学齐鲁儿童医院

刘　辉　安徽省妇幼保健院

刘　恬　广州市妇女儿童医疗中心

刘　雯　广州市妇女儿童医疗中心

刘子江　新疆维吾尔自治区妇幼保健院

陆　斌　浙江大学医学院附属儿童医院

罗　红　湖北省妇幼保健院

闵晓珊　中南大学湘雅医院

潘爱洁　西北妇女儿童医院

乔　彤　上海交通大学医学院附属儿童医院

渠继芳　上海交通大学医学院附属上海儿童医学中心

施　维　首都医科大学附属北京儿童医院

石　婷　天津市妇女儿童保健中心

苏　鸣　石家庄爱尔眼科

苏　娱　安徽省儿童医院

孙先桃　河南省儿童医院/郑州大学附属儿童医院

陶　丹　昆明市儿童医院

陶利娟　湖南省儿童医院

3

王继红　内蒙古自治区妇幼保健院
王建仓　河北省儿童医院
王建勋　广州市妇女儿童医疗中心
王　琼　安徽省妇幼保健院
王秀华　吉林市儿童医院
韦建瑞　广州市妇女儿童医疗中心
韦美荣　广西壮族自治区柳州市妇
　　　　幼保健院
向施红　华中科技大学同济医学院
　　　　附属武汉儿童医院
项道满　广州市妇女儿童医疗中心
信　伟　西北妇女儿童医院
熊永强　厦门市妇幼保健院
闫利锋　广州市妇女儿童医疗中心
杨晨皓　复旦大学附属儿科医院

杨　晖　厦门市儿童医院
杨小梅　云南省妇幼保健院
杨新吉　解放军总医院第三医学中心
张红岩　乌鲁木齐儿童医院
张佩斌　南京医科大学第一附属医
　　　　院（江苏省妇幼保健院）
张　泳　山东省立医院
赵　坡　河北省保定市妇幼保健院
郑德慧　广州市妇女儿童医疗中心
郑海华　温州医科大学附属第二医院
郑穗联　温州医科大学附属第二医院
周　瑾　广州市妇女儿童医疗中心
朱健华　贵阳市妇幼保健院
朱　洁　广州市妇女儿童医疗中心

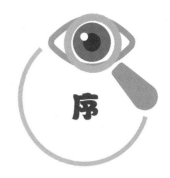

序

党和政府高度重视儿童健康和青少年视力健康。我国青少年视力健康问题较为严重，是"关系国家和民族未来的大问题"。习近平总书记在2018年就对我国青少年视力健康问题作出重要批示，全国上下都要高度重视。

在党和政府的关怀和领导下，在全国儿童眼科医疗保健医生的共同努力下，我国儿童眼保健事业蓬勃发展、方兴未艾。以全国各地儿童医院眼科为主力的眼科医生队伍，在儿童眼病的诊治工作中发挥了中坚作用，而各级妇幼保健院眼科成为儿童眼保健和疾病诊治工作中不可忽视的新兴力量。

但是，我们应当清醒地看到，我国的儿童眼科还存在不少短板，其中之一是儿童眼科医疗和保健人员不足，资质不高，加上儿童眼科与成人眼科有较大的区别，现在的培训制度不能满足儿童眼科医生的需求，亟需加强儿童眼科人才的培养和基础的建设。

早在2009年，卫生部办公厅印发的《全国儿童保健工作规范（试行）》，明确规定了妇幼保健体系内儿童保健工作人员的资质。时至今日，还没有关于儿童眼保健工作人员资质标准的明文规定。

广义的儿童眼保健工作包含儿科、眼科和公共卫生三个方面的内容。妇幼保健院儿童眼保健科的医生有的拥有眼科医师资质，有的具有临床儿科资质；在社区卫生服务中心和乡镇卫生院，儿童眼保健工作往往由儿童保健医生兼任。如上所述，儿童眼保健医生需要同时具备包含儿科、眼科和公共卫生三个方面的知识和能力，才是合格的。我们有许多工作要做，在人才培养工作中，至少需要有一本教材，包含儿科、眼科和公共卫生三个方面的内容。针对不同级别的妇幼保健院眼科有不同的内容。再加上良好的技术培训，才能有利于尽快培养出合格的各级儿童眼保健人才。

为此，我国儿童眼科界的同仁已经做了不少工作。2007年，全国儿童医院

（妇幼保健院）眼科主任高峰论坛为全国儿童眼科领域搭建了一个合作交流的平台。合作编写出版的《儿童眼病诊疗常规》和正在规划出版的《儿童斜视诊疗常规》，为相关从业人员提供了实用性指导。共同发表的三个"专家共识"也为儿童眼科的发展提供有力的理论支持。

这一次，大家共同编写出版的《儿童眼保健学》，就是一本面向儿童眼保健相关工作者的专业著作。希望大家继续努力，深入交流，加强合作，为我国儿童眼科事业，为建设健康中国做出新的贡献。

张文康

2020 年 4 月

前言

视觉功能的异常可能导致儿童的学习障碍、社会 - 情感发育异常和生活质量下降。儿童眼保健工作，就是通过早期筛查发现和早期治疗，减少儿童视力损害，促进眼和视力的健康发育。儿童眼保健工作是新时期儿童健康的重要内容，是一项根本性、长期性的战略任务。

儿童眼保健学是关注儿童眼及视力健康的综合性医学科学，是涉及儿科、眼科和公共卫生学科的交叉学科，既研究儿童眼保健公共卫生管理，也研究儿童眼病临床疾病诊治，涉及预防医学和临床医学。近年来，我国儿童眼保健科的学科建设发展迅速，但不同地区和级别的机构发展仍不平衡，缺乏行业内规范化的理论与实践指导专著。为使本学科向更高水平、更深层次发展，需要一本专业书籍，对儿童眼保健的基础理论、基本知识、基本技能进行规范，促进学科与行业的进一步健康发展。

本书共分为四章，包括儿童眼保健概述、儿童视力筛查与儿童眼病筛查、儿童眼保健基础知识与基本检查技术，以及儿童眼保健门诊与儿童眼病筛查中常见的眼病。内容分别涵盖了儿童眼保健的概况与发展现状、医师的职责范围与工作内容、妇幼保健体系儿童眼保健项目管理运行模式、儿童眼保健机构建设、儿童眼保健的基础知识与检查技术，以及常见的儿童眼病的诊断与治疗。

本书由全国 20 余所医院的近百名专家教授共同编写，适应知识的飞速发展和时代的进步，吸纳了本领域内最先进的学术思想和理念，旨在指导从婴儿期至青春期的儿童视力和眼健康管理，致力于促进跨学科的人才培养，是一本具有思想性、科学性、先进性、启发性和实用性的专业书籍。我们相信本书有助于促进公共卫生、儿科、眼科、儿童保健科等学科的交叉与渗透，满足对儿童眼保健医生全方位培养的需要，提高儿童眼保健专业医生的培养质量，为健康中国建设培养更多合格的儿童眼保健人才。

本书在编写时,得到了相关部门的大力支持,在此表示由衷的感谢!为了进一步提高本书的质量,以供再版时修订,诚恳地希望各位专家、读者提出宝贵意见。

项道满

2020 年 9 月

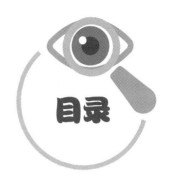

目录

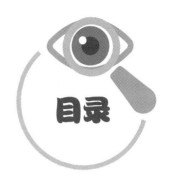
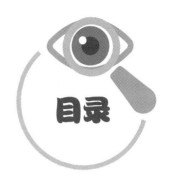

第一章 儿童眼保健概述

第一节 我国儿童眼保健发展历程与发展现状

我国儿童保健事业起步于 20 世纪 50 年代初。随着儿童保健体系日趋完善,我国眼保健事业也从无到有开始缓慢地发展,并且成为儿童保健的组成部分。改革开放以来,我国儿童眼保健事业开始蓬勃发展。在发展的早期阶段,眼科工作者对儿童弱视和斜视防治工作的关注,使儿童眼保健逐渐进入公众视野。1995 年卫生部颁发的《妇幼保健机构评审标准》在体制上确立了儿童眼保健的架构,是儿童眼保健发展道路上一个重要的里程碑。1999 年,卫生部组织专家编写的《儿童眼保健培训教程》面世,成为儿童眼保健大力发展的前奏。同时,儿童眼科临床的发展也对儿童眼保健事业的进步起到一定推动作用,《中国斜视与小儿眼科杂志》的建刊和《儿童眼病诊疗常规》的出版,标志着我国儿童眼科及眼保健事业的日益发展与学术地位的不断攀升。

近三十年来,随着我国经济的高速增长,人民生活水平大大提高。人们对于儿童眼健康的需求也越来越大。在各级领导的关心支持下,我国儿童眼保健专科发展迅速,相对于整个眼科或儿科领域而言,虽然起步较晚,但发展潜力巨大。在儿童眼保健专科迅速发展的同时,也开始不得不面临一系列发展瓶颈。一方面,儿童眼保健人才供不应求,培养体系有待建设。儿童眼科医生培养周期长,三年"住院医师规范化培训",不能满足保健机构对儿童眼保健人才的需求,需要建立有儿童保健专业特色的培养体系。另一方面,没有合适的儿童眼保健专科的评价体系。儿童眼病在疾病谱、临床表现、治疗方法等方面与成人有很大不同,儿童眼保健专科面对的服务对象、服务性质、目标任务与成人临床眼科专业有很大不同,不能套用成人眼科的评价体系。

中国妇幼保健机构既有面对群体提供公共卫生服务的特性(眼保健),又有与临床相结合的特点。近年来,妇幼保健机构儿童眼保健发展迅速,但是发展过程中,出现重治疗、轻保健的倾向。0~6 岁儿童的眼保健工作,必须依托妇幼保健体系的网络体系,才能落实"预防为主"的方针,充分保障儿童视力与眼健康。所以,目前儿童眼保健建设过程中,轻视眼保健的倾向要纠正。

儿童眼保健工作是新时期儿童健康的重要内容,是一项根本性、长期性的战略任务。我们必须从国家发展战略的高度认识看待儿童眼保健发展过程中面临的挑战,明白儿童眼保健医师所肩负的责任,突破儿童眼保健的建设瓶颈,一起为孩子"光明"的未来,贡献我们的智慧和力量。

（项道满）

第二节　我国儿童盲的流行病学

我国幅员辽阔,人口众多,各地经济发展还不很均衡,儿童盲和低视力的原因差别也很大。了解我国儿童盲与低视力的流行病学情况,对于精准开展儿童防盲工作非常重要。

世界卫生组织(WHO)将盲和视力损伤分为 5 级,"盲人"的定义是:一个人较好眼的最佳矫正视力小于 0.05 时;"低视力"(low vision)的定义是:较好眼的最佳矫正视力小于 0.3,但大于等于 0.05。2010 年全世界估计约有 2.85 亿视力损害患者(0.39 亿是盲人,2.46 亿是低视力),儿童约有 1 900 万(其中 1 200 万由屈光不正引起,较易诊断和治疗;140 万是不可避免盲)。

尽管儿童盲的比率很低,约占总盲人数的 4%,但其影响程度却更为严重,儿童比成人生活的时间更长,且正处于生长发育期,早期的视力损害对其身心健康、未来受教育的程度及就业的影响更大,同时给家庭和社会带来的经济负担也更沉重。因此,儿童视力损害的调查及治疗是一个不容忽视的问题。据 WHO 近 10 年的统计资料显示,视残儿童在全球的分布,主要集中在不发达国家或发展中国家。导致儿童低视力的主要病因是遗传、先天性眼病,其次是弱视、屈光不正、角膜病、视神经病、白内障、视网膜病及青光眼。

1999 年 9 月由国际防盲协会主持的第六次全体大会在北京召开,原卫生部部长张文康代表我国政府在"视觉 2020"行动宣言上签字,向世界做出承诺:在我国根除可避免盲,包括白内障、沙眼、河盲、儿童盲、屈光不正和低视力。在 2001 年 WHO 将儿童盲列入"视觉 2020 行动优先关注的问题"。

在我国,不同地区、不同年代,导致儿童盲和低视力的原因差别很大。21 世纪初,我国大多数地区的儿童盲与低视力的主要原因是遗传因素或先天性白内障。研究发现最常见的致盲部位依次为晶状体 98 例(27.5%)、视网膜 80 例(22.5%)、眼球 54 例(15.2%)及视神经 53 例(14.9%)。致盲眼病依次为:白内障 94 例(26.4%)、视网膜营养障碍 38 例(10.7%)及视神经发育不良 30 例(8.4%)等。致盲原因依次为:遗传性因素 125 例(35.1%)、脑膜炎 19 例(5.3%)、外伤 10 例(2.8%)、维生素 A 缺乏 2 例(0.6%)及麻疹 3 例(0.8%)等,因母孕期服用药物或酗酒所致者 22 例(6.2%),早产儿性视网膜病变 10 例(2.8%)。结果提示:遗传性因素是当时该地区儿童盲的主要致盲原因。同样,2006 年陕西省盲校盲童致盲原因调查(王雨生等,2006)发现,33 例盲童中 2 例(6.06%)为严重视力损害,31 例(93.94%)为盲。最常见致盲解剖部位依次为视网膜(36.37%)、青光眼(24.24%)、晶状体(15.15%)、视神经(9.09%)、角膜(9.09%)和全眼球(6.06%)。结果发现,先天和遗传因素为盲校学生致盲致残的主要原因,占 90.91%;后天性占 9.09%。视网膜色素变性、先天性青光眼和先天性白内障等为主要原因,提示该地区营养性和感染性致盲已较少见,先天和遗传性因素是目前陕西省儿童盲的主要原因。

另一方面,几乎在同一个时期(2004 年),在当时经济较为发达的广东省广州市,研究者通过对广州市盲校学生致盲及低视力原因调查(刘斌等,2007),结果发现:致盲及低视力的原因依次为早产儿视网膜病变 67 人(37.9%),视神经萎缩、眼球萎缩及原因不明、视网膜变性分别为 15 人(8.5%),先天性青光眼 9 人(5.1%),先天性黄斑异常 8 人(4.5%)。其中以早产儿视网膜病变为最重要的致盲因素(占 37.9%),分别占 ≤10 岁组的 57.7%,≤15 岁组的 33.9%,≤20 岁组的 28.6%,>20 岁组的 14.3%。可见早产儿视网膜病变已经成为当时该地区儿童盲的主要致盲原因。

21 世纪初,我国不同地区儿童盲和低视力病因差异的可能原因是:①中西部欠发达地区的医疗水平不如东南沿海发达地区,且受经济水平影响,家庭对早产儿的救治意愿不够强烈,导致早产儿存活率较低;②中西部欠发达地区,尚未开展早产儿眼病的筛查,很多早产儿视网膜病变等患者未能在新生儿期获得诊断,发现时已经出现继发性严重视网膜改变。这些患者,在研究者进行眼病流行病学调查时,病因被误判为先天性和遗传性因素。与此同时,东南沿海发达地区,新生儿与新生儿重症监护病房(NICU)已经普遍建立,对早产儿的救治水平较高,更多的家长可以承担早产儿救治的医疗费用,早产儿存活数量大,虽然当时对早产儿视网膜病变的筛查也还不够普及,但是对早产儿视网膜病的认识已经达到较高水平,因此较多的晚期早产儿视网膜病患者能够被诊断出来,所以这些地区早产儿视网膜病成为儿童致盲原因的首位。这也使得近十几年来,早产儿视网膜病变的早期筛查与治疗,由发达地区到欠发达地区,从逐渐开始到全国范围内的普遍开展。

在全国开展了早产儿视网膜病变早期筛查与治疗十几年之后(2014 年),即使在中部经济后发展起来的地区,如郑州市惠济区开展的一项 3~6 岁儿童盲和低视力流行病学调查发现,儿童双眼盲和低视力的主要原因仍为早产儿视网膜病变和先天性白内障,单眼盲和低视力的主要原因是眼外伤。

从各地儿童眼科的实践,结合流行病学变化趋势调查看,早产儿视网膜病和先天性白内障已成为现阶段我国儿童盲及低视力的主要病因。早产儿视网膜病和先天性白内障都是可以避免的儿童盲症,积极的筛查与干预,可以避免严重的视力损害和致盲风险。

因此,现在早产儿视网膜病变和先天性白内障的防治,是我国儿童防盲治盲工作的主要任务。积极开展筛查工作,早发现早治疗,是减少我国儿童盲的有效手段。

（项道满）

第三节 我国儿童眼保健机构建设

近年来,国家有关机构发布了一系列文件,2013 年,国家卫生和计划生育委员会发布《儿童眼及视力保健技术规范》。2015 年,国务院办公厅印发《关于推进分级诊疗制度建设的指导意见》。2016 年,国家卫生计生委印发《"十三五"全国眼健康规划(2016—2020 年)》。2018 年 8 月,教育部、卫生健康委等八部门联合印发《综合防控儿童青少年近视实施方案》,根据 2018 年国家卫生健康委员会发布的《母婴安全行动计划(2018—2020 年)》和《健康儿童行动计划(2018—2020 年)》,"十三五"期间,我国拟健全国家、省、市、县四级儿科医疗体系,加强对儿童专科医院和综合医院儿科的扶持。我国儿童眼保健事业也迎来飞速的发展,儿童眼保健的理论体系日趋完善。

儿童眼保健事业的发展,需要基层医疗卫生机构、各级妇幼保健机构、儿童医院及其他提供儿童保健服务的机构持续进行专科建设。各级妇幼保健院儿童眼保健科,应根据妇幼卫生机构儿童眼保健承担的功能和任务、级别、服务人口和交通条件等因素,制定专科建设规划,确保基本建设项目有序顺利推进。

一、建立健全的工作制度及岗位职责

1. 妇幼保健院作为公共卫生机构,需要完成本辖区儿童眼保健基本公共卫生服务,对公共卫生服务的情况定期分析总结,为领导决策提供依据。

2. 落实国家卫生健康委员会制定的妇女儿童健康规划中儿童眼保健的相关内容,落实儿童眼保健的工作规范和技术常规,开展相应管理。

3. 协助完成省、市卫生健康行政部门委托的儿童眼保健工作任务,定期下基层督导本辖区工作实施情况,做好基层督查、质量控制和考核工作。

4. 开展或配合完成上级适宜技术项目的推广使用和技术指导培训。

5. 建立各级儿童眼保健机构双向转诊制度。

二、人员配置、业务用房及设备

1. 要求具备相应的儿童眼保健医护人员,包括中、高级专业技术职称以上专家、技师(验光师)和护士。

2. 每年参加各种儿童眼保健培训班培训,掌握并执行国家有关眼保健方面的法律法规。

3. 配备儿童眼保健专科开展所需要的业务用房。包括门诊诊室、住院部、检查室和/或验光室、新生儿眼病筛查室。

4. 配备相应的眼科设备。

三、提供高质量的儿童眼保健服务

1. 一定的儿童眼病患儿年门诊量和/或筛查量。

2. 能提供孕前、孕期眼健康优生和遗传咨询服务、提供眼保健指导和咨询。

3. 开展早产儿、高危(或正常)新生儿眼病筛查,0~3岁各年龄段儿童进行屈光不正、斜视、弱视筛查,并开展干预、矫治诊疗服务。

4. 开展学龄前儿童视力筛查及屈光发育档案的建立,指导家长和儿童正确用眼,防控近视,预防眼部感染,提供儿童眼外伤咨询,对视力筛查异常儿童的复查与随访。

四、信息统计和健康教育

1. 建立辖区内儿童眼保健台账资料,规范各项工作记录,相关资料和统计数据做到及时准确的收集、整理和上报。

2. 做好本辖区的公众健康宣教及对下级妇幼保健机构的业务和健康教育指导,提高受众人群对儿童眼保健知识的可及性。

3. 逐步建立和完善儿童眼保健网络化信息数据库,及时录入、实时查询,实现资源共享,提高数据利用率。

因此,作为公共卫生机构,不同级别儿童保健机构需要明确各自的任务和服务内容,做好儿童眼保健的机构建设,切实履行基本公共卫生服务职能。与此同时,不断提高儿童眼健康与眼病防治服务水平,保障妇女儿童健康。

(韦建瑞　项道满)

第四节 我国儿童眼保健的特点

儿童眼保健科起源于妇幼保健院的儿童保健科,是儿童保健科的分支专业。随着经济的发展,我国儿童眼保健科正在各级妇幼保健机构逐步建立。

儿童眼保健医生主要面对健康人群,主要关注眼及视力的发育,工作主要包含三个方面:第一个方面是对视力与眼病的筛查;第二个方面是对筛查出的异常个体进行干预或转诊;第三个方面是开展眼保健健康教育。

基层的妇幼保健院将筛查发现的儿童眼病患者转诊至上级妇幼保健院或者综合医院眼科,某些市级及以上妇幼保健院儿童眼科直接对筛查出的病人进行干预。儿童眼保健的工作也涉及早期治疗与干预,儿童眼保健科其实也是儿童眼科的一个分支。所以,儿童眼保健是一门新兴的交叉学科,既提供儿童保健服务,又提供儿童眼病患者的临床医疗服务。

儿童时期是视力发育的关键时期,一旦视力和眼的发育障碍没有得到及时纠正,将很难建立正常的双眼视功能,甚至导致盲或眼球摘除。儿童眼保健有助于尽早发现眼和视力异常,早期诊断、早期治疗可以改善儿童视力,一般来说,年龄越小可塑性越大。

由于综合医院的斜视与小儿眼科以及儿童医院的眼科,虽然面对的是儿童眼病人群,属于临床科室。因为意识到儿童眼病的早期诊断对患儿视力预后的重大意义,一些临床医院的儿童眼科专家开展了儿童眼病预防工作,这些工作与儿童眼保健科的工作有类似之处,因此,儿童眼保健科与儿童眼科临床的工作有部分交叉并且联系紧密。

妇幼保健机构是具有中国特色的防治结合的医疗卫生机构,全国3 080家妇幼保健机构是我国妇幼卫生服务体系的主体,为妇女儿童提供连续、综合的妇幼健康服务,承担着保护妇女儿童健康的特殊职责。儿童眼健康事业是近年提出的新概念,也是妇女儿童健康的重要组成部分,是国民健康的重要组成部分,影响民众的身体健康和家庭负担,是涉及民生的重大公共卫生问题和社会问题。

我国儿童眼健康事业已经取得了极大成就,但是也面临着一些重大挑战,儿童眼保健工作应当充分掌握儿童防盲治盲、视觉损伤、儿童近视防控以及公众眼保健的实际需求,抓住重点、明确目标,在目前已经取得成就的基础上面对挑战,才能进一步推进儿童眼健康事业,促进我国妇女儿童整体健康水平。

(项道满)

第五节　儿童眼保健人员的资质、儿童眼保健工作者的职责范围

目前我国省级(省会级中心城市)、大部分地级妇幼保健院设置了儿童眼保健科,但是基层(区、县级)妇幼保健机构没有专门的儿童眼保健科。各级妇幼保健机构儿童眼保健科的建设与工作人员的组成情况有很大差异。

目前没有统一的儿童眼保健工作人员资质与职责范围标准。省、市级妇幼保健院儿童眼保健科的医生很多都拥有眼科医师资格(拥有执业医师资格证和眼耳鼻喉科执业医师执业证,可能拥有眼科职称),经过儿童保健培训,具备儿童眼保健资质;也有部分具有临床儿科医生资质(拥有医师资格证和儿科执业证,可能拥有儿科职称),并经过一定的眼科和儿童保健培训的医生。社区卫生服务中心和乡镇卫生院,一般没有专门的儿童眼保健工作者,儿童眼保健工作往往由儿童保健医生兼任。他们多数具有临床儿科医生资质(拥有医师资格证和儿科执业证,可能拥有儿科职称),并通过儿童保健培训的医生。

在 2009 年,国家卫生部办公厅发布的《全国儿童保健工作规范》(详见附件 1),明确规定了妇幼保健体系内儿童保健工作人员的资质。在该规范的基础上,结合我国儿童眼保健科的现状,广义的儿童眼保健工作包含儿科、眼科和公共卫生三个方面的内容。因此,儿童眼保健医师一般需要具有拥有执业医师资格证,在妇幼保健机构注册并取得医师执业证,拥有儿科或眼科医师资格,同时具备儿科、眼科和公共卫生方面的知识背景,并经过系统的儿童保健培训,才算是具备了妇幼保健院儿童眼保健科医生的资质。

儿童眼保健工作者的职责是根据《儿童眼及视力保健技术规范》的要求,从事 0~6 岁儿童的儿童眼健康及视力的保健工作,完成国家规定的作为基本公共卫生服务的视力检查,眼及视力保健的宣传和健康教育工作,以及儿童眼病的筛查、诊断、治疗或转诊工作。

(项道满　韦建瑞)

第六节　妇幼保健体系儿童眼保健项目管理运行模式

一、妇幼保健的组织机构

（一）妇幼保健管理机构设置

妇幼保健行政管理机构主要指中华人民共和国国家卫生健康委妇幼健康司及其下属的各省（自治区）、市、地（州或盟）、县（区或旗）卫生健康委妇幼健康处（科、股）等，负责本地区儿童健康服务的组织、领导和协调工作。

（二）妇幼保健专业机构的设置

主要指中国疾病预防控制中心，各省（自治区）、市、地（州或盟）、县（区或旗）妇幼保健院（所、站），儿童保健所，儿童医院及妇幼专业研究机构等。上述专业机构接受同级卫生行政部门领导和上一级妇幼保健专业机构的业务指导。街道和乡（镇）区卫生服务中心设公共卫生科，在业务上受县（区或旗）妇幼保健院（所、站）的领导，社区卫生服务站或村至少有一名医生负责妇幼保健或儿童保健工作。

二、儿童眼保健项目组织管理机构及网络

（一）依托妇幼保健三级网络，建立儿童眼保健项目三级网络

妇幼保健三级网络是为了提高儿童的身心健康水平和出生人口素质，由妇幼保健专业机构和有关部门结合而成的一种组织系统。在三级网络中，由市、区（县）妇幼保健机构与社区卫生服务机构或镇卫生院结合，构成覆盖该区域儿童的妇幼保健三级网，依托妇幼保健三级网，明确各级机构在眼保健项目的职责。

1. 各市、地（州或盟）、县（区或旗）卫生行政部门主管本行政区域内的儿童眼保健项目工作领导，负责组织、管理、监督工作的实施，健全儿童眼保健及视力检查服务体系。各市、地（州或盟）组织和领导全市的儿童眼保健项目工作，成立"市级儿童眼保健项目工作技术指导小组"，负责制定技术常规、实施人员培训和开展技术指导以及参加质量检查；县（区或旗）卫生行政部门负责辖区工作的组织和领导。

2. 各市、地（州或盟）妇幼保健机构在市、地（州或盟）卫生行政部门领导下，具体负责如下工作：

（1）负责制定本地区眼保健项目工作计划和目标并组织实施，组织进行市级质控。

（2）负责对全市转诊或接诊患儿的筛查、确诊、治疗干预工作，对疑难病例组织会诊。

（3）负责儿童眼保健项目工作的技术支持、业务指导和培训工作。

（4）负责信息管理，推进儿童眼保健档案信息平台建设，对儿童眼保健项目筛查、诊断、治疗情况进行统计分析。

（5）开展儿童健康教育和健康促进，采取多种形式宣传儿童眼保健知识。

3. 县（区或旗）妇幼保健机构在辖区卫生行政部门的领导下，负责本辖区儿童眼保健项目工作的管理，组织区级质控，负责本辖区儿童眼保健项目信息统计、上报工作，落实儿童眼保健档案工作。开展儿童健康教育和健康促进，采取多种形式宣传儿童眼保健知识。

4. 各级医疗保健机构职责　规范开展儿童眼保健和视力检查工作，建立儿童眼保健健康档案。本机构不能完成的检查或处理应及时告知家属，提供转诊建议，并做好追踪随访。接诊机构需及时将结果反馈给转诊单位。

5. 社区卫生服务中心、镇卫生院应将儿童眼保健项目工作纳入儿童系统保健管理内容中，完善儿童健康档案。及时掌握辖区内出生活产情况，督促儿童监护人及时进行儿童眼保健筛查、复筛、诊断。对确诊患儿如早产儿视网膜病变的，督促其家长做好追踪随访工作。

（二）质量监控

质量监控系统分为市、地（州或盟）、县（区或旗）两级质控。市、地（州或盟）妇幼保健机构负责市级质量监控，县（区或旗）妇幼保健机构院负责县（区或旗）级质量监控。

1. 市、地（州或盟）级质控

（1）统筹并监控各县（区或旗）开展本地区儿童眼保健项目筛查、诊断和治疗工作。会同市级儿童眼保健项目工作技术指导小组组织专家，制定眼保健项目工作规范、工作流程、质量标准。

（2）负责汇总分析全市的信息资料，定期通报各县（区或旗）执行情况。

（3）负责组织眼保健项目师资培训。

（4）在同级卫生行政部门领导下，定期组织项目工作督导，对项目开展的好做法进行推广，对存在问题及时更正，持续改进项目工作。

2. 县（区或旗）级质控系统要求

（1）协助上级妇幼保健机构进行项目管理，负责辖区内儿童眼保健项目工作的落实，负责汇总、分析、上报辖区各医疗保健机构的信息资料，定期通报辖区各医疗保健机构工作情况。

（2）负责组织本辖区医务人员进行相关的业务培训。

（3）在同级卫生行政部门领导下，定期组织项目工作督导，及时发现问题,进行整改,持续改进项目工作。

(林穗方)

第七节 如何在妇幼保健体系框架下
开展科普宣传工作

儿童眼保健工作在眼健康维护中的重要性如前不再赘述。但是,眼保健工作的普及需要得到社会,尤其是父母们的重视和积极参与。由于该项目内容不为大众常规认知,因此健康教育和科普宣传就十分重要了。

健康教育是通过信息传播和干预,帮助人们掌握卫生保健知识,树立健康观念,自愿采取有利于人们健康的行为和生活方式,预防疾病,促进健康,提高生活质量的教育活动与过程。当前健康教育在儿童眼保健工作中越来越显示其重要的作用,有效的健康教育有助于改变父母陈旧的观念以及对儿童眼健康的忽视,提高筛查的依从性以及复诊率,让其主动参与眼保健的检查中来,对眼保健工作的顺利开展起到了积极的促进作用。

健康教育是儿童眼保健的一项重要内容,主要包括法律法规的介绍,新生儿和儿童眼病的内容以及防治重点等眼保健知识,以及如何做好新生儿眼病筛查至儿童眼保健的转诊等内容,其实施的效果直接影响到儿童眼保健检查的质量和效果,下面简述健康教育的具体内容,仅供大家参考。

一、我国儿童眼健康的现状和法律法规

我国有关儿童眼健康的现状和法律法规,下面以最近研究数据为基础进行介绍,具体内容如下。

1. 2018 年一项多部门开展的全国儿童青少年近视调查显示,我国儿童青少年总体近视率为 53.6%,6 岁儿童近视率为 14.5%,小学生近视率为 36%,初中生近视率为 76.1%,高中生近视率为 81%。其中,低年龄段近视问题尤为突出。

2. 学龄前儿童最常见的眼部问题是屈光不正及由此引发的斜弱视等,学龄前儿童尤其是婴幼儿尚未获得正常视觉的感知,认知水平有限不会表达,而大多数眼病没有明显不适,父母难以发现,因此定期的眼及视力检查非常重要。视觉发育的关键期在 3 岁以前,敏感期在 3~10 岁,所以视力矫正的最佳年龄在学龄前。对学龄前儿童来说,预防近视比治疗近视工作更为重要。

3. 2019 年 4 月国家卫健委印发《关于做好 0~6 岁儿童眼保健和视力检查的通知》(国卫办妇幼〔2019〕9 号),确保 2019 年起 0~6 岁儿童每年眼保健操和视力检查覆盖率达 90% 以上,并推动建立电子档案,随儿童青少年入学

实时转移、动态管理。因此,儿童眼保健对近视防控具有重要意义,可早期发现影响儿童视觉发育的眼病,预防可控制性眼病的发生发展,保护和促进儿童视功能的正常发育。

4.《国家基本公共卫生服务规范》(第三版)明确要求0~6岁儿童要进行13次眼部检查,检查内容相对简单;而《儿童眼及视力保健技术规范》(卫办妇社发〔2013〕26号)则要求行9次眼部检查,内容相对丰富。儿童眼保健的主要服务内容包括在新生儿家庭访视、1~8月龄儿童健康检查、12~30月龄儿童健康检查、3~6岁儿童健康检查服务时做好0~6岁儿童眼保健和视力检查工作。在儿童健康检查时应当对0~6岁儿童进行眼外观检查,部分地区可增加与儿童年龄相应的其他眼部疾病筛查和视力评估,1~3岁儿童进行眼球运动检查,评估儿童有无视力障碍和眼位异常,4岁及以上儿童增加视力检查。对于初筛视力低下或不良的儿童,应当在2周到1个月复查一次,不能确诊或治疗的儿童应及时转诊。有些先天性眼病或发育性的视网膜病变如果错过最佳治疗时机可能导致不可逆的视力损伤,因此新生儿眼病筛查在儿童眼保健中占有重要的地位,可有效控制因先天性眼病造成的盲或低视力的发生,有条件的地区可在新生儿出生后7天内增加新生儿眼病筛查项目。

二、围产期及学龄前儿童眼健康多样化的科普宣教

在社会保障体系健全和以移动网络平台功能强劲的现代社会,我们的经验是多样化的健康教育方式必须相互结合、补充,提供360°无死角的科普宣传工作,从而保证父母们可以通过多种方式接触到这些知识,从而达到主动配合的目的。这些方法大致如下:

1. 孕前宣教 儿童眼保健相关知识的宣教应从孕期就开始,眼保健医生定期在孕妇课堂普及儿童眼部发育特征及眼病防治重点,宣传新生儿眼病和儿童眼病筛查的重要性和必要性,了解其目的和意义、筛查技术、筛查流程及惠民政策,提高人群的筛查意识,让更多的父母接受并参与新生儿眼底检查和儿童眼保健检查。眼保健医生走进产房与产妇及新生儿实行零距离接触,实施充满亲情、人性化的服务,为以后开展儿童保健系列服务奠定基础。

2. 利用大众媒介如采取广播、电视、宣传彩页、宣传手册、海报及宣传栏等形式,特别在产检门诊及儿童保健中心放置宣传资料及宣传折页,供父母自由取阅,主要内容涉及眼保健的相关知识、检查流程、图片及检查地址和预约电话。这种方法简单,便于父母获取信息并取得了一定效果。

3. 建立儿童眼保健随访中心,给予新生儿的出院的眼保健指导,采取诊间面对面的交流方式或热线咨询等方式为父母提供跟踪随访、疾病答疑、检查预约、康复指导等。对进行新生儿眼病筛查或者儿童眼保健检查后的孩子的

信息进行统一管理,规范资料收集和数据统计以及随访跟踪,强化父母对新生儿眼病筛查及儿童眼保健的认识和理解。

4. 公众号科普宣传 建立眼保健公众号,在门诊、产房、病房及眼保健咨询台粘贴眼保健公众号的二维码或发放带有二维码的宣传单页,让更多的父母了解并进入公众号,公众号会定期发布儿童眼保健的相关知识及宣教视频,使其认识到儿童保健的重要性,增强自我保健意识。

5. 加强对医务工作者的宣教 重视机构与机构、人员与人员之间的宣教,树立以人为本的服务理念。眼保健要以社区为依托,针对基层的相关工作及保健人员加大眼保健专业知识,眼视力及筛查技术的专项培训,加强儿童眼保健人员的队伍建设,不断提高基层眼保健医师的专业技能,强化基层医护人员的宣教意识和工作的积极性、主动性,联合做好眼保健宣传工作,可有效提高父母的依从性。

6. 加强部门协作,开展集体宣教,儿童眼保健工作人员更应更新观念,改变坐等上门的做法,以满足服务需求为目标,主动走出去,开展多层次、全方位、高质量的儿童保健综合服务和管理。利用新医改方案实施的契机,合理配置卫生资源,优先扶持儿童眼保健事业。加强与多部门尤其是教育部门的协作,定期在幼儿园或学校开展爱眼护眼等知识的集体讲座,帮助孩子建立正确的用眼习惯及环境,定期为在校孩子进行眼部健康检查,结果及合理的建议等以卡片或者小程序查询等形式反馈至父母,让更多的父母参与眼保健中来,提高父母的主动性和依从性。

7. 建立儿童保健信息系统平台,利用信息数据网络平台建立儿童眼保健服务网络,健全随访制度,负责新生儿眼病筛查及儿童眼保健追踪随访和信息管理工作,安排专人具体负责高危婴幼儿以及儿童眼保健依从性监测和追踪随访。

三、妇幼保健院儿童眼保健的健康宣教

建立进入眼保健流程的绿色通道并广泛宣传,公布于众,这是实现眼保健体系的重要一环,应给予高度的重视。儿童眼保健医生在孕早期就利用孕妇课堂进行眼保健知识讲座,主要宣教幼儿时期眼部发育特征和父母应该关注的事项,用经典病例及临床经验向准爸爸和准妈妈们介绍新生儿眼病筛查的重要性和必要性,现场还开设了有奖问答环节,增加了现场的气氛,并为准爸爸和准妈妈答疑。通过科普宣传单页和公众号扫码等形式,让更多的父母参与进来,关注新生儿及儿童时期的眼病防治,提高认知度。

有条件的地区应在新生儿出生后进行首次眼疾筛查,即视网膜疾病筛查,主要内容包括眼外观、瞳孔光反射、红光反射、视网膜摄片等。联合产科护士

共同对产妇或父母双方在新生儿出生后立即进行健康宣教并签署新生儿眼疾筛查知情同意书,知情同意书统一送至眼保健中心,安排专人按照出生情况、出院日期和科室的工作量合理预约检查的时间,以预约单的形式返至父母,父母按照预约时间来眼保健中心带新生儿进行新生儿眼病筛查(视网膜疾病筛查),一般足月新生儿首次检查时间在出生后 7 天内,早产儿首次检查时间在出生后 4~6 周或矫正胎龄达到 31~32 周。在散瞳和候诊的期间,眼保健中心的医护人员向父母宣教检查结束后的注意事项及儿童眼保健的意义。检查结束后以书面形式向父母告知其结果及注意事项,结果正常直接转诊至眼保健流程;需要复诊的新生儿应向父母强调其关注的重点,并告知复查的重要性,让其能够积极配合以提高其复诊率;需要干预的新生儿,耐心告知其病情和可能出现的严重后果,解除紧张情绪并强调及时干预的必要性,使其及时得到干预,无条件治疗的医疗机构应立即将其转诊至上级医院,直至眼病筛查结果无明显异常方可进入儿童眼保健流程。实践中发现以书面的形式告知眼保健的检查时间有助于增加父母的依从性。

成立随访中心,进入眼保健流程的新生儿或儿童由专人进行信息的登记,并于每次检查前三天以短信的形式告知父母需要做的检查、检查时间及地点等。按照病种进行分类,以方便资料的集中查询和随访管理。

第一次眼保健检查时建立眼健康发育档案,眼健康发育档案有助于及时了解儿童的眼部发育情况并进行动态监测,对近视防控有重要意义,根据孩子眼部检查结果制定个性化的预防和防治方案,受到了父母的好评,提高了眼保健检查的依从性。

除此以外,与市教育体育工委联合开展近视防控进校园活动,为在校学生开展科普讲座、视力检测、视力评估,并建立眼健康发育档案,及时发现眼部的发育异常,对异常的学生进行合理的干预,运用互联网技术实现数据及时上传,让父母及时了解学生的眼健康状况并参与近视防控具体工作中来,实现家校联合,综合防控。

总之,儿童眼保健是一个连续性的过程,能否坚持检查,很重要的一点就是父母的依从性,健康教育是一项投资少、产出高、效益大的保健措施,是提高父母依从性的必要途径。然而提高儿童眼保健依从性仅靠单一的宣教模式是不够的,可能造成父母认识不充分,重视程度不够,忘记检查时间或检查不及时等问题,实际工作中应该采取多种途径联合宣传干预。联合宣教不仅可以让父母获得更多的眼保健知识,加强对眼保健的重视,还可以使其及时从多种途径获得相关知识以及复诊的提醒,最大程度提高了其坚持眼部保健检查的可能性。

（刘 辉 王 琼）

第二章　儿童视力筛查与儿童眼病筛查

第一节　儿童视力筛查与儿童眼病筛查概述

视力筛查通常是指对某个群体进行的集体视力检查,目的是从中发现视力异常的个体,并建议到专科医院进一步检查,是儿童眼保健的最基本的措施之一。携带视力筛查设备到儿童比较集中的幼儿园、托儿所及教育机构进行。常用的视力筛查设备包括视力表和自动电子视力表检查系统,需要特别指出的是,市面上的"视力筛查仪",其实不是视力筛查,仅仅是屈光筛查,一般由医务人员或校医(幼儿园保健老师)实施,筛查操作前需征得儿童家长同意,筛查后需做好结果登记并告知监护人筛查结果。视力筛查不同于眼科检查,是针对健康人群的主动性检查。

眼病筛查是通过眼部外观检查、特殊的眼科检查设备,用客观的方式发现儿童眼部异常,包括可以通过眼外观检视发现的眼睑发育异常、上睑下垂、小眼球、先天性青光眼、角膜混浊等眼表疾病,以及需要特殊设备才能发现的先天性白内障、早产儿视网膜病变等疾病。广义的儿童眼病筛查包括新生儿白内障筛查、新生儿眼底病筛查、学龄前儿童眼病筛查。可以早期发现斜视、屈光不正和白内障等疾病。美国针对儿童眼保健的"Vision Program"与此有一定的相似之处。但是,由于这些筛查不是对视力的直接筛查,而是对眼病的发现,中国的医生提出,该检查称为"儿童眼病筛查"更为合适。

健康儿童应当在生后 28~30 天进行首次眼病筛查,分别在 3 月龄、6 月龄、12 月龄和 2 岁、3 岁、4 岁、5 岁、6 岁健康检查的同时进行阶段性眼病筛查和视力检查。具有眼病高危因素的新生儿,应当在出生后尽早由眼科医师进行检查。新生儿眼病的高危因素包括:①新生儿重症监护病房住院超过 7 天并有连续吸氧(高浓度)史;②临床上存在遗传性眼病家族史或怀疑有与眼病有关的综合征,例如先天性白内障、先天性青光眼、视网膜母细胞瘤、先天性小眼球、眼球震颤等;③出生体重小于 2 000g 的早产儿和低出生体重儿,应当在生后 4~6 周或矫正胎龄 32 周,由眼科医师进行首次眼底病变筛查。

（项道满）

第二节　筛查后转诊的重要性

如果筛查中怀疑或已经确定患儿具有眼部和视力异常和其他发生的危险因素,应及时为患儿制定合适的转诊方案,并建立档案。

一、挽救患儿的视力和生命

筛查中可以发现少见和潜在的严重眼部异常,例如眼部肿瘤(如视网膜母细胞瘤);如能及时转诊治疗可以挽救患儿的视力和生命。

二、避免永久性视力丧失

筛查中能够发现儿童视觉系统和相关结构的异常(如屈光不正、斜视、白内障、上睑下垂);这些异常可导致弱视和斜视的发生,及时转诊,早发现早干预,可以避免永久性视力丧失。

三、发现全身系统性异常

筛查中可以发现先天性眼病,其中一部分是遗传性的。及时转诊还可以警示其他的家庭成员也有患该病的危险性,且一部分先天性眼部异常可预示全身系统性异常的发生,而这些全身系统性异常可能对身体成长和发育造成影响。

（石　婷）

第三节　筛查团队构成和职责

各级妇幼保健机构是我国妇幼卫生服务体系的主体,承担着保护妇女儿童健康的特殊职责,保健工作者要坚持妇幼保健服务的公益性、公平性、可及性和普惠性。儿童眼保健工作者承担着辖区内儿童眼及视力保健工作,理想的团队应该是专业化的保健与临床相结合的儿童眼保健队伍,具备完备的学科体系、公认的技术规范、系统的业务体系、良好的服务运行。而在实际工作中需要克服技术水平不足、设备设施简单、技术规范滞后的困难,利用好妇幼保健体系网络优势和技术合作,坚持关口前移,重心下移,达到筛、防、治一体化。从事儿童眼保健工作的人员应取得相应的执业资格,并接受儿童眼保健专业技术培训,考核合格;在岗人员需定期接受儿童眼保健专业知识与技能的继续医学教育培训。

一、筛查团队构成

(一)一级单位

县级妇幼保健院、乡镇卫生院,眼病筛查团队可为儿保科和新生儿科医护人员、托幼机构保健人员、校医。

(二)二级单位

地市级妇幼保健院眼科、儿保科,儿保科医护人员。

(三)三级单位

省级妇幼保健院、国内有影响的妇女儿童医院、全国性儿童眼病防治中心。

二、筛查团队职责

(一)科主任职责

领导全科人员完成保健、医疗、教学、科研工作;制订学科发展规划,有组织有计划开展学术交流;解决重、危、疑难病例诊断治疗上的问题;率领全科积极开展新技术、新业务;全面负责本科的医疗质量和医疗安全工作,督促本科人员认真执行各项规章制度和技术操作常规,严防并及时处理差错事故;妥善安排进修、实习人员的培训工作。

(二)眼保健医师职责

在科主任领导下,开展儿童眼保健、眼病筛查治疗、近视防控工作,建立眼健康档案,做好有关资料的积累、保管、统计、分析、总结;学习与运用国内、外先进经验、科学技术,开展新技术、新业务,提高保健质量;了解当地儿童眼保健工作情况,协助领导制定当地儿童眼保健工作计划,定期下基层指导或实施儿童眼保健工作。

(三)新生儿眼底筛查医师职责

建立筛查制度,以最大限度地避免漏诊为原则,进行有效的筛查,做好筛查记录及随访;加强无菌意识,避免感染风险;承担对下级妇幼保健机构的技术指导、业务培训和工作评估,协助开展儿童保健服务。

(四)验光师职责

主要负责医学验光配镜,斜视、弱视纠正,框架眼镜、角膜接触镜的配戴指导等;新生儿视力筛查,青少年视力普查,视觉档案建立;为患者提供用眼健康知识,解决患者的专业咨询问题;负责验光设备的维护、保养和调校等工作;主动进学校、进社区、进家庭,积极宣传推广预防儿童青少年近视的视力健康科普知识;加强业务学习,不断提高医学验光水平。

（五）眼保健护士职责

辅助医师开展新生儿眼底筛查,负责宣教、检查、散瞳等,负责治疗室的工作,做好各项登记,资料妥善保管;室内定期消毒,避免交叉感染;做好仪器维护,保证工作顺利进行;做好定期随访工作。

（六）儿保科医护眼保健职责

根据测试数据,参照正常值,认真分析判断,做出筛查意见;认真填写筛查登记、建立眼健康档案,对于筛查异常的儿童,及时告知家长,按约定时间及时转诊至上级妇幼保健机构;熟练掌握操作技巧,严格按照操作规程操作,确保筛查质量;做好设备的维护和保养,定期进行计量检测;做好统计工作,每年统计筛查率、筛查结果准确率、筛查异常率;掌握新生儿眼病的高危因素,做好转诊工作。

（七）新生儿科医护人员的眼保健职责

掌握新生儿眼病的高危因素,做好新生儿眼底筛查转诊工作;有条件的地区可扩大新生儿眼底筛查范围。

（八）托幼机构保健人员及校医的眼保健职责

建立眼健康档案,在医院配合下,认真开展儿童视力筛查,筛查出视力异常或可疑眼病后,及时更新眼健康档案;叮嘱儿童家长应遵从医嘱进行随诊,以便及时调整采用适宜的预防和治疗措施;加强眼健康教育,定期开展视力监测。

（罗　红）

第四节　各年龄段儿童眼及视力筛查流程

一、各年龄段儿童眼及视力筛查的目的和意义

（一）开展儿童眼及视力筛查的目的

开展儿童眼及视力保健工作是一项系统工程,涵盖 0~6 岁儿童的眼及视力发育、筛查、诊断、矫治、康复等一系列内容,涉及儿童生长发育、眼科临床、眼视光、康复医学和健康教育等多个学科和专业。以保障儿童视觉发育为立足点,对于 0~6 岁视觉发育阶段的儿童进行眼及视力筛查,早期发现可以治疗的眼病,尽早干预的工作尤其重要,是基层妇幼保健机构开展儿童眼保健的重点。开展学龄前儿童眼及视力筛查,不仅能早发现、早治疗弱视等眼病,还能发现早发性近视或近视倾向儿童,有助于控制近视的低龄化趋势,是一项重要

的公共卫生任务。

（二）影响 0~6 岁儿童视觉发育的眼病

人的视觉功能是出生后在外界适宜环境的刺激下逐渐发育成熟，0~6 岁儿童是视觉功能发育的关键时期，2 岁左右双眼视功能基本形成，6 岁儿童的视力达到正常水平。在此阶段，各种眼病、中枢和全身疾病、环境或其他不利因素对视觉功能的形成造成损伤。

1. 先天性或遗传性眼病　影响儿童眼及视力发育的眼部疾病有些是先天性或遗传性的，如先天性白内障、先天性青光眼、永存性原始玻璃体增生症、先天性视神经和视网膜病变、先天性斜视、先天性上睑下垂等，在孕期胎儿眼球发育时就已经形成，或在出生后婴幼儿阶段发生，这些眼病的眼部早期异常不容易被家长发现，在出生后前四个月对视觉发育的损伤严重；还有易发生在婴幼儿的恶性肿瘤——视网膜母细胞瘤（RB），往往在出现明显的眼部及视力异常时才被发现，造成视力丧失，摘除眼球，甚至危及生命。

2. 早产儿视网膜病变　有些是发生在特定人群和发病时间的眼病，如早产儿视网膜病变（ROP），几乎都是发生在早产儿，早产儿视网膜病变是目前儿童盲的首要原因，如不早期筛查发现，将错过最佳的矫治时间。

3. 弱视　1~2 岁幼儿和 3~6 岁学龄前儿童视觉功能的形成易受到某些眼病和高危因素的干扰和破坏，如斜视、屈光不正、屈光参差等原因，造成视力和 / 或双眼视功能发育异常，导致弱视的发生。视觉发育在 3 岁前是关键期，学龄前儿童处于视觉发育的敏感期，在视觉发育的关键期和敏感期，弱视经恰当的治疗和训练，视力和双眼视功能可恢复；弱视的预后与治疗年龄有密切关系，年龄越小疗效越好，一旦年龄超过这一阶段，弱视的治疗将变得非常困难。

（三）儿童眼及视力筛查的意义

开展 0~6 岁儿童眼及视力筛查，能够早期发现发生在新生儿或婴幼儿阶段的眼病，这些眼病不仅导致视觉发育异常，有的还可能造成视力残疾（低视力和盲）。因此，对新生儿特别是早产儿以及婴儿开展眼病筛查，尽早发现可以治疗的眼病，对于防盲工作十分重要。对幼儿和学龄前儿童通过定期筛查发现引起弱视的高危因素，早期诊断和早期治疗，在视觉发育的可塑阶段达到弱视治愈、建立正常的双眼视功能。

二、0~6 岁儿童眼及视力的筛查方法

制订各年龄段儿童眼及视力筛查流程，是根据儿童不同年龄阶段眼病发生的特点和需要筛查的可治疗眼病，规定检查所需要的设备及要求，明确早产儿和正常新生儿、婴幼儿和学龄前儿童筛查的具体时间和采用的筛查方法，统一筛查结果的判断标准和筛查报告，确定随访复查的计划或转诊的指征，达到

早发现、早转诊、早诊断、早治疗。

（一）儿童眼及视力筛查方法的选择

对 0~6 岁全人群儿童开展眼及视力筛查，目的是在人群中早期发现眼部和视力的异常或威胁视力和视觉系统正常发育的危险因素，进行进一步的临床检查或转诊。

从眼前节的角膜到眼后极的视网膜，从眼附属器的眼睑和眼外肌到视路的视神经和视中枢，每个部位发生的眼病都会影响视觉的发育；从早产儿、婴幼儿到学龄前儿童都有各自不同年龄的眼病特点。随着年龄增长，视力在不断地发育变化，从出生时只有光感到 6 岁时视力达到正常 1.0 左右，双眼视觉从无到有，立体视基本发育完善。开展 0~6 岁儿童眼及视力筛查需要选择既能发现眼的病变、又能评估视功能是否异常的设备和方法，以往的眼科检查手段如裂隙灯、电脑验光、眼底照相等设备尽管是客观检查方法，但需要被检查者的配合，对 6 岁前特别是 3 岁前儿童检查是不适合的，而视力、视野、色觉等主观检查方法存在同样的问题。近年来开发的儿童专用检查设备如屈光筛查仪、广角数字化视网膜成像系统、手持式眼压计等特别适合婴幼儿使用，为早期筛查眼病提供了有效、方便的检查手段。

选择采用某种设备仪器或检查方法能够发现眼病、眼病发生的高危因素和异常表现或眼病造成的视功能改变，特别是能够在出生早期发现先天性、可治疗的致盲性眼病，通过有效的干预或手术，最大限度地保护视觉的正常发育，避免视力丧失和视力残疾是十分重要和有意义的。由于不同的筛查仪器和筛查方法都有各自的性能优势和功能局限，目前还没有一台设备、一种方法能够符合筛查 0~6 岁阶段儿童的眼及视力异常的要求，适合 0~6 岁不同年龄段人群的早期筛查，这就给广泛开展眼及视力的筛查工作带来了一定的困难。

1. 筛查可治疗的眼病

（1）早产儿视网膜病变的筛查：早产儿视网膜病变是目前儿童盲的首要原因，也是国际上公认的需要做筛查的新生儿眼底疾病。我国卫生部于 2004 年颁布并于 2016 年修订了中华医学会制定的《早产儿治疗用氧和视网膜病变防治指南》，要求对出生体重 <2 000g 的早产儿和低出生体重儿，在生后 4~6 周或矫正胎龄 32 周使用双目间接检眼镜进行检查，或使用更加安全、简单和可靠的广角数字化视网膜成像系统检查，该设备可筛查其他眼底病变、眼内肿瘤等。

（2）先天性白内障的筛查：先天性白内障指晶状体混浊出生时即已存在或晶状体的混浊随年龄增长而加重，因形觉剥夺而逐渐影响视力，是新生儿时期发病率最高的、可以避免的先天性儿童盲症。先天性白内障可以在出生后住院期间或满月体检时通过手持式裂隙灯检查早期发现，其他筛查方法如眼底红光反射检查也能发现,由于任何因素阻碍或阻止光从角膜到视网膜传输的眼疾如白内障、眼内肿瘤、玻璃体混浊将导致红色反射异常,如发现红光反射消失或发现红光中有阴影提示异常,可进一步检查或转诊,这种筛查方法设备简单、操作方便,便于基层推广实现早期筛查。

(3)先天性青光眼的筛查:先天性青光眼是一类以房水引流系统发育不正常为特征的青光眼,多数是3岁前发病的婴幼儿型青光眼。对先天性青光眼的筛查可以在定期体检时通过手持回弹式眼压计检测眼压;也可以通过眼底检查观察视乳头改变;还可以通过眼外观检查观察到溢泪、畏光及眼睑痉挛,以及大眼球、角膜混浊水肿等早期特征表现的方法发现。

(4)视网膜母细胞瘤的筛查:视网膜母细胞瘤是视网膜光感受器前体细胞的恶性肿瘤,是婴幼儿时期眼内恶性程度最高的肿瘤,具有家族遗传倾向,可单眼、双眼先后或同时发生。在使用广角数字化视网膜成像系统筛查早产儿视网膜病变(ROP)时可早期发现视网膜母细胞瘤(RB),但对于 RB 的单次眼底检查,只能反映检查时的状况。由于 RB 是遗传性眼病,属于常染色体隐性遗传,通过基因检测确定是否家族遗传,如果是家族遗传,其子代可在孕期进行 RB 筛查,如果是无家族史的散发,可以正常生育。

2. 筛查眼病发生的高危因素和异常表现

(1)屈光筛查:屈光筛查可粗略了解双眼的屈光状态,间接判断儿童的视觉发育是否会发生异常,早期发现屈光不正、屈光参差可能导致弱视的儿童。目前普遍使用的进口或国产的屈光筛查仪都具有快速、简便、无创等特点,尤其对3岁以下不能配合查视力的儿童更为方便、有效,能够客观筛查出屈光不正、屈光参差等弱视高危因素。

(2)眼位检查:眼位检查是发现斜视的主要方法。斜视是影响儿童视觉发育的常见眼病,有些斜视的双眼视功能异常但视力正常,通过检查视力或屈光筛查不能被发现。斜视主要包括内斜视和外斜视,有些斜视是恒定性的、有些是间歇性的,有些斜视只在看远或看近时才表现出来。通过遮盖 - 去遮盖、交替遮盖方法,分别检查 33cm 和 5m 远距离的眼位,观察眼球的位置、眼球运动有无异常,可及时发现有无斜视和大致判断斜视的类型、对视力和双眼视功能的影响。

(3)眼外观检查:眼外观检查简单易行,能直观地发现先天性眼睑下垂、先天性小眼球、先天性眼球震颤、小角膜等眼病,通过仔细检查又能够发现虹膜缺如、瞳孔异位、角膜混浊、泪道阻塞等异常或病变,观察瞳孔区可见发黄光或白瞳症等异常情况,需进一步检查或转诊。

(4)眼底红光反射检查:眼底红光反射检查主要用于检查屈光间质是否混浊(包括先天性白内障、玻璃体混浊)和眼底病变,任何因素导致的光线传输受阻者会出现红色反射异常,观察到瞳孔区的颜色、强度、清晰度不均匀以及红光反射消失或红光中有阴影。

3. 筛查眼病导致的视功能改变

(1)视力:视力是了解眼视功能好坏的主要手段之一,许多眼疾都影响视力,通过监测视力筛查出眼病。视力检查简单方便,但对于 3 岁以下幼儿的视力检查是非常困难,即使对 3~4 岁儿童检查视力也不容易。由于恐惧检查、不理解和不配合,会影响检查的准确性,同一个孩子的视力检查会有不同的结果,或在检查时遮盖眼不严格,导致单眼视力异常被漏诊。

因此,根据年龄选择不同的视力检查方法:4~6 岁采用国际标准视力表、标准对数视力表;3~4 岁采用图形视力表、Lea symbols 图形视力表;小于 3 岁儿童以上的视力检查方法无法进行,需要通过特殊的检查方法评估,可选择图形或字母匹配、使用选择性观看和视动性眼震的方法进行视力异常的筛查,还可以采用视力的定性评估。

1)视动性眼震仪(optokinetic nystagmus,OKN):适用于新生儿和 6 个月内的小婴儿一种视力筛查方法。通过黑白条栅鼓置于婴儿眼前转动,眼球先顺着鼓转动方向转,随之急骤回转 - 视动性眼球震颤,根据能引起 OKN 条栅的宽度评估视力的状况。

2)选择性观看(preferential looking,PL):又称优先注视法,适用于 6 个月到 1 岁半的婴幼儿。将两个亮度、色泽、大小均匀一致的图案放在婴儿的前面,其中一个是有一系列宽度的黑白条纹图案,另一个是均匀灰色图案,观察婴儿的注视情况,根据黑白条纹的宽度评估视力。

3)图形或字母匹配:适用于 2~3 岁以及不配合视力检查更大年龄儿童的一种视力检查方法。检查方法类似视力检查,所不同的是在父母手里有一张纸板,上面有和视力表一样的 4 个图形或字母,让孩子把看到视力表上的图形或字母在纸板上指认出来,观察匹配是否正确。

尽管上述方法能够评估 0~3 岁儿童的视力,但由于婴幼儿不配合遮盖检查单眼视力,结果只能反映双眼的视力状况,不能发现单眼的视力异常,而且检查耗时费力,检查结果可信度和重复性取决于患儿是否配合以及检查者的经验。对婴幼儿的视力评估采用定性方法更方便、更适合于 3 岁前儿童检查。另外,通过询问父母或抚养人平时观察到的表现有无异常,用简单的方法评估儿童的视觉行为,与同年龄正常儿童比较,可以判断视觉发育是否有异常或可疑。

4)观察视物行为:正常表现为新生儿对光照有反应;1~3 月龄能与父母对视;3~6 月龄视觉互动活跃,手眼并用;8~10 月龄认识家人,看到面包屑;11~12 月龄认识图片;2 岁以上认识抽象的图形,可以检查图形视力。

5）单眼遮盖观察：当挡住一侧眼时引起患儿极大反感，表现为躲闪、哭闹，表明未遮盖的一侧是患眼，遮盖的一侧是好眼，这个检查能够发现单眼视力异常。

6）视觉诱发电位：是一种客观、定量检查视力的手段，但检查方法比较烦琐和复杂，对检查的环境和设备都有比较高的要求。

（2）立体视：检查方法多种，3 岁以下幼儿检查立体视非常困难，≥3 岁儿童可以选择 Worth 四点灯试验、Titmus 立体图和同视机检查。

（3）色觉：儿童色盲绝大多数是先天性色觉异常，色觉异常如色盲或色弱通过色盲本检查发现和诊断，这需要儿童发育达到一定的认知能力和配合检查，否则检查结果不可靠，这给早期筛查带来困难。

（二）儿童眼及视力的筛查方法的制订

1. 制订筛查方法的原则　按照国家对早产儿视网膜病变筛查的要求，全国各地的妇幼保健院、儿童医院以及一些综合性医院眼科逐步推广和普及使用广角数字化视网膜成像系统筛查 ROP，但对 3 岁前儿童尤其是对新生儿常规进行眼病筛查的地区较少。在一些妇幼保健院对出生的新生儿通过检查光照反应、外眼检查、红光反射及眼底检查进行眼病筛查，也有少数妇幼保健院对出生的所有新生儿在出院前使用广角数字化视网膜成像系统进行眼底疾病筛查。

近年来，对 3~6 岁的幼儿园儿童进行眼及视力筛查工作已在各地普遍开展，但所使用的筛查方法不完全一致，筛查的判断标准也没有统一，如对 3~6 岁幼儿园儿童只进行屈光筛查或视力检查，或仅使用检影镜检查眼底红光反射，尽管这些筛查方法能够发现许多眼及视力的异常问题，但容易造成一些有弱视、斜视等其他严重眼病的儿童被漏诊，同时，由于判断标准没有根据儿童年龄的视力及屈光发育特点来制订，也造成筛查阳性率过高的情况。

目前可用于儿童眼及视力筛查的设备仪器多种多样，不同年龄阶段的筛查方法各有不同，各地区的技术水平和人员配备差异悬殊，对 0~6 岁全人群儿童开展眼及视力筛查的关键是制订切实可行的适宜筛查方法及符合儿童年龄发育特点的合理筛查流程。筛查手段必须是简单、方便、快捷、无创伤；检查设备的价格适宜，婴幼儿检查无须其配合，技术要求不高，能早发现异常，检查结果可靠，基层妇幼保健机构能够普遍开展；筛查流程针对不同年龄视觉发育和眼病特点，筛查时间和间隔要合理、易行，融入基层妇幼保健机构的常规保健工作。由此形成按照儿童年龄和认知能力，联合不同筛查方法提高筛查的敏感度，同时兼顾不同地区的基本医疗条件、设备、人员学历和技术水平的差异的筛查方法和流程。

2. 筛查技术规范的制订　原国家卫生和计划生育委员会办公厅于 2013

年 4 月 15 日印发的卫办妇社发〔2013〕26 号《儿童眼及视力保健技术规范》是根据基层的条件和能力制订的,按照要求基层妇幼保健机构必须对 0~6 岁正常儿童在定期健康检查时进行眼及视力筛查,方法包括:眼外观、视觉发育评估、眼位和眼球运动以及视力检查;对有眼病高危因素的新生儿由眼科医师在其出生一周以内眼部检查,对出生体重 <2 000g 的早产儿和低出生体重儿应当在生后 4~6 周或矫正胎龄 32 周进行首次 ROP 筛查。

《儿童眼及视力保健技术规范》提出在有条件的地区可增加与儿童年龄相应的其他眼部疾病筛查和视力评估。根据项道满等发表的《关于新生儿先天性白内障筛查的专家共识》和《关于新生儿眼底筛查的专家共识》,采纳新版美国眼科学会《儿童眼评估临床指南》建议,增加眼底红光反射检查和屈光筛查。具体筛查方法如下:

(1)眼外观:检查者无需设备在自然光线下观察眼睑有无缺损、炎症、肿物,有无眼睑内翻、倒睫毛或双重睑,两眼大小是否对称;有无上睑下垂、结膜有无充血,结膜囊有无分泌物,持续溢泪;角膜是否大小正常、是否透明;瞳孔是否居中、圆形、两眼等大对称、黑色外观,瞳孔区有无发白或黄色。

(2)光照反应:使用聚光笔灯,检查者将手电灯快速移至婴儿眼前照亮瞳孔区,重复多次,两眼分别进行。婴儿出现反射性闭目动作为正常。

(3)瞬目反射:受检者取顺光方向,检查者以手或大物体在受检者眼前快速移动,不接触到受检者。婴儿立刻出现反射性防御性的眨眼动作为正常。

(4)红球试验:使用直径 5cm 左右色彩鲜艳的红球,在婴儿眼前 20~33cm 距离缓慢移动,可以重复检查 2~3 次。婴儿出现短暂寻找或追随注视红球的表现为正常。

(5)眼位检查(角膜映光加遮盖试验):

1)角膜映光法:使用聚光笔灯,根据角膜反光点位置粗略判断眼位的方法,对有明显斜度的测定简易、快速。

检查时将手电灯放至儿童眼正前方 33cm 处,灯光照射儿童于鼻根部,吸引儿童注视光源;正常儿童两眼注视光源时,瞳孔中心各有一反光点,则为正位。

若反光点一眼位于角膜中央,另一眼位于角膜中央的鼻侧为外斜视,而位于角膜中央的颞侧为内斜视;若反光点一眼位于角膜中央,另一眼位于角膜的上方或下方,说明有垂直斜视。

2)遮盖试验:包括交替遮盖法和遮盖去遮盖法检查。使用聚光笔灯的光源或其他物体作为视标,检查时用遮眼板分别遮盖儿童的左、右眼,观察眼球有无水平或上下的移动。交替遮盖试验可判断隐斜视或斜视的方向和程度,但不能区别隐斜视还是显斜视;遮盖去遮盖试验可区分显斜视与隐斜视。

交替遮盖试验：让被检者盯住视标,将遮盖板遮盖被检者右眼2~3s,迅速移动遮盖板至左眼,观察去遮盖瞬间右眼的移动方向。将遮盖板遮盖被检者左眼2~3s,迅速移动遮盖板至右眼,观察去遮盖瞬间左眼的移动方向,重复多次。根据去遮盖瞬间眼球的运动方向判断眼球斜视的性质,如眼球从外向正移动为外斜视,从内向正为内斜视;如眼球从上向下或从下向上移动则为垂直斜视。

遮盖-去遮盖试验：让被检者双眼同时睁开盯住视标,遮盖被检者右眼,在遮盖右眼的瞬间注意观察左眼的运动情况;遮盖被检者左眼,在遮盖左眼的瞬间注意观察右眼的运动情况,重复多次。如观察双眼都没有运动,则被检者有隐斜视,如发现眼球移动,则被检者有显斜视。

（6）眼球运动：使用聚光笔灯,自儿童正前方,分别向上、下、左、右慢速移动手电灯。正常儿童两眼注视光源时,两眼能够同时同方向平稳移动,反光点保持在两眼瞳孔中央。

（7）视物行为观察：询问家长儿童在视物时是否有异常的行为表现,例如不会与家人对视或对外界反应差,对前方障碍避让迟缓,暗处行走困难,视物明显歪头或距离近,畏光或眯眼、眼球震颤等。

（8）视力检查：使用国际标准视力表或对数视力表,检测距离5m,视力表照度为500lx,视力表1.0行高度为受检者眼睛高度。检查时,一眼遮挡,但勿压迫眼球,按照先右后左顺序,单眼进行检查。自上而下辨认视标,直到不能辨认的一行时为止,其前一行即可记录为被检者的视力。

视力判断标准：视力检查低于正常年龄视力标准,为视力低常。对4岁视力≤0.6、5岁及以上视力≤0.8的儿童为视力低常。3~5岁视力低于0.5,6~7岁视力低于0.7,或两眼视力相差≥2行,为视力异常。

（9）屈光筛查：检查方法根据筛查仪器有所不同：①开机,选择测试模式（成人/小孩）;②单目筛查仪器先测右眼、再测左眼,双目筛查仪器双眼同时检测;③在离儿童适当距离处,仪器便可自动检测,操作过程中有声音和图案提示距离远近。

检查注意事项：①对准瞳孔,保持水平;②检测时避免环境光线过亮、过暗;③需要重测时一定要先休息5~10min。

屈光筛查判断标准：根据设备提供的标准判断或仪器自动判断、打印结果和报告;对异常结果重复测量确认查不出数据或显示9.99,可能提示屈光介质或眼底病变的存在,需进一步检查或及时转诊。屈光筛查仪器有多种,筛查原理和筛查要求不一,对结果的判断应该根据不同设备、不同年龄段儿童屈光的发育规律制订判断标准,过高或过低的判断标准造成的假阳性过高或漏诊,屈光筛查也不能作为单一方法判断儿童视力状况。

（10）眼底红光反射检查：用带状光检影镜或直接检眼镜检查。带状光检影镜检查如同验光；直接检眼镜检查的屈光度调至 0，在离眼球 10~15cm 左右处照射瞳孔区，观察瞳孔区红光反射是否正常。

红光反射判断：正常情况下为颜色强度均匀一致，红光反射在颜色、强度、清晰度不均匀，或者无红光、有暗点或白点，则表明是阳性或不正常，需要及时转诊行散瞳后眼底检查。可以用来发现屈光不正、屈光参差，屈光介质病变如白内障和角膜异常；以及发现眼底病变，如视网膜母细胞瘤和视网膜脱离等。

（11）广角数字化视网膜成像系统筛查：

1）检查前准备：①为了防止检查中溢奶影响小儿呼吸，在检查前 1h，检查后半小时不要给孩子喂奶；②询问病人病史，检查告知书让病患家属签字；③点扩瞳药 3~4 次，每 10~15min 一次，必要时可增加次数。

2）检查步骤：点用扩瞳药约 1h，查看病人瞳孔是否足够大（要求至少 6mm 或以上）。

具体步骤：①给病人编号，开启设备后，预先输入病人资料，固定患儿；②点表麻药；③安放开睑器；④调节光亮度，调整焦距；⑤先查看外眼，拍摄红光反射；然后在镜头或眼球表面涂抹透明凝胶（如抗生素类透明凝胶氧氟沙星眼膏），对病人进行眼底检查。必要时可拍摄记录眼前节（角膜、房角、虹膜、瞳孔、晶状体）；⑥检查完病人后，将镜头上的凝胶擦拭干净，再用酒精消毒；⑦选择保存检查资料、完善记录信息、打印图片、书写检查报告。

3）ROP 常规筛查终止筛查标准：①鼻侧已达锯齿缘，颞侧距锯齿缘 1 个视乳头直径；②矫正胎龄 45 周，无阈值前病变或阈值病变；③视网膜血管已发育到Ⅲ区；④视网膜病变退行。

三、儿童眼及视力的筛查流程

基层妇幼保健结构对辖区内 0~6 岁儿童定期进行视力评估和相关眼病的筛查，筛查流程包括筛查对象、筛查时间、筛查方法以及筛查结果的判断与处理。有接产服务的医院按照眼病高危因素的新生儿和早产儿视网膜病变筛查要求在出生后尽早开展筛查或转诊，筛查时间和筛查方法有所区别。检查完成后要告知家长检查结果，并附上检查报告单，还要明确下次检查时间、异常或可疑结果的复查时间，需要转诊的填写转诊单。

（一）新生儿眼及视力的筛查流程

1. 健康新生儿　根据国家基本公共卫生服务要求，新生儿出生后定期到社区卫生服务机构进行健康检查。按照儿童定期健康检查的时间规定，健康儿童应当在生后 28~30 天进行健康检查的同时进行首次眼病筛查，检查方法包括：眼外观、光照反应和眼底红光反射检查。

2. 具有眼病高危因素的新生儿 眼病高危因素的新生儿应当在出生后 1 周内或依据病情尽早由眼科医师进行检查。新生儿眼病的高危因素包括：

（1）新生儿重症监护病房住院超过 7 天并有连续吸氧（高浓度）史。

（2）临床上存在遗传性眼病家族史或怀疑有与眼病有关的综合征，例如先天性白内障、先天性青光眼、视网膜母细胞瘤、先天性小眼球、眼球震颤等。

（3）巨细胞病毒、风疹病毒、疱疹病毒、梅毒或毒浆体原虫（弓形体）等引起的宫内感染。

（4）颅面形态畸形、大面积颜面血管瘤，或者哭闹时眼球外凸。

（5）出生难产、器械助产。

（6）眼部持续流泪、有大量分泌物。

（7）双胎和多胞胎。

对具有眼病高危因素的新生儿，在其出生一周以内检查内容除检查外眼、光照反应、瞳孔对光反射、眼底红光反射检查屈光间质外，如不能明确疾病诊断的，都要求使用广角数字化视网膜成像系统进行眼底检查。

3. 出生体重 <2 000g 的早产儿和低出生体重儿 对于出生体重 <2 000g 的早产儿和低出生体重儿应当在生后 4~6 周或矫正胎龄 32 周，由眼科医师使用广角数字化视网膜成像系统进行首次 ROP 筛查。

有接产服务的妇幼保健院、儿童医院和综合性医院对上述具有眼病高危因素的新生儿在其出生一周以内，进行首次眼病筛查；如其为早产儿，应当在生后 4~6 周或矫正胎龄 32 周，由眼科医师进行首次眼底病变筛查。对没有在医院进行首次眼病筛查的漏筛者在其出生后 28 天或 42 天健康检查的同时进行眼病初次筛查，并且根据相关要求转诊到有条件医院，由眼科医师进行首次眼底病变筛查。

（二）婴幼儿眼及视力筛查流程

筛查时间和方法：婴幼儿筛查分别在 3、6、12 月龄和 2~3 岁健康检查的同时进行阶段性眼病筛查和视力检查。检查方法包括：

（1）眼外观：每次进行检查。

（2）视觉发育评估：①3 月龄婴儿进行瞬目反射检查和红球试验，以评估婴儿的近距离视力和注视能力；如 3 月龄未能完成，6 月龄继续此项检查；②6 月龄婴儿进行视物行为观察和眼位检查（角膜映光加遮盖试验）；③1~3 岁儿童进行眼球运动检查，每年一次。

（3）眼底红光反射检查：每次进行检查。

（4）屈光筛查：6 个月开始每次评估屈光状况。

（三）学龄前儿童眼及视力筛查流程

筛查时间和方法：4~6 岁入园儿童每半年检查一次，检查方法包括眼外观、屈光筛查、眼位及眼球运动检查和视力。

（四）检查报告单

对新生儿、婴幼儿和学龄前儿童的眼及视力筛查结果需记录在健康手册和录入电子健康档案,形成检查报告单打印给家长,检查报告单样式见图2-4-1。除告知检查结果是否正常和解释报告单的各项异常或可疑结果,还要明确随访和复查时间,如果需要转诊到上一级和有条件的医院进一步检查和治疗,填写转诊单并留有存根。

儿童眼及视力保健检查报告单

姓名_____　　性别:男　女　　出生日期:_____　　检查日期:_____

1.［**眼外观**］:未见异常　异常_____
2.［**视觉行为评估**］
（1）光照反射:未见异常　异常_____
（2）瞬目反射:未见异常　异常_____
（3）红球试验:未见异常　异常_____
3.［**早产儿视网膜病变筛查**］
（1）右眼:未见异常　异常_____
（2）左眼:未见异常　异常_____
4.［**眼底红光反射检查**］
（1）右眼:未见异常　异常_____
（2）左眼:未见异常　异常_____
5.［**眼位及眼球运动检查**］
（1）眼位:　　未见异常　异常_____
（2）眼球运动:未见异常　异常_____
6.［**屈光筛查**］
（1）右眼:_____
（2）左眼:_____
7.［**视力检查**］　视力表:（1）国际标准　　（2）标准对数　　（3）其他_____
（1）右眼:_____
（2）左眼:_____
8.［**临床印象**］
未见异常　异常_____
9.［**处理**］
（1）随访_____
（2）转诊
　　　　　　　　　　　　　　检查机构_____　　　医生签字_____

图 2-4-1　检查报告单

将筛查结果告知家长或监护人,同时对筛查结果异常的提出医学指导意见。需告知眼病及视力筛查结果只是目前的情况,筛查通过的也要进行定期的眼保健检查;对检查结果异常、影响视力而又无法治疗的一些先天性眼病通告家长,做好随访复查,观察病情变化;需要转诊进一步检查和治疗的按照转诊流程处理。

（五）正常健康儿童眼及视力筛查异常的复查或转诊

1. 对具有眼病高危因素的新生儿在出生一周以内、出生体重 <2 000 克的早产儿和低出生体重儿在生后 4~6 周或矫正胎龄 32 周转诊到有眼底检查条件的医院。

2. 眼睑、结膜、角膜和瞳孔等检查发现可疑结构异常,需要进一步检查和治疗的及时转诊,对诊断明确且不影响视觉发育和不需要治疗的异常进行定期随访。

3. 1 月龄婴儿配合检查,不能引出光照反应的需转诊,可疑者需在 3 个月时复查,仍不能引出的需转诊。

4. 3 月龄婴儿配合检查,瞬目反射、红球试验的注视和跟随试验异常的需转诊,可疑者需在 6 个月时复查,如有异常需转诊。

5. 具有任何一种视物行为异常表现的需转诊进一步检查病因。

6. 眼底红光反射检查显示无红光、有暗点或白点的及时转诊。

7. ≥6 月龄婴幼儿眼位检查和眼球运动检查发现眼位偏斜或运动不协调,需转诊进一步检查排除眼底病变。

8. 婴幼儿屈光筛查散光≥2.0DC,等效球镜:远视≥2.75D、近视≤−1.50DS、屈光参差≥1.50D,需 3 个月后复查,无变化或加重的需转诊;查不出数据或显示 9.99,重复测量确认的需转诊进一步检查。

9. 4 岁视力≤0.6、5 岁及以上视力≤0.8,2 周到 1 个月复查;3~5 岁视力低于 0.5,6~7 岁视力低于 0.7,或两眼视力相差两行及以上需转诊。

（六）早产儿视网膜病变及具有眼病高危因素新生儿筛查异常的复查或转诊

1. 早产儿视网膜病变筛查的复查或转诊

（1）早产儿视网膜病变筛查异常的复查随访:①Ⅰ区无 ROP,1 期或 2 期 ROP 每周检查 1 次;②Ⅰ区退行 ROP,可以 1~2 周检查 1 次;③Ⅱ区 2 期或 3 期病变,可以每周检查 1 次;④Ⅱ区 1 期病变,可以 1~2 周检查 1 次;⑤Ⅱ区 1 期或无 ROP,或Ⅲ区 1 期、2 期,可以 2~3 周随诊。

（2）ROP 筛查异常的转诊治疗标准:①阈值病变:Ⅰ、Ⅱ区 3 期伴有 plus 病变连续 5 个钟点或总共 8 个钟点;②阈值前Ⅰ型:Ⅰ区伴有 plus 的任何期或无 plus 的 3 期,Ⅱ区 2 期伴有 plus 或 3 期伴有 plus。

2. 眼病高危因素的新生儿

（1）对筛查出无需治疗或暂无治疗方法的眼病,如先天性小眼球、永存性原始玻璃体增生症、视网膜脉络膜缺损、牵牛花综合征等眼病,需要告知家长,随访观察定期复查。

（2）对筛查出有病情变化的眼病如早产儿或新生儿视网膜出血,一般在4周后复查,直至病灶完全吸收或稳定,评估是否对视力和视功能有影响,随访观察定期复查。

（3）对筛查出需要确诊和治疗的眼病,如先天性白内障、先天性青光眼、视网膜母细胞瘤、眶血管瘤和家族渗出性玻璃体视网膜病变等需要手术的眼病,以及如眼球震颤、白化病等通过矫正屈光等方法能够提高视力的,根据相关诊疗原则处理,或填写转诊单转诊到有条件的医疗机构。

（七）转诊流程

对于需要转诊的儿童,按照转诊流程操作。告知病情及建议转诊的医院,征得同意后联系转诊的医院或医生,填写转诊单,对病情危重的早产儿需要安排新生儿转运车转诊。接诊医院收到转诊病人后将检查、明确诊断或住院治疗情况,填写回执单,告知回当地妇幼保健机构随访复查(转诊与回执单见图 2-4-2)。

0~6 岁儿童眼及视力筛查转诊单

编号_____

儿童姓名_____ 　性别_____ 　出生日期_____ 　年龄_____

家长姓名_____ 　住址_____

筛查结果_____ 　疑似诊断或转诊原因_____

接诊医院_____ 　地址_____

转诊机构_____ 　医生签字_____ 　日期_____

0~6 岁儿童眼及视力筛查回执单

儿童姓名_____

检查及诊断_____ 　治疗_____ 　转归_____

随访时间_____ 　随访内容_____

接诊医院_____ 　医生签字_____ 　日期_____

图 2-4-2　0~6 岁儿童眼及视力转诊与回执单

1. 转诊单　包括患儿姓名、性别、出生年月、筛查异常、疑似诊断或转诊原因,建议转入的医院及地址,以及转诊日期、单位和医生签名。

2. 回执单　包括检查、诊断、治疗和转归,建议随访时间及内容,以及回执日期、单位和医生签名。

各级妇幼保健机构根据相应的儿童眼保健职能,按照 0~6 岁眼及视力筛查流程进行分级诊疗和转诊（筛查流程见图 2-4-3）。

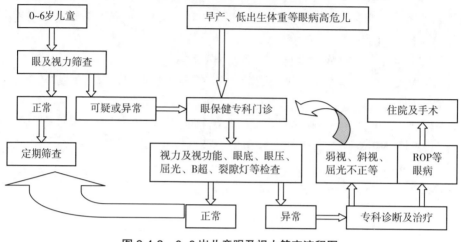

图 2-4-3　0~6 岁儿童眼及视力筛查流程图

（张佩斌）

第五节　儿童眼及视力筛查后转诊

在筛查的基础上进行转诊时,各个相关机构都应当认识到对任何疾病的筛查都可能出现假阳性和假阴性结果。这与被检查幼儿年龄、检查技巧和检查者的耐心等都有关系。

一、转诊时间

根据病情一般安排患儿 1~2 周内到省、市级妇幼机构由专业小儿眼科医师复诊,并综合评估患儿相关方面因素,确定适当的治疗方案;必要时转专科医院治疗。

二、转诊管理

由初级保健机构筛查有阳性体征和高危因素的患儿,经上级医疗机构作出综合评估,依据评估结果分为三类。

1. 低风险　当评估完全正常时,应与患儿家长再次确定评估结果,并建议适当间隔后重新检查,并纳入妇幼三级网络管理系统。如果发现与眼病发展相关新的视力症状、体征、危险因素时,需要再次进行儿童眼部综合评估。

2. 高风险　如果评估结果确定有发生眼病的高危因素或异常体征,眼科医生根据检查所见,为患儿建立档案并制定适当间隔随访计划。

3. 需要干预　经过综合评估可以确诊和治疗的患儿,恰当的治疗和随访因患儿情况不同而各异。可参见弱视、斜视等临床指导方案。

三、转诊记录与医嘱

转诊及病情信息应该口头和书面转达给患儿家长。一定要家长明白患儿存在的危险性,要想获得治疗成功,治疗时机非常关键,而且及时随诊也至关重要。

（石　婷）

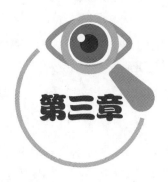

第三章 儿童眼保健基础知识与基本检查技术

第一节 儿童眼保健基础知识

一、儿童眼的解剖生理及生长发育特点

（一）眼球

1. 新生儿的眼球大小和形态 新生儿眼球前后径约为 16mm，垂直径约为 14.5~17mm，生后 1~3 岁，眼球增大迅速，尤以生后第 1 年增长最快，3 岁后逐渐减慢，达到 23mm；至 5~6 岁时，眼球大小接近成人 24mm。

2. 新生儿眼球形状近似球形，由前部透明角膜，中部乳白色巩膜，后部有视神经与颅内视路视中枢相连。眼球由眼球壁和眼内容物组成。

（二）角膜、角巩膜缘

1. 角膜

（1）角膜的形态：角膜位于眼球前部中央，前凸的椭圆形透明组织，是重要的眼屈光部分。

（2）角膜的大体解剖变化：新生儿时角膜直径已发育至成人的 3/4，其大小约为 9~10mm。出生后 6 个月是角膜发育的最快阶段，3 岁时其大小已接近成人大小，约为 11~12mm，垂直径略小于横径。

2. 角巩膜缘 角巩膜缘是角膜和巩膜的移行区，所以在眼球表面和组织学上没有一条明确的分界线。角膜缘在解剖结构上是前房角以及房水引流系统的所在部位，临床上是很多眼科手术切口的标志部位，组织学上还是角膜干细胞所在处，十分重要。

3. 前房角的生长发育 前房角的生长发育极为重要，若在胚胎期前房角未充分发育或发育异常，将是先天性青光眼发病的直接原因。足月妊娠的胎儿，前房角的尖端已相当于巩膜突的位置，小梁和 Schlemm 管已近于发育完好，生后 1 年，前房角尖端继续向周边推进，可达巩膜突之后，虹膜大环之前，生后 2 年，前房角的尖端已达相当于虹膜大环的位置，房角隐窝出现，5 岁时前房深度和前房角的结构已基本发育完好。

（三）晶状体

1. 晶状体的发育　晶状体在胚胎早期已开始发育为近球形的晶状体泡，至出生时已发育成一扁圆形双球样的透明组织，胎儿发育期，晶状体的发育一直是由厚变薄的，5 岁的晶状体厚度明显低于 3 岁年龄段说明 5 岁以前晶状体的发育仍呈变扁趋势。

2. 晶状体上皮的发育　婴幼儿及少儿期正处于发育旺盛阶段，其晶状体上皮细胞的增殖能力也特别旺盛，故在此时期的外伤或白内障囊外摘除术后，由于晶状体上皮细胞的大量增殖并向后囊迁徙所形成的后囊混浊（后发障）的发生率极高。

3. 晶状体发育对屈光的影响　婴幼儿时期的远视散光的高发生率是角膜和晶状体两者所呈现的散光总和，晶状体所呈现的散光，可能是由于晶状体的倾斜所致水平径曲折力大于垂直直径的原因；也可能是睫状肌各部位的张力不够平衡从而导致散光。随着年龄的增长，眼的发育逐渐完善，由角膜和晶状体所引起的散光也逐渐减少。

（四）瞳孔

1. 瞳孔的发育　新生儿至 1 岁以内的婴幼儿，由于其瞳孔开大肌尚未发育完善，瞳孔括约肌作用相对较强。故此时期为一生中瞳孔最小的阶段，1 岁以后，瞳孔逐渐变大，自少儿期至青春期，为一生中瞳孔最大的时期。

2. 瞳距的发育　整个小儿期，瞳距均未达成人水平，但是，由于内眦赘皮、鼻梁扁平、眼部比例等因素，反而显得瞳距过宽，很多婴幼儿被认为有"内斜视""斗鸡眼"等。6~9 岁和 10~15 岁期间，瞳距出现了两个增长高峰期，男性 15 岁，女性 13 岁瞳距基本达成人水平（表 3-1-1）。

表 3-1-1　儿童瞳距发育数据

年龄 / 岁	瞳距 /mm
5~6	42.5~60.5
7~9	45.0~63.0
10~11	48.4~68.0
12~14	51.0~68.1

（五）睫状体

成人睫状体颞侧宽约 6.7mm，鼻侧宽约 5.9mm，出生后的新生儿远未发育到正常成人的宽度。6~12 月龄儿童睫状体颞侧宽约 3.8mm，鼻侧宽约 3.5mm，

12~24 月龄儿童睫状体颞侧宽约 4.1mm，鼻侧宽约 3.9mm，24~72 月龄儿童睫状体颞侧宽约 4.9mm，鼻侧宽约 4.3mm，其中平坦部占睫状体总长的 73%~75%，该部分是儿童睫状体生长发育主要增宽的部分。

（六）玻璃体

胚胎 4 周时，由外胚叶原纤维、神经嵴细胞、玻璃体血管共同形成原始玻璃体。胚胎 2 个月完善，3 个月逐渐萎缩。同时，第二玻璃体形成，胚胎 4 个月时，由第二玻璃体的胶原纤维形成第三玻璃体，发育成晶状体悬韧带。

（七）视网膜

1. 视网膜的发育　胚胎 6 周开始生产黑色素，胚胎第 2 个月，视网膜神经感觉层发育到赤道附近，8 个月时各层基本形成；出生时视网膜各部的生长发育已初具规模，出生后的改变主要在黄斑部。

2. 黄斑区的发育　胚胎 3 个月时，黄斑开始出现，7 个月形成中心凹。新生儿的黄斑区尚未发育成熟，神经节细胞和内核层尚未完全移出中心，视锥细胞较成人短而粗，中心部位视锥细胞的密度生后逐渐增加，生后 45 月龄（3~4 岁）幼儿，黄斑区的视锥细胞密度为 15 天龄时的 3 倍，黄斑的发育基本完成，达成人水平。

（八）外侧膝状体、视皮层

1. 外侧膝状体是视觉传导通路中极为重要的视信息传导中转站，它的大细胞层出生后快速发育，1 岁左右即达成人水平；小细胞层细胞发育较晚，2 岁左右达成人水平；4 月龄婴儿棘突最多，19 月龄（1 岁半）时减少至成人水平。

2. 视皮层神经元的形态和外侧膝状体神经元一样也有相应的改变，婴儿视皮层神经元上的棘和突触比成年者多；出生到 8 月龄期间，视皮层神经元突触密度大大增加，成年时视皮层神经元突触密度仅为 8 月龄幼儿的 60%，其后又逐渐减少，至 11 岁左右达成人水平。

3. 视觉系统的发育

（1）出生时视觉系统的发育并未成熟，视觉系统在不断适应环境刺激、不断建立神经联系、不断完善的发育过程，在这一发育过程中，充分适宜的环境刺激是必要的。实验研究已经证明，图形剥夺（遮盖）所造成的剥夺性弱视猫，其外侧膝状体的 Y 细胞少于正常眼；打开遮盖眼的同时不缝合另一眼，则原剥夺眼外侧膝状体缩小和养活的细胞不会再增多。

（2）视皮层的发育还受双眼竞争机制的影响，即随外界环境刺激的改变，视皮层的优势柱可发生改变；除两眼外侧膝状体神经元竞争视皮层第Ⅳ层细胞突触后联系外，两眼向高级视皮层的传导过程中仍不断竞争。这种空间竞争导致了眼优势柱的改变。

（3）视觉剥夺对视皮层损害较为敏感的时期；生后 5 周为最敏感时期；此

后随月龄增加,视觉剥夺对视皮层的损害逐渐减弱;至生后 4 个月以后,视觉剥夺对视皮层几乎无影响。

（九）眼附属器的发育

1. 眼眶　成人眼眶呈四面锥形,新生儿呈三面锥形;新生儿眼眶体积相对较小,眼眶相邻的各鼻窦腔未充分发育,出生后随眼眶的发育而发育;眼眶的发育和眼球及眶内容的发育增大同步进行。

2. 额窦在 1 周岁后才开始发育,上颌窦至青春期才发育到接近成人的形态。

3. 泪器　新生儿的泪腺极小,约 1~1.5 个月后才具有分泌功能,故新生儿泣而无泪(但有反射性泪液分泌)。泪道的排泪功能是在出生后几周甚至几个月后才逐渐完成。新生儿的鼻泪管下端开口处为一膜状组织所遮盖,在生后的发育过程中逐渐萎缩,直至消失。持续不能萎缩而致泪道不通者,常是新生儿及婴幼儿泪囊炎的原因之一。

4. 眼外肌　新生儿眼外肌的发育及功能尚不完善,眼球运动并不协调,双眼尚不具备共同运动功能,一眼向左转动时,另一眼也可能转向右侧。新生儿的内斜、外斜常是生理现象,生后 4 周左右,双眼球运动逐渐协调。

（十）视功能的发育

1. 视力发育　婴幼儿视力发育的快慢可能也有差异,但一般倾向于视觉发育过程在 2~3 岁大致完成,5~6 岁近于成人(表 3-1-2)。

表 3-1-2　视觉诱发电位（VEP）测出婴幼儿及儿童的视力

年龄	视力
2 个月	0.01
6 个月	0.06~0.08
1 岁	0.2~0.25
2 岁	0.5
3 岁	0.6~0.7
4 岁	0.8
5 岁	1.0
6 岁	1.2

2. 双眼视觉的发育　人类双眼视觉发育的关键期,是从出生后几个月开始,一直延续到 6~8 岁,但最关键的时期是在 1~3 岁。

（1）双眼固视:新生儿无完好的双眼固视功能;正位眼的比例在出生后 1

个月开始逐渐增加,至 6 个月时达 97.2%;出生后 5~6 周已能注视大的物体,可在较大范围内呈现出同向性固视反射;生后 2 个月,眼球可随人运动,注视近处目标。固视反射建立于生后 1 年内,生后 2~3 个月是固视反射发育的关键时期,在此期间任何影响视觉发育的因素,都会影响固视反射的形成导致眼球震颤。

（2）双眼单视:出生后 2 个月,开始具有双眼单视功能。

（3）双眼融合功能:视觉诱发电位（visual evoked potential,VEP）检查发现 2~3 个月才有双眼波幅呈现,3 个月以上增大,证实此时已有双眼融合功能存在;小儿的双眼融合功能是从生后 2~3 个月开始的。

（4）立体视觉:用立体视觉刺激测定婴儿的立体视敏度,发现婴儿生后 10~19 周就产生了立体视觉;几周的时间内,立体视敏度迅速提高至接近成人的水平。

（5）双眼集合:生后 2 个月,对近处目标较易引起集合运动;直到生后 6 个月才有较明显的双眼集合运动。

（十一）屈光状态

出生后处于远视状态,正视化过程是以远视为起点,出生后即开始,再逐渐发展到近视状态;可以理解为人眼的一种适应性改变,取决于角膜的弯曲度与眼轴间的协调与平衡关系。远视实质上是眼发育不良,近视实质上是眼发育过度,正视则是一种眼发育的协调与平衡的结果。

动态屈光明显地受眼调节的影响,内外因素作用下形成不同的屈光状态。远视、正视与近视是不对称的分类法;屈光有一个发育过程,具不稳定性,儿童到成年的规律:远视→正视→近视,过程不可逆（表 3-1-3）。

表 3-1-3 儿童眼屈光生理值

年龄 / 岁	屈光值 /D
4	+2.19 ± 0.40
6	+1.65 ± 0.45
7	+1.30 ± 0.50
8~10	−0.19

（冯光强）

二、儿童眼科局部用药

儿童不是成人的缩影,儿童的眼睛也不是成人眼睛的缩小体。儿童眼病有着与成人完全不同的生理病理特点,其诊断治疗都需要考虑其不同发育阶段的特点。儿童眼科局部用药也有特殊性。

（一）儿童眼的生理特点与儿童眼科用药的特殊需求

新生儿、婴儿药物代谢及排泄功能尚未发育完善,药物半衰期较长,儿童的血容量较成人少,新生儿的血容量只有成人的5%,滴眼液点眼后,儿童特别是新生儿和婴儿,血药浓度远高于成人,全身不良反应风险也要远远高于成人。

儿童眼病病人的增多,使儿童眼科用药安全性的问题受到关注。很多临床眼科医生,可能都会接到来自其他专业医生甚至患儿家长关于眼局部用药的咨询。

1. 婴幼儿该使用什么样的滴眼液?　限于临床药物研究的相关规定,儿童眼科用药的临床试验需要有婴幼儿作为实验对象参与。但是,很少有家长愿意让自己的孩子作为受试者参与临床研究。因此,多数的滴眼液说明书上都标明"儿童用药的安全性未经证实"。

2. 我们应该如何"慎重"用药?　关于儿童用药,大多数局部使用的滴眼液的说明书都提示"儿童慎用"。很多儿童病人不得不使用没有儿童用药适应证的滴眼液。这使眼科医生们面临很大的困惑,对儿童眼病病人,我们能使用什么药物? 对于药物说明书中所说的"慎重"问题,我们如何才算做到? 接下来我们将从儿童眼科用药的风险、儿童用药的法律法规、药物"超说明书"使用等方面,结合常见儿童眼科疾病具体用药,来阐述如何"慎重"用药。

（二）儿童眼科用药的风险

1. 药物半衰期较长　新生儿和婴儿药物代谢及排泄功能尚未发育完善,对药物代谢较慢,药物半衰期较成人长。例如,0.5%噻吗洛尔滴眼液点眼后的血药浓度:3周龄新生儿为34ng/ml,5岁儿童为3.5ng/ml,而成人则为0.34~2.45ng/ml。

2. 没有儿童局部用药的特殊剂型　儿童的全身用药的剂量可以通过体重（或体表面积）进行换算,甚至许多口服药都有儿童专用的剂型。但是从药物浓度、药物生物利用度等各个方面考虑,儿童眼局部用药没有儿童专用剂型,使用的药物及药物浓度与成人相同。

（三）儿童用药的法律法规

《中国国家处方集》(化学药品与生物制品·儿童版)(简称"儿童处方集")是我国首部专为儿童编著的临床用药指导文献,是符合行业规范和共识的处方集。目的是在维护儿童看病权益的同时,维护医师的职业权益。该书对"眼科用药"单列了一章,收录各类眼科局部药物（含复方)44个,包含抗感染药、抗炎药、抗青光眼药、扩瞳和睫状肌麻痹药、局部麻醉药、人工泪和润滑剂、眼诊断剂等几个方面。

（四）药物"超说明书"使用问题

由于受药物临床实验伦理学限制（家长不愿意让自己的孩子作为临床研究受试者）等原因，国内药品监管部门对儿童眼科局部用药至今尚无明确统一批示，绝大多数的药物都是"新生儿、早产儿禁用""新生儿慎用""不推荐1岁以下儿童使用"，即使同一种药物不同厂家的说明书中关于儿童用药亦存在不同的说明如："2岁以下儿童慎用""用于3岁以上儿童""用于4~18岁儿童"，儿童眼科医师（特别是儿童眼保健医生）大多"超说明书"用药。与儿童全身用药相似，虽然说明书上有种种提示（限制），但是某些儿童眼科疾病，由于儿童眼局部用药的不可替代性，我们不得不"超说明书"使用。在药物"超说明书"使用的过程中，我们必须了解所用药物的药理，特别关注药物的副作用，以及婴幼儿发育不成熟所带来的额外风险。

（五）常见儿童眼科疾病用药

1. 新生儿结膜炎、泪囊炎、睑板腺囊肿、睑腺炎、眼表细菌感染　这类疾病必须用药，左氧氟沙星滴眼液是安全有效的选择。动物实验表明，喹诺酮类药物的全身使用可能会抑制动物软骨发育，但是已有证据表明，这类药物并不会给人类带来相似的风险。由于眼局部用药所使用的剂量极其微小，有证据表明，这类药物对婴幼儿的使用不会带来类似的副作用。所以，这种药物的使用是安全的。妥布霉素地塞米松眼膏因为含有激素，不仅对婴幼儿，对成人也有很大副作用，对这类药物的使用，慎重的做法是严格限制用药时长，眼表用药严格限制在一周内。

2. 斜视手术后安全用药　斜视用药的情况与上面相似。手术结束时，用妥布霉素＋地塞米松眼膏涂眼后包盖，手术后常规使用左氧氟沙星滴眼液预防感染。

3. 早产儿视网膜病变　早产儿视网膜病变筛查用药：筛查需要散瞳，目前国内使用复方托吡卡胺滴眼液散瞳，说明书中关于儿童用药的说明如下："由于婴幼儿使用时易发生全身性不良反应，应充分观察，慎重使用。特别是在早产儿有过心动徐缓、呼吸停止的报道，应充分进行观察，发现异常时应立即停止使用，予以妥当的处置。最佳方法是根据需要将本品稀释后使用。"所以我们在早产儿筛查时，需要特别注意早产儿的呼吸和心率，在门诊需密切关注早产儿一般状况，特别是唇色和呼吸情况。建议对于住院期间的患儿在血氧和心率监护的情况下使用。

4. 先天性白内障手术前后用药　手术前用药，使用左氧氟沙星滴眼液，眼内前房内药物浓度达到有效抑菌浓度。先天性白内障手术后结膜下注射"庆大霉素＋地塞米松"，开放后用药常选择左氧氟沙星滴眼液，妥布霉素＋地塞米松滴眼液和妥布霉素＋地塞米松眼膏。术后的瞳孔管理需要长期使用复方托吡卡胺滴眼液,以防止瞳孔粘连。注意事项参照早产儿视网膜病变。

（六）儿童眼局部用药的其他注意事项

眼科医生在给儿童眼科病人用药时,需要谨慎选择:使用同类滴眼剂中浓度最低、用药次数最少的制剂和剂型,如 0.1% 噻吗洛尔眼用凝胶（每晚 1 次）,适用于新生儿和婴幼儿青光眼;新生儿、婴幼儿的结膜囊容量很小,滴眼液点眼后大部溢出眼外,应及时擦除,否则薄且稚嫩的眼睑皮肤极易吸收药液造成全身中毒;滴眼后压迫鼻泪管 3~5min,减少全身吸收。

总而言之,儿童用药不同于成人,其有效性和安全性,需要全社会的关注,彻底解决用药安全性问题,需要集合从政府、医院、医药学专家和制药企业的全社会的力量去解决。

三、儿童眼保健基本检查技术

儿童眼保健的基本检查常包括:

（一）儿童视功能检查

视力检查（定性检查方法:行为观察法、光照反应、瞬目反射、红球试验、红光反射;定量检查方法:E 字视力表、选择性观看法、视觉诱发电位检查）,立体视检查,视野检查,色觉检查。

（二）眼保健检查

按检查部位分为:外眼检查,眼前节检查,眼底检查;按检查方法分为:裂隙灯检查,检眼镜检查,眼压检查,眼位与眼球运动检查,屈光检查。

（项道满）

第二节　儿童眼保健门诊病史询问要点

0~6 岁的孩子处在发育的特殊时期,对于眼部不适,很多孩子还不能准确表达。所以,很多眼部疾病的线索需要家长仔细观察才能发现。

在儿童眼保健门诊,医生需要注意询问一下常见儿童眼病的主要表现,评估儿童眼及视力情况:

1. 孩子的黑眼球是否会特别大或不一样透亮?

2. 孩子是否会特别怕光并且爱流眼泪?

3. 孩子是否会对无声音的玩具或手电筒光亮能追随注视?

4. 在晚上或者黑暗的地方,有没有发现孩子的黑眼珠中央区有黄色反光?

5. 孩子出生后是否有一只眼或者两只眼都睁不大?

6. 孩子是否经常流泪或眼分泌物多？

7. 孩子视物时有无眼球晃来晃去，抖动的情况？

8. 孩子的黑眼球很靠近鼻梁（斗鸡眼）吗？

9. 孩子看东西的时候会不会经常眯起一只眼睛？

10. 孩子是否喜欢歪头或低头视物？

11. 孩子是否抱怨看东西有重影、看不清楚或视力下降？

12. 孩子有没有在亮光下喜欢闭固定的一眼，或一眼注视时另一眼向外漂移现象？

（项道满）

第三节　儿童视功能检查

一、视力检查

（一）定性检查方法

婴幼儿的生理、心理和认知能力均处于发育阶段，进行定量的视力检查非常不容易，只能采用一些特殊的方法和步骤进行评估。国内外小儿眼科专家普遍认为婴幼儿视功能的定性检查较定量检查更具有临床意义。

经过多年的努力，有些经济较发达或儿童眼保健工作开展较早的地区引进了一些先进仪器用于开展低龄儿童眼病及视力筛查工作。但是，还有很多基层及经济欠发达地区无力承担高昂的设备费用，误以为没有这些设备就不能做好婴幼儿眼病的筛查。其实，只要在初级儿童眼病筛查时，使用一些简单的器具和适宜技术，就可以大大提高筛查的质量和有效性，对视功能做出客观的评估。

1. 行为观察法　询问家长儿童在视物时是否有异常的行为表现，例如不会与家人对视或对外界反应差，对前方障碍避让迟缓，暗处行走困难，视物明显歪头或距离近，畏光或眯眼、眼球震颤等。

2. 光照反应　检查者将手电灯快速移至婴儿眼前照亮瞳孔区，重复多次，两眼分别进行。婴儿出现反射性闭目动作为正常。

3. 瞬目反射　受检者取顺光方向，检查者以手或大物体在受检者眼前快速移动，不接触到受检者。婴儿立刻出现反射性防御性的眨眼动作为正常。如3月龄未能完成，6月龄继续此项检查。

4. 红球试验　用直径5cm左右色彩鲜艳的红球在婴儿眼前20~33cm距离缓慢移动，可以重复检查2~3次。婴儿出现短暂寻找或追随注视红球的表现为正常。如3月龄未能完成,6月龄继续此项检查。

（赵 坡）

（二）定量检测方法

1. E字视力表

（1）视力表概述:视力表是用于测量视力的图表。用于3~4岁以上儿童。我国普遍使用的视力表是国际标准视力表和标准对数视力表。两种视力表视标使用的都是E字,故也称E字视力表。

视力表是根据视角的原理制定的。视角就是由外界物体两点发出的光线,经眼内结点所形成的夹角（外界物体的两点射入眼内相交时所形成的角度）。此时,视网膜上有两个视锥细胞受到光线刺激而兴奋,而且两个兴奋细胞间至少有一个未受刺激的视锥细胞隔开。人眼能分辨出两点间的最小距离所形成的视角为最小视角,即一分视角。视力表就是以一分视角为单位进行设计的。

视力表检测的是中心视力,即视网膜黄斑中心凹的视敏度。视力表有远视力表和近视力表之分,下面介绍我国常用的2种E字远视力表。

（2）国际标准视力表:国际标准视力表以E字为视标,在5m的检查距离处1.0行视标的笔画与缺口的宽度均为1分视角,视标E的边宽为5分视角。E字中间一划较短。视标排列共12行,视标的递增率为调合集数,视力为等差级数（0.1~1.0）,以小数记录。

（3）标准对数视力表:标准对数视力表也以E字为视标,其笔画与缺口的宽度均为1分视角,E的边宽为5分视角。E字三画等长。标准检查距离5m。视标排列14行,视标按几何增率增加,每行增率一致,每10行相差10倍,相邻2行视标大小比例恒定为1:1.2589。以五分法记录。目前使用的标准对数视力表是国标2011年版（GB11533—2011）,视力表第一行为2个视标。使用时视力表的亮度应不低于200cd/m²,表面照度应不低于300lx。

（4）远视力表检查方法:视力表E字开口方向各异,要求被检查者辨认开口方向。被检者正对视力表,距离视力表5m,视线与1.0（国际标准视力表）或5.0（标准对数视力表）一行平行。如室内距离不够5m长时,则应在2.5m处放置平面镜来反射视力表。

检查时需双眼分别进行,一般先遮盖左眼。要求被检查者眼睛睁大,不能眯眼、侧视或歪头。单眼自上而下辨认"E"字缺口方向,直到不能辨认为止,记录可以辨认的最下面一行的视力。若被测试者不能辨认第一行视标时,需让被检查者向视力表方向移动,直到能分辨第一行视标为止。其视力则是"0.1×距离/5=视力";若在半米内仍不能分辨第一行视标,可令被测试者辨认指数、测手动以及光感等。

（5）5分视力记录法和小数视力记录法对照请参照表3-3-1。

表3-3-1 5分视力记录法和小数视力记录法对照表

5分视力记录法（标准对数视力表）	小数视力记录法（国际标准视力表）
3.5	0.03
3.6	0.04
3.7	0.05
3.8	0.06
3.9	0.08
4.0	0.1
4.1	0.12
4.2	0.15
4.3	0.2
4.4	0.25
4.5	0.3
4.6	0.4
4.7	0.5
4.8	0.6
4.9	0.8
5.0	1.0
5.1	1.2
5.2	1.5
5.3	2.0

（6）儿童正常视力标准：成年人正常视力标准是1.0（国际标准视力表）或5.0（标准对数视力表）。而学龄前儿童视力发育研究显示，3~6岁正常儿童主观视力检查尚不能达成人水平，其视力随年龄增长而提高。学龄前儿童视力标准见表3-3-2。

表3-3-2 儿童正常视力参照表

建议儿童视力参照标准	儿童眼及视力保健规范 筛查视力异常标准	弱视专家共识 最佳矫正视力低限
3~<4 岁 0.5（4.7）	4 岁 ≤0.5（4.7）	3~5 岁 0.5（4.7）
4~<5 岁 0.6（4.8）	≥5 岁 ≤0.8（4.9）	≥6 岁 0.7

续表

建议儿童视力参照标准	儿童眼及视力保健规范 筛查视力异常标准	弱视专家共识 最佳矫正视力低限
5~<6 岁　0.8(4.9)		
6~<7 岁　1.0(5.0)		

儿童视力检查注意事项:每一种视力表对儿童都存在一定的局限性,E 字视力表也是一样,被检查儿童需要拥有空间定向能力、一定的认知和表达能力才能完成检查。

儿童视力检查结果受心理因素影响,检查应在其身体和情绪状况良好时进行。检查前应对受检儿童进行讲解,以使受检者尽量理解和配合。检查时可由家长或老师陪同,并帮助做非检查眼的遮盖等工作。

检查者要注意观察被检查儿童,注意非检查眼是否遮盖完全、有没有"偷看"现象;检查眼注视情况;有没有眼球震颤、侧视歪头等现象。

每个视标辨认时间 3~5s,不要无限延长辨认时间,不要提示诱导视标开口方向。

由于弱视患儿视力存在"拥挤现象",即多个视标在一起时的分辨能力下降。因此,儿童视力检查时,不应使用单个的 E 字视标。

对本应配合检查,但实际视力检查中不愿意接受检查的儿童要给予高度重视,他们可能是因为看不清才不配合检查的。

已经配戴眼镜的儿童,应分别检查戴镜矫正视力和裸眼视力。

患有眼球震颤或有代偿头位的儿童,除分别检查单眼视力外,还应检查双眼同时注视情况下的视力水平,并记录检查时的头位情况。

另外检查者使用的视力检查指示棒末端应涂黑,以便于被检查者明确所指视标。目前,有使用电子视力检测系统,与手机端连接,视标指示自动出现,视力结果自动传输汇总,节省了人力,大大提高了效率,适合群体视力筛查。

2. 选择性观看法

(1)选择性观看法概述:选择性观看是针对婴幼儿视力评估的定量检测方法。这种检测方法是通过观察受检儿童对视觉刺激的反应来评估视力的。

常用的设备有 Teller Acuity Cards,其为背景为灰色的矩形卡片。将卡片的一面分为两部分,一部分印有黑白相间的条栅,另一部分空白。卡片中央有一观察孔,用于检查者观察受检儿童视线注视方向,即选择性观看的频率。

(2)选择性观看法检查方法:检测者面对受检儿童,距离 1m 举起测试卡,使有条栅一面面对受检者,通过观察孔观察受检儿童眼球注视方向。如果儿童更多选择观看有条栅侧,说明该受检者能够看到该测试板上的条栅;如果儿童没有更多选择有条栅侧注视,说明该受检者看不到该测试版上的条栅。

可以左右、上下转换测试版方向反复观察。

Teller Acuity Cards 为印有不同空间频率的系列卡片,每个测试卡片都标注有对应空间频率的视力。为减少检查时间,有经验的检查者可以根据受检儿童的眼部情况,首先选择接近受检者视力的空间频率的卡片,或首先选择中等空间频率的卡片开始检查。

当观察到被检查儿童有明显的选择注视时,说明该儿童的视力能够分辨该卡片上的空间频率的条栅,则更换下一档更高空间频率的卡片。

当没有观察到受检儿童明显的注视选择时,说明该儿童不具备分辨当前卡片上条栅的能力,需更换低空间频率的卡片继续检查。

可以观察到有选择性观看的最高空间频率卡片所对应的视力,即该受检儿童的视力。

(3)选择性观看法检查注意事项:应当注意的是,婴幼儿做选择性观看是在双眼同时注视情况下进行的,不能直接了解双眼视力差别,故在检查过程中要注意受检儿童的眼位变化,并应结合遮盖厌恶试验来判断受检儿童是否存在双眼间的视力差异。

由受检儿童熟悉的监护人陪伴,在受检儿童情绪稳定时进行。

另外,检查用房间布置应相对比较简单、没有其他吸引儿童注意力的物体,如彩色气球、玩具,特殊灯光或声音等。

3. 视觉诱发电位检查

(1)视觉诱发电位检查概述:视觉诱发电位(visually evoked potential,VEP)是视网膜受闪光或图形刺激后在枕叶视皮层诱发出并记录到的电活动。是一种无创的客观视功能检查方法。当视觉神经通路发生病变或功能障碍如视力不良时,记录到的电位就会出现特定波形形态、潜伏期和波幅的变化,甚至记录不到诱发电位。

根据刺激方式的不同,视觉诱发电位检查主要分为闪光视觉诱发电位(FVEP)、图形视觉诱发电位(PVEP)两大类。其他用于研究的还有稳态视觉诱发电位(SSVEP)、扫视视觉诱发电位(sweep VEP)等。儿童常用 FVEP 和 PVEP。

(2)视觉诱发电位检查方法:被检查者面对刺激器,采取坐位。双眼分别检查,非检查眼用黑色遮光眼罩遮盖。

作用电极放置在枕后枕骨粗隆上 2~3cm 处,特殊检查还需放置更多作用电极;参考电极放置在前额正中;地电极放置在耳垂。导联连接使作用电极为正时波形向上。

FVEP 使用闪光刺激器,PVEP 多使用黑白相间可变棋盘格刺激。视觉信号经叠加、放大后记录显示。

各种品牌检查设备的技术参数、检测要求有所不同。每一台设备都需要建立在该设备检测环境下的正常值数据,如 P 波的潜伏期和振幅正常值,方能在临床诊断中发挥作用。参数包括被检查者距离刺激器的距离、刺激器参数、放大器参数等。

(3)视觉诱发电位结果分析:FVEP 记录到的为多组负向和正向波形组合,分别称为 N1、P1、N2、P2、N3、P3、N4、P4 波,N 为负向波,P 为正向波。其中 N2、P2 以及 N3 波形相对比较稳定,其潜伏期和振幅常常作为视功能判断和疾病治疗前后的对比参考。由于 FVEP 波形潜伏期和波幅在不同个体变化较大,且重复性差,一般临床中仅用于不配合检查的较小婴幼儿、屈光间质混浊如白内障患儿等不能完成 FVEP 检查的患者,以了解被检查者视觉中枢传导完整性以及作为某些眼病自身治疗前后的对比参考。

PVEP 记录到的主要波形为 N75、P100、N145,是以各自波的平均峰潜伏期和极性而命名,称为 NPN 复合波。N75 是出现在刺激后平均 75ms 的负向波,P100 是出现在 100ms 的正向波,以此类推。3 个波来自视皮层的不同部位,P100 被认为是来自第一视区(17 区)或中枢区的动作电位。由于 N75 和 N145 期潜伏及波幅变异较大,而 P100 波峰最明显和稳定,因此,临床将 P100 波形、潜伏期和振幅作为主要分析指标。特别是 P100 潜伏期可重复性最好、变异最小,是临床上最重要的分析指标。有实验室报告,正常 P100 潜伏期(PL)102.3ms ± 5ms,两眼 PL 差 1.3ms ± 2.0ms,波幅 10.1mV ± 4.2mV,P100 波时程 63ms ± 8.7ms。

FVEP 是通过测定黄斑中心部视锥细胞功能及相应视路功能的完整性来了解视功能情况。

PVEP 反映黄斑功能,可以根据棋盘格空间频率和检查距离评估患儿视力。理论上能够记录到正常 P 波的最高空间频率应为受检眼的视力,可以通过该空间频率棋盘格对角线长度和检测距离使用公式:$tan\beta=d/D$(β 为视角,单位弧度;d 为视标宽度,单位米;D 为检查距离,单位米),$V=1/\alpha$(V 为视力,小数表示法;α 视角,单位弧秒)计算估计出视力值。上述两个公式计算后简化为 $V=D/3\ 438d$(V 为视力,小数表示法;d 为视标宽度,单位米;D 为检查距离,单位米)。例如:被检查者距离刺激器 1m($D=1$),可诱导出正常 NPN 复合波的棋盘格对角线度长为 1cm($d=0.01$),则 $V=1/3\ 438 × 0.01=0.03$,即该被检查眼视力为 0.03 左右。

PVEP 还用于一些神经眼科疾病的诊断、鉴别诊断和疗效评价,如视神经炎、视神经脱髓鞘病变、Leber 遗传性视神经病、弱视、视交叉和交叉后病变、皮质盲、眼及颅脑外伤部位及功能判断等。VEP 检查在法医学鉴定如辨别伪盲以及伤残鉴定工作中也发挥重要作用。

（4）视觉诱发电位检查注意事项：首先，使用的电生理检查设备参数要符合国际临床视觉电生理学会（The International Society for Clinical Electrophysiology of Vision，ISCEV）参数设置要求。最好使用国际上通用、学术认可的品牌设备。

检查标准化问题非常重要。视觉电生理检查结果受很多因素影响，如检查设备参数、检查室环境、电极安放位置、被检查者距离刺激器距离和高度、被检查者检查时状态等。因此必须按照 ISCEV 制定的标准进行检查。检查人员应相对固定。

每个检查室的每个电生理检测设备都要建立在一定参数下的正常值范围。应取得不同年龄段的正常值范围。计算出所使用设备常用 PVEP 刺激图形空间频率和检查距离所对应的视力。

VEP 检查结合其他检查手段能更充分地发挥其优势。如 FVEP 异常只能提示视网膜至视皮层之间的病变，结合视网膜电图（electroretinogram，ERG）、眼电图（electro-oculogram，EOG）以及其他眼科检查手段，可以识别病变在视网膜还是视网膜以上神经通路；当 FVEP 正常、PVEP 异常时提示屈光系统的病变，此时通过眼科常规检查可以诊断；在 VEP 检查可疑脱髓鞘病变或视交叉病变时，影像学检查对进一步诊断有极大帮助等。

要重视患者自身检查结果的对比，包括双眼检测结果的差异和疾病发生发展和治疗过程中 VEP 检查结果的变化。这在疾病的诊断、治疗和预后判断中更重要。

被检测者在 PVEP 检查中要保持清醒、安静状态。注视是否良好对检查结果有明显影响，在儿童和伪盲检测中要特别注意。

（苏　鸣）

（三）用于儿童视力筛查的自动电子视力表检查系统

传统的视力表灯箱视标方向固定，视标方向容易背记，检查结果依赖于医务人员的判断，主观因素会影响到结果的准确性。近来出现的用于儿童视力筛查的自动电子视力表是一种新型的视力检查工具，检查时显示的视标方向随机出现，杜绝了背记视标方向的可能，检查过程较为方便，检查结果相对准确。

自动电子视力检查系统可远程传输及管理数据信息，应用于儿童、青少年或成人的一般体检，眼科和视光学的临床诊疗、科研、教学以及验光配镜。具有多方面优势，其视标方向由电脑生成，大小精确、方向随机、无磨损，视标的排列符合新国家视力标准。视力表背景亮度好、发光均匀，视标对比度一致。由于随机设置检查规则，不受医务人员因指挥、评判对检查结果造成的主观影响。可选视标种类丰富，包括标准对数远视力表、儿童图形视力表，LogMAR 对数视力表、C 型视力表，100%、50%、10%、5% 四种对比度对数视力表，低视力对数视力表等。

操作方便,检查结果可自动打印、存储,并可按不同的条件筛选出视力异常目标人群,并且可以追溯检查过程。测试结果可以通过网络传输到远程数据库,方便快捷,方便在群体儿童筛查过程中同步建立视力及眼健康电子档案。

综上所述,自动电子视力表作为一种集精密性、便利性、多功能性等多种优点于一体的自动防作弊视力表,操作流程简单,全过程无需医务人员指挥,大大减轻医务人员的工作量,也解决了医务人员指挥、评判、记录、统计等工作对结果影响,使结果更公正合理。基于自动电子视力表的群体眼保健视力筛查用自动电子视力表检查系统,可以将来自社区医院和辖区其他妇幼保健院眼保健科的视力信息,通过上传网络,自动生成表格,并对接市级或省级信息网络系统,有助于儿童、青少年近视防控筛查与视力健康档案平台的建设。

(项道满)

二、立体视觉检查方法

(一)立体视觉

立体视觉是一种高级的双眼单视功能,也称深度觉,是人们对三维空间的深度知觉,是在同时视和融合功能的基础上,形成的独立视功能,是人们对三维空间的各种物体远、近、高、低、深、浅、凸、凹的感知能力。立体视觉是双眼视觉的整体效应,反映的是双眼单视功能的好坏,斜视、弱视患者一般都不会有完善的立体视觉,重新建立立体视觉功能,是斜视、弱视患者治疗的重要指标之一,立体视觉检查是筛选斜视、弱视以及选择手术时机,评价疗效的重要指标。

(二)立体视觉检查

立体视觉检查有很多种方法,常用的有随机点立体图检查法和同视机检查法。立体视觉的检查方法很多,每种检查方法都有各自的优缺点,为了获得准确的检查结果,通常需要选择几种不同的检查方法。临床上常用的立体视觉检查方法主要有两类:一类是二维平面图和颜少明随机点立体视觉检查图等,检查时用特殊手段分离双眼,使两只眼分别注视两个存在水平视差的图像,传入视觉中枢后,被综合为一个具有三维空间特点的立体图像;另一类为三维直观式立体视标,具有代表性的是 Frisby 立体板,检查时不用特殊仪器分离双眼,直接检测立体视力。根据检查距离不同,立体视觉检查方法分又为近距离(30~40cm)检查法和远距离(6m)检查法。

1. 近距离立体视觉检查法:

(1) Titmus 立体视觉检查图:有三组图片组成,第一组图片为苍蝇定性筛查图,可以进行定性检查,第二组为动物定量图和第三组圆环图,可以进行定量检查。

方法1:苍蝇筛查图检查:立体视锐度3 500″,被检查者带上偏振光眼镜,将第一组图片,放置于眼前40cm处,并与视线垂直,如果被检查者有立体视觉,会看到一个有展翅飞翔的立体感苍蝇,如果没有立体视觉,会看到一个平面图画,没有浮起的感觉。检查儿童时,可让受检儿童捏苍蝇的翅膀,如果受检儿童有立体感,就会把手伸到苍蝇翅膀的上下两边去捏翅膀,如果没有立体视觉,则会把手指按到苍蝇的翅膀上而不是捏苍蝇的翅膀。

方法2:动物定量图检查:该组动物定量图,包括三排动物,每排有一个动物存在水平视差,视差分别为400″、200″、100″。让被检者带上偏振光眼镜,将检查图片放于被检者面前,距离为40cm,并与视线垂直,检查时问儿童哪一个动物是站出来的? 要求儿童依次辨别出较为突出的一个动物,记录最终识别的立体视力(注意:这些动物图像包含误导线索,双眼观看时,每一排均有一动物颜色较重,无立体视觉的儿童会说这个动物是站出来的)。

方法3:圆圈定量检查图:让被检者带上偏振光眼镜,将检查图片放于被检者面前,距离为40cm,并与视线垂直,检查时要求儿童依次辨别出较为突出的一个圆圈,立体视锐度从800″开始,循序为400″、200″、140″、100″、80″、60″、50″、40″,记录最终识别的立体视锐度。

(2) TNO检查图:TNO检查图是随机点立体图,采用红绿互补的原理印制而成,也称补色立体图。此检查包含一副红绿眼镜和一本测试小册子。小册子有七块图片组成,其中三张为立体视觉定性筛选图,主要用于检测被检测者是否存在立体视觉;三张为定量测试图,用于测量立体视力的高低,另一张是单眼抑制测试图,用于观察是否存在单眼抑制。

方法:定性检查图放于被检者面前,与视线垂直,让被检者戴上红绿眼镜,距离40cm,首先让被检者正确识别随机点图形中隐藏的蝴蝶、"十"字、三角形等图形,以确定被检者有无立体视觉;然后用立体视觉定量检查图(视差为480″~15″分六个等级)让患者依次识别被隐藏扇形图的缺口方向,记录最终识别的具体视力。

(3) Frisby立体视检查图:Frisby立体视检查图有三块厚度分别为6mm、3mm、1mm的透明塑料板组成。每块板的边长为6cm,每块板上均有四个正方形图案,图案中有许多蓝色三角形,其大小和方向随机排列,其中一块板的正中央有一圆形区域,区域内蓝色三角形图案印在塑料板的一面,周围的三角形图案印在另一面,检测板中央部分与周边部分的图案不在一个平面上,而是相差一个板的厚度。检测板越厚,中央和周围图案所在平面之间的距离越大,检测板的厚度不同,产生深度感也不同(表3-3-3)。

表 3-3-3 Frisby 立体视力查询表

检查距离 /cm	立体视力检查板的厚度		
	6mm	3mm	1mm
30	600″	300″	100″
40	340″	170″	55″
50	215″	110″	35″
60	150″	75″	25″
70	110″	55″	20″
80	85″	40″	15″

方法:检查时先选6mm的检测板,把板放在盒盖上,盖内以白衬纸为背景,检测板放于被检者面前,与视线垂直,距离30cm,将被检查者头部保持前后左右固定不动,让其识别四个正方形图案中哪一个隐藏有中央圆形图案。如能正确指出,则认为被检查者能够辨认该检测板。然后增加检查距离,并更换为3mm、1mm检测板,重复检查直到患者能够辨认最远距离及最薄检测板上的图案为止。最后通过检查表找出相应的立体视力。

(4)颜少明《数字化立体视觉检查图》是应用电脑数字化图像处理技术研制而成的随机点立体视检查图。共有六类图:大视野立体盲筛查图,视差分别为 2 400″、1 600″、800″;立体视锐度检查图,视差从 800″~40″ 分 6 个等级;交叉视差测定图,视差为 1 200″~7 200″,分 6 个等级;非交叉视差测定图,视差从 1 200″ 到 7 200″,分 6 个等级;立体视觉相关检查图,用于对立体视觉异常者进一步检查分析。经典立体视觉检查图是一种粗略检查立体视的检查法。

方法:检查图置于被检者面前,与视线垂直,让被检者戴上红蓝眼镜,距离40cm,先用大视野立体盲筛查图做立体视功能的定性测定,若在一分钟内看见三个图形从背景上凸起,上面是五星(2 400″),中间是圆形(1 600″),下面是正方形(800″),呈垂直排列,则确认具有立体视功能。若在十分钟以内不能分辨,则初步诊断为立体盲。在确认具有立体视功能以后再进行立体视力的定量测定。按图序先从 800″ 开始进行检查,依次辨认并记录最终识别的立体视力,正常立体视力小于等于 60″。交叉视差检查是一组凸起的立体图形,先从 1 200″ 开始依次辨认,正常阈值大于等于 6 000″。非交叉视差检查是一组凹陷的立体图形,先从 1 200″ 开始依次辨认,正常值大于等于 6 000″。立体视觉相关检查图用于对立体视觉异常者进一步检查分析。

(5)婴幼儿随机点立体检查卡:该检查卡采用的是 Simons 偏振光制的垂直棒状随机点立体图,图片是有含 −3°×0.75° 大小的垂直棒状图形的一组卡片。卡片大小为 52cm×26cm(36.6°×20.4° 垂直棒状图形),灰色背景上有一对棒状随机点图,共 6 对 12 张,每对图中一张有交叉视差,另一张有零视差。视差分为 1 735″、865″、435″、175″、85″ 和 45″ 共六级。每一级视差的两张卡片中一张右图有视差图形,另一张左图有视差图形。

方法:将检查卡置于婴幼儿面前,检查距离为 70cm,用偏振光眼镜分离双眼,通过观察婴幼儿的观察反应估计其立体视。用于两岁以内的婴幼儿。

(6)学龄前儿童随机点立体图册,该图册由三本组成:第一本视差为 200″ 和 100″,第二本为 60″ 和 40″,第三本为 400″ 和 800″。每一本的左页为 4 张黑白图形,右页为 4 张随机点立体图,其中三张内有与左页相应的图形。

方法:被检者戴偏振光眼镜分离双眼,将检查图置于被检者面前,检查距离为 40cm。先检查第一本,能通过再检查第二本,否则检查第三本。被检查者至少应辨认出 3 个图形中的 2 个方可视为正常。

(7)远距离立体视检查法:远距离立体视检查法有 RDS、电脑测试系统 Dollman、深径计和同视机等检查法,目前常用同视机检查法。同视机检查法:同视机是从 Worth 弱视镜演变而来,由光学系统、机械系统和电源系统三部分组成,具有检查和治疗两种功能,其检查部分用于检查三级视功能的检查。一级视功能为双眼同时视,二级视功能为融合功能,三级视功能为立体视觉。

方法:使用同视机三级图片,先将两张立体视觉画片放入插片盒内,双侧镜筒放置在融合点上或让受检者调整镜筒,直至产生融合功能为止。有立体视觉的受检者就会产生立体的感觉,不仅能说出画片内图案的左右关系,也能够看出前、后深度感觉,被检查者感觉有的图案距离受检查者比较远,有的距离受检者比较近。记录检查结果:有立体感或无立体感。

(张红岩)

三、视野检查

视野是指眼球向前方固视时所见到的空间范围。相对于中心视力而言,它反映了周边视网膜的视力。距注视点 30° 以外的视野称为周边视野,30° 以内的视野称为中心视野。视野非常重要,能使人辨识周围的环境和物体的方位,并可辨别物体的移动速度,没有周围视野就看不清中心视野以外的人和物,这对于生活的影响很大。在临床上有很多疾病的视野有一定改变,所以视野检查对于眼底病、视路和视中枢病的定位和鉴别诊断极为重要。

正常视野有两个含义:①周边视力达到一定范围;②除生理盲点外,视野范围内的各部分光敏感度正常。因此视野检查时不仅要检查视野周边的界限,而且要检查其中有无缺损区及暗点。视野检查的方法分为动态检查和静态检查。动态检查是用不同大小的视标,从周边不同方位向中心移动,记录下患者刚能感受到视标出现或消失的点,这些敏感度相同的点构成了某一视标检测的等视线。静态检查是在视屏的各个设定点上,由弱至强增加视标亮度,病人刚能感受到的亮度即为该点的视网膜敏感度或阈值。这两种检查方法针对性不同。动态检查仅适用于周边视野检查,对小型或旁中心的相对暗点发现率低,但检查速度快且成本低。一般面对面粗视野检查法以及 Goldmann 视野计都采用动态检查。静态检查需由计算机自动控制,全面适用于周边视野和中心视野的定量检查,方便快捷,是视野研究跨时代的标志,但设备昂贵。Octopus 和 Humphrey 及其他新型视野计均采用静态检查。现将几种视野检查的常用方法介绍如下:

(一)面对面视野粗测法

1. 对照法　两人之间对面而坐距离 1m。检查右眼时,受检者遮盖左眼,检查者遮盖右眼,二人右、左眼相对,检查者手指放在中间移动。该法以检查者正常视野与受试者比较,简单但不精确。

2. 光投射法　遮盖对侧眼,四个象限轮流查,开、关光源,让患者回答是否亮灯。多用于视功能极差的患者。

3. 手识别法　遮盖一眼,若鼻或颞侧缺损则看不到左或右手;若上或下侧缺损则看不到双手指或掌。

4. 数手指法　遮盖一眼,四个象限轮流查,距离 1m,手指分开 45°,分别在 1∶30、4∶30、7∶30、10∶30 方向询问被测者;若看不见可逐渐移近。此法可粗略检查动态视野。

5. 探针法　两人相对,互看鼻子,遮盖对侧眼,探针置于两人中间,由远及近。此法可粗略检查动态视野。

6. 阿姆斯勒表(the Amsler chart)　主要检测黄斑功能,10° 视野、中心视野、暗点、视物变形等。让被测者距离图表 30cm,戴镜,适度照明条件下注视中心点,回答以下问题:能否看见大方格的角和边? 网格是否有中断? 横竖线条是否笔直平行无扭曲? 患者指出异常部位。

(二)视野计法

1. 平面视野计　是简单的中心 30° 动态视野计。其黑色屏布于 1m 或 2m 处,中心为注视点,屏两侧水平径线 15°~20°,用黑线各缝一竖圆示生理盲点。检查时用不同大小的视标绘出各自的等视线。

2. 弧形视野计　是简单的动态周边视野计。其底板为 180° 的弧形板,半径为 33cm,其移动试标的钮与记录的笔是同步运行的,操作简便。

3. Goldmann 半球形视野计　是动态定量视野计,为半球形视屏投光式设计,半球屏的半径为 33cm,背景光为 31.5asb,视标的大小及亮度都以对数梯度变化。视标面积是以 0.6 对数单位（4 倍）变换,共 6 种。视标亮度以 0.1 对数单位（1.25 倍）变换,共 20 个光阶。它集多种特性于一体,可进行动态及静态视野检测,从而可以了解视野的全貌。20 世纪 50 年代至 70 年代,Goldmann 视野计在西方被公认为标准视野检查仪。

4. Octopus 和 Humphrey 自动视野计　电脑控制的静态定量视野计,有专门针对青光眼、黄斑疾病、神经系统疾病的特殊检查程序,能自动监控受试者固视的情况,能对多次随诊的视野进行统计学分析提示视野的缺损或改善情况。自动视野计按照光标光源的不同,主要分为以光发射装置为光源和二极管为光源的视野计。前者包括 Octopus 和 Humphrey visual Field Analyzer（HFA）。后者包括 Dicon 和 Digilab 视野计。另外还有以光导纤维光源的视野计。

（1）Octopus 视野计:是市场上出现的第一台自动静态视野计。它使用单一大小的视标,但光的强度只能达到 1 000asb,于是通过降低背景亮度到 4asb,提高刺激光标与背景之间的对比度来完成检查。

（2）Humphrey 视野计:继 Octopus 出现几年之后出现的 Humphrey visual Field Analyzer（HFA）在美国非常流行。HFA 是一个全自动的独立完整的系统,完全计算机化,它提供不同种类的静态检查和彩色视野检查。HFA 提供的常规程序包括 StatPacTM 等。其中,StatPacTM 程序提供不同年龄的正常人的视野结果作为对照。FastPasTM 24-2 为快速程序,可以缩短检查时间 40%。SITA 为另一快速程序,较传统的测试程序更快速、准确获得结果,其可靠性已经由众多医生的文章所证实。

自动视野计结果判读的要点:①正常人视野中央部分变异小,周边部分变异大,所以如果出现中央 20° 以内的暗点,多为病理性的;②孤立一点的阈值改变意义不大,相邻几个点的阈值改变才有诊断意义;③初次自动视野检查异常可能是受试者未掌握测试要领,应该复查视野,如视野暗点能重复出来才能确诊缺损;④有的视野计有缺损的概率图,此图可辅助诊断。

5. 其他新型视野计:随着常规视野计的普遍应用,其他能够发现早期视野缺损的新型视野检查方法也逐步得到发展。例如短波长视野检查、运动觉视野检查、倍频视野检查、高通分辨和模型辨别视野检查、自动瞳孔视野检查、闪烁视野检查、微视野检查,以及基于多焦视觉诱发电位（VEP）技术的客观视野检查等。这些新型视野检查通过检查视觉系统的各项功能指标,能判断出相应视网膜神经纤维细胞的缺损情况,在早期青光眼诊断中具有重要应用价值。

视野检查会受到很多因素的影响。视野检查属于心理物理学检查,反映的是患者的主观感觉,影响视野检查结果的因素主要有 3 个方面:①受试者方面:精神因素（如警觉、注意力视疲劳及视网膜光阈值波动）;生理病理因素（如瞳孔直径、屈光间质混浊、屈光不正等）。②仪器方面:存在动态与静态视野检查法的差异,平面屏与球面屏的差异,单点刺激与多点刺激的差异等。此外背景光及视标不同,视阈值曲线就不同,如视标偏大,背景光偏暗,其视阈值曲线较平;反之,阈值曲线较尖。因而,随诊检测视野有否改变必须采用同一种视野计。③操作方面:不同操作者检查方法和经验不同;为了使视野图典型化或诊断先入为主,人为地改变了视野的真实形态,造成假阳性;因时间、精力的限制,操作单调,有时检查敷衍草率,造成假阴性。自动视野由电脑程序控制检测过程,无人为操作的偏差,但是自动视野初次检查的可靠性较差,受试者有一个学习、掌握的过程。

（杨小梅）

四、色觉检查

目前全球有 2 亿多色盲患者,每年有 400 万色盲婴儿诞生。随着社会的发展,对专业化要求的提高,色觉检查的重要性也日益突出。目前色觉检查已成为升学、就业、服兵役前体检的常规项目,而从事交通、美术、化工等行业必须要求正常色觉。

色觉异常主要表现在患者的颜色匹配、光谱感受性以及色差辨别等方面发生异常。患者缺乏色觉或色觉不全称为色盲,辨色能力低称为色弱。色盲又可分为全色盲与部分色盲。全色盲极少见,表现为只能分辨明暗,缺乏色觉;部分色盲多为红绿色盲或蓝色盲。红绿色盲表现为只有红色觉或绿色觉,即不能辨别红色或绿色,可能由于缺乏感红视锥细胞或感绿视锥细胞所致。蓝色盲不多见,表现为对绿、黄、红感觉占优势,类似蓝色弱,与感蓝视锥细胞缺乏或稀少有关。色盲有先天性的,也有后天性的。先天性色盲是可遗传的,后天性色盲可由解除病因或补充营养,如增加蛋白质或维生素 A、B 等而有所改善。色弱除先天性者外,多发生于后天,是由于健康状况不佳而造成的色觉感受机能缺陷所致。表现为辨别红、绿和蓝色的能力低落。后天性色弱可由解除病因或补充营养而改善。

色觉功能检查分为视觉心理物理学检查(主观检查)和视觉电生理检查(客观检查)两种。目前临床多使用主观检查法,其中常用的为假同色图测验、色相排列测验和色盲镜。

（一）主观检查法

1. 假同色图测验:通常称为色盲本,它是利用色调深浅程度相同而颜色不同的点组成数字或图形,在自然光线下距离 0.5m 处识读。检查时色盲本应放正,每一图不得超过 5s。色觉障碍者辨认困难,读错或不能读出,可按照色盲表规定确认属于何种色觉异常。色盲本的种类繁多,在设计上各有侧重。

假同色图测验具有简便、价廉、易操作等优点,适于大规模的临床普查,但它只能检查色觉异常者,不能精确判定色觉异常的类型和程度,而且需要被检者有一定的认知和判断力。

2. 彩色毛线束测验:将不同颜色和不同深浅度的彩色毛线束混杂于一起,置于匣内,检查者取出一束毛线作为样本,令被检者从匣中挑出与样本相似的颜色线束,如选出无误为色觉正常,如不能选出相似的颜色,则为有色觉异常。例如检查者取出鲜红色线,有色觉障碍的被检者可能取出深绿色与棕色,则为红色盲,如取出淡绿色则为绿色盲。本方法较原始、费时,只能定性不能定量,不适合大面积筛选用。

3. 色相排列测验:色相排列测验要求被试者按色调顺序排列一组颜色样品,从而反映出异常者的颜色辨别缺陷。现主要有 Farnsworth-Munsell(FM)-100 色调测验法和 Farnsworth panel D-15 色调测验法。

(1)FM-100 色调测验法:本方法的原理是基于正常人能认出接近 100 个颜色之间不同的样本,能安排这 100 个不同颜色成一色环(即 MunseⅡ环),而色觉障碍的人,因为颜色太类似,在识别样本的某段时有很大困难,颜色辨别错误将集中在色环的某区,因此由错误集中的区域能判断出色觉障碍的类型,由错误的数目和范围,可以得知色觉障碍的严重程度。

F-M 100-Hue 包括 93 个色相子及照明灯。其中嵌有不同颜色的 85 个色相子分装在 4 个木制长盒内。每盒左与右侧两端各有一个,固定在盒内不能移动的色相子作为指示颜色。四盘的颜色不同,分别为红→橘红→黄;黄→绿→蓝;蓝→紫,紫→红,每个可移动的色相子背后有应居于何位置的序号。所有颜色是均取标准色。光源用 Macbeth 公司制造的标准照明,接近于白色 6 740°Kelvin 灯,也可用 6 500° 荧光灯。

方法:取出第一盒,将可移动的色相子随意排列,放在盒内,让被检者参考盒内两端固定不动的色相子颜色,根据其对颜色的识别而作出排列,检查者将排列的序号记录在图纸上,算出错误得分,然后让被检者排第 2 盒、第 3 盒、第 4 盒,每盒用 2min,如未排完,可延长时间,重点是准确,而不是速度。检查者将得分绘于图纸上,再将各点联结形成环形。正常图形为接近最内圈的圆形。若某区域色觉分辨力异常,则相应的色盘区图形向外移位,呈锯齿状,与标准图像对照,即可得出正常或异常。应用这种检查法,需要被检者具有一定知识水平,不适用于年龄过小者。此外正常人随年龄增长,总错误得分也会随之增加。此方法的灵敏度较高,缺点为操作比较复杂,检查需时太长,体积也较大,携带不太方便。因此 Farnsworth 进行了改良,将 85 个色相子减为 15 个,称 Farnsworth panel D-15 色调测验法。

(2)Panel D-15 测验法:Panel D-15 测验法,包括 15 个色相子,原理同上。

有一标准色在木盒左侧固定,被检者依次按与前一个色彩相近的排列下去,直至 15 个色相子排完,依次将色相子背后的编号记录于纸上,描画出图。正常色觉者记录呈一环形。该测验方法简单,便于携带,适合大规模临床普查,但灵敏度、准确性不如色盲镜,测验结果也相对有偏差。

4. 色觉检查镜:又称色盲镜,是一种通过特殊的颜色匹配来判断色觉缺陷类型的仪器。常用的种类有 Nagel I 色盲镜和 Nage II 色盲镜。

Nagel I 色盲镜是根据 Rayleigh 的理论红 + 绿 = 黄而设计的,被认为是诊断先天性红绿色觉异常的金标准。该仪器上一半为红(670nm)和绿(536nm)的混合,下一半为纯黄色(589nm)作为对比色。双眼分别检查,试前先明适应 5min,被检者一眼通过目镜看,另一眼被遮盖,被检者旋转调节钮,使上方红绿部分混合,达到认为混合出的黄色与下部对比的黄色,颜色与亮度完全一致时为止。正常人红绿混合有一定比例,红绿比率平均值为 49,范围变化在 45~53 之间。应检查 3 次,每次间隔时应明适应 10s。而红色觉障碍者则用红多于绿,绿色觉障碍者则用绿多于红。根据配色时所需红、绿多少,可诊断出是色弱还是色盲。

Nage II 色盲镜又包含了 Trendelenberg 匹配,用蓝光(470nm)和绿光(517nm)匹配蓝绿光(480nm),可用于检测蓝异常,但因受黄斑色素密度的影响,不像 Rayleigh 匹配那样有效。

色觉检查镜较假同色图及色相排列测验有许多优点,假同色图及色相排列所使用的是表面色,表面色多为混合色,在色调、亮度及饱和度方面均不易稳定,易导致测验结果偏差。色盲镜使用的是色光,使其不仅能正确诊断各种色觉异常的类型,还可进一步较准确地测定辨色能力。但色觉镜的缺点为使用比较麻烦,需专门人员操作,检查较费时间,且价钱也较昂贵。另外,对老年患者、儿童及明显视力障碍者检查困难。据多数报告,儿童须在 10 岁以上方能进行该仪器检查。

综上所述,主观检查具有简便、价廉、易操作等优点,但也有许多局限性,例如检查结果受主观判断的影响,小儿和智力障碍者难以理解,对后天性色觉异常疾病的早期检查结果不灵敏等。因此,基于上述这些主观因素干扰的问题,人们开始探索色觉的客观检查方法,主要有视网膜电图和颜色视觉诱发电位。

(二)客观检查法

客观检查法主要是应用视觉电生理检测仪器进行检查。电生理检测是应用现代的电生理技术,记录和测定人体视觉电活动的一种方法。人体视觉系统在特定的光学信号刺激下,会诱导出相应的电生理信号。这些信号能够客观反映视网膜至视中枢各水平的功能变化。电生理技术具有无创性、定量性的优点,且易于重复。

1. 视网膜电图（ERG） 视网膜电图是光刺激引起的视网膜电反应。用强光照射经暗适应后的视网膜可获得暗视 ERG，其主要成分首先是一个向下的 a 波（负波），然后是一个向上的 b 波（正波），一个缓慢上升的 c 波（正时相波），以及一个 d 波。

研究认为，a 波起源于视网膜的视细胞层，b 波起源于视网膜的双极细胞和 Müller 细胞，c 波主要起源于色素上皮层。当 a、b 波充分扩展，可见各自的明视波（ap、bp）和暗视波（as、bs）时，其分别代表了视网膜中锥体和杆体细胞功能。色觉异常者的 ERG 特征主要为明视成分异常，如红色觉异常者可看到以红光引导暗视 ERG 的明视成分缺乏或消失。暗视 ERG 的缺点为检查时需长时间的暗适应。

2. 颜色视觉诱发电位（C-VEP） 视觉诱发电位（VEP）是给眼球以闪光或模式图形刺激，在枕极部视皮质区记录到诱发电活动。是视皮质中枢的电反应，通过大脑的容积导体作用反映到头皮表面的电活动变化。这些电信号经叠加、放大系统后在显示器上记录到的一系列电位变化。

根据刺激方式不同，可将 VEP 分为两类：以模式图形刺激（P-VEP），以闪光刺激（F-VEP）。VEP 应用在色觉检测中，即为 C-VEP。现在多用彩色棋盘方格翻转和光栅刺激。其依据色觉异常者不是靠色调而是靠亮度及饱和度来"辨认"颜色，当应用等亮度不同颜色的棋盘方格进行翻转刺激时，主要分析 P1 波的振幅和 P100 潜伏时间。正常者可以感受色调的差异，引出正常的 VEP；色觉异常者则不能或不能清楚感受到刺激的变化，引出的 VEP 会出现潜伏期延长、波幅下降或消失等变化，从而鉴别出色觉异常者。

总之，除上述 6 种主要的色觉检查法外，色觉检查的方法还有很多，可依据其各自的特点配合临床需要进行选择。假同色图检查、Panel D-15 色调测验操作简单，携带方便可用于临床大规模筛查。色盲镜、FM-100 色调测验法操作复杂，检查时间长，但能较准确地判定色觉异常的类型和程度，可作为进一步检查和获得性色觉异常的早期诊断。儿童或聋哑人等特殊人群可使用彩色 ERG 或 VEP 等客观检查法。

（杨小梅）

第四节 眼保健检查

每年我国都会有许多伴有先天性眼部疾患的新生儿出生。2000 年起世界上许多国家已先后开展了新生儿视力筛查工作。目前我国许多地区也已开展了这项工作。由于技术水平的限制和家长存在的偏见，目前这项工作在我国还尚未普及。新生儿期是视力发育的关键时期,这个时期任何影响或干扰光刺激的疾病均可妨碍儿童的视觉发育。如先天性上睑下垂、先天性白内障、斜视等。如果能在早期发现这类疾病并进行积极的干预和治疗,孩子可以获得一个良好的视力。另外,某些先天性的疾病如果发现和治疗不及时,将给儿童带来终生的遗憾,如先天性青光眼、早产儿视网膜病变等,这些疾病严重影响视功能,如果发现及时,处理得当,可以使孩子保留一定的视力,给孩子甚至是家庭减轻巨大的负担。更有甚者是视网膜母细胞瘤,它是一种儿童时期的恶性肿瘤,严重危害儿童的生命和视力健康,如果能早期发现,就可挽救患儿的视力乃至生命。因此,规范做好儿童眼部检查至关重要。

一、儿童外眼检查

(一)基本概念

眼外观检查主要是指观察眼球与眼眶、眼睑、泪器、眼球位置及运动,需借助手电筒(或检眼镜)、裂隙灯等。检查中主要观察内容和方法如下。

(二)主要观察内容

1. 眼球与眼眶检查　检查眼球时应注意观察眼球大小,是否突出或内陷,眼位是否偏斜,眼球是否震颤,眼球各方位运动是否自如或受限。若有眼球突出,可用眼球突出计进行测量。检查眼眶时应注意有无眶缘缺损与压痛,注意眶压是否正常。

2. 眼睑　观察眼睑皮肤颜色是否正常,有无红肿、压痛、皮下淤血、气肿、皮疹、脱色、瘢痕或肿块,眼睑位置是否正常,有无内翻或外翻,上下睑睫毛是否触及眼球,睫毛是否整齐,有无睫毛乱生,方向是否一致,有否倒睫,有无双重睑,脱色,睫毛根部有无皮肤充血鳞屑,脓痂。注意睑裂大小及开睑、闭睑运动是否正常;观察睑裂高度是否对称,单眼或双眼眼睑是否有上睑下垂,下垂程度,睑缘有无缺损,有无内眦赘皮。注意眉弓高低、眉毛情况,观察两侧眼眶是否对称,眶缘有无红肿压痛或缺损、有无肿物。

3. 泪器　分泪腺和泪道两部分,泪道包括泪小点、泪小管、泪囊和鼻泪管,注意泪点位置是否正常,有无泪点外翻或闭塞、缺如,泪囊区皮肤有无红肿压痛或瘘管,压迫泪囊部皮肤时泪点有无分泌物溢出。

多泪者,可行泪道冲洗,将装有无菌生理盐水或蒸馏水的2ml注射器接上冲洗针头,插入泪小点内,先垂直睑缘进针约2mm,然后转向内侧方向,继续进入,与睑缘平行,达骨壁后再退出少许,再注入液体冲洗之。

(1)全部液体从后鼻孔流入咽部——泪道通畅。

(2)自下泪小点注入,液体由上泪点返出——泪总管、泪囊、鼻泪管阻塞。

(3)液体难以注入,由原泪小点返回——泪小管阻塞。

（4）部分液体由咽部流出，部分液体从上泪小点流出——泪道狭窄。

（5）泪膜破裂时间：泪液膜的更新是通过瞬目反射完成的，以泪膜破裂时间来检测泪液的分泌量和质是否正常。方法是被检者结膜囊内滴入荧光素钠，并于裂隙灯显微镜下通过蓝滤光片观察。让儿童做最后一次瞬目动作，随之开始计时，至角膜表面出现第一个干燥斑的时间，即为泪膜破裂时间。短于10s者为异常，该方法只能应用于年龄较大的小儿。

（6）Schirmer 试验：是测试泪液分泌量的较常用方法之一。用一条5mm×35mm 的滤纸，将其一端折弯5mm，放置于下眼睑内侧 1/3 睑缘处，轻闭双睑。5min 后测量滤纸被泪水渗湿的长度，短于5mm 者的泪液分泌量不足，此方法只能用于主动合作的小儿。

（陶利娟）

二、眼前节检查

（一）基本概念

眼前节检查主要是指观察结膜、角膜、巩膜、前房、虹膜、瞳孔、晶状体，需借助手电筒（或检眼镜）、裂隙灯等。检查中主要观察内容和方法如下。

（二）主要观察内容

1. 结膜 能配合的儿童尽可能在裂隙灯下检查，不能配合的儿童可用手电筒照明，必要时在放大镜下检查。正常结膜光滑透明，可清晰视及其上走行的血管。检查球结膜时，可直接观察其颜色、透明度、血管走行，有无充血、疱疹、出血、异物、色素沉着或新生物，充血是睫状充血（其部位在角膜周围），或结膜充血（其部位在球结膜周边部），还是混合充血（以上两种充血情况均有），有无分泌物，分泌物的性状。浅层局限性充血，多在颞侧或颞下角膜缘或附近的球结膜局限性充血，中间会有一隆起的结节，为滤泡性结膜炎。春季结膜炎则在睑裂部的球结膜呈现出暗红色污秽状局限充血。深层局限性充血多见于巩膜炎。同时以拇指和示指将上下眼睑分开，嘱患者向上下左右各方向转动眼珠，检查睑结膜和穹窿部结膜时，将眼睑向上下翻转，注意其颜色，是否透明光滑，有无充血水肿，乳头增生，滤泡增生，瘢痕、溃疡或睑球粘连，有无异物或分泌物潴集。

下睑及下穹窿结膜易暴露，上睑及上穹窿结膜需翻转上睑后进行检查，翻转上睑时，先用手诱导患儿向下注视，检查者用拇指和示指捏住上睑缘皮肤，使眼睑离开眼球，并用示指稍向下压迫上睑，拇指稍往上提上睑，轻轻捻转，即可翻转上睑暴露出上睑结膜，然后用两指将上睑固定于眶上缘处，上穹窿部结膜即可充分暴露，即可进行检查。观察时注意色泽、湿润度和透明度，血管走行情况及结膜表面是否肥厚,有无乳头、滤泡、肿块、异物、瘢痕、溃疡及充血等。

2. 角膜检查　正常角膜透明,无血管,有一定弯曲度、厚度及直径,表面有光泽。角膜的检查方法有多种,常用的方法有 3 种。

(1)斜照法:充分暴露角膜,光源斜照于角膜面,并嘱被检查者向各方向慢慢转动眼球,并需在辅以放大镜或裂隙灯显微镜下进行,焦点调节到所需检查的病变部位,广泛适用于角膜病变的视诊。检查时注意观察角膜大小、弯曲度、厚度是否正常;角膜有无混浊、缺损、溃疡、瘢痕、异物、新生血管及角膜后有无沉着物(KP)等。

(2)荧光素染色法:被检眼内用荧光素钠试纸上滴生理盐水或抗生素眼液涂入结膜囊,瞬目数次后,即行检查,适用于要明确角膜上皮缺损、溃疡及其范围,正常角膜不着色,而角膜病变区可被染成黄绿色。

(3)角膜知觉检查法:用消毒棉签抽成细丝,其尖端从眼侧方轻轻触及角膜。立即出现瞬目反射者,表示角膜知觉正常;反射迟钝或缺如者,则为角膜知觉减退或消失。注意棉花丝不能触及睫毛及眼睑,并应两眼同作测试,以利比较。本法是测定三叉神经是否麻痹的可靠方法。病毒性角膜炎、三叉神经麻痹等病变时,可致角膜知觉减退或消失。

3. 巩膜检查　充分暴露各方位巩膜,并注意观察:巩膜颜色是否正常,有无结节、局限性隆起,是否压痛等。如有外伤,要细心观察,注意检查有无裂口等。

4. 前房检查法　检查前房时应注意前房深浅和内容物。正常前房中央部分深度约 3mm。前房各部分深浅不同时,应注意检查有无虹膜前、后粘连或晶状体半脱位等。正常房水完全透明,但在眼内有炎症或外伤时,房水可能变混浊,或有积血、积脓或异物。

5. 虹膜检查　观察虹膜色泽是否正常,纹理是否清晰;有无虹膜震颤、异物及瞳孔残膜;有无前后粘连、萎缩、结节、囊肿和肿块等;有无缺损、根部断离及新生血管。

6. 瞳孔检查　两侧瞳孔是否等大形圆,位置是否居中,边缘是否整齐,正常成人瞳孔在自然光线下直径约为 2.5~4.0mm,幼儿及老年人稍小。瞳孔反射对视路及某些全身病的诊断有重要意义。

直接对光反射,在暗室内用手电筒照射受检眼,该眼瞳孔迅速缩小的反应。

间接对光反射:在暗室内用手电筒照射另侧眼,受检眼的瞳孔迅速缩小反应。

相对性传入性瞳孔障碍(Marcus-Gunn 瞳孔)指光线照射患眼时,双眼瞳孔不缩小,而光线照射健眼时,双眼瞳孔缩小的现象。

集合反射:嘱被检查者注射远方目标,然后嘱其立即改为注视 15cm 处的示指,这时两眼瞳孔缩小。

Argyll-Robertson 瞳孔,直接光反射消失而集合反射存在,见于神经梅毒。

7. 晶状体检查　如需观察晶状体全貌,在排除青光眼的情况下,可用复方托吡卡胺眼液或托吡酰胺眼药水充分散大瞳孔。注意观察晶状体前后囊膜有否色素沉着,晶状体有无混浊,其色泽、位置、形态怎样,晶状体有无脱位等。

(三)注意事项

1. 在进行眼部检查时,要养成先右后左、从外到内的习惯,以避免在记录左右眼时混淆或遗漏。

2. 在检查时应两眼对比,先查健眼,再查患眼,尤其在患传染性眼病时,应防止两眼间的交叉感染。

3. 对伴有眼球外伤或深层角膜溃疡的眼,切忌压迫眼球(如翻眼睑等),以免加重损伤。

4. 对小儿患者,一般不要强调系统检查,一些必要的但又带有不适感的检查或操作,如翻眼睑等,应放在最后。

(陶利娟)

三、眼底检查

临床上方法有直接检眼镜、间接检眼镜和广域视网膜照相系统检查、免散瞳眼底照相机检查。后两者在筛查中具有很大价值,广域视网膜照相系统检查多用于早产儿和高危儿及婴幼儿的眼底检查,免散瞳眼底照相机便于 3 岁后建立儿童眼健康档案、儿童旋转性斜视的检查。婴幼儿眼底反光强,视乳头色泽浅淡,4 个月内黄斑部较暗,无中心凹反射,眼底色素较成人为少,6 个月后大多逐渐呈现正常。

(一)直接检眼镜

德国科学家赫尔曼·冯·亥姆霍兹在 1851 年发明的。在此之前,医生只能用放大镜检查眼睛。直接检眼镜能将眼底像放大约 15~16 倍,所见为正像,可看到的眼底范围小,但较细致详尽,亦可方便地用于检查眼的屈光间质。检查用具为直接检眼镜,自带光源,在观察孔内装有 –25D-0-+25D 球面透镜转盘,可于检查时用来矫正检查者与被检者的屈光不正。

(二)间接检眼镜

新型双目间接检眼镜,戴在医生头部,内装有强光源及聚光调节系统,使投射出来的光线能靠近检者的左右眼视线,以利检者双眼观察之用。间接检眼镜能将眼底放大 4.5 倍,所见为倒立的实像,看到的范围大,一次所见可达 25°~60°,立体感强,景深宽,对视网膜脱离、皱襞等不在眼底同一平面上的病变,可以同时看清。如配合巩膜压迫器,亦可看清锯齿缘乃至睫状体扁平部等眼底最周边的部分。检眼镜上配有半透明、半反射的侧视镜,可作为示教用。

(三)婴幼儿广视野数字化视网膜检查系统

1. 婴幼儿广视野数字化视网膜检查系统将数字化宽视野照相机和视网膜检查系统融为一体,具有小儿数字式新软件、内置数字影像(20S 实时录像)实时回放动态查看并评估,130° 全真图像。即时图像,永久存档,易分析图片并进行会诊讨论;便于示教与培训,实现远程筛查,支持远程的医疗服务和会诊,Lens 多种镜头,可移动,有助患儿随访和记录医疗结果,防范医疗风险和纠纷。

2. 检查前将被检查患儿的姓名、性别、出生日期、体重、孕周、矫正胎龄和出生史等相关信息输入检查系统程序里。所有患儿用复方托吡卡胺滴眼液散瞳,瞳孔扩散到 6~8mm 时,采用盐酸奥布卡因滴眼液进行表面麻醉,置入小儿专用开睑器,于双眼眼表滴入抗生素眼用凝胶作为耦合剂,使用广视野数字化视网膜检查系统的 130° 镜头进行眼底照相检查,先右眼后左眼。双眼分别先行后极部视盘 - 黄斑的照相,然后按颞侧 - 上方 - 鼻侧 - 下方的顺序依次检查拍摄周边视网膜照片,拍摄完成后,图像存档并记录视网膜及视网膜血管的发育情况、有无病变及病变部位和特征。必要时在检查后,由有 ROP 筛查经验医师在暗室中使用双目间接眼底镜及 28D 透镜和巩膜压迫器进行视网膜检查,对有严重病变和有手术指征的 ROP 患儿及时治疗,定期随访复查,观察病变的变化或治疗效果。

(四)免散瞳眼底照相机

1. 免散瞳眼底照相机原理是基于 Gullstrand 无反光间接检眼镜的光学原理,用来观察和拍摄眼底,其中照明系统的出瞳和观察系统的入瞳均成像在患者瞳孔区,这样的设计能保证角膜和晶状体的反射光不会进入观察系统。提供低强度照明的红外光作为聚焦照明光源,这样光源不被测眼所见,因此不会引起反射性缩瞳,从眼底反射出来的红外光线在一个经过装载监控器上 CCD 照相机上成像,可以观察和对焦,而该系统的闪光系统是可见光,由于闪光系统速度很快,在拍摄瞬间,被测眼无法对此作出相应的缩瞳反应。

2. 特点 ①可以通过直径是 4mm 或更大的瞳孔(如果是在小瞳孔下可以是直径在 3.3mm 及以上的瞳孔)拍摄眼底照片。②具有自动对焦功能,被检者可将自己的脸和额头舒适地摆放在适当的位置上并听检查者的指示睁开眼睛,即时成像,照片永久保存,便于儿童眼健康与屈光档案的建立。2 岁半到 3 岁以上儿童可配合检查。

（陶利娟）

四、裂隙灯检查

裂隙灯显微镜由供照明的光源投射系统和供观察用的放大系统组成。常用操作方法有直接焦点照明法,弥散光照明法,后部反光照明法,镜片反光照明法,角膜缘片光照明法和间接照明法。

检查操作需在暗室内进行,让被检者下颌搁于托架,前额顶住托架的横档。调整下颌托架高度,使眼所在位置与托架上的黑色标记相一致,双眼睁开平视。光线投射方向与眼成 30°~60° 角,从颞侧射入。检查近眼轴中心病变时角度要减小,检查远中心部位病变时角度要放大。

(一)直接焦点照明法

将灯光焦点与显微镜焦点联合对在一起　将光线投射在结膜巩膜或虹膜上,可见一境界清楚的照亮区,以便细微地观察该区的病变。将裂隙光线照在透明的角膜或晶状体上呈一种乳白色的光学切面,可观察其弯曲度,透明度,有无异物或角膜后沉着物以及浸润、溃疡等病变的层次和形态。将光线调成细小光柱射入前房,可检查有无房水闪辉,又称 Tyndall 现象。再将焦点向后移还可观察晶状体有无混浊及混浊所在的层次以及前后玻璃体内的病变。为观察眼后部的病变,可手用前置镜检查。

(二)弥散光照明法

以裂隙灯弥散宽光为光源,在低倍镜下将光源以较大角度斜向投向眼前部组织,进行直接观察。

(三)后部反光照明法

适合于角膜和晶状体的检查。将显微镜聚焦到检查部位,再将裂隙灯光线照射到所要观察组织的后方,借助后方组织形成的反光屏将光线反射回来,利用反射回来的光线检查透明,半透明正常或病变组织。

(四)镜片反光照明法

用于观察角膜内皮细胞和晶状体前后。将光线从角膜颞侧照射,在角膜光带的颞侧有一反光区,将光学平行六面体与此反光区重合,即可出现镜片反光。借该区光度的增强来检查该区的组织。

(五)角膜缘分光照明法

利用光线通过角膜组织的全反射,将光线从侧片照射角膜缘使对侧角膜缘出现明亮环形光晕。正常角膜除此光晕及由巩膜突所形成的环形阴影外,角膜本身将无所见。

(六)间接照明法

将裂隙灯光线聚焦在所观察目标的旁侧,借光线的折射观察目标,此时照射光线的焦点在目标旁,而显微镜的焦点在目标上。用此可查出病变的深度,

0~3 岁婴幼儿一般不能配合裂隙灯显微镜检查,可借用手持放大镜和手持裂隙灯来观察。裂隙灯显微镜可配置前置镜或三面镜检查。

对年幼儿童,检查不易配合,应先沟通取得其合作,首先将外接电源接通,让小儿坐在裂隙灯前,将下颌放在下颌托上,额部靠前紧贴额带。调整裂隙灯高度,以小儿腰部撑直为度。打开裂隙灯开关,移动裂隙灯手柄以及转动下颌托升降调节转筒,使裂隙灯光照射在双眼之间的鼻根部,前后左右移动裂隙灯手柄将裂隙灯灯光聚焦在眼球被检查部位。先用弥散光照射法了解大致情况,然后用裂隙光检查,了解细微情况,并记录病变部位。然后关闭开关,切断电源。

对于 3 岁以下的儿童,除非视觉明显异常,眼部症状明显,不需要例行裂隙灯检查。因为其合作程度差,设备可能会使孩子害怕。如果确实需要检查,最好放在最后检查。必要时,如新生儿或婴幼儿刺激症状明显或者其他检查发现有屈光间质有混浊者,可在催眠或麻醉后用手持裂隙灯检查。

（陶利娟）

五、眼压检查

眼压就是眼球内部的压力,简称为眼压。它是眼内容物对眼球壁施加的均衡压力。正常人的眼压稳定在一定范围内,以维持眼球的正常形态,使各屈光介质界面保持良好的屈光状态。

（一）正常眼压的范围

正常眼压的范围为 10~21mmHg（1.33kPa~2.80kPa）。正常眼压系指以下情况的眼压:

1. 平均眼　我国正常人眼压范围为 10~21mmHg,平均眼压为 15mmHg。

2. 正常眼压上界　即指正常眼压最高值,目前认为是 24mmHg。

3. 健康眼压　系指眼压超过 24mmHg,但无视力损害。

（二）眼压测量主要有以下几种方法

1. 指测法　嘱受检者双眼向下看,检查者两手示指尖放在上睑板上缘的皮肤表面,两手示指轻压眼球,体会波动感,估测眼球的抵抗力。婴幼儿的眼压测量是很困难的,准确的测量需要在全身麻醉下进行,因此,除非是怀疑青光眼的患儿,一般不列为常规检查。指测眼压虽然不够精确,但是通过一定的临床经验积累,也可以对眼压进行粗略的估计。

指测法检查时嘱患者放松眼睑向下注视,检查者将两手指、无名指及小指支撑在患者前额部,用两手示指指端放在一眼的上睑皮肤近睑板上缘处,向眶下壁方向交替触压眼球,然后放松。如此反复数次,使巩膜产生压陷现象,以感觉眼球的波动。通过感觉眼壁的硬度来估计眼压的高低度。

结果判断：

Tn 正常, 2.0~2.74kPa（15~20mmHg）；

T+1 轻度硬, 3.3~4.5kPa（25~34mmHg）；

T+2 明显硬, 4.6~6.6kPa（35~50mmHg）；

T+3 硬如石, >6.8kPa（>51mmHg）；

T-1 稍软, 1.3~1.8kPa（10~14mmHg）；

T-2 明显软, 0.6~1.2kPa（5~9mmHg）；

T-3 软如棉, <0.53kPa（<4mmHg）。

2. 眼压计测量法　分压陷式、压平式两类。

（1）修兹（Schiötz）眼压计测量法（压陷式）：价廉、耐用、易操作。

由一个金属指针、脚板、活动压针、刻度尺、持柄和砝码组成。活动压针和指针砝码分别为 5.5g、7.5g、10g 和 15g。测量时眼压计刻度的多少取决于眼压计压针压迫角膜向下压陷的程度，所以测量值受到球壁厚度的影响。

具体操作如下：

1）以 75% 乙醇棉球消毒眼压计的足板及标准试盘，待其完全干燥，然后将眼压计置于标准试盘上，指针正好在零度者方可使用。

2）患者低枕平卧、松开颈部纽扣，勿使颈静脉受压，双眼直视上方某一目标。

3）检查者用左手指轻轻分开上下眼睑，固定于眶缘，勿压迫眼球。右手持眼压计将足板平稳地放在角膜正中，眼轴与眼压计轴在同一垂直线上。

4）从正面记下指针所示刻度，先用 5.5g 砝码连续测 2 次，其读数相差不应超过半度，若 5.5g 砝码测量读数小于 3.0，则应换用 7.5g 砝码测量。

5）操作宜轻，每次均应测量双眼，有禁忌例外。其记录法：右（左）眼：砝码 / 刻度 =X mmHg × 0.133=X kPa

6）测量完毕，双眼滴抗生素药液，并消毒拭干眼压计。

（2）哥德曼（Goldmann）压平式眼压计：1984 年由 Goldmann 设计，为国际公认的眼压标准测定方法。Goldmann 压平式眼压计附装在裂隙灯显微镜上。主要由测压头、测压装置、重力平衡杆组成。患者坐位，当角膜被压平直径达 3.06mm 时，通过裂隙灯显微镜看到的两个半圆环的内缘正好相切，刻度鼓上所显示的数值即为测量的眼压。中央角膜厚度会影响其测量的眼压数值。

检查前注意事项：①不适宜人群：凡有角膜病变（如水肿、炎症、瘢痕等），角膜增厚或不平时，均会影响测量结果，因而不能用本型眼压计测量。②检查前禁忌：禁止喝酒，喝咖啡，屏气呼吸。③检查时要求患者头部保持固定。

具体检查步骤：

1）表面麻醉后受检者坐于裂隙灯前，将头置于支架上不动。置荧光素纸或滴荧光素液于结膜囊内使泪液染色,用棉球吸去过多的泪液。

2)调节裂隙灯至合适高度,使裂隙灯与角膜显微镜相交成60°。拨上蓝色滤光片,打开电源,此时蓝光应射在眼压计的测压头上。将目镜拨到10×。

3)测压头上有0°~180°的刻度,应将0°对准金属固定装置上水平位白色刻线上,但高度角膜散光超过3D者,须将43°置于弱主径线方位。

4)嘱受检者双眼睁大,向前平视,眼球勿动。将测量螺旋置于1g的刻度上,然后将操作纵杆向前缓推,使测压头逐渐向角膜中央靠拢,但不让其触到睫毛。当测压头触及角膜时,边缘即出现蓝光,此时暂停推进,在显微镜内可见有两个鲜黄绿色半圆形环,再调节操纵杆及升降螺旋,将环之位置及形状调节到合适为止。半环不可太阔或太窄,上下半环大小要相等,位置要相称。最后捻转眼压计的测压螺旋,直至两个半环的内界恰好相接为准。此时螺旋上的刻度乘10,即得眼压的kPa(mmHg)数。

5)每眼反复测3次,其数值相差不超过0.067kPa(0.5mmHg)为准确,测毕每眼滴抗生素眼液一滴。

6)测压头消毒后,再用消毒生理盐水冲洗,棉球揩干。

7)压力适中:此时两个圆弧内侧相切。

施加压力过大:由于压力过大,造成棱镜位置改变,此时两个半圆弧相交。

施加压力过低:由于压力过小,造成棱镜位置改变,两个半圆形圆弧远离。

(3)非接触式眼压计:此眼压计属于压平式眼压计类型,亦称气流压平眼压计。其原理是通过气体脉冲力将气体喷射到角膜中央部,使直径3.6mm范围的角膜压平。此时仪器自动记下喷气的时间,并换算成眼压的mmHg数。气体冲击角膜将其压平所需时间很短,一般为3ms内,检查眼压的准确性大致与Goldmann眼压计相同,只是在<8mmHg及>40mmHg时误差较大。非接触式眼压计检查时,不需滴麻药,可在2~3s内完成。此法可用于儿童及不合作的患者。但对高度散光、角膜混浊及固视不良的患者测定数值准确性较差。

(4)Perkins眼压计为手持式压平眼压计,检查时不需要裂隙灯显微镜。受试者取坐卧位均可。判断方法同Goldmann压平式眼压计。此眼压计较适用于儿童及婴幼儿。

(5)Tono笔试眼压机,为手持电子式压平眼压计,含微电脑分析系统,液晶显示屏显示结果,便于携带。

(6)回弹式眼压计(rebound tonometer)无需麻醉,更适合角膜有病变者、婴幼儿。

(陶利娟)

六、检眼镜检查

检眼镜检查是眼科视网膜眼底的基本检查方法,检眼镜分为直接检眼镜和间接检眼镜两种。

(一)直接检眼镜

1. 直接检眼镜检查　所见眼底为正像,放大约 16 倍,常规散瞳药物为复方托吡卡胺眼液,15~20min 瞳孔明显散大,6~8h 后恢复。有时可在小瞳下观察后极部眼底及视乳头情况。

2. 受检者取坐位或卧位,检查右眼时,检查者以右眼观察;检查左眼,则用左眼观察,握镜时,以示指转动嵌有多个不同屈光度小镜片的圆盘,选取转盘上的镜片,达到看清眼底的最佳状态。

3. 彻照法　先用彻照法观察眼的屈光间质有无混浊,将镜片转盘拨到 +8~+10D 距被检眼 10~20cm,可用 +12~+20D 观察角膜与晶状体,用 +8~+10D 观察玻璃体。正常时,瞳孔区呈现橘红色反光,如果屈光间质混浊,红色反光中出现黑影,嘱受检者转动眼球,如黑影移动的方向与眼球一致,则表明混浊位于晶状体前方,如相反则位于晶状体后方,如不动则在晶状体。

4. 眼底检查　将转盘拨到 0 处,跟被检眼 2cm 处,嘱患者向正前方注视,检查镜光源经瞳孔偏鼻侧约 15° 可检查视盘,再沿血管走向观察视网膜周边部,最后嘱患者注视检眼镜灯光,以检查黄斑部。观察清楚视乳头后再沿血管方向依次检查颞上、颞下、鼻上及鼻下象限眼底,可嘱受检者向上、下、内、外各方向转动眼球,以利检查周边部眼底,嘱患者注视检眼镜灯光有利于窥见中心凹。

5. 依序记录　视乳头大小、形状、颜色、边界和 C/D 比、视网膜血管管径、大小、比例是否均匀一致,颜色、动静脉比例(正常 2∶3),形态、有无搏动和动静脉交叉压迫征,视网膜有无出血、渗出、色素增生或脱失,描述其大小、形状、数量、黄斑中心凹反光情况。

(二)间接检眼镜

1. 双目间接检眼镜　将特制光源 6V、15W 灯泡和间接检眼镜均固定在塑料额带上,用 +14D、+20D 或 +28D 的双非球面透镜做集光源。

2. 检查方法　使受检者充分散大受检眼瞳孔后,取卧位或者坐位,检查者与受检者相距 50cm,位于受检者对面或受检者头部方位,戴上双目间接检眼镜,扣住头带,调整瞳孔距离及反射镜的位置,检查者一手示指和拇指握集光源放在被检查者眼前约 7cm 处进行检查,间接检眼镜放大倍数小(3~4 倍),所见为倒像,具有立体感,其可见眼底范围比直接检眼镜大,能较全面地观察到眼底情况,先用弱光照受检眼,使之明适应,此时在红光背景上可以看到有无混浊,此后再进行眼底检查,检查者手持物镜,将弧度小的一面向受检眼,距该眼 5cm,检查者的视线与目镜及受检眼的瞳孔和被检查部位在一条直线上。将光线照进眼底,检查周边部、赤道部、最后是黄斑部,尽量减少光照黄斑的时间,以免造成光损伤,辅以巩膜压迫器,可看到锯齿缘,有利于查找视网膜裂孔,因其能在较远距离检查眼底,可直视下进行视网膜裂孔封闭及巩膜外垫压等操作。眼底检查需在暗室内进行。

正常眼底:

(1)视盘:位于眼球后极偏鼻侧约 3~4mm,直径约 1.5mm,呈椭圆形、色淡红,但颞侧颜色稍淡。边界清楚,上、下方因视神经纤维拥挤,稍呈模糊状态。颞侧边缘常有黑色弧,为视网膜色素上皮过度伸入形成。视盘中央呈漏斗形凹陷,颜色较白,称为生理凹陷,此凹陷的大小、深浅不一,但绝不会到达视盘边缘。有时在凹陷内可见暗灰色小点,为透明的巩膜筛板孔。凹陷与视盘垂直直径之比称为杯盘比(C/D),应记录。

(2)血管:视网膜中央动脉和静脉穿过视盘,分出上、下两支,再分成鼻上、颞上、鼻下、颞下四支,又分为许多小支,分布于整个视网膜。这些血管分支彼此不相吻合。动脉色鲜红,管径细而较直,中央有鲜明的反射光条,宽约为管径的 1/3。静脉色暗红,管径稍粗而较弯曲,管腔的反射较暗而细小。动脉与静脉的比例为 3:4 或 2:3。在视盘内,有时可见静脉搏动,为正常现象。动脉如有搏动,则为病理现象。

(3)黄斑部:位于视盘颞侧稍偏下,距视盘约 2 个视盘直径(PD)处,范围约为 1PD 大小,通常是一个圆形区域,较眼底其他部位稍暗,呈暗红色。颞上及颞下血管小支弯向此处,但黄斑中央部并无血管可见,其正中有一中心凹,呈现很强的点状反光,称中心凹光反射。

(4)眼底的一般形态:视网膜本身是透明的,检眼镜灯光照射之下整个眼底呈现弥漫性橘红色,这是由于视网膜色素上皮及脉络膜的色素加脉络膜毛细血管内血液的色泽所形成。色素多者眼底颜色较深,色素少者可透见脉络膜血管,如果脉络膜色素较多而聚于血管之间,即呈现出红色和褐色相间的条纹状,称豹纹状眼底。儿童时期视网膜表面反光较强,尤以血管附近更为显著。检查周边眼底时,最好予以扩大瞳孔,嘱病人将眼球转向一侧,检者亦应将头适当倾斜。

(三)儿童眼底检查方式的选择

儿童眼底检查方法多种,各有优点和不足,应根据儿童年龄配合程度和检查目的科学选择。

1. 直接检眼镜　检查简捷快速方便,后极部眼底情况清晰可见,用于普通眼底检查,它视野狭窄,仅 30°,周边眼底不易窥见,不能用作 ROP 筛查。

2. 双目间接检眼镜　观察范围较广,+20D 透镜为 50°,+28D 透镜为 58°,

国内外眼科医师常规使用双目间接检眼镜进行早产儿检查,它具有立体感强,照明度强,视野宽成像清晰等特点,被认为是 ROP 筛查的金标准,但检查结果取决于检查者的专业水平,需要相当的专业经验,且其眼底图像的采集和输出困难,眼底检查后缺乏客观结果,追踪变化困难,虽对有经验的眼底病专科医师其结果不失准确客观,但对非眼底病专业或眼底病经验不足的眼科医师和儿童眼保健医师来说,由于婴幼儿不配合,对一瞬即逝的眼底图像的判断和把握有相当大的难度,ROP 筛查难以全面开展。

3. 广视野数字化视网膜检查系统 检查范围最大,可达 130°,其有小儿数字式新软件、内置数字影像实时回放系统可动态查看并评估:即时图像、永久存档、易于分析图片并进行会诊讨论;便于示教与培训,实现远程筛查,支持远程的医疗服务和会诊;有多种镜头可供选择,根据拍摄的需求选取不同镜头;可移动,便于对妇产科、新生儿科及手术室等相关科室的患儿进行检查会诊;有助患儿随访和记录医疗结果,防范医疗风险和纠纷,是当今一种诊断研究小儿眼底疾病的有力武器。

4. 免散瞳眼底照相机 可在小瞳下进行,检查快速无创安全价廉,即时成像,照片永久保存,便于儿童眼健康与屈光档案的建立。台式免散瞳眼底照相机 3 岁儿童即可配合检查,手持眼底照相机可适合更小年龄的幼儿。

(四)婴幼儿外眼和眼前节眼底检查中应注意的事项

1. 幼儿表达能力差,病史采集易遗漏,症状难以确切,需全面、认真、详尽地进行眼部检查,客观记录,综合评估,才能确定诊断,制定预防治疗方案,评估预后及疗效。检查者一方面要具有高度责任感和耐心,善于掌握儿童心理特点,另一方面要熟练准确运用各种眼部检查方法,充分利用一套适合婴幼儿的特殊操作。

2. 在婴幼儿检查前,应与家长沟通,填写好幼儿基本信息,通过观察望诊,初步了解眼局部概况,做到心中有数,检查动作一定要轻准稳,而当可能有角膜病变(溃疡,角膜软化症等)及眼外伤时,绝对不要强行开睑,以免引发角膜穿孔,眼内容物脱出。

3. 检查时,通常需有助手配合,医师与助手对坐,将患儿头部夹于腿间,并双手握住其两臂。若患儿仰卧,应让助手双手固定好头部,双臂夹住幼儿上肢或用手术巾单包裹,有利于对眼部进行检查。翻转或扒开眼睑时应轻柔。儿童不合作时可在眼睑拉钩下或上开睑器进行,以便拉开上下睑,充分进行观察。

4. 多种检查需在充分照明下进行,尤其是检查角膜及眼内,检查者均需备有眼科专用或普通手电筒(聚光灯泡)备有手持放大镜。检查中特别注意对比观察双眼。检查所见结果均应正确,客观记录,并绘图说明。

5. 若需要对儿童做进一步检查或特殊检查(如眼压测定及眼底检查等)

时亦可考虑选用镇静剂,或全麻下进行。在有条件的医院进行,做好麻醉前检查,需注意麻醉中药物选择与使用及麻醉后护理。

6. 眼部检查需点扩瞳剂时,需要及时用手指压迫泪囊区数分钟,以免流入鼻咽部吸收,对哭闹不合作患儿检查前要取出口腔内食物以免误入气管,为避免误吸而窒息在做新生儿、婴儿眼底检查前必须禁食半小时。

(陶利娟)

七、眼位与眼球运动检查

(一)眼位检查

1. 遮盖 - 去遮盖法(cover-uncover test) 又称单眼遮盖 - 去遮盖试验。

(1)检查目的:发现显斜视,鉴别隐斜与显斜视。

(2)方法:遮盖一眼,观察对侧眼,在遮盖的瞬间观察对侧眼是否有眼球移动,如发现有眼球移动则可确定对侧眼存在显斜。斜视的性质根据眼球移动的方向确定,如从内向外动,为内斜;如从外向内动,为外斜;由上回至正位,则为上斜视。如遮盖一眼,对侧眼无移动,表明对侧眼无显斜存在。交换遮另一眼如未遮盖眼没有眼球移动,则说明该眼无显斜存在。如有眼球移动,说明该眼有显斜视。去遮盖时,观察被遮眼的眼球移动情况,如被遮眼无眼球移动则说明该眼无显斜视;去遮盖眼如有从偏斜位返回正位的矫正性移动,则说明该眼有隐斜视。如去遮盖后该眼停留在斜位上,遮盖对侧眼后该眼才返回注视位,则表明遮盖眼有显斜视。

2. 交替遮盖法(alternate cover test)

(1)方法:遮盖板迅速从一眼移到对侧眼,再回来,反复多次,观察是否有眼球移动。如无眼球移动说明该眼为正位;如发现有眼球移动,而单眼遮盖实验时对侧眼未见移动,则说明有隐斜存在。

(2)遮盖的要点:遮盖板迅速在两眼之间交替遮盖,保持两眼总有一眼被遮盖,以防止两眼融合,否则双眼视破坏不充分,或刚刚打破双眼视由于两眼同时注视产生融合,偏斜眼又正至正位。交替遮盖法测量的眼位偏斜既包括显斜也包括隐斜成分。交替遮盖测得的眼位偏斜度数大于单眼遮盖测量的度数。

3. 遮盖加三棱镜法(prism and cover test) 是一种定量检查,用遮盖 - 去遮盖或双眼交替遮盖法均可。将三棱镜放在被检查眼前,其尖端指向斜视方向,由小到大逐渐增加三棱镜度,至遮盖时眼球移动消除,所加三棱镜度数为检查眼的斜视度。该检查方法为精确的斜视定量检查法。如眼球运动既有水平又有垂直成分,则可在被查眼前分别加上合适的水平三棱镜和垂直三棱镜至中和为止。

4. 角膜映光法 有两种形式。Hirchberg 法:该方法适用于两眼均有注视能力者。用手电筒照射双眼角膜,斜视眼反光点偏移 1mm,约为 7° 或 15°。所以当反光点落在瞳孔边缘时,距瞳孔中心约 2m,则该眼视轴偏斜 15° 或 30°。如反光点落在瞳孔缘与角膜缘之间时,该处距瞳孔中心约 4mm,该眼位偏斜约 30° 或 60°。如反光点落在角膜缘,眼位偏斜约为 45° 或 90°。这是一种相对粗的斜视定量检查法。Krimsky 法:该方法适用于一眼视力差,缺乏注视能力者。在被检查眼前放置三棱镜,令患者注视手电筒点光源,至该眼角膜反光点与注视眼对称即为该眼的斜视度。也可将三棱镜放置在注视眼前,至斜视眼角膜反光点与注视眼反光点对称为止。

5. 同视机检查法 也可用于检查斜视角。检查时用同时知觉画片检查,一眼注视画片中心时,把对侧眼镜筒调整到被查眼反光点位于瞳孔中央,在刻度盘上可以直接读取斜视度数,此检查结果为他觉斜视角(客观斜视角)。还有两种特殊检查法,适用于非共同性斜视检查。一种是两眼看同一个物体,获得两个不同物象的复视检查方法。另一种是两眼分别看不同物象的检查方法:Hess 屏法和 Lancaster 屏法。

(二)眼球转动检查

1. 单眼转动(duction) 检查单眼转动时,遮盖受检者一只眼,嘱其另一眼作追随运动,使眼球尽量转动,以检查眼球向内、向外、向上、向下四个方向转动时的最大转动范围。正常情况下,眼球内转时瞳孔内缘可达上、下泪小点连线,眼球外转时角膜外缘可达外眦,眼球上转时角膜下缘可达内、外眦的水平连线,眼球下转时角膜上缘可达内、外眦的水平连线之上。单眼转动受限分为 0~-4 级:0 级为正常;-1 级为轻度转动受限;-4 级为最严重的转动受限,指单眼转动不过中线。

2. 双眼同向运动(version) 采用调节性视标检查受检者注视九个诊断眼位时的眼球转动情况,对年幼患儿可采用一些发音玩具吸引他们的注意力进行检查。诊断眼位的评估包括眼球向九个注视位置的转动:眼球从原在位水平向右、水平向左、垂直向上、垂直向下、向右上、向左上、向右下、向左下方转动。双眼同向运动异常分为 -4~+4 级:0 级为正常;-4 级为最严重的功能不足;+4 级为最严重的功能亢进。需要引起注意的是当观察斜肌功能异常时,最好用遮眼板部分遮盖内转眼使其看不到视标,迫使外转眼注视,这样才能使内转眼的斜肌功能异常暴露出来。此外,还要注意排除由于睑裂的异常(如内眦赘皮)造成的假性斜肌异常。

3. 双眼异向运动(vergence) 临床上主要指集合近点(near point of convergence,NPC)检查。测量集合近点可以同时评估双眼融合功能和双眼异向运动功能。正常人集合近点为 5~10cm。患集合不足的患者集合近点移远(10~30cm

或更远）。

4. Hess 屏（Hess screen）　Hess 屏用于非共同性斜视的检查,以发现麻痹受累肌。Hess 屏检查的原理:当患者主观感觉红灯与绿色光重合在一起的时候,患者两眼的黄斑度中心四分别注视着和绿色光斑两个视标,因为两眼中心凹的视觉方向是相同的。而在复像检查时,患者两眼其共同注视着一个视标(灯光),该视标落在健眼黄斑中心和斜视同之处。Hess 屏检查结果实际上是两眼在分离状态下各诊断眼位上斜视角,分析 Hess 屏的检查结果,就是根据各诊断眼位上的斜视角分析麻痹性斜视的眼外肌功能状态。

5. Parks 三步法（Parks-Helveston three steps lest）　Parks 三步法是一种排除诊断法,以确定两眼四条直肌和四条斜肌中的麻痹肌。

第一步:患者平视 3m 处视标,应用单眼遮盖试验确定第一眼位时哪一只眼上斜视。如右眼上斜视,可能为右眼下转肌组(右眼下直肌及上斜肌)麻痹或左眼上转肌组(左眼上直肌及下斜肌)麻痹,排除了其他四条肌肉。

第二步:嘱患者两眼向右及向左侧向注视,应用交替遮盖试验确定向右侧注视时两眼垂直偏斜分离大,还是向左侧注视时两眼垂直偏斜分离大。若向右侧注视时两眼垂直分离大,则可以排除了右眼上斜肌及左眼上直肌,仅剩下右眼下直肌及左眼下斜肌;若向左侧注视时两眼垂直分离大,则可以排除了右眼下直肌及左眼下斜肌,仅剩下右眼上斜肌及左眼上直肌。

第三步:嘱患者头向右肩或左肩倾斜,利用前庭反射观察头被动向一侧倾斜时的眼位即 Bielschowsky 歪头试验（Bielschowsky head tilt test）,以鉴别一眼上斜肌麻痹还是对侧眼上直肌麻痹。若患者头向右肩倾斜时右眼上斜视明显,则为右眼上斜肌麻痹。其机制是当头向右肩倾斜时,反射性地刺激右眼发生内旋(内旋肌为上直肌和上斜肌)、左眼发生外旋(外旋肌为下直肌和下斜肌)在眼外肌功能正常情况下,右眼两条内旋肌收缩时,其上直肌的上转作用和上斜肌下转作用可以互相抵消。而当上斜肌麻痹时,这时上斜肌的下转作用不能抵抗上直肌的上转作用,因此右眼上斜视更加明显。

（杨晨皓）

第五节　屈　光　检　查

一、儿童屈光筛查

儿童屈光筛查方法实际上可以分为两类,包括定性的屈光筛查和定量的屈光筛查。

（一）定性屈光筛查

定性的屈光筛查是利用直接检眼镜或其他设备，通过眼底的红光反射或仪器显示的图像，发现屈光间质的异常。

方法一是对儿童验光仪的图像经特殊处理，获取图像，可以显示瞳孔区的状态，在白色背景下，角膜、晶状体、玻璃体等屈光间质的病变被突出和放大。可以打印出屈光度值。检查在相对暗房内进行，受检者不直接面对光线，瞳孔呈自然放大状态。

方法二是使用特殊光学镜头的数码相机，采用同轴与非同轴（off-axis）光线摄影，利用电脑即时观察。

屈光间质的检查：白色背景下，出现黑色投影即为屈光间质混浊，监视状态下，可观察到玻璃体内混浊呈漂浮状态，随眼球转动而漂浮不定。晶状体或其他混浊则呈固定状态。核性白内障显示中央区黑色、圆形混浊。

（二）定量屈光筛查

定量的屈光筛查，就是以知晓儿童屈光度为目的的筛查。视力检查属于一种心理物理学检查方法。主观性很强，而儿童、特别是年幼儿童，尚不能准确配合检查。用对屈光间质的定性检查，可以发现很多严重危害儿童视力的眼病。而定量屈光筛查的方法，则可以发现在幼儿中最常见的影响视力的眼病——屈光不正。目前检查手段有以下几种：

1. 各种"视力筛查仪"　"视力筛查仪"实际上是对于屈光状态的一种定量检查。并不是对视力的直接筛查。由于幼儿时期屈光不正是最常见的影响视力的原因，因此，"视力筛查仪"对于不配合视力检查的儿童，以及大面积群体性的屈光普查是一种比较便利的工具。

2. 各种台式与手提电脑验光仪　各种品牌的电脑验光仪，在非睫状肌麻痹状态下，可以进行筛查检查，其结果因调节未消除而可能会有大度数近视，但是散光度数不受调节影响，因此可以筛查出有大度数散光的病人。

3. 检影验光　对于有经验的验光师，在非睫状肌麻痹状态下，检影验光也可以是一种屈光筛查方法。

（项道满）

二、睫状肌麻痹剂的使用

儿童屈光状态的检查是儿童眼保健的一项非常重要的检查。正视眼是指当眼处于调节静止时，来自外界 5m 外的平行光线，进入眼内，经眼的屈光系统后，恰好在视网膜黄斑中心凹聚集，这种屈光状态称为正视眼，若不能在黄斑中心凹聚集，则称为屈光不正，聚焦在视网膜前，则称为近视眼，聚焦在视网膜后,则称为远视眼。青少年儿童,尤其是六岁以下的儿童,眼调节力强于成人,因此眼科专家们的共识是要取得眼球调节的静止,就必须使用睫状肌麻痹剂对睫状肌进行麻痹下进行儿童屈光状态的检查。

那么,在儿童眼保健工作中,对于儿童屈光状态的检查时,应如何合理选择使用睫状肌麻痹剂?

（一）我国临床常使用睫状肌麻痹剂的种类和优缺点

目前我国临床常使用的睫状肌麻痹剂,主要有1%的盐酸阿托品(atropine)眼膏或眼用凝胶、1%盐酸环戊通(cyclopentolate hydrochlorid)眼液、0.5%复方托吡卡胺(compound tropicamide)滴眼液(0.5%的托吡卡胺与0.5%盐酸去甲肾上腺素混合滴眼液)。

1. 1%的盐酸阿托品眼膏或眼用凝胶　我们知道,阿托品是一种非选择性M受体拮抗剂,对抗胆碱能节后神经纤维的效应器,具有松弛平滑肌,解除平滑肌痉挛,扩大瞳孔和麻痹睫状肌等作用,是目前临床上作用最强的睫状肌麻痹剂。

1%的盐酸阿托品眼膏或眼用凝胶主要用于合并内斜视的儿童和六岁以下儿童的初次验光,使用年龄上限应在12岁与15岁之间。建议每天使用两次,连续3到5天;年幼的儿童也可连续每晚使用一次,连续七天,可在验光当日早上再用药一次,如使用阿托品眼膏,应注意避免附着在眼球表面影响验光。

但是,它的不良反应较大,药物可通过鼻泪管致全身过量吸收,出现严重的不良反应,其中包括脸红、发热、口干、心动过速、恶心、头晕、谵妄、皮肤红斑、共济失调和定位困难等;眼局部的过敏反应,包括过敏性结膜炎,眼睑水肿,眼睑皮炎等;而且因为它对睫状肌麻痹作用强而且持久,使用后会出现大概3周的畏光和视近物模糊,给患儿的生活和学习带来明显不便,使用时应告知家长。此外,需严格控制用量,每次用量米粒大小或一滴,临床上最常见的并发症如发热、口干、脸潮红等,可在用药后通过多饮水,多休息,一般两小时后自然能缓解。如有个别儿童(如伴有痉挛性麻痹、脑损伤及严重心血管异常的患儿)容易出现严重不良反应或过敏反应,应即刻停药,必要时使用毒扁豆碱通过皮下、肌肉或静脉注射的方式给予治疗。对于一岁以下的婴儿,如需使用阿托品行睫状肌麻痹剂验光的,应尽量减少药物全身吸收量,双眼最好分开用药,早上给一只眼用药,晚上给对侧眼用药。

2. 1%盐酸环戊通(cyclopentolate hydrochlorid)滴眼液　1%盐酸环戊通滴眼液为人工合成的抗胆碱药,通过阻断虹膜括约肌和睫状肌对胆碱能激动剂的反应,从而使瞳孔扩大和睫状肌麻痹。可以产生近似于1%阿托品滴眼液的睫状肌麻痹效果,其作用迅速,但作用时间比阿托品短,滴药后25~75min内产生最大睫状肌麻痹作用,滴药后通常6~24h内调节作用完全恢复,部分敏感儿童睫状肌麻痹后完全恢复需 2 天的时间。

常见的不良反应为脸红、口干、困倦、心动过速等；极少数儿童在使用后，可出现短暂的中枢神经系统反应不良，如共济失调，定向力障碍，头晕幻觉语无伦次，但国外的研究表明，使用阿托品作为睫状肌麻痹剂不良反应的发生率比使用盐酸环戊通高七倍，因此，在国外 1% 盐酸环戊通滴眼液是作为儿童睫状肌麻痹验光的首选药物。

同时，研究也发现，对于白种人浅色素虹膜的儿童使用 1% 盐酸环戊通滴眼液，睫状肌麻痹起效只需一次或两次，而对于黄种人和黑人深色素虹膜的儿童至少需要使用三次以上，且对于深色虹膜儿童，1% 盐酸环戊通滴眼液常与去甲肾上腺素或托吡卡胺联合使用，才能达到更佳效果。使用时，1% 盐酸环戊通滴眼液局部使用对眼部刺激症状明显，能引起患儿反射性的泪液分泌增多及用力眨眼，使得药液溢出。因此，正确的使用 1% 盐酸环戊通滴眼液的方法是：在使用之前先点一滴眼表面麻醉滴眼液，这样即可减少 1% 盐酸环戊通滴眼液对眼部的刺激症状，减少因泪液分泌增多及眨眼稀释有效药物浓度，同时也可增加环戊通对眼表的穿透性。

就使用后睫状肌麻痹验光的结果来说，在远视眼儿童使用 1% 的阿托品眼用凝胶和 1% 盐酸环戊通滴眼液后验光所得的远视屈光度数个体差异较大，且在低龄、中度及高度远视儿童中，这两种药物验光结果差别较大，因此，对于这类儿童使用 1% 的阿托品眼用凝胶后验光结果视为其他睫状肌麻痹剂药效对照的金标准。而近视眼儿童使用 1% 的阿托品眼用凝胶和 1% 盐酸环戊通滴眼液后验光的结果差异较小，因此，大部分近视儿童、大于 6 岁且无内斜视（包括内隐斜）的远视儿童、以散光为主要屈光异常（不包括混合性散光）的儿童、不以配镜为目的的儿童屈光状态检查均可使用 1% 盐酸环戊通滴眼液做睫状肌麻痹验光。

3. 0.5% 复方托吡卡胺（compound tropicamide）滴眼液　0.5% 复方托吡卡胺滴眼液为复方制剂，其组分为：每 1ml 含托吡卡胺 5mg，盐酸去氧肾上腺素 5mg。它对儿童睫状肌的麻痹作用较弱，通常不用于儿童睫状肌麻验光，尤其是远视眼和内斜视的儿童的睫状肌麻痹验光，但它的优点是睫状肌麻痹作用，开始和持续时间较短，很少产生全身不良反应，相对于阿托品和 1% 盐酸环戊通滴眼液的滴眼液，眼局部症状轻，全身不良反应小，近视力恢复快。具体的研究也表明，0.5% 复方托吡卡胺滴眼液对于近视眼儿童和不合并内斜视的 12 岁以上远视眼儿童，验光所得结果与 1% 盐酸环戊通滴眼液后验光结果相差不大。因此，0.5% 复方托吡卡胺也可作为辅助用药，多用于这类病人复诊时验光检查或与 1% 盐酸环戊通滴眼液联合使用，增强深色素虹膜儿童的睫状肌麻痹效果。

（二）我国临床儿童眼保健屈光检查中睫状肌麻痹剂的使用

基于上述不同睫状肌麻痹剂的种类和优缺点，以及国内外专家对儿童应用不同睫状肌麻痹剂验光结果对比研究，我国对在儿童眼保健工作中使用睫状肌麻痹剂验光有以下几点建议：

1. 在对儿童进行一般屈光筛查后发现屈光不正，需要进一步检查的患儿均应使用睫状肌麻痹剂后做定量的屈光检查。

2. 内斜视的儿童和六岁以下儿童初次验光宜选用 1% 阿托品眼膏或眼用凝胶；建议每天使用两次，连续 3 到 5 天，年幼的儿童也可连续每晚使用一次，连续七天。

3. 大部分近视儿童、大于 6 岁且无内斜视（包括内隐斜）的远视儿童、以散光为主要屈光异常（不包括混合性散光）的儿童、以筛查或流行病学调查为目的的儿童屈光状态检查均可使用 1% 盐酸环戊通滴眼液做睫状肌麻痹验光。

4. 屈光性调节性内斜视儿童带远视足矫眼镜，按睫状肌麻痹验光的全部远视度数配镜后，眼位控制仍不稳定时，复诊需使用 1% 阿托品眼膏或眼用凝胶进行睫状肌麻痹验光。

5. 大部分近视眼儿童和不合并内斜视（包括内隐斜）的 12 岁以上远视眼儿童复诊时，可使用 5% 的复方托吡卡胺滴眼液，每 5min 使用一次，一共使用三次，最后一次点眼后隔 30min 进行验光检查。

（李传旭）

三、检影验光

检影验光是重要的客观验光方法。通过检影镜发出的光线照亮被检眼的视网膜，并通过检影镜的观察孔观察被检眼视网膜的反光，以特定方式摆动检影镜，观察被检眼视网膜反光的动态来判断和确定被检眼的屈光状态数值。检影验光适合于绝大多数需要验光的情形，包括婴儿、智力低下、文盲、耳聋、严重低视力、动物等这些难以进行主觉验光或电脑验光的情况。

【原理】

（一）检影镜

检影镜的基本光学结构是光源置于高度数凸透镜焦点范围内，通过凸透镜形成特定的发散光束，通过平面镜改变方向，成为水平方向的发散光束，投射进被检者的眼里。从被检者的角度看，就像位于远处的光源发出的光线照射眼睛。

（二）影动

检影时观察的是被检眼视网膜反光，定位视网膜反光的共轭点，即被检眼的远点。如视网膜反光是平行光线,聚焦在无穷远,则为正视眼;如视网膜反光为会聚光束,聚焦在眼前有限距离,则为近视眼;如视网膜反光为发散光束,反向延长线聚焦在眼球后,则为远视眼。

检影时,检查者和被检者之间必须保持特定的工作距离,此工作距离将作为标准参照距离并以此进行验光结果的换算,因此不能随意改变。最常用的工作距离是50cm。

检影时,检查者通过检影镜将光束投射到被检者的眼中,检查者从检影镜的窥孔可看到被检眼瞳孔区的视网膜反光。当摆动检影镜,视网膜反光会随之运动,形成三种影动:

1. 顺动　视网膜反光的运动方向与检影镜光带相同。说明视网膜反光聚焦位置在检查者之后,即大于50cm,对应的屈光状态为正视眼、远视眼或低于 −2.00D 的近视眼。

2. 逆动　视网膜反光的运动方向与检影镜光带相反。说明视网膜反光位置在检查者之前,即小于50cm,对应的屈光状态为大于 −2.00D 的近视眼。

3. 中和　视网膜反光不出现运动,而是全亮或全黑的突然变化。说明视网膜反光位置刚好就在检查者眼前,即50cm,对应的屈光状态为 −2.00D 近视。

（1）对影动进行中和:在三种影动当中,只有中和是定量的,因此当看到顺动或逆动时,要在被检眼前加上适当的镜片,使其变为中和。顺动应加正球镜,逆动应加负球镜。

（2）换算工作距离:达到中和状态时,被检眼的视网膜反光聚焦位置在检查者眼前,即50cm处,此时用于中和的镜片并没有完全矫正该眼的屈光不正,而是使其变为 −2.00D 近视。因此要完全矫正该眼的屈光不正,必须换算工作距离,方法为加上工作距离对应的负球镜度。如工作距离为50cm,则加上 −2.00D。如中和镜片为 −1.00D,换算工作距离后的检影结果为 −3.00D。

【操作技术】

设备:检影镜、镜片箱、试镜架、视力表。可用综合验光仪代替镜片箱和试镜架。

（一）准备

1. 被检者取下眼镜,戴适合被检者瞳距的试镜架。

2. 检查者与被检者双眼等高。

3. 指导被检者在检查过程中保持双眼睁开,并向被检者解释:请你注视远处的视标,我会将一束光投射进你的眼睛,你不用管那束光,只要一直看着前面就可以了;如果我的头挡住你,请你告诉我。

4. 在检影过程中,检查者双眼都保持睁开。

5. 正确的检影姿势　右手拿检影镜,用你的右眼检查被检者的右眼;左手拿检影镜,用你的左眼检查被检者的左眼。

6. 在检影过程中注意保持准确的工作距离。

7. 将房间的光线调暗,尤其在小瞳状态下。

(二)步骤

1. 让被检者注视远处视标,先检查被检者的右眼。

2. 保持 50cm 工作距离,将检影镜光带投射入被检眼,并向水平、垂直、45°、135° 方向摆动,观察被检眼视网膜反光的动态。

3. 球性屈光不正的检影

(1)如各个方向都是顺动,加正球镜;如各个方向都是逆动,加负球镜,加至中和状态。

(2)如果影动慢、亮度暗,可直接加上较高度数的球镜,如果离中和点比较接近,则以 0.25D 的幅度进行换片。

(3)中和状态的确认

1)在中和状态下,如果向前移,减少工作距离,将看到顺动;向后移,增加工作距离,将看到逆动。

2)将检影镜的推板拉到最低位置,检影镜处于凹面镜状态,发出会聚光线,在检查者与被检者之间产生交叉,检查者看到的影动与检影镜处于平面镜状态时相反。如平面镜状态下看到顺动,在凹面镜状态时将看到逆动。如果平面镜此时状态下看到中和,在凹面镜状态时仍然保持中和状态。

3)试验性加上 +0.25D,应出现逆动;加上 −0.25D,应出现顺动。

(4)高度球面性屈光不正的检影:如果屈光不正度数高,将出现假中和现象,有以下处理方法:

1)减少工作距离,也就是移近模型眼,使影动容易分辨。

2)将检影镜的推板拉到最低位置的凹面镜状态,影动可能会变得明显,但此时的影动状态与推板的正常位置相比是正好相反的。

3)试验性加上高度数的正镜或负镜,可以使影动变得明显的是加片的方向。

(5)换算工作距离的屈光度:如工作距离为 50cm,则加上 −2.00D,得出被检眼的屈光度。

4. 散光眼的检影

(1)如在检影时发现破裂现象、厚度现象或剪动现象,说明被检眼有散光,用这三种现象确定该散光眼的两条主子午线的方向。

1)破裂现象:如果屈光不正是球面性的,瞳孔内的反光会与被检者面上的裂隙光带连续,即不存在破裂现象;如果屈光不正是散光性的,瞳孔内的反光可能不与在被检者面上的裂隙光带连续,即存在破裂现象。

2）厚度现象：当360°旋转光带时，球面性的屈光不正表现为瞳孔内反射光厚度将保持一致，而在散光性屈光不正则表现为各方面厚度的不一致，即为厚度现象。

3）剪动现象：在散光性屈光不正中，当光带扫过被检者瞳孔时，如果光带的轴向与被检者的两个主子午线之一的轴向一致，则瞳孔内的反光将随着在被检者面上的光带平行移动，而当光带并不与两主子午线的轴向一致时，瞳孔内的反光将与被检者光带移动方向产生不一致，即为剪动现象。

（2）用球镜中和其中一条主子午线方向的影动。

（3）该球镜不要取下，将检影镜光带转至相垂直的方向，扫视另一条主子午线方向的影动，此时，应看到有一条与检影镜光带方向相同的散光带在顺动或逆动。

（4）加相应的柱镜，顺动加正柱镜，逆动加负柱镜，柱镜的轴向与散光带的方向相同；加至中和该主子午线方向的影动。

（5）记录用于中和的球镜度、柱镜度和轴向，并换算工作距离，得出被检眼的检影结果。

5. 分别测量双眼的矫正视力。

（三）儿童检影验光的注意事项

1. 小儿调节力强，最好在散瞳下进行检影验光，以减少球镜度的偏差。

2. 让小儿固视某个特定物体，如远处的视标，避免眼球转动对结果的影响。

3. 避免让小儿直接看检影镜的灯光以免造成后像，影响视力检查。

4. 可参考电脑验光的结果，如散瞳后电脑验光，结果更具参考性；如无散瞳，可能球镜度偏负，即远视偏浅甚至显示近视、近视偏深；散光度数相对较准；散光轴位可能由于小儿头位没水平而造成电脑验光结果的偏差。

5. 在保证检影结果准确性基础上，速度尽量加快，避免较长时间检影使小儿合作性降低。

（郑德慧）

四、主觉验光

主觉验光是检查者通过特定的步骤，让被检者不断比较不同镜片在清晰度或其他形觉上的改变差异，根据被检者的判断来更换镜片，最终获得屈光检查结果的过程。主觉验光非常注重检查者与被检者直接的沟通交流，检查者要指导被检者在整个检查过程中保持专注力和做出正确的判断，又要让被检者始终保持轻松平和的心态。完整的主觉验光步骤繁复，耗费检查者和被检者的时间和精力远大于客观验光，但主觉验光的精确程度是客观验光不能比拟的,人眼对清晰度的判断非常敏感,只要被检者的矫正视力良好,每次判断都快速准确,主觉验光的结果会非常准确。

主觉验光分为单眼主觉验光和双眼主觉验光,单眼主觉验光又分为球镜度确定的方法和散光确定的方法,步骤是先进行第一次球镜度确定,然后进行散光的确定,再进行第二次球镜度确定。双眼主觉验光不再确定散光,只是调整双眼的球镜度,使双眼达到调节平衡的状态。

球镜度确定的方法有雾视法、红绿试验;散光确定的方法有交叉柱镜、散光表、裂隙片;双眼平衡的方法有交替遮盖、棱镜分离。

【原理】

（一）雾视法

雾视法是球镜度确定的基本方法,原理是先通过加雾视的正镜,使焦点前移到视网膜之前,目的是避免被检者使用调节,因为使用调节,焦点会更前移,视标的模糊程度会增大。雾视之后是通过去雾视的步骤,即逐步增加负镜,使焦点逐渐向视网膜移动,被检眼的视力逐步提到。以被检眼达到最佳视力的度数作为球镜度的终点。此时的球镜度是达到最佳视力的最高正镜度数（maximum plus to maximum visual acuity,MPMVA）,也将雾视法的整个过程称为MPMVA 的确定过程。

（二）红绿试验

红绿试验是球镜度确定的辅助方法。原理是利用红光和绿光进入眼球时发生偏折的程度不一样,红光波长长,偏折程度小;绿光波长短,偏折程度大。如果红光焦点和绿光焦点分居视网膜两侧相同的距离,则认为人眼最敏感的黄光的焦点正好位于视网膜上,达到最佳的焦点状态;如果红色背景的视标清晰,说明红光焦点更接近视网膜,处于雾视法的欠矫状态,应加负镜;绿色背景的视标清晰,说明绿光焦点更接近视网膜,处于雾视法的过矫状态,应加正镜。

（三）交叉柱镜

交叉柱镜检查是确定散光的标准方法,也是唯一精确散光的方法。交叉柱镜（简写 JCC）是屈光度分布为 ±0.25D 或 ±0.50D 的正交柱镜,两条主子午线方向的屈光度度数相同,符号相反,等效球镜度为零。

交叉柱镜检查分为确定有无散光、确实散光轴位和确定散光度数三方面。在眼前加上交叉柱镜,可使原来的焦点变为前后两条焦线,或原来的两条焦线的方向和间距发生改变。将交叉柱镜进行翻转,翻转的两面分别形成焦线差异,如有其中一面的效果更接近于真实的眼的散光,则被检眼感觉更清晰。根据被检眼的判断对散光轴位和度数进行调整,调至翻转的两面清晰度相同作为终点。

（四）散光表

散光表是散光确定的补充方法,需要在雾视状态下进行。散光表由 12 条或 24 条放射线组成。原理是光线通过散光眼形成史氏光锥,前后两条焦线的方向就是该眼散光的两条主子午线。令被检眼注视散光表,感觉散光表上的线条最清晰和最模糊的两个方向就是散光眼的两条主子午线。确定了主子午线之后再进一步确定柱镜度。

由于散光眼的两条主子午线可能在视网膜之前或之后,会受到调节的影响,为了避免这种误差,首先在被检眼前加适当的正球镜,使整个史氏光锥前移,两条焦线都在视网膜之前,这样调节不会影响轴位的判断。因此散光表的检查,初始状态下不能加任何柱镜,且要先进行雾视。

散光表对散光轴位的确定方法:被检眼感觉最清晰的线条方向是离视网膜最近的焦线方向,所加负柱镜的轴位要与该方向相垂直。使用"乘 30"的法则,即最清晰的线条对应的点钟时乘以 30 即为所加的负柱镜的轴位。如被检眼感觉 3 点钟的线条最清晰,负柱镜的轴位为 90°;如被检眼感觉 2 点钟的线条最清晰,负柱镜的轴位为 60°。

（五）双眼平衡

双眼平衡目的是使双眼调节平衡。在单眼主觉验光之后需要使双眼处于同一调节状态。双眼平衡的方法主要是调整双眼的球镜度,散光不需要调整,因为散光一般不受调节因素影响。

双眼平衡方法主要由两个,在综合验光仪上采用棱镜分视法、在试镜架上采用交替遮盖法。如果双眼的最佳矫正视力相等,可用视力相等作为调节平衡的标志;如果最佳矫正视力不相等,则需要进行红绿的双眼平衡方法。

【操作技术】

（一）准备工作

在进行主觉验光之前,应测量瞳距和主视眼。

1. 远用瞳距测量

（1）检查者与被检者相对而坐,相距 40~50cm。

（2）检查者左手拿瞳距尺、右手拿电筒。

（3）检查者将电筒置于自己的右眼下方,照在被检者左眼下方的位置;同时闭上左眼,跟被检者说,请看我睁开的眼;左手将尺子的零位对准被检者左眼角膜反光点。

（4）将电筒移到检查者自己的右眼下方,照着被检者左眼下方的位置;睁开右眼,闭上左眼,跟被检者说,请看我睁开的眼。

（5）记录被检者左眼角膜反光点对应的刻度。

2. 主视眼检查

（1）分离投影视力表的单个视标（根据裸眼视力或戴镜视力决定）。

（2）让被检者双手伸直，手掌交叉，中间留一个孔；通过这个孔看远处的视标。

（3）问被检者看到了吗，看到了让被检者头和手都不要动。

（4）用挡板遮盖被检者的左眼，问能不能看到。

（5）再遮盖被检者的右眼，问能不能看到。

（6）能看到的那只眼是视远的主视眼。

（二）主觉验光的起点

以检影验光或电脑验光结果为起点。根据远用瞳距选择合适的试镜架，或在综合验光仪上调整瞳距，加上相应的镜片，查矫正视力并记录。

（三）右眼主觉验光

1. 第一次 MPMVA

（1）雾视

1）解释工作：我会在你眼前换一块镜片，可能会变得模糊。

2）在检影结果基础上加 +1.00D，检查视力，如果视力高于 0.5，继续增加正镜度数至视力降低到 0.5 或以下。

（2）去雾视：每次 –0.25D 降低雾视量，至刚好达到最佳视力；每一次换镜片之前，先查此时的视力，并让被检者看着这行视标。

1）解释工作：我会在你眼前换一块镜片，你比较新镜片清楚了、模糊了还是差不多；注意避免用诱导性的发问，如"是不是变清了？"。

2）如果被检者感觉清晰些，问现在能看到哪一行视标的方向；鼓励被检者看下一行；如果被检者视力有提高，继续去雾视至最佳视力；如果被检者视力无提高、或感觉视标变小变黑了，表示此时的度数可能已经过矫，退回前一片作为视力法的终点。

3）注意换片的方法：用试镜架验光时，负镜换负镜时先拿开原来的负镜，再加上新的负镜；正镜换正镜时先加上新的正镜，再拿开原来的正镜；如果在综合验光仪上进行，则直接转到下一片。

2. 红绿试验

（1）视力法的终点作为红绿试验的起点；由于红绿试验后要进行交叉柱镜（JCC）检查，此处红绿试验的终点取稍微过矫的度数作为 JCC 的起点。

（2）给红绿背景的视标。

（3）解释工作：你看着前方红色背景和绿色背景的视标，哪边的视标更清晰，还是差不多。

1）如在视力法的终点，为红绿一样清，直接加 –0.25D 进行 JCC 检查。

2）如在视力法的终点,为红清,加 –0.25D,再次比较,直至红绿一样清,然后加 –0.25D 进入 JCC 检查;如果没有红绿一样清,以第一片绿清进入 JCC 检查。

3）如在视力法终点,为绿清,加 +0.25D,再次比较,直至红绿一样清,然后加 –0.25D 进入 JCC 检查;如果没有红绿一样清,以最后一片绿清进入 JCC 检查。

4）如果红绿终点与视力法终点相比,相差超过 –0.75D,回到视力法终点,直接加 –0.25D 进入 JCC 检查。

3. 交叉柱镜检查

（1）给小圆点视标。

（2）解释工作:你看着前方的小远点,我会给两种情况你比较,哪种情况下看小远点更清晰,还是差不多。

（3）精确柱镜轴向

1）将 JCC 的柄对准柱镜试片的轴,此时 JCC 的红点和白点分置柱镜试片的两侧 45°,跟被检者说:这是第一种情况;停留约 1s。

2）将 JCC 翻转到另一面,跟被检者说:这是第二种情况;停留约 1s。

3）如果被检者不能立即作出判断,应转回第一面,让被检者继续比较。

4）停留在清晰的一面,将柱镜试片向着相同符号的 JCC 轴向转 10°~15°;如柱镜试片为负柱镜,向着 JCC 红点方向转;如柱镜试片为正柱镜,向着 JCC 白点方向转。

5）将 JCC 的柄对准转动后的柱镜试片的轴向,同样方法让被检者比较 JCC 翻转两面的清晰度差异,并进行适当的轴向调整;如向相同方向转,继续转 10°~15°,如往回转,则每次回转 5°。

6）终点:JCC 翻转的两面清晰度相同;若没有一样清的轴向,而是在 5° 范围内反复,取接近水平或垂直方向的角度。

（4）精确柱镜度数

1）将 JCC 的红点或白点与柱镜试片的轴向对准,跟被检者说:这是第一种情况;停留约 1s。

2）将 JCC 翻转到另一面,跟被检者说:这是第二种情况;停留约 1s。

3）如果被检者不能立即作出判断,应转回第一面,让被检者继续比较。

4）停留在清晰的一面,观察与柱镜试片轴向一致的是 JCC 的红点还是白点,如与柱镜试片的符号相同,则增加度数;如符号相反,则减少度数。

5）将 JCC 的红点或白点继续与柱镜试片的轴向对准,按上述方法继续让被检者比较 JCC 翻转的两面的清晰度差异,并进行适当的柱镜度调整。

6）如柱镜度增加 0.50D,球镜度要减小 0.25D;如柱镜度减小 0.50D,球镜度要相应增加 0.25D。

7）终点:JCC 翻转的两面清晰度相同;若没有一样清的度数,而是在 0.25D

范围内反复,取较小的度数。

（5）精确完散光的轴向和度数后,球镜度退回过矫的 –0.25D,查视力。

4. 散光表检查

（1）在初次 MPMVA 的终点结果上加 +0.75DS 至 +1.00DS 的球镜进行雾视,使被检者的视力雾视至大约 0.7。

（2）指引被检者注视散光表,可以将其想象为一个钟表的面板,并仔细分辨散光表上最黑、最锐利的是几点钟的线条（例如 2 点钟与 8 点钟,3 点钟与 9 点钟）。

（3）若所有的线条都是一样清晰或模糊的,可认为没有散光,结束该检查,返回进行主觉验光的二次 MPMVA。

（4）若有一组线条较其他的更黑或更锐利,将该线条所对数字中较小数目字乘以 30 就为负柱镜的轴位（例如被检者报告 2 与 8 点钟的线条最黑,其负柱镜的轴就在 $30 \times 2 = 60°$）,这即为所谓的"30 倍法则"。

（5）若同时有两组钟点线看上去一样黑或锐利,即选择两者的中间值乘以 30（例如 1 与 7 点钟和 2 与 8 点钟的线条一样清,则负柱镜的轴在（$1 \times 30 + 2 \times 30$）/2 = 45°）。

（6）将负柱镜的轴调至上述轴位,然后每次增加 –0.25D 的负柱镜度,再次让被检者仔细分辨散光表上最黑、最锐利的是几点钟的那条线。

（7）若被检者仍报告原来的一组钟点线更黑更锐利,则重复上一步,若被检者报告所有的钟点线看起来都一样清晰或一样模糊。

（8）逐次 0.25D 去雾视至刚好达到最佳视力。

5. 第二次 MPMVA 具体方法与第一次 MPMVA 相同,在交叉柱镜步骤之后,先雾视到 0.5 或更差的视力,再逐次 0.25D 去雾视至刚好达到最佳视力。

（四）左眼主觉验光

方法同右眼主觉验光。

（五）双眼主觉验光

当双眼最佳矫正视力相等或相差不超过 1 行时,可用交替遮盖或棱镜分离进行双眼平衡。

1. 交替遮盖双眼平衡 此法适用于试镜架主觉验光。

（1）在双眼前都雾视 +1.00DS,分别查双眼的视力。

（2）交替遮盖双眼,问被检者哪只眼看到的视标较清晰,还是差不多。

（3）如果差不多,进入双眼 MPMVA;如果有清晰度差异,在好的眼前加 +0.25D,再次交替遮盖进行比较,直至清晰度差不多;如果加正镜后变成另一眼清,让主视眼清晰一些。

2. 棱镜分离双眼平衡 此法适用于综合验光仪主觉验光。

（1）在双眼前都雾视 +1.00DS,分别查双眼的视力。

（2）右眼前加 3$^\triangle$BD 的棱镜、左眼前加 3$^\triangle$BU 的棱镜,给单行视标,让被检者双眼一起注视,询问有没看到上下两行视标,并确认右眼看到上面一行,左眼看到下面一行。

（3）让被检者比较上下两行视标的清晰度差异。

（4）如果差不多,进入双眼 MPMVA;如果有清晰度差异,在好的眼前加 +0.25D,再次进行比较,直至清晰度差不多;如果加正镜后变成另一眼清,让主视眼清晰一些。

3. 双眼 MPMVA

（1）在双眼前同时、逐次加 –0.25D,至刚好达到双眼最佳视力。

（2）在双眼视力法的终点,进行红绿试验:如果红清或一样清,以视力法终点结束;如果绿清,双眼前同时加上 +0.25D,检查视力有无下降,如有下降,退回所加的 +0.25D,以视力法终点结束;如视力并无下降,再次确认视力法的终点。

（六）儿童主觉验光的注意事项

1. 主觉验光应建立在电脑验光或检影验光结果基础上,不是单独进行的。

2. 并非每个小儿都要进行全套主觉验光操作,检查时间长会降低小儿的合作性,应根据实际情况选择最有价值的操作项目。

3. 小儿判断能力可能不足,应时刻留意小儿反映的准确性,与客观验光结果反复对比,如果认为小儿主观反映不可信,可换另一种方法,甚至考虑直接按客观验光的结果,尤其是学龄前期的儿童。

4. 可使用儿童视标的视力表进行检查,并在结果中备注。

（郑德慧）

五、儿童屈光筛查仪检查

儿童屈光筛查法近年来在西方发达国家受到越来越多的重视,并且有许多儿保工作者尝试将这些方法运用于儿童眼保健工作,取得较好的效果。我国人口众多,医疗、保健力量相对不足,与发达国家相比还有着差距。找到一种简单快捷的眼病筛查手段,使儿童眼部异常能够早期发现及治疗,这对于儿童眼保健是很有意义的。关于儿童眼病及屈光筛查的最新理念认为对致盲眼病的早期发现与有效治疗是关键。以上屈光筛查法能够早期及时发现一般检查不能发现的许多儿童屈光间质疾病,在儿童眼科工作中,作为一种对初诊无症状儿童进行的眼病筛查工具,对可能影响视力的因素的早期干预及弱视的预防有很大的价值,也会对我国儿童眼保健工作有很好的推动作用。

（一）原理

各种视力筛查仪，按照其原理，又可分为四种：

1. 利用 OFF-axis（偏轴光线）原理，利用红外线光源，进行自动验光检查，如 PR-2000 型自动验光仪。

2. 利用 Hartman Shack 感受器原理，使人眼反射出的光线成像于感受器从而得出眼的屈光状态，如美国 Suresight 手持式视力筛查仪、国产视力筛查仪。

3. 利用偏中心摄影验光原理判断屈光状态及有无斜视，如美国 MTI 摄影筛查仪，德国 Plusoptix 双目视力筛查仪等。

4. 其他如采用超声测距、十字靶瞄准及灯光声音吸引的设计方式可对儿童快速准确地进行眼部屈光状态检测的 AR-20/ARK-30 视力筛查仪。

（二）常用视力筛查仪操作技术

1. PR-2000 型自动验光仪　PR-2000 儿童自动验光仪操作简便快捷，对儿童合作程度要求低，目前越来越广泛地应用于低龄幼儿屈光状态的筛查。

其利用 OFF-axis 原理及红外线光源进行自动验光检查，可以对儿童屈光不正进行筛查。经特殊处理后，还可以获得特殊的图像，利用特殊的图像不仅可以对儿童屈光不正患者的屈光度作初步的判断，还可以同步定性地发现斜视、屈光不正、上睑下垂、角膜、晶状体、玻璃体、甚至虹膜炎、后葡萄膜炎等许多器质性儿童时期眼部常见或罕见疾病。该仪器发现屈光间质疾病较为敏感，虽然它并不能做出准确的定位。但是，在儿童眼保健工作中，作为一种对群体儿童进行眼病筛查的工具，其发现异常作用已经足够。

自然状态下采用 PR-2000 型自动验光仪在暗室进行屈光检查。让受检儿童在暗室内适应 3min 后进行检查。受检者不直接面对光线，瞳孔呈自然开大状态。由家长抱患儿坐在离仪器 1m 远处，吸引患儿注视闪烁的红绿十字架，利用红外线光源进行自动验光检查，得出屈光值。重复 3 次，打印验光结果，取平均值作为最终结果。对于范围在 –5.00~+5.00D 内的屈光不正可以直接显示度数，散光轴可精确到 50°，超出此范围者以（+）或（–）表示。

儿童验光仪的图像经特殊处理，还可以显示瞳孔区的状态，在白色背景下角膜、晶状体、玻璃体等屈光间质的病变被突出和放大，可以打印出屈光度值。

结果分析如下：

（1）正常图像观察：儿童验光仪检查，睑裂对称、眼位正常、屈光间质透明（均匀白色背景）。

（2）斜视的观察与判断：使用 PR-2000 型儿童验光仪检查，方框取眼球中间位置，十字标志标出眼球位置，眼球偏外，则十字偏内；眼球偏内，则十字偏外；间歇性外斜视，使用本方法检查时，经常可以引出外斜视状态。调节性内斜视儿童，患儿常常因为必须使用调节才能看清目标，所以常常可以发现眼球内斜。

（3）屈光状态判断：使用 PR-2000 儿童验光仪，对于范围在 −5.00~+5.00DS 以内的屈光不正可以直接显示度数，超出此范围以（+）或（−）表示。

（4）屈光间质的检查

1）使用 PR-2000 儿童验光仪，白色背景下，出现黑色投影即为屈光间质混浊，监视状态下，可观察到玻璃体内混浊呈漂浮状态，随眼球转动而漂浮不定。晶状体或其他混浊则呈固定状态。

2）核性白内障：使用 PR-2000 儿童验光仪，显示中央区黑色、圆形混浊。可发现直径 2mm 左右的混浊，比裂隙灯显微镜更直观、明显。左眼晶状体块状混浊：左眼瞳孔区内侧块状混浊。

3）原始玻璃体残留：外观正常。暗室内瞳孔呈相对放大状态，瞳孔内下方发现圆形黑影，后经 B 超检查证实为原始玻璃体残留。筛查检查图像见右眼鼻下方瞳孔区混浊。

4）早期先天性白内障：3 个月后检查，照相发现右眼晶状体已经基本混浊，PR-2000 儿童验光仪检查右眼瞳孔区不透亮。

总之，与传统的睫状肌麻痹检影验光相比，PR-2000 具有操作简单、耗时短、无不良反应的特点，且检查成本低、敏感性高，适用于低龄幼儿弱视高危因素的筛查和大范围普查。对不同类型屈光高危因素的筛查必要时同眼科常规检查和随访密切结合，尤其对存在远视和散光的患儿可适当降低筛查标准，以提高筛查的敏感性。

2. Suresight 手持式视力筛查仪　Suresight 手持式自动验光仪，以其客观、快捷、不需要散瞳睫状肌麻痹等特点，在国内外已作为一种成熟的儿童屈光筛查方法被广泛应用。

其工作原理是利用 Hartman Shack 感受器原理，使人眼反射出来的光线通过一组微透镜陈列后，成像于感受器上，再通过特定的运算法则将其转换为球、柱镜联合的屈光状态表示公式。测量范围球镜 −6.00~+5.00D，柱镜 ±3.00D。超过仪器测量范围时仪器显示 ±9.99。仪器测量不出则不显示数据。测量的工作距离为 35cm，可自动检测工作距离，通过不同的声音提示检查者调整工作距离。面对被检查者的镜头上有一圈闪烁的绿灯，可吸引被检查者的注意。每次测量结果为 5~8 次读数的平均值。带有一红外感应的自动打印机，可直接打印结果。在同一检查室，由受培训的专业眼科护士操作，在半暗光线下，选择儿童模式，进行自然瞳孔及非睫状肌麻痹状态下屈光检查，可信指数 6 以上为有效结果。检查结果为分别左右眼的球镜屈光度、柱镜屈光度和柱镜轴向。

用 Suresight 手持式自动验光仪进行婴幼儿视力筛查有利于发现早期的屈

光不正,重点监测、管理,便于寻找出屈光不正性弱视及屈光参差性弱视高危人群和可疑人群。由于 4 岁以下婴幼儿多数无法配合 E 视力表检查视力,而传统的屈光检查过程复杂,要求技术熟练的验光师,检查时间长,要求儿童很好的配合,否则很难取得满意结果。而采用自动验光仪作为婴幼儿的常规视力检查,不仅操作简单快捷、对被测试者没有伤害,容易被家长、婴幼儿接受,而且有很好的准确性和重复性,值得在婴幼儿常规视力筛查中推广使用。

屈光筛查标准如下:

(1)S 表示球镜屈光度,S 数值:

S≥+0.75,<+2.00 正常

S≥+2.00,<+3.00 远视可疑

S≥-0.50,<+0.75 近视可疑

S≥+3.00 远视异常,S<-0.50 近视异常

(2)C 表示柱镜屈光度,C 数值:

-1.00<C<+1.00 正常

-1.50<C≤-1.00 散光可疑

+1.00≤C<+1.50 散光可疑

C≥+1.50,C≤-1.50 散光异常

(3)S、C 数值显示 9.99 时,无论正负均为异常。

(4)S、C 数值出现空白时(即无数值),也为异常。

在实际操作工作中为了减少仪器使用的误差,需注意以下几点:①对于接近临界值的正常者,要在 6 个月后进行复查一次。②屈光度可以反映视力问题,但是不能够取代视力测查。

国产视力筛查仪的原理及使用方法与 Suresight 手持视力筛查仪相似,在此不做赘述。

3. 美国 MTI 摄影筛查仪　美国 MTI 摄影筛查仪对学龄前儿童弱视致病因素普查有方便、客观、有效的特殊优势,对弱视的早期发现、早期治疗、采取积极的干预措施以降低弱视的发病率,提高治愈率有重要价值。

其是将摄影光源偏置于摄影镜头的旁边,使光源与视轴稍分离,属于偏中心摄影验光。其原理是,将视网膜上反射出的光线,分别从水平方向和垂直方向两次快速拍成照片,根据上下两幅照片瞳孔区的新月形光影出现的情况来判断其屈光状态;从角膜反光点的位置对比观察眼位;从瞳孔区光密度的变化来观察屈光介质的混浊情况。近视性新月影位于闪光源的同侧,分别为照片的上方和左侧;远视性新月影位于闪光源的对侧,为照片的下方和右侧。比较上下两幅照片及左右两眼新月影的大小及位置,可以知道散光和屈光参差。

受检儿童在半暗室里至少适应 3min,之后由同一检查者拍摄。拍摄时,

受检与检查者相距 1m,将光标聚焦在受检者前额(两瞳孔中间上方 3.7cm 处),
受检者注视摄影仪的闪烁红灯,按快门,在机器自动翻转镜头后,以同样方法
再次按动快门,即获得分别从水平和垂直方向拍摄成像在一张胶片的本组双
侧眼部照片(即时成像胶片)。若对焦失败、受试者注视不良或瞳孔直径小于
4mm,则当即重新拍摄。每张照片编号后由专人分析。输出的照片应符合以
下条件:

(1)照片清晰。

(2)双眼固视。

(3)至少有一眼的角膜反光点位于瞳孔中央。

(4)眼底反光可见。

结果分析见表 3-5-1。

表 3-5-1　美国 MTI 摄影筛查仪结果分析

观测指标	结果	分类标准
斜视	+	角膜反光点一眼位于正中,另一眼偏离中心
屈光介质混浊	+	瞳孔区光影呈现深浅不一的黑色斑点
屈光参差	+	双眼同比新月影宽度差 > 瞳孔直径的 1/3
轻度近视	−	上、下两幅照片新月影按近视规律出现,光影宽度 ≤ 瞳孔直径的 1/3
显著近视	+	上、下两幅照片新月影按近视规律出现,光影宽度 > 瞳孔直径的 1/3
轻度远视	−	上、下两幅照片新月影按远视规律出现,光影宽度 ≤ 瞳孔直径的 1/3
显著远视	+	上、下两幅照片新月影按远视规律出现,光影宽度 > 瞳孔直径的 1/3
轻度散光	−	上、下两幅照片中单独出现的新月影,光影宽度 < 瞳孔直径的 1/3 或不按远(近)视规律出现的新月影,其宽度总和 < 瞳孔直径的 1/3
显著散光	+	上、下两幅照片中单独出现的新月影,光影宽度 ≥ 瞳孔直径的 1/3 或不按远(近)视规律出现的新月影,其宽度总和 ≥ 瞳孔直径的 1/3
正视	−	双眼瞳孔区未出现新月影

其中,对复合远(近)视散光,按等效球镜计算原则 1/2 柱镜折算成球镜,
该对象就包括在远(近)视组内。散光组包括单纯散光和混合散光,混合散光
以 +、− 绝对值之和确定屈光度分类。

4. 德国 Plusoptix 双目视力筛查仪　Plusoptix 是一款应用红外偏心视网
膜摄影技术的视力筛查仪,红外光源通过瞳孔投射到视网膜,视网膜上的光反

射到瞳孔区域,在不同的屈光状态下呈现不同的图案,摄像机记录图案并通过计算得出球镜、柱镜和轴位等数据。相对于传统视网膜检影验光设备,该技术不需要被检者长时间的严格配合,检测过程简单、迅速。

Plusoptix 是一款专为婴幼儿、学龄前儿童设计的多功能双目视力筛查仪,一次测量可以获得双眼的屈光状态、瞳孔直径、瞳距以及眼位等信息,方便医生快速筛查并全面了解患者的视力发育状况。

Plusoptix 提供数据存储功能,方便医生查询和随访婴幼儿患者的视力发育过程。同时软件提供 EMR 专业电子病例报告接口,方便电子化病例的传输、共享、管理以及储存。

测量时距离婴幼儿 1m(3.3 英尺),双眼同时测量且具备对称性比较。有鸣叫声吸引婴幼儿的注意力,自动采集并快速测出被检查儿童的屈光状态,适用于交流障碍及大多数眼球震颤的儿童。

(项道满)

第四章 儿童眼保健门诊与儿童眼病筛查中常见的眼病

第一节 儿童眼睑病

一、眼睑炎症

（一）睑腺炎

【定义】

睑腺炎（hordeolum）是化脓性细菌侵入眼睑腺体引起的一种眼睑腺体的急性、痛性、化脓性、结节性炎症病变，俗称"针眼"，又称"麦粒肿"，为青少年、儿童常见眼病之一。依其所感染的部位、腺体的不同，可分为外睑腺炎和内睑腺炎。睫毛毛囊或其附属的皮脂腺（Zeis 腺）或变态汗腺（Moll 腺）感染肿胀范围小而表浅，称之为外睑腺炎（external hordeolum）。睑板腺（Meibomian 腺）受累时形成较大的肿胀区或睑板腺囊肿继发感染则称之为内睑腺炎（internal hordeolum）。

【病因】

大多为葡萄球菌感染，其中金黄色葡萄球菌感染最为常见。健康成年人眼睑有防御外界病菌侵袭的能力，儿童常哭闹，不注意手卫生，常用不卫生的手揉眼，细菌就会乘虚而入。

此外，在患儿患有眼睑缘炎、睑板腺囊肿、睑板腺功能障碍、过度疲劳、营养不良及营养过剩等身体不适的状况下，身体抵抗力减弱，细菌就会乘虚而入，容易反复发作。

另外，患儿患有近视、远视、散光、用眼过度、屈光不正、视疲劳及眼镜佩戴不适等也为该病的诱因。

【诊断】

1. 临床表现

（1）眼睑呈红、肿、热、痛等的急性炎症的典型表现。通常水肿程度越重，疼痛越剧烈。

（2）外睑腺炎的炎症反应多位于睫毛根部的睑缘处，起病初期自觉眼睑胀痛或眨眼时疼痛，红肿范围通常较弥散，触诊时可触及压痛性结节，疼痛剧烈，可伴同侧耳前淋巴结肿大、压痛。感染部位靠近外眦角时，疼痛更明显，且因压迫引起循环障碍，可引起反应性球结膜水肿。数日后局部出现黄色脓点，硬结软化，可朝向皮肤面自行破溃。

（3）内睑腺炎位于睑板腺内，红肿一般较外睑腺炎轻，但疼痛却较之为重，相应的睑结膜面充血、水肿明显，病变处可触及硬结，触之压痛。数日后化脓，脓点出现在睑结膜面，并从该处自行穿破，向结膜囊内排脓，也有从睑板腺开口处排脓者，极少数可向皮肤面破溃。若脓点未穿破睑板，致病菌毒性较强，炎症可扩散至整个睑板组织，形成睑板腺脓肿。

（4）睑腺炎破溃后炎症明显减轻，1~2 天逐渐消退。一般一周左右痊愈。部分轻者可经治疗消退、未治疗自行消退或不经穿刺排脓而自行吸收消退。

（5）儿童患者由于体质弱、抵抗力差，当致病菌毒性强烈时，炎症可向眼睑皮下组织扩散发展为眼睑蜂窝织炎。此时整个眼睑红肿，波及同侧颜面部，睁眼困难，触之坚硬，压痛明显，球结膜反应性水肿剧烈者可脱出于睑裂外。多伴有发热、畏寒、头痛等全身症状。处理不及时还可能引起败血症或海绵窦脓毒血栓形成等十分严重的并发症，甚至危及生命。

2. 临床诊断

（1）根据患者的症状和体征，眼睑皮肤局限性红、肿、热、痛，触之有硬结。睫毛根部，近睑缘皮肤或睑结膜面出现脓点。

（2）辅助检查：部分患者可行眼分泌物及所排脓性分泌物细菌培养和药物敏感实验可协助致病菌诊断和选择敏感药物进行治疗。

（3）如有全身反应，应检查外周血白细胞计数和分类。

（4）鉴别诊断：内睑腺炎需要睑板腺囊肿相鉴别。睑腺炎初期需与蚊虫叮咬引起的眼睑炎症、鼻窦炎引起的眶蜂窝组织炎相鉴别。

【治疗】

1. 早期

（1）局部抗生素滴眼液点眼，结膜囊内涂抗生素眼膏有助于感染的控制。

（2）氦氖激光仪局部照射，每日一次，每次 10min，通过照射可激活巨噬细胞，加强巨噬细胞的吞噬能力，提高免疫功能，增强局部组织的抗感染能力；能改善皮肤微循环，有利于组织的净化和修复再生；还能使钾离子致痛反应时间显著延长，使激肽、5-羟色胺等致炎、致痛物质明显降低，激活内源性吗啡样抗痛物质，整合中枢神经的痛觉信号而起到很好的镇痛作用。对迅速缓解疼痛、缩短病程、降低脓肿发生率具有明显的效果，且因其无创、无痛苦，安全无副作用，易于被患儿及家长接受。

2. 晚期

（1）当脓肿形成后应切开排脓。外睑腺炎切口在皮肤面平行于睑缘以免损伤眼轮匝肌,痊愈后瘢痕不明显。内睑腺炎切口在睑结膜面,切口应与睑缘垂直,但注意切开勿达及睑缘,以免愈合后留有切迹及过多伤及睑板腺管。

（2）当脓肿尚未形成时不宜切开,更切忌用手挤压排脓,因眼睑及面部静脉无静脉瓣,挤压致病菌进入血管可致感染扩散,引起眼睑蜂窝织炎,甚至海绵窦脓毒血栓或败血症,危及生命。一旦发生这种情况,尽早全身使用足量的抑制金黄色葡萄球菌为主的广谱抗生素,并对脓液或血液进行细菌培养或药敏试验,以选取更敏感抗生素,并按败血症治疗原则处理。同时密切观察病情变化,早期发现眼眶或颅内扩散和败血症的症状、体征,以便及时处理。

（3）局部炎症重者或伴有淋巴结肿大者应全身使用抗生素口服或肌肉注射,必要时可静脉滴注。

（4）顽固复发病例可用早期眼睑硬结局部注射曲安奈德,局部抑制增殖作用,避免反复复发。同时治疗相关睑缘炎可减少复发率。

（5）口服清热解毒中药也有一定疗效。

【保健要点】

1. 治疗期间注意用眼卫生及手卫生,保持眼部清洁,不用脏手揉眼睛,不用脏东西擦眼睛,避免交叉感染。切勿挤压排脓,导致感染加重,危及生命。

2. 注意休息和生活规律,少看、不看手机电视等电子产品,增加睡眠,增加免疫力。不吃刺激性食物,不吃过甜、油炸食品等,多饮水,保证饮食均衡,清淡饮食、夜间禁止进食及二便正常。

3. 积极治疗眼部慢性疾病,如过敏性结膜炎、睑缘炎、角膜炎、倒睫等。及时矫正近视、远视或散光。

4. 可定期进行中医推拿按摩,去肝火调脾胃。

5. 平时补充各种维生素。

6. 如反复发作,可用干净手按摩局部眼睑及眼眶,适度热敷局部眼部皮肤,保持睑板腺上各腺管通畅,促进其分泌物排出,并且增加局部血液循环。

（二）睑板腺囊肿

【定义】

睑板腺囊肿（chalazion）,是睑板腺排出管道阻塞分泌物潴留形成的睑板腺特发性无菌性慢性肉芽肿,又称霰粒肿。有纤维结缔组织包裹,囊内含有睑板腺分泌物及包括巨噬细胞在内的慢性炎症细胞浸润。

【病因】

各种原因引起睑板腺开口的阻塞均可能导致。

1. 微生物作用

（1）病毒因素：睑板腺功能异常是睑板腺囊肿主要病因之一，而病毒加速了睑板腺功能异常。在临床病理学上疱疹性角、结膜炎以及 DNA 病毒均与睑板腺囊肿有一定的关系。

（2）细菌因素：细菌是导致睑板腺功能异常的主要原因。其中金黄色葡萄球菌导致的睑缘炎是最常见的细菌感染。病毒感染和细菌感染交替存在，尤其是病毒可以反复感染睑板腺导致脂质分泌异常，继而转化为细菌性感染，或严重的中央睑板腺管的脱屑而阻塞睑板腺开口。

（3）其他微生物：也有报道螨虫引起的睑缘炎以及糠秕孢子菌属引起的脂溢性睑缘炎均与睑板腺囊肿形成有关，但均未得到明确证实。

2. 先天异常　有研究报道儿童先天性睑板腺功能异常或泪液缺乏均有可能引起睑板腺阻塞而致睑板腺囊肿形成。

3. 其他诱因　还有学者认为睑板腺囊肿与不良饮食及生活习惯等因素有关，如喜欢揉眼、偏食、便秘、饮水少、性格急躁、维生素 A 缺乏等，但均无明确定论。

【诊断】

1. 临床表现　自觉症状很少，常在闭眼时发现囊肿处皮肤隆起，皮肤颜色正常，可单发、多发、单眼或双眼，也有上下睑同时发生的。病程进展缓慢。眼睑皮下可触境界清楚的坚硬肿块，不红不痛无压痛，肿块可大小不等，大如樱桃，小如绿豆。囊肿局限于睑板腺内者，仅于皮肤面囊肿处摸到硬结，无压痛，与皮肤不粘连，相应的结膜面为限局性紫红或紫蓝色充血。小的囊肿经仔细触摸才能发现。较大者可是皮肤隆起，但与皮肤无粘连。大的肿块可压迫眼球，产生散光而使视力下降或因压迫而致异物感。小型肿块者可自行吸收，但一般情况下肿块长期不变或逐渐长大变软，可自行破溃，排出胶样内容物，该处常留红色息肉，少数囊肿也可自睑缘或皮肤面脱出，呈一淡红色隆起，该处皮肤极薄，破溃后则肉芽组织突出，甚至瘢痕收缩致下睑外翻。睑板腺囊肿如有继发感染，则形成急性化脓性炎症，临床表现与内睑腺炎相同。

2. 检查

（1）眼睑皮下可触及一个至数个大小不等、境界清楚的坚硬肿块，不红不痛无压痛，表面皮肤隆起，但与肿块无粘连。反转眼睑可见肿块的睑结膜面呈紫红色或灰红色。

（2）囊肿自结膜面穿破可在睑结膜面形成肉芽肿或在皮下形成暗紫色的肉芽组织。

（3）反复发作者应行病理检查，以便与睑板腺癌鉴别。

3. 诊断标准

（1）无自觉症状，病程较长，眼睑皮下有无痛性结节，与皮肤无粘连。

（2）反转眼睑正对囊肿处的结膜面呈局限性灰红色、紫红色病灶或有肉芽组织露出。

4. 鉴别诊断　睑板腺囊肿继发感染时需与单纯内睑腺炎、其他原因引起的单纯眼睑炎症相鉴别。

【治疗】

1. 较小而无症状的睑板腺囊肿一般无需治疗，可任其自行吸收。

2. 较大的睑板腺囊肿则需手术治疗。

3. 手术治疗

（1）对于单发睑板腺囊肿，预计手术时间较短，患儿可配合情况下，可采取局部麻醉下手术。用睑板腺囊肿夹子夹住病灶处眼睑，并将其翻转，使囊肿位于夹子环圈内，切口与睑缘垂直但切口勿过睑缘，切开囊肿并向两侧分离，将囊肿完整摘除或用刮匙刮除内容物并剪除纤维化囊壁。术毕注意加压止血，结膜囊内涂抗生素眼膏，无菌眼垫遮盖，次日除去。

（2）对于多发性睑板腺囊肿，预计手术难度大，手术时间较长，患儿不配合情况，采取全身麻醉下手术。术前仔细检查双眼，明确肿块部位及数量，确定最终的手术方式。为避免多次全麻手术带来的麻醉及手术风险，对于发现的已成熟的睑板腺囊肿，争取一次性刮除，干净去除囊壁，防止复发。手术方法同上述局麻。

（3）顽固复发病例可眼睑囊肿内局部注射曲安奈德，局部抑制增殖作用，促进其吸收避免反复复发。

4. 口服清热解毒中药也有一定疗效。

【保健要点】

同睑腺炎保健要点。

（洪　流）

二、眼睑肿瘤

（一）眼睑与眶周皮样囊肿

【定义】

眼睑与眶周皮样囊肿（dermoid cyst）是由鳞状上皮构成的上皮性囊肿。在组织学上囊壁仅含有鳞状上皮细胞，名表皮样囊肿（epidermoid cyst），含有表皮和皮肤附属件名皮样囊肿。因组织来源、临床表现和治疗相同，统称皮样囊肿。皮样囊肿可以位于眶隔前部的浅层组织，也可位于眶隔后部的深层组织。

【病因】

眼眶皮样囊肿是一种迷芽瘤。胎生时期,由外胚层沿闭锁的胚线向皮下植入而形成。囊肿多发生于骨缝处,囊壁的纤维组织通过骨缝可与脑膜相连。

【临床表现】

为发生于眼睑及内、外眦部的囊样肿块。多发于眼睑颞上方,邻近眶缘处。为圆形囊状隆起,大小不一,质软。部分病例伴有眶缘缺损,甚或与颅内相通。一般不与周围组织粘连,但可与骨膜黏附在一起。囊肿缓慢生长,少数自行破裂,导致炎症和肉芽肿形成。

【临床诊断】

1. 临床特征　睑缘部囊性肿物,好发于小儿及青少年。

2. 影像学检查

(1) X 线检查:眶外或上壁骨凹陷形成,即中央透明区绕一圆形或椭圆形硬化环。

(2) 超声检查:囊内为液体,含有毛发、皮肤脱落物等。

(3) CT 扫描:有其特征性改变,如位置、形态、光密度等。尤其是注射增强剂后更可清晰辨别及骨凹陷区周围的环形显影增强。

(4) MRI 检查:病变形态同 CT,病变区信号异常。囊肿壁在 T_1WI 和 T_2WI 均成低信号强度,囊肿内信号根据其成分不同而出现不同的信号强度,汗液和皮脂者,T_1WI 和 T_2WI 均呈现高信号强度,如杂有囊壁脱落物和毛发,则显示高中低信号强度相间或呈斑驳状。

3. 鉴别诊断　本病应与脑膜膨出相鉴别。脑膜膨出多发于框内角骨缝,不能移动,有波动,压迫时可缩小,在无菌操作下穿刺出透明的脑脊髓液。

【治疗】

皮样囊肿增长缓慢,如无明显炎症现象,无功能及美容障碍,允许一定时期的观察。皮样囊肿在增长时期可能恶化,且有囊肿破裂的风险,如果囊肿破裂,因为囊液中的角蛋白渗漏到周围组织中可导致肉芽肿性炎症,而后发展为纤维化,与周围组织粘连,增大治疗难度,影响外观,因此仍以及时治疗为宜。目前可供选择的最佳治疗方法是手术切除。原则是囊壁及囊内容物完全摘除,保留眼眶正常结构和功能。若其深部囊壁不易切除干净,可用纯苯酚烧灼,乙醇中和,盐水清洗,以防复发。对于影响视力的较大囊肿,且对美容有较高要求的患者,可经皮穿刺囊肿,行介入性治疗。

【保健要点】

1. 筛查时间　健康儿童应当在生后 28~30 天进行首次眼病筛查,分别在 3 月龄、6 月龄、12 月龄和 2 岁、3 岁、4 岁、5 岁、6 岁健康检查的同时进行阶段性眼病筛查。

2. 筛查方法 眼病筛查时应注意检查双眼外观,触诊眼睑及眶周是否有肿物形成。必要时行 B 超等影像学检查。

3. 健康宣教要点 儿童眼睑及眶周皮样囊肿肿物较小,不影响外观时,可随诊观察,注意避免撞击,以防囊肿破裂。符合手术适应证时,建议及时行手术治疗,对外观影响较小,预后较好。

(贺 平)

(二)眼睑与眶周钙化上皮瘤

【定义】

毛母质瘤(pilomatricoma,PM),也叫毛基质瘤或 Malherbe 钙化上皮瘤(calcifying epithelioma),是一种皮肤附属器良性肿瘤,可发生于任何年龄,男女比例约 1:1.5 至 1:2,发病率呈双峰分布,在儿童、青少年及 50 岁以上的成人中发病率最高。半数以上发生在头颈部,眼睑及眶周部常见。

【病因】

PM 起源于毛发基质,是由向毛母质细胞分化的原始上皮胚芽细发生变异而产生,WNT- 信号通路中 β- 连环蛋白的激活突变可能与该肿瘤的发病机制有关。

【诊断】

1. 临床表现

(1)皮下无痛性丘疹或结节,通常质硬,有时伴砂砾感。初发时可较软,多与皮肤紧密粘连,但基底部可推动。

(2)皮肤颜色有正常肤色、灰白、粉红、紫蓝到浅蓝色。大小从几毫米到几厘米不等,多数皮损小于 3cm,多为单发,多发极少。

(3)极少数有恶变倾向。

2. 临床诊断

(1)病史:病变常无症状,常被偶然发现,可在数月至数年内缓慢生长。偶尔因合并感染出现结节红肿热痛。

(2)专科检查

1)皮下或真皮深层缓慢增大的无痛性硬丘疹或结节,皮肤颜色由灰白、粉红到蓝灰色,表现多样。大小从几毫米到几厘米不等,多数皮损小于 3cm,多为单发。

2)偶尔会形成经表皮的排出孔(穿孔),排出部分"豆渣样或石灰样"钙化瘤体。

3)有时结节周围及对应皮肤红肿,有轻压痛。

(3)如瘤体较大或部位较深,可行影像学检查(如眼部 B 超、眼眶部 CT 等)

了解肿物大小、边界、血流情况等。

（4）确诊主要依靠组织病理学检查。组织病理显示：肿瘤边界清，周围往往有结缔组织包膜，常位于真皮下部并扩展至皮下组织，为不规则形上皮细胞岛，常伴有钙质沉着。通常肿瘤由嗜碱性粒细胞和影细胞构成，两型细胞构成比的变化反映肿瘤所处阶段。

3. 鉴别诊断：临床表现多样，需与皮样囊肿、皮脂腺囊肿、血管瘤等其他皮肤附属器肿瘤相鉴别；如发生在眼睑部位，还需要与睑板腺囊肿相鉴别。

【治疗】

1. 治疗原则　首选治疗是单纯切除肿物。皮肤的附属器肿瘤临床特征广泛重叠，术后需行病理检查可确诊。

2. 手术治疗　可采取小直切口切开皮肤，分离并切除肿物，也可用刮匙刮除瘤体，同时完整摘除包膜。注意瘤体钙化后较脆，易碎。对于疑有恶变倾向者，可行广泛局部切除（皮损外围 1~2cm）加切缘病理学评估，必要时加做放射治疗。

3. 预后　完整切除后不易复发，预后良好。

（黄业贤）

（三）眼睑与眶周血管瘤

【定义】

眼睑最常见的血管瘤是毛细血管瘤（capillary hemangioma），为先天性，由增生的毛细血管和内皮细胞组成，常可发现少量炎症细胞浸润；眼眶的血管瘤多为海绵状血管瘤（cavernous hemangioma），为发育性病变，由内皮细胞衬里，管壁由平滑肌的大血管腔组成，有明显的血栓形成和钙化，为成人眼眶最常见的良性肿瘤。

【病因】

血管瘤主要表现为大量血管内皮细胞增生，其病因及来源尚不清楚，存在多种假说，主要分为两大类：内在缺陷假设和外部缺陷假设。内在假说为一个或多个内皮细胞增殖相关的基因发生体细胞突变导致肿瘤的形成；外在缺陷理论提示肿瘤微环境造成了血管瘤的形成。血管瘤发病年龄相对较早，这也与新生儿和婴幼儿体内的内分泌激素变化有关，新生儿及婴幼儿的血管瘤常有自愈的趋势及可能。

【临床表现】

血管瘤临床表现多样，部位多变，可发生于身体的任何部位，头、颈、面部的血管瘤占全身血管瘤的 60%。原发于眼睑或眼眶者，除影响面容外，还可能出现上睑下垂、眼球突出、斜视等，治疗不及时可能对视力发育造成影响。

1. 毛细血管瘤　出生后即出现,多发生于婴儿期,又名婴儿型血管瘤。病变在眼睑皮下或结膜下呈丛状、桑葚状,呈浸润性发展,多位于眼睑的一侧;呈蓝色或紫红色隆起,触之柔软、压之褪色、边界清楚。一般无刺激症状。病变发布广者,可与颞颧部及眼眶深部血管瘤相连。一旦发生,生长迅速,在未来的一个月发展较快,一岁之后开始缩小,至 7 岁时约 75% 肿瘤自发消退。患者因血管瘤压迫可引起散光而继发屈光参差、屈光性弱视、斜视。

2. 海绵状血管瘤　出生后不久出现的低血流量的血管畸形,又称为静脉畸形,大多数静脉畸形呈海绵状,故名。常在 10 岁前发生。多发于眼睑皮肤真皮表层和皮下组织,病变区为暗红色或青紫色,隆起性皮下结节状肿块,由血窦组成,形状不规则、大小不等,触之柔软,界限尚清楚,压之肿块缩小,头低时或哭时肿块增大。无自觉症状。常在儿童期或青春期增大,成人期增大不明显,多数不会自行退缩,有时由于瘤内血栓或炎症纤维化而萎缩消退。

【临床诊断】

1. 详细询问相关病史　询问发现异常表现的时间,家族史,外伤史等。

2. 专科检查

(1) 对瘤体行体表测量,明确部位及范围。

(2) 视力、屈光状态、眼位、上睑提肌肌力、眼底、视野等检查。

(3) 儿科全身检查:有无其他系统病变或综合征(如 Sturge-Weber 综合征),必要时需行血生化、尿液、免疫等针对性的实验室检查。

(4) 辅助检查:超声检查,入眶者行 MRI 或增强 CT 检查。

(5) 鉴别诊断:炎性色素痣:颜色更深,由扩张的窦状血管组成,出生后就存在,静止状态,既不增大也不消退。

【治疗】

毛细血管瘤在经过一个始发的快速增生期后,内皮细胞增殖速度减慢,逐渐被纤维脂肪组织所取代,瘤体逐渐自行消退。呈现增殖期、静止期和消退期 3 个阶段。毛细血管瘤自然退化率很高,临床症状不明显者可观察,但处于发展期的血管瘤发展迅速,破坏性强,易出现感染、出血、溃疡等,需要积极干预治疗。海绵状血管瘤因多数不会自行消退,亦需干预治疗。

1. 治疗原则　目前,对血管瘤治疗常用方法有药物治疗、激光或冷冻治疗、手术切除、放射治疗、硬化剂注射等。治疗原则是:①预防或治疗严重危及生命或功能的相关并发症;②预防血管瘤消退后产生的畸形或面容缺陷;③预防溃疡及感染,对已经产生溃疡的患者,促进溃疡愈合,减少瘢痕产生,并缓解疼痛;④减轻患儿及其家属的心理压力;⑤避免对能够自行消退并且预后较好的病变进行过度治疗。

2. 口服普萘洛尔治疗 自 2008 年 Léauté-Labrèze 等使用 3mg/(kg·d) 普萘洛尔治疗一例梗阻型肥厚性心肌病合并鼻部血管瘤患儿意外发现血管瘤明显改善后,很多病例报告,病例系列研究和多中心研究结果均证实普萘洛尔治疗血管瘤安全有效,已逐渐取代其他方法,被列入一线药物。普萘洛尔是非选择性 β- 肾上腺素受体阻滞剂,使用禁忌证包括:心脏病变(如窦性心动过缓、Ⅱ°~Ⅲ° 房室传导阻滞、心力衰竭),气道敏感性增高的疾病(如支气管哮喘),血管或神经系统的畸形或发育异常(如 PHACES 综合征和 PELVIS 综合征),甲状腺或肝肾功能异常等。

用药前完善检查,尤其需测量患儿体重和生命体征(体温、呼吸、脉搏、血压),心电图、心脏彩超、肝肾功能、血糖等。

药量:普萘洛尔 0.5~1mg/(kg·d),分 2~3 次口服,根据年龄调整起始给药量,6 月龄内者 0.5mg/(kg·d),6 月龄后 1mg/(kg·d)。嘱家长密切观察患儿服药后的精神状态并对异常及时干预,若无明显异常反应(如呼吸困难、反应迟钝、倦怠、肢端发凉麻木、腹泻、恶心等),拟 1 周后增至治疗剂量 1.5~2mg/(kg·d),分 2~3 次口服,以此为维持治疗剂量。服药 1 个月内每 2 周复查,之后 4 周复查一次,并按体重增长调整药量。

停药指征和方法:进入消退期且瘤体稳定 4 周以上或瘤体消失。拟停药时逐渐减量,予 1mg/(kg·d)维持 15 天,0.5mg/(kg·d)持续 15 天后停药。若用药 1~3 个月仍无效者,予以停药改用其他治疗方法。

3. 平阳霉素注射 将 8mg 平阳霉素粉剂以 1% 普鲁卡因 2ml 溶解。注射方法:以注射针头从正常皮肤刺入血管瘤体内,以抽到回血为准。不断改变针头方向,使药物均匀注射至瘤体内,以注射至瘤体部位泛白为止;瘤体较大者,可分点注射几次。做好记录(剂量、注射次数、不良反应)。注射 1 次未愈者,间隔 2 周重复给药,一般以局部组织肿胀消退后,再行第 2 次注射为宜。

4. 激光 采用 Cynergy 皮肤激光治疗仪(由 585nm 闪光灯泵脉冲染料激光和 1 064nm Nd∶YAG 激光组合而成)。Nd∶YAG 激光能量:35~60J/cm², 脉宽 15~20ms。585nm 激光能量密度:1 012J/cm², 脉宽 510ms;2 次治疗间隔 1 个月以上。

5. 糖皮质激素 瘤体局部注射复方倍他米松注射液 0.4~0.8ml/ 次,每月注射治疗 1 次,共治疗 1~4 次。注射治疗时每次选择不同的进针点,进针后不拔出针尖,于瘤体不同部位注药,侵及睑结膜面者可从睑结膜面进针注药。

6. 聚桂醇泡沫硬化治疗 取聚桂醇注射液 1~3ml,按聚桂醇与无菌空气比 1∶2 混合制备成 3~9ml 聚桂醇泡沫备用(临床应用过程中发现按此比例配置时,泡沫细腻均匀,静置维持泡沫状态时间长,药物用量合适,治疗效果佳)。

彩超定位穿刺点及穿刺深度,取静脉输液针,连接贮有一定生理盐水的注射器,排气至静脉输液针充满生理盐水后,自定位穿刺点进针至定位深度,回抽有回血后,拔掉生理盐水注射器,连接盛有刚制备的聚桂醇泡沫的注射器,依据患儿瘤体直径,按 0.5~1mL/cm(纯药液 1.5~3mg/cm)缓慢注入聚桂醇泡沫。注射全程可彩超探查,观察泡沫在瘤体内的流向,如发现有聚桂醇泡沫流向正常组织或血管时,及时停止注射,重新定位穿刺点,依上法再次注射聚桂醇泡沫至完成。拔针后用无菌纱布覆盖针眼,瘤体局部加压包扎,1 周后重复上述治疗。平均硬化治疗 3~5 次,至整个瘤体明显变硬,颜色由紫红色变为浅褐色,局部治疗即停止。

7. 手术切除。

【保健要点】

原发于眼睑与眶周的血管瘤,除影响面容外,还可能出现上睑下垂、眼球突出、斜视等并发症,治疗不及时可能对视力发育造成影响,故对于眼睑与眶周血管瘤的治疗,多数学者摒弃消极的观察随访策略,主张积极干预治疗。

(黄 静)

三、眼睑位置、功能和先天异常

(一)倒睫与乱睫

【定义】

倒睫与乱睫是指睫毛向后或不规则地生长,以致触及眼球的不正常情况。

【病因】

凡能引起睑内翻的各种原因,均能造成倒睫。婴幼儿及儿童倒睫多数为先天发育所致;其他如睑缘炎、睑腺炎、睑烧伤、睑外伤等,形成瘢痕后牵引睫毛倒向角膜造成倒睫。乱睫可由先天畸形引起。

【临床表现】

倒睫多少不一,有时仅 1~2 根,有时全部向后或不规则生长,触及眼球、角膜,患眼出现疼痛、眼痒、畏光、流泪、眨眼、揉眼、眯眼、持续性异物感等不适。

倒睫长期摩擦眼球、角膜,可致结膜充血、血管新生,角膜浅层混浊、角膜上皮角化,重者可引起角膜溃疡。

【临床诊断】

外眼常规检查:手电筒侧照即可发现倒睫或乱睫。多数患儿合并内眦赘皮、鼻梁低平、肥胖等特征,检查下睑时,患者需向下注视,方能发现睫毛是否触及角膜。

裂隙灯检查:可见不规则生长的睫毛,部分睫毛向后触及角膜,对应角膜可见浅层混浊、血管新生、角膜上皮角化，重者可见角膜溃疡。

【鉴别诊断】

倒睫多数由睑内翻导致，应与下睑赘皮鉴别：前者睑缘本身向内卷曲，而后者下睑内侧有一条多余的皮肤皱襞，这一皱襞可以将下睑内侧的睫毛向内牵拉与角膜和结膜接触，但睑缘本身并不内翻。

乱睫通过眼科检查较易明确诊断。

【治疗】

1. 治疗原则　儿童倒睫应早期诊断，对婴幼儿多主张保守疗法，局部牵拉眼睑可使睫毛外翻、缓解暂时不适；对于 3 岁以上合并角膜损伤、视力下降或存在眼球刺激症状者应及早手术治疗。

2. 手术治疗

（1）仅 1~2 根倒睫，可机械性拔除，但机械性拔除是暂时的，2~3 周内睫毛会再生。

（2）电解法破坏毛囊并拔除，或可在显微镜直视下将毛囊切除。

（3）微型冷冻器对切开的毛囊进行冷冻，−20℃的治疗持续时间应小于30s，以免过度冷冻使睑缘变薄并损伤邻近的正常结构。

（4）倒睫数量较多者应行睑内翻矫正术，如下睑穹窿皮肤缝线术、部分皮肤 + 眼轮匝肌切除术、内眦赘皮矫正 + 部分皮肤 + 眼轮匝肌切除术等。

（5）临床常用的治疗乱睫的方法是电解法破坏睫毛毛囊，但疗效欠佳、容易复发，且反复电解可形成睑缘瘢痕或新的乱睫。

（6）显微镜下睫毛毛囊切除治疗乱睫。

【保健要点】

一般认为儿童倒睫的发生是由于下睑皮肤过多、内眦赘皮、鼻梁发育不全、睑缘及睑板前轮匝肌肥厚等原因所致。由于婴幼儿时睫毛细软，一般无明显刺激症状，3 岁内部分儿童可随生长发育逐渐减轻或自愈；3 岁后睫毛变硬，刺激角膜出现畏光、流泪等症状，可以考虑手术干预。

当发现患儿出现分泌物、畏光、流泪、眯眼、眨眼、揉眼等症状时，应及时就诊，以免加重病情、延误诊治。

（刘国华）

（二）先天性睑内翻

【定义】

先天性睑内翻（congenital entropion）是指生后睑缘向眼球方向内卷，达到一定程度，部分甚至整排睫毛及睑缘皮肤倒向眼球，损伤角膜，出现刺激症状。

所以先天性睑内翻常与倒睫同时存在。亚洲儿童发病率较高,大多由睑缘部眼轮匝肌过度发育、睑板发育不良、内眦赘皮、肥胖、鼻梁低平等所致。通常发生在下睑内侧,由于年幼,睫毛短而柔软,对角膜损伤较小,随着长大,睫毛长长、长硬,若此时下睑位置还不能发育正常,仍然存在倒睫,此时角膜损伤会比较重。

正常眼睑位置:眼睑紧贴眼球表面,上睫毛向外上,下睫毛向外下,且弯曲不至于触及眼球表面。

保持眼睑位置正常有:睑板的支架作用、内外眦韧带的附着、眼轮匝肌作用、上睑提肌的作用。

【病因】

1. 婴幼儿鼻根平坦不饱满、内眦赘皮牵拉,使得他们靠鼻侧的下眼睑内翻。

2. 婴幼儿眼轮匝肌过度发育、睑板发育不良导致睑内翻。

3. 机制:睫毛触及眼球,在眼球运动及眼睑一闭一合间,睫毛反复摩擦角膜或者结膜,导致结膜充血、鼻下方角膜上皮点状或者片状脱落。严重而持久的倒睫,粗长睫毛像一把"毛刷",不断摩擦透明而娇嫩的角膜,至其浑浊,影响视力。

【临床表现】

1. 症状 畏光、流泪、摩擦感、眼痛、异物感。

2. 体征 下睑缘向眼球方向内卷、睫毛触及眼球、角膜损伤、结膜充血。

3. 辅检 裂隙灯下可见,少部分可见角膜新生血管。

【临床诊断】

1. 病史 怕光,阳光下睁不开眼,或者见到强光把脸趴在大人身上(往往以为孩子害羞)。

2. 专科检查 下颌内收、低头翻眼视物、眯眼视物、睫毛触及眼球、角膜荧光素染色鼻下方呈点状或片状着色。

3. 鉴别诊断 先天性泪道阻塞,无畏光,有流泪、分泌物增多,冲洗探通泪道后症状消失。

【治疗】

1. 保守治疗 先天性睑内翻随年龄增长,鼻梁发育,部分可自然改善,不急于手术。在此期间可采取下拉下睑、胶布粘贴至其外翻等消除倒睫对角膜的刺激。

2. 手术治疗 若随着年龄增长,不见好转,角膜刺激症状明显,角膜荧光素染色呈点状或大片着色,半岁到 1 岁以上可征得家长同意考虑手术。

3. 手术指征 睫毛倒刷向角膜、畏光、流泪、角膜损伤荧光素染色阳性。手术时机:6 个月到 1 岁以后。

4. 手术方案

（1）切开法：下睑内中 1/3 段，距离睫毛根部 1~1.5mm 处平行于睑缘做切口，切除一条新月形皮肤及轮匝肌，修整内眦角皮肤，6-0 可吸收线过睑板缝合切口。这样下睑皮肤固定在睑板上，内翻就消失了。此法效果肯定，是治疗先天性睑内翻常用的方法。术后注意下泪小点位置是否紧贴眼球表面。

（2）缝线法：双针丝线下眼睑穹窿部结膜进针，过睑板到眼睑皮肤面全程褥式缝合 1~3 针，皮肤面结扎处放棉絮或者手套圆边一小段拉紧结扎，术后下睑达到轻度外翻，7~10 天拆除缝线。这样下睑深部组织和浅层组织扎到一起形成粘连，靠近睫毛根部的皮肤因为组织牵拉不再内翻，睫毛的生长方向随之改变，解除了倒睫对角膜的影响。此法操作简单，可以作为首选治疗方法，但是容易复发。

（3）注意事项：术中注意不要损伤下泪小管，内眦赘皮严重时注意内眦角的修整，切口不宜超过眼睑全长的 2/3。不要打开眶隔暴露脂肪。用可吸收缝线避免拆线引起儿童对疼痛的恐惧。

【保健要点】

1. 筛查时间 生后所有儿童应纳入"新生儿眼病筛查并建立档案"，于生后 42 天内、3 个月、6 个月、1 岁、2 岁、3 岁、4 岁、5 岁、6 岁儿保正常体检时间，由眼科医生或者眼保健医生进行阶段性眼病筛查（包括倒睫及先天性白内障等）和视力评估。

2. 筛查方法 聚光手电筒侧面观察睫毛是否触及角膜，或者手持裂隙灯查看睑缘及睫毛，重点是下睑内侧。

3. 健康宣教要点 及时做眼病筛查，了解先天性睑内翻的危害，告知家长出现症状及时就诊，明白先天性睑内翻治疗时间窗，知晓术后定期复查的重要性，术后可能存在线状瘢痕，但是一般不会很明显，慢慢会淡化。告知不能用镊子拔睫毛，因为睫毛会重新长出，不能解决倒睫的症状反而可能会造成感染，发生毛囊炎或睑腺炎。临床上常见到较大年龄儿童先天性睑内翻倒睫当成泪道病处理，多家医院经久治疗未见好转，而手术后症状立即消失。儿童眼病与成人眼病有相似之处，也有极大的不同，儿童眼保健医生要不断接受培训，特别注意筛查常见儿童眼病并做到及时转诊，不要等到角膜成为毛玻璃状才得到处理。

4. 精准转诊 完善市、县、镇及社区三级眼保健网络，及时有效转诊到儿童眼科医生处。

（韦美荣）

（三）上睑下垂

【定义】

上睑下垂（blepharoptosis）是由于上睑提肌或 Müller 肌功能不全或丧失，以致上睑不能提起，而使上睑呈下垂的异常状态。轻者影响外观，重者遮盖部分或全部瞳孔，可能引起视力障碍。

【病因】

先天性上睑下垂可以是先天性的，主要由于动眼神经核或上睑提肌发育不全，有遗传性；也可以是获得性的，其原因有动眼神经麻痹、上睑提肌损伤、交感神经疾病、重症肌无力及机械性开睑运动障碍，如上睑炎性肿胀或肿物压迫。

【诊断】

1. 临床表现

（1）先天性上睑下垂：单眼或双眼发生，下垂侧眉毛高竖，以额肌皱缩补偿上睑提肌功能的不足，患侧额部皮肤有明显横行皱纹。如为双眼，患者常需抬头仰视。先天性上睑下垂常合并其他先天异常，如内眦赘皮、斜视、小睑裂及眼球震颤等。

（2）获得性上睑下垂：多有相关病史或伴有其他症状，如动眼神经麻痹型上睑下垂常可伴有其他动眼神经支配的眼外肌麻痹，因此可产生复视；交感神经损害有 Horner 综合征；上睑提肌损伤有外伤史；重症肌无力所致的肌源性上睑下垂具有晨轻暮重的特点，可用新斯的明试验进行诊断。

2. 临床诊断

（1）临床特征：单眼或双眼上睑提肌功能不全或丧失　自然睁眼平视时，轻度上睑下垂上睑缘遮盖角膜上缘超过 3mm，中度下垂遮盖角膜 1/2，重度下垂超过角膜 1/2 或遮盖全角膜。

（2）检查

1）检查双眼视力及矫正视力，判断有无屈光不正及弱视。

2）检查双眼眼外肌有无障碍，有无 Bell 现象，让患者咀嚼观察有无瞬目反射。

3）测量原位时睑裂高度及眼睑下垂量，判断上睑下垂的程度。

4）指压眉弓测试上睑提肌功能，睑缘活动度 4mm 以下者表示肌力很差，5~7mm 为中等，8mm 以上为良好。

5）新斯的明试验，排除重症肌无力。

（3）鉴别诊断：Marcus-Gunn 综合征（下颌瞬目综合征）：为一种特殊的、单侧的先天性部分性上睑下垂，当患者咀嚼或张口时，患侧睑裂突然开大，出现比对侧眼位置提举更高的现象。

（4）假性上睑下垂：由先天性上直肌麻痹引起,健眼注视时,患侧上睑下垂;遮盖健眼,患侧注视时可正常开大睑裂,下垂消失。

【治疗】

1. 治疗原则

（1）先天性上睑下垂不伴有上直肌麻痹者（Bell 现象阳性）以手术治疗为主。

（2）获得性上睑下垂（因神经系统疾病或其他眼部或全身性疾病所致的上睑下垂）应先进行病因治疗或药物治疗,无效时再考虑手术治疗。

2. 手术治疗

（1）手术时机：儿童先天性上睑下垂程度决定手术时间,一般以 3~5 岁手术为宜。严重的双眼上睑下垂,可提早至 1 岁左右全麻下手术,以避免日后产生头向后仰畸形。单侧上睑下垂如果遮盖瞳孔,为避免弱视,也可提前至 1 岁左右手术。先天性上睑下垂伴有 Marcus-Gunn 征者,一般随年龄增大而减轻。如青春发育期后症状仍无减轻和消失可考虑手术。

（2）手术方案：上睑提肌肌力中等以上者宜行上睑提肌缩短术。上睑提肌肌力差者或完全肌无力者可行额肌瓣悬吊术。

3. 上睑下垂保健要点

（1）筛查时间：健康儿童应当在生后 28~30 天进行首次眼病筛查,分别在 3 月龄、6 月龄、12 月龄和 2 岁、3 岁、4 岁、5 岁、6 岁健康检查的同时进行阶段性眼病筛查。

（2）筛查方法

眼病筛查时应注意检查双眼外观,观察双眼睑裂高度是否对称一致,上睑缘遮盖角膜高度有无超过 3mm,是否合并逆向内眦赘皮、咀嚼瞬目等。应同时检查视力、验光、眼球运动,判断是否合并斜视、弱视等。

（3）健康宣教要点：儿童先天性上睑下垂如果遮盖瞳孔,可能导致形觉剥夺性弱视,宜早手术。或为美容要手术,但因年龄幼小需要全身麻醉,否则可待年龄稍长大在局部麻醉下进行手术。观察或等待手术过程中,应定期复查视力及验光,监测视力发育情况。儿童一般 3~5 岁开始逐渐进入学前教育或参加社交活动,适时手术可避免患儿在与人交往过程中因上睑下垂导致的心理障碍,有助于儿童正常心理发育。

（贺　平）

（四）内眦赘皮

【定义】

内眦赘皮（epicanthus）是遮盖内眦部垂直的半月状皮肤皱襞。

【病因】

面部骨骼发育不良,儿童和亚洲人多见。分为先天性和后天性,先天性内眦赘皮多为双侧性的,且具有遗传特征,严重者常伴有上睑下垂,小睑裂等畸形。后天性多由外伤、烧伤、烫伤等原因引起,多为单侧,且常伴有邻近组织的损伤,如泪小管损伤、内眦韧带损伤等。

【临床表现】

1. 单纯的内眦赘皮　仅有内眦赘皮,眼裂略有缩小,无其他畸形。最常见的是上睑的内眦赘皮;下睑赘皮(epiblepharon of lower lid),平行于下睑缘的皮肤皱襞,多半占据下睑缘内 1/3,有时经内眦部向上垂直延伸,形成逆向内眦赘皮。

2. 复杂的内眦赘皮　伴有眼裂明显缩小,眼睑皮肤和皮下组织增厚、眼轮匝肌发育不良、睑板短而窄,常有上睑下垂。

【临床诊断】

1. 详细询问相关病史:询问发现异常表现的时间,家族史,外伤史等。

2. 专科检查

(1) 内眦赘皮部位及范围。

(2) 视力、视野、眼位、上睑提肌肌力检查。

(3) 有无合并倒睫,必要时裂隙灯下荧光素钠染色查看角膜结膜有无着染。

3. 儿科全身检查　有无其他系统病变或综合征,必要时需行血生化、尿液、免疫等针对性的实验室检查。

4. 鉴别诊断:区分单纯的内眦赘皮和复杂的内眦赘皮。

【治疗】

1. 治疗原则　随年龄增长,鼻梁发育隆起,内眦赘皮和下睑赘皮可以消失,单纯的内眦赘皮一般不需要治疗,如为美观可在青春期后行整形术,松解纵向的牵拉,将横向的皮肤收紧,一般在行重睑术的同时行内眦开大术,轻者可直接剪开赘皮后缝合皮肤切口即可,较重者应行"Z"字改形术或其他皮瓣法修复。合并其他先天性异常者酌情行手术一并矫正。

2. 常见矫正手术方法如下:

(1) 内眦部皮肤切除法:适用于范围不大的内眦型赘皮患者,方法为单纯切除内眦部多余的皮肤,稍加剥离后,向鼻背部牵引内眦部皮肤,露出内眦角以后缝合皮肤。此种手术方法效果不太理想,目前已很少用。

(2) "Y-V"缝合法:适用于轻型内眦赘皮患者。其方法为在内眦部做横"Y"形切口,大小按需要定,上下的宽度一般应大于睑裂。将赘皮向鼻侧牵引缝合,缝合后创面呈横"V"形。

（3）Blair-Brown法：适用于较大的内眦型赘皮患者。方法是在内眦部做切口，剥离成两个三角形皮瓣，深至内眦韧带，将内眦韧带向鼻侧靠拢缝合，将两瓣尖向鼻侧牵引，缝合在横切口的顶端，最后依次缝合各皮肤创缘呈"∈"形。

（4）平贺法：适用于内眦型赘皮患者。方法是在内眦部做一">"形切口，剥离皮瓣，内眦部固定一针，赘皮松解。将眦点上下突起的皮肤切除，然后缝合成"<"形。

（5）"Z"成形术法：适应于各种内眦赘皮患者。方法为在内眦部做"Z"形切口，剥离切口周围皮下组织，做成两个三角形皮瓣，将两皮瓣交换位置后，缝合各皮肤创缘。目前临床上又常分为多种具体的手术方法，一般根据患者的不同情况，具体采取不同的"Z"成形手术法。

（6）Mustarde法（四瓣成形术法）：这是目前较常采用的手术方法，疗效较好。适用于倒向型内眦型赘皮且合并有内眦距增宽、小睑裂和上睑下垂的患者。方法是在内眦部做四个皮瓣，交换位置后缝合。

（7）Speath皮瓣矫正法：适应于内眦赘皮合并轻度下睑外翻者。方法是在内眦部上睑内侧做一个舌形皮瓣，剥离后将其旋转移位于下睑的皮肤缺损区，缝合创缘。

【保健要点】

复杂的内眦赘皮尤其合并小睑裂、上睑下垂者，影响视力发育，建议尽早手术治疗。

（黄　静）

（五）先天性睑裂狭小综合征

【定义】

先天性睑裂狭小综合征又称睑裂狭小 - 上睑下垂 - 倒向型内眦赘皮综合征（blepharophimosis-ptosis-epicanthusinversus syndrome，BPES）先天性睑裂狭小综合征，主要临床表现为双侧上睑下垂、睑裂狭小、倒向型内眦赘皮和内眦间距增宽，又称眼科四联征，是一种罕见的先天性疾病，发病率约 1/50 000。

【病因】

遗传方式主要为常染色体显性（AD），多为家族性，偶有散发病例，男性多于女性，致病基因是位于染色体 3q23 上的 *FOXL2* 基因。

【临床表现】

1. 先天性睑裂狭小综合征多数是家族性的，偶有散发的。

2. 先天性睑裂狭小综合征可分为两型，Ⅰ型女性患者因卵巢功能早衰（premature ovarian failure，POF）而不育，但男性生育功能正常。Ⅱ型男女患者因只累及眼睑故均可生育。

3. 眼部症状　双眼小睑裂,一般横径仅 20mm 左右,有甚者仅为 13mm;双眼完全性上睑下垂。睑裂狭小仅为 1~2mm,眼睑上提功能明显受限;双眼内眦反向性内眦赘皮,由下睑向上睑延伸,内眦皮肤呈新月形外观;内眦间距大于 40mm。

4. 可合并其他系统病变或综合征的一部分。

【临床诊断】

1. 详细询问相关病史:发现异常症状时间,母孕期疾病诊疗史,重点询问家族史、手术史、全身病史。

2. 专科检查:

(1) 3 岁及 3 岁以下检查追光、追物等视物反应力,4 岁及 4 岁以上检查视力表视力。

(2) 眼部检查:按年龄使用 1% 阿托品散瞳验光或复方托吡卡胺散瞳验光,眼肌检查,测量上睑提肌肌力、睑裂长度、睑裂宽度及内眦间距。学龄前儿童视其年龄及配合程度给予配镜检查以矫正视力。

(3) 台式或手持裂隙灯检查,自然瞳孔和散瞳后眼前节情况、是否合并其他异常。

(4) 直接或间接检眼镜检查眼底,窥不入眼底者注意有无红光反射。

(5) 有条件时,用视觉电生理辅助评估视力预后,检查不合作的患儿可根据公斤体重给予 10% 水合氯醛口服睡眠后检查。

3. 儿科全身检查　有无其他系统病变或综合征,必要时需行血生化、尿液、免疫等针对性的实验室检查。

4. 鉴别诊断　主要和单纯的双眼先天性上睑下垂进行区别。

【治疗】

1. 治疗原则　先天性小睑裂综合征特有的眼部畸形,不仅严重影响患者外观,并且会影响视力发育及心理健康,目前手术是矫正眼部畸形唯一的治疗方式。

2. 手术治疗

(1) 手术指征:由于先天性小睑裂综合征明显影响患者的容貌,因此如需改善容貌均采用手术治疗。

(2) 手术时机:早期手术可以更好地阻止形觉剥夺性弱视,但由于患儿过小,组织发育不成熟,如果过早手术多造成术后复发及矫正不足,从而影响手术效果。晚期手术则可获得更为稳定的手术效果。需综合考虑其解剖生理发育情况及其对视功能的影响程度,如果评估后没有影响视力发育,可以考虑 3 岁行睑裂开大术,择期再行 2 期手术。如重度上睑下垂及重度反向型内眦赘皮者则可提前于 2 岁左右进行。

（3）手术方式

1）"Y-V" 成形术：先用亚甲蓝（美蓝）在内眦部作 Y 字画线，Y 两臂与上下睑缘平行，Y 的长轴在内眦平面，沿画线切开皮肤及皮下组织并进行皮下分离，将 Y 形切口缝成 V 形。多用于矫正轻中度的内眦赘皮及内眦间距增宽。

2）外眦成形术：剪开外眦直至眶缘，向鼻侧分离松解球结膜，然后把剪开的结膜与皮肤作垂直缝合，靠近眦角尖部的结膜作穿透皮肤的一针褥式缝线，结扎使形成颞侧穿窿。

3）上睑提肌缩短术：用亚甲蓝（美蓝）画出上睑皱襞（距睑缘 4mm 左右），作牵引缝线，翻转上睑，在外侧穿窿部结膜作 5mm 的纵行切口，用剪刀伸入结膜下潜行分离至鼻侧，眼睑复位。沿亚甲蓝（美蓝）线切开皮肤、游离上睑提肌并缩短之，使上睑缘恰落在角膜上缘下 1~2mm（平视时），观察上睑高度和弧度，满意后将上睑提肌固定于睑板上，皮肤缝线经睑板缝合皮肤。

（4）手术方案：手术是分期还是同期完成，一直存在争议。小睑裂综合征患者需要水平和垂直双向的改善，2 个方向的张力影响和相互对抗，使同期手术难以获得真正良好的效果，目前通常分 2 期手术治疗，先行或者不行隆鼻，再作内眦赘皮矫正及外眦成形术，半年后再作额肌悬吊术矫治上睑下垂。

3. 视功能康复治疗　由于患者睑裂狭小，重度上睑下垂，反向内眦赘皮，虽然大部分患者可采用仰头视物，但由于小睑裂的影响，视功能及视觉发育仍受到严重影响。李冬梅等发现小睑裂综合征患者弱视、单纯屈光不正及斜视发生率远远高于正常人群，伴随斜视的小睑裂综合征患者更易发生弱视（李冬梅，2009）。

（1）屈光矫正：如果存在屈光不正术后必须尽早进行准确的光学矫正，验光配镜多在术后 1 个月，散瞳检影验光后配戴框架眼镜，每半年根据验光结果调整。

（2）弱视训练：如果因为早期严重的上睑下垂导致了弱视，可以开展弱视辅助治疗、视功能训练。

【保健要点】

1. 筛查时间　细胞遗传学证据和家系连锁分析已将Ⅰ型和Ⅱ型的基因均定位于 3q23（3 号染色体长臂 2 区 3 带），提示两型为同一位点的基因突变，而且很可能为单基因遗传病。植入前遗传学诊断（preimplantation genetic diagnosis，PGD）技术的出现则可以预防子代出现同样的疾患，防止先天性小睑裂综合征患者将其致病基因传递给后代。但 PGD 涉及的伦理学问题，仍在探讨之中。

所有新生儿在生后 1 个月内至有眼科资质的妇幼保健医疗机构进行首次筛查。在 3 月龄、6 月龄、12 月龄健康检查的同时进行阶段性眼病筛查和视力评估。

2. 筛查方法 生后 1 个月内：光照反应、眼外观检查、眼底红光反射。2 个月到 1 岁：视觉行为询问、眼外观、视物反应、眼位检查、眼底红光反射。

眼底红光反射：主要用于检查屈光间质是否浑浊（包括先天性白内障、玻璃体浑浊等），可用检影镜或直接检眼镜检查双眼或单眼，观察眼底红光是否均匀，有无黑影，双眼颜色是否一致。

红球试验：检查婴儿追随注视能力，评估视功能发育。

3. 健康宣教要点 有家族史的婴儿，应重点进行眼保健筛查。

新生儿家庭需要了解婴儿视觉发育特征：新生儿可追光，2 月龄可追物，3 月龄能和父母对视，3~6 月龄手眼并用，8~12 月龄认识家人、看到细节。早期发现异常视觉行为（抬头视物、皱眉视物），一旦发现异常及时就医。

患儿家庭必须了解治疗的时间窗，伴有屈光不正及弱视的患儿，坚持戴镜和弱视治疗的依从性是影响视力康复的关键。

4. 完善三级医疗预防保健网，利于患儿及时有效转诊。

（刘　雯）

（六）先天性眼睑缺损

【定义】

先天性眼睑缺损（congenital coloboma of upper lid）是罕见的先天眼睑畸形。多见于上睑，多单眼发病。包括皮肤、眼轮匝肌、睑板及其附属腺体、结膜的眼睑全层结构缺损。部分还合并有睑球粘连、角膜皮样囊肿、角膜混浊，眉毛缺失等。

【病因】

病因尚且不明确，可能在胚胎发育期内角膜上下方外胚叶组织由于多种原因导致发育不全引起。可能与胚胎期接触 X 线或萘等化学性致畸物有关。有的患者家族有血亲结婚史，部分为遗传性疾病，伴有染色体异常。有学者认为先天性眼睑缺损属于 11 型颅面裂；另有羊膜条索理论指出：羊膜条索在发育中引起的睑部发育障碍可能引起先天性眼睑缺损。

另外，宫内感染、胎盘循环不良、血管系统异常等都是可能病因。

【诊断】

1. 临床表现

（1）先天性眼睑缺损多为散发，多单眼发病，偶尔双眼发病。

（2）单纯性较小缺损可能由于局部睑褶粘着失败或眼睑融合以后过早分

离,形成切迹状眼睑缺损,典型的多为基底朝向睑缘的三角形缺损,也可为四边形。包括从皮肤到结膜全层缺损。上睑缺损多位于中内 1/3,下睑缺损多位于外 1/3 处。缺损边缘光滑、无睫毛、无腺体。极少数患者仅仅缺失起支撑眼睑的睑板及其附属腺体。

（3）较大缺损有时合并眼部或全身其他部位的缺损和先天异常,如兔唇,头部及耳鼻畸形等;下睑外侧缺损常伴同侧颧骨发育不良。

2. 临床诊断

（1）详细询问相关家族史。

（2）根据临床症状及体征诊断。

（3）儿科全身检查:有无其他系统病变或综合征,必要时需行基因检查。

【治疗】

1. 治疗原则　先天性眼睑缺损不仅严重影响外观,而且可以造成角膜损害。对于本病的治疗主要为手术整形。手术治疗的时机取决于缺损的面积及角膜暴露的程度。

2. 手术治疗

（1）较小的缺损且角膜无暴露者,3~4 岁眼睑组织发育完善,可考虑外科矫正术。

（2）对于缺损范围较大且有角膜暴露者,鉴于患儿对全麻耐受情况及眼睑、视功能发育情况,考虑手术时机,手术可以在 6 个月到 2 岁之间完成。

1）对于缺损范围≤1/4 睑缘长度且有角膜暴露者,直接缝合即能获得很好的美容及功能效果。

2）对于缺损面积 1/4 至 1/3 睑缘长度者,沿灰线分眼睑为皮肤层及睑板睑结膜层,分别滑行皮肤瓣及睑板睑结膜瓣缝合,如需要可考虑剪断外眦韧带上支后滑行瓣膜分层缝合。

3）对于 1/3 至 1/2 睑缘长度的缺损,游离穹窿结膜衬里做结膜面修复,异体巩膜修复睑板缺损,Tenzel 半圆旋转皮瓣修复法是常选的手术方式。

4）超过 1/2 睑缘长度的缺损,满意的美容及功能效果很难获得。Culter-Beard 法或下睑缘带蒂皮瓣移植上睑再造均可行,术后需要缝合眼睑 2~3 个月,这会导致潜在弱视风险,建议 2 岁前手术。

【保健要点】

先天性眼睑缺损不仅严重影响外观,而且可以造成角膜损伤,没有自我愈合的可能。建立健全婴幼儿眼病筛查机制,早期发现角膜隐患、及时转诊、必要时手术治疗是决定预后的关键和有效途径。

1. 筛查时间　所有伴先天性眼睑缺损新生儿应纳入"新生儿眼病筛查项目",在生后 1 个月内至有眼科资质的妇幼保健医疗机构进行首次筛查。在 3

月龄、6月龄、12月龄健康检查的同时进行阶段性眼病筛查和视力评估。

2. 筛查方法　同前,观察缺损区涉及的结膜及角膜情况。

3. 健康宣教要点　孕期保健,尤其需要预防X线及萘等化学性致畸物接触。有家族史的婴儿,应重点进行眼保健筛查。患儿家庭必须了解治疗的时间窗,术后用药和定期复查的重要性。

4. 完善三级医疗预防保健网,利于患儿及时有效转诊。

（周　瑾）

第二节　儿童泪器病

一、泪道阻塞或狭窄

泪道阻塞或狭窄是新生儿的常见疾病,发病率为新生儿的5%~6%。

【定义】

鼻泪管自泪点至鼻泪管鼻侧末端(即泪点、泪小管、泪囊、鼻泪管、鼻泪管下口),任何部位发生的各种原因导致管道狭窄或管腔完全堵塞,称为泪道阻塞或狭窄(obstruction or stenosis of lacrimal passage)。泪溢为主要症状。

【病因】

原因复杂,但儿童以先天性因素最多见。

1. 先天性异常　狭窄、残膜阻塞、闭锁、缺如、结石、畸形等。其中出生时鼻泪管下端发育不完全,Hasner瓣部分残留或全部遮盖鼻泪管开口,是引起新生儿泪道阻塞或狭窄的主要原因,当继发感染,出现脓性分泌物时,形成新生儿泪囊炎,是先天性泪道阻塞或狭窄的主要类型。

2. 炎症　泪点、泪囊、泪道、鼻部等的炎症,其他导致内眦部结膜皱缩、眼睑变形的局部炎症性疾病。

3. 外伤　化学伤、撕裂伤、异物等。

4. 肿瘤　泪道或邻近部位如鼻腔等。

【诊断】

1. 临床表现

(1) 持续溢泪,家长会主诉"流泪",合并感染时有黏液脓性分泌物。

(2) 发生时间自生后2~15天不等。

(3) 单眼或双眼。

(4) 偶可见扩张的泪囊形成先天性泪囊膨出或严重感染形成的急性泪囊炎。

（5）个别患儿有家族遗传史。

2. 临床诊断

（1）详细询问相关病史：发生时间，溢泪的持续时间，是否间断发生，有无家族史，有无黏液脓性分泌物。

（2）专科检查

1）外眼检查：检查眼睑皮肤有无红肿，睑结膜、球结膜有无充血、水肿；眼睑及睫毛位置有无内翻、外翻；上下泪点位置是否异常，有无红肿；泪点开口大小有无异常；泪点结构是否存在。有条件的医院可以同时排除内外眼有无其他异常。

2）泪囊按压试验：洗手后用手指指腹或圆润头的棉签（棉签不能有棉棍暴露）压迫泪囊部皮肤，观察上下泪小点有无黄白色脓液溢出。有脓液溢出则诊断泪道阻塞合并泪囊感染，即新生儿泪囊炎。

3）染料试验：滴荧光素染料（或使用荧光素钠试纸条）一滴在结膜囊内，3~5min 后观察患儿鼻腔有无黄绿色液体流出，无流出时要考虑泪道阻塞。

4）泪道冲洗检查：用钝的泪道冲洗针头，通过泪小点将生理盐水注入泪道，冲洗时如果阻力较大、有冲洗液逆流或从另一泪小管流出，提示泪道阻塞；如冲出脓性分泌物，表示合并泪囊感染。如果明显吞咽或冲洗液从鼻腔流出，没有逆流表示泪道是通畅的。

泪道冲洗是泪道阻塞或狭窄的主要检查手段，但因为小于 3 月龄的患儿吞咽功能发育不完善，吞咽反射相对不灵敏，眼部软组织脆弱娇嫩，冲洗过程中较易发生呛咳、泪小管损伤、假道形成，甚至引起吸入性肺炎，所以尽可能在患儿满三个月后行泪道冲洗及泪道探通。

泪道冲洗是检查方法，不是治疗方法，多次反复冲洗容易损伤泪道管壁，所以不主张无限制次数的冲洗，进行冲洗和探通操作的医师或护士必须经过规范培训，严格无菌操作，避免泪小点、泪小管撕裂，避免形成假道，引起局部感染或更严重的眶蜂窝织炎。对于一次冲洗不能完全判断泪道是否通畅者，可以进行 2~3 次冲洗判断，一旦确认泪道不通，则进行泪道探通术。

5）其他：一些特殊情况，如鼻泪管骨性阻塞或畸形，需进行泪道造影或眶部 CT/MRI 等影像学检查。

（3）儿科全身检查：排除患儿其他系统发育异常或疾病，当进一步进行专科检查或治疗时便于与家长沟通相关注意事项。如疝气，先天性心脏病等，在冲洗和手术时要给予关注。

（4）鉴别诊断：急性泪囊炎、先天性泪囊膨出、先天性皮肤泪道瘘管、倒睫、睑内翻、结膜炎等。

【治疗】

1. 治疗原则

（1）婴儿泪道阻塞或狭窄或新生儿泪囊炎：由于 Hasner 瓣阻塞多数可在出生后 4~6 周自行开放,在月龄较小的患儿应该给予抗生素滴眼液点眼,配合泪道按摩,进行保守治疗。治疗无效者,进行泪道冲洗和探通。冲洗和探通尽可能在患儿满 3 个月后进行。

（2）泪小点狭窄、膜闭或缺如：狭窄和膜闭可用泪小点扩张器进行扩张和刺破后扩张;泪小点严重缺如需要泪小点成形术。

（3）泪小点位置异常：不可自愈者需根据情况进行相关的泪小点复位手术。

2. 手术治疗

（1）手术指征：泪道按摩无效,泪道冲洗不通者,骨性狭窄和骨性阻塞者,需要手术治疗。

（2）手术时机

1）泪道探通术：最常用的手术方式。患者出生 3 个月后。

探通操作前建议进行泪囊分泌物细菌培养和药敏试验,指导使用敏感抗生素眼药水。操作的注意事项同泪道冲洗。一次探通不成功者,可以间隔 2 周左右,进行再次操作,不可超过 3 次。一般 3~12 个月内探通效果较好,治愈率约 98.27%。只有极少量患儿需更复杂的泪道手术。

2）激光泪道探通术：患者出生 3 个月后手术,经一般探通无效试用。

3）泪道植管术与球囊管扩张术：泪道探通术无效者,18 个月以上患儿。

4）鼻内镜下鼻腔泪囊吻合术：对于骨性狭窄和骨性阻塞者,一般患儿需要 >3 岁。

（3）手术方案

1）小于 3 月龄的患儿首选泪道按摩,进行保守治疗。

2）按摩治疗无效,患儿 3 月龄后进行泪道探通术。

3）探通无效或严重狭窄的患儿,1 岁后,选择泪道硅胶管插管术。

4）探通无效或完全骨性不通的患儿,3 岁后,选择鼻内镜下鼻腔泪囊吻合术。

【保健要点】

泪道阻塞或狭窄,特别是新生儿泪囊炎,是非常常见的新生儿眼病,约占儿童医院眼科门诊量的 7.42%。不但影响外观,如果治疗不及时,尚可引起角膜炎、急性泪囊炎、眶蜂窝织炎等更严重的影响孩子健康甚至生命的疾病,所以发现之后,要正规治疗,特别是泪道按摩、泪道冲洗、泪道探通术的操作要规范,避免因为方法不正确,器械消毒不严格而导致眶蜂窝织炎等严重感染,冲洗针头和探针必须严格做到无菌。

1. 筛查时间　所有 3 个月内的婴儿。生后 2~15 天为高发期。

2. 筛查方法　肉眼观察眼部有无泪溢及脓性分泌物。

3. 健康宣教要点　及时就诊,规范治疗。患儿家庭必须了解治疗不规范造成的不良后果。

4. 完善三级医疗预防保健网,利于患儿及时有效转诊。

（孙先桃）

二、泪囊炎

（一）新生儿泪囊炎

【定义】

新生儿泪囊炎（neonatal dacryocystitis）是一种常见的新生儿泪器异常性疾病,又称先天性泪囊炎。

【病因】

新生儿泪囊炎是由于鼻泪管下端开口处的胚胎残膜在发育过程中不退缩,或因开口处为上皮碎屑堵塞,致使鼻泪管不通畅,泪液潴留在泪囊中,引起继发性感染所致（少数是由于骨性泪道或鼻骨畸形所致）。

【临床表现】

1. 发病年龄　多在出生后数天出现症状。

2. 可单眼或双眼发病,多表现为溢泪,结膜囊有少许黏液脓性分泌物,泪囊局部稍隆起,内眦部皮肤有时充血或出现湿疹（部分合并泪囊瘘管）,压迫泪囊区有黏液或黏液脓性分泌物溢出。

3. 部分病例可能会出现炎症急性发作并向周围组织扩散（急性泪囊炎、泪囊脓肿、眼睑蜂窝织炎）,脓肿破溃流脓引起泪囊瘘进而严重影响泪液引流,需及时就诊治疗。

4. 部分患儿泪囊长时间扩张会使泪囊壁失去弹性,日后即使泪道通畅,溢泪症状依然会存在。

5. 部分患儿可能出现严重结膜炎症并诱发角膜炎症、角膜溃疡,甚至发展为眼内炎,影响视力,导致严重后果。

【临床诊断】

1. 详细询问相关病史　异常症状出现的时间,是否反复发作,是否有围产期异常,全身病史。

2. 专科检查

（1）泪囊区挤压征（+）:挤压泪囊区可见黏液或黏液脓性分泌物自泪点

溢出。

（2）泪道冲洗：泪道冲洗可以作为新生儿泪囊炎的诊断和治疗。用生理盐水将泪囊分泌物冲洗干净，并同时观察患儿是否有吞咽动作、鼻腔内是否有液体流出、冲洗液是否有返流、灌注是否有阻力等。

3. 儿科全身检查　有无其他系统病变、颜面部畸形或综合征，必要时需行相应检查。

4. 鉴别诊断　新生儿结膜炎、倒睫、角结膜异物、青光眼、先天性泪囊膨出（本质上也是先天性泪道阻塞引起）、泪道区肿瘤如鼻神经胶质瘤、血管瘤、皮脂腺囊肿等眼部病变。

【治疗】

1. 治疗原则　新生儿泪囊炎的主要治疗目的是去除感染，疏通泪道。

治疗方式包括泪囊区按摩、泪道冲洗、泪道探通、泪道插管、泪道激光治疗等。

治疗注意事项，若发生新生儿泪囊炎炎症急性发作并向周围组织扩散，出现急性泪囊炎、泪囊脓肿、眼蜂窝织炎的情况，应全身及眼部有效抗感染处理，严禁泪囊区皮肤切开排脓，待炎症控制后再行冲洗、探通等操作；如要引流（包括泪囊囊肿或泪囊膨出），一般选经泪小管通道，慎用经皮穿刺。

2. 泪囊区按摩

（1）泪囊区挤压按摩目的在于增加泪囊内的静水压，进而通过压力传导使得鼻泪道中膜性的阻塞物破裂，促使鼻泪管下端开放，解除阻塞。大部分患儿一般出生后不久泪囊阻塞膜瓣可自行破裂，阻塞消失，泪道恢复通畅。按摩保守治疗法操作简单、易行、无创伤，家长易于接受，是一种安全的治疗方法，适用于新生儿泪囊炎患儿的早期治疗，特别是新生儿组织娇嫩，太早进行泪道冲洗探通容易产生泪小管撕裂、假道形成等并发症。但部分学者认为单纯的泪囊按摩成功率不高，治疗效果差，甚至无效。

（2）按摩方法：用拇指或十指指腹压迫泪囊区，按在鼻根及内眦中央的部位，顺时针的方向挤压脓液，泪点就会有一部分脓液流出，擦干净，点抗生素眼药水即可；希望通过按压，压力传导，能把鼻泪管下端的阻塞的膜给冲开。

3. 泪道冲洗术　新生儿眼部组织娇嫩，泪小点和泪小管发育都不很完善，睑裂窄，若过早进行泪道冲洗或探通术较易出现皮下水肿、出血，操作不慎容易造成假道及泪小点损伤，同时患儿吞咽及呼吸运动不协调，易导致冲洗液误吸引发吸入性肺炎及窒息的可能，故早期保守治疗无效的患儿可在 3 个月后考虑进行泪道冲洗或加压泪道冲洗。先用生理盐水将泪囊分泌物冲洗干净，并同时观察患儿是否有吞咽动作、鼻腔内是否有液体流出、冲洗液是否有返流、灌注是否有阻力等；如果冲洗时液体沿泪点反流，冲洗净泪囊内脓性分泌物后,可助手用棉签压住另一泪点,适当增加推注注射器的压力,行加压泪道冲洗,冲洗通畅时患儿有吞咽动作,且冲洗液不再反流。如阻力较大不可强行冲洗以免形成假道或皮下水肿。泪道冲洗对于先天性鼻泪管阻塞的治愈率较低,为 10%~30%。

4. 泪道探通术

(1)对于新生儿泪囊炎进行探通的手术时机,国内外学者一直存在争议。近年来多数学者主张早期探通(3~6 个月)手术治疗,患儿幼小,恐惧和心理阴影不容易形成,容易固定,可缩短症状持续的时间、减轻保守治疗的经济和心理负担,减少继发感染的可能性,避免泪道组织的炎性粘连及鼻泪管膜性组织的纤维化增生;因为随着患儿年龄的增长,泪道阻塞的残膜会越来越厚,阻塞越来越重,伴随泪囊内细菌感染、炎症增生、瘢痕会使泪道出现广泛而显著的狭窄,治疗难度增加;且泪囊持久扩张失去弹性,泪道的虹吸作用减弱或消失,即使通后也可能出现功能性溢泪现象。泪道探通术治疗新生儿泪囊炎的治愈率可达 98% 以上,故建议 3 个月以上保守治疗无效的患儿可行泪道探通术。

(2)操作方法:表面麻醉,大单包裹患儿头部以下,仰卧手术台上,固定患儿头部,翻转眼睑,暴露泪点,先用泪点扩张器扩张泪点,然后用 6~7 号冲洗式泪道探针垂直插入上泪点 2mm,转入水平方向略向睑缘方向推进入泪囊,缓慢进针,触鼻骨后,以探针头为支点将探针向下转 90°,垂直向下进入鼻泪管,冲洗或抽吸出泪囊、鼻泪管内的黏脓液,基本冲洗干净、水清后,再继续进针,当探针的顶端到达鼻泪管远端闭锁处时阻力增大,稍用力向下出现落空感,停止进针;此时,冲洗无阻力,患儿有吞咽动作或冲洗液自鼻腔溢出即为探通成功。术后予抗生素眼液滴眼,1 周复诊。

(3)注意事项:术前有全身或局部感染症状的患儿,待治愈后再进行;与患儿家长充分谈话沟通,签署手术同意书;术前 1h 禁食;提前告知家属一小部分患儿在术中或术后可能出现鼻涕、眼泪中带血水的情况;术后点抗感染眼药水一周,有出血或脓液较多可口服抗生素 3 天预防术后感染;如出现眼睑红肿、发热等情况,及时就诊。

5. 泪道置管术　对于较大年龄的先天性鼻泪管阻塞和多次泪道探通失败的患儿,可考虑进行泪道置管术。目前国内报道较多的为 Crawford 泪道置管术和 Ritleng 泪道置管术。对于置管材料、术式、置管和拔管时间的选择,需根据患儿发病程度、治疗效果、年龄以及泪道和泪囊的状况综合分析。

6. 泪道激光治疗　有报道应用激光泪道成形术治疗先天性鼻泪管阻塞治愈率高,但因激光治疗后组织增生修复过盛,以及治疗前泪道阻塞严重者易复发。儿童泪道激光手术时机和手术适应证有待进一步观察研究,应慎重。

【保健要点】

新生儿泪囊炎是一种非常常见的婴幼儿先天性眼病,也是小儿眼科常见病、多发病。大部分可以自愈,一小部分通过按摩治愈,一部分要通过泪道冲洗、探通,极少部分泪道置管等手术治疗。

1. 健康宣教要点

(1)泪囊区按摩注意事项:按摩前,操作者洗净双手,将指甲修剪圆钝平滑,避免损伤患儿皮肤;每天按摩 3~4 次,每次按压 15~20 下,如果有脓液的话,用棉签擦净,再重复上边的动作,一直到没有脓液为止。

(2)新生儿泪囊炎有症状反复发作的特点,病程可能迁延不愈,早期保守按摩无效后,3~6 个月可考虑泪道冲洗或探通治疗。

(3)新生儿泪囊炎经过积极治疗,一般预后较好,对于部分年龄较大患儿,因泪囊炎反复发作,致使泪囊持久扩张失去弹性,增加了鼻泪管粘连的机会,给泪道探通治疗造成困难,即使手术治疗使泪道通畅,但泪道的虹吸作用减弱或消失,仍可能存在功能性溢泪现象。

(4)少数新生儿泪囊炎是由于骨性泪道或鼻骨畸形所致,需通过影像学检查明确诊断,可通过鼻内镜手术。

2. 转诊 对于符合手术指征的患者,可建议转诊到有手术条件的医院。

(二)其他儿童泪囊炎

指儿童后天因素包括全身、眼部、鼻腔、泪器周围等炎症累及,或肿瘤压迫泪道继发细菌感染致引起的泪囊炎,诊断主要依据病史、检查和针对性的辅助检查,治疗上抗感染外、主要是病因治疗,跟新生儿泪囊炎一样不主张皮肤切开排脓;保健方面,主要是定期眼保健,注意卫生,及时有效治疗眼、鼻炎症性疾病;无治疗条件的基层要及时转诊。

（熊永强）

第三节 儿童眼表疾病

一、概念

从解剖学层面上,眼表是指上下睑缘覆盖的眼表面组织,主要是结膜和角膜上皮。

1980 年 Nelson 首次提出眼表疾病的概念。泛指影响眼表正常结构和功能的疾病。目前眼科的共识是:泪腺、泪道和泪膜也是维持眼表健康的重要组成部分,所以广义的眼表疾病包括浅层角膜病、结膜病、外眼疾病和影响泪膜的泪液系统疾病。

眼表疾病是儿童眼科最常见的疾病之一。下述几部分将分别讲述常见的儿童眼表疾病。

二、儿童干眼

【定义】

干眼又称角结膜干燥症,是指任何原因引起的泪液质或量异常,或者泪液动力学异常导致泪膜稳定性降低,并伴有眼部不适和 / 或眼表组织损害为特征的多种疾病的总称。2007 年国际干眼专题研究会强调了泪液渗透压升高和眼表炎症在干眼发病中的重要作用,提出了新的干眼概念:泪液和眼球表面的多种因素疾病,能引起眼部不适、视觉障碍和泪膜不稳定,可能损害眼表,伴有泪液渗透压升高和眼表炎症。

临床上对儿童干眼的认识存在有一定的争议,一部分学者并不认可儿童存在干眼的命题,但是最近 10 年来越来越多的临床和实验证据表明,儿童也存在干眼。

【病因和分类】

1. 分类 2013 年中华医学会眼科学分会角膜病学组提出我国干眼的分类,将其分为 5 种类型:①水液缺乏型干眼:水液性泪液生成不足和 / 或质的异常,例如 Sjögren 综合征和许多全身疾病引起的干眼;②蒸发过强型干眼:由于脂质层质或量异常引起的,例如睑板腺功能障碍、睑缘炎、视屏终端综合征、眼睑缺损等引起的干眼;③黏蛋白缺乏型干眼:为眼表上皮细胞受损引起,例如药物毒性、化学伤、热烧伤等;④泪液动力学异常型干眼:由泪液的动力学异常引起,如瞬目异常、泪液排出延缓或者结膜松弛等;⑤混合型干眼:是临床上最常见的类型,为两种或两种以上的原因引起的干眼。

2. 病因 干眼的病因繁多,病理过程复杂。总体来说各种眼表上皮疾病、免疫性炎症、眼表、泪腺细胞凋亡以及外界环境的影响都可以导致干眼发生。儿童干眼有不同于成人的发病原因,这和儿童的生长发育规律、生活方式、接触环境和全身疾病种类等有关。

过敏性结膜炎是儿童干眼最常见的原因。过敏性结膜炎与干眼常常合并发生。过敏性炎症导致嗜酸性粒细胞活化、炎症因子释放,从而使结膜上皮细胞和杯状细胞受损,黏液层受损,泪膜稳定性下降导致干眼症状和体征出现。国外流行病学数据显示全球有 15%~20% 的人患有过敏性结膜炎,而现在认为其发病率可以高达 40%,并且随着环境污染发病率仍有上升趋势。而中国缺乏相应的流行病学数据。随着中国的环境污染及饮食安全的影响,越来越多的儿童受到过敏性疾病的困扰。

儿童干眼与视频终端接触直接相关,临床研究中常常发现:过敏性结膜炎合并干眼的儿童在接触视频终端(电视、平板电脑、电脑及手机)时异常瞬目频率会显著增加,视疲劳症状及畏光症状也明显较不接触时加重。在一定接触时间内,视频终端接触可能是儿童干眼发生的加重因素,而非始发因素。如果延长接触时间可能会直接导致蒸发过强性干眼的发生。

自身免疫性疾病如 Sjögren 综合征、特发性关节炎、类风湿关节炎等也是儿童干眼不可忽视的原因。而儿童常见的自身免疫相关皮肤病:Stevens-Johnson 综合征、中毒性表皮坏死松解症等可能因结膜角膜瘢痕导致严重干眼的发生。

接触镜相关干眼也是儿童干眼的常见原因。随着近视防控工作的开展,儿童配戴角膜塑形镜的人数逐渐增加,接触镜相关干眼的患病率也会逐渐提高。

其他原因包括眼部用药(特别是含防腐剂药物)、营养缺乏(例如维生素 A 缺乏)以及干燥污染的环境因素。

【临床表现】

1. 症状 多种多样,最常见的包括眼红、干涩、异物感、视物模糊、眼痒、畏光、流泪和视物疲劳,儿童由于无法准确描述病情,常常表述为"眼部不适"。另外不可忽视的是儿童干眼还可以表现为异常瞬目增多,揉眼增多,甚至有的孩子表现出波动性视力下降和视物颜色变化的情况,需要和其他眼部疾病鉴别。

2. 干眼的检查

(1)泪河高度:荧光素染色后通过裂隙灯显微镜观察角结膜表面和下睑缘光带交界处的泪液液面高度,正常为 0.3~0.5mm。可以初步判定泪液分泌量。

(2)泪液分泌试验:年幼儿童一般难以操作。一般多用 Schirmer Ⅰ,无表面麻醉检测主泪腺分泌功能(反射性泪液分泌),表面麻醉后检测副泪腺的分泌功能(基础分泌)。一般正常值:无表面麻醉时:>10mm/5min,表面麻醉时:>5mm/5min。临床上一般以无表面麻醉时≤5mm/5min 作为干眼的诊断指标。但是 Schirmer 试验受个体差异、环境温度、检查时间等因素影响,而且年幼儿童难以配合,不能单凭它确诊或排除干眼。近年来也开展酚红棉丝试验。取70mm 酚红棉丝置于下睑穹窿部,被检者向前注视 15s,变红色部分 <9mm/15s为阳性。因为检查时间短,刺激小,所以结果更为可靠。

(3)泪膜稳定性检查:常用泪膜破裂时间(BUT),结膜囊使用荧光素试纸,被检者瞬目数次后平视前方,裂隙灯钴蓝光下观察从最后一次瞬目后睁眼至角膜出现第一个干燥斑的时间,记录为泪膜破裂时间。正常值为 10~45s。<10s 为泪膜不稳定。此方法简单,可以作为初筛,但是检查结果受到年龄、种

族、睑裂大小、温度和湿度等影响。近年来眼表分析仪可以在不给予荧光素的前提下直接观察泪膜破裂时间,这称之为标准泪膜破裂时间(TBUT),大大增加了数据的可靠性。

(4) 眼表染色:用荧光素染色的方法发现角膜上皮缺损。丽丝胺绿和虎红用于染色角膜和结膜失活的上皮区域。相比虎红染料的刺激性,丽丝胺绿染色更多使用。

(5) 泪液渗透压测量:泪液高渗透压可以直接反映干眼的程度,变异性小,可以作为干眼诊断的金标准。但是由于检查设备的限制临床上少用。

(6) 眼表印迹细胞学检查:干眼眼表上皮细胞异常可以出现结膜杯状细胞密度降低,细胞核浆比例增大,角膜上皮细胞鳞状化生和角膜上皮结膜化。但是这个检查属于有创检查,临床应用少。

(7) 眼表炎症:目前可以临床检测基质金属蛋白酶9作为眼表炎症的标志物。

(8) 眼表综合分析仪检查:近年来临床上开展的眼表分析仪检查技术可以实现测量颞侧球结膜眼红指数(temporal conjunctival hyperaemia index,TCHI)、非侵入泪膜破裂时间(noninvasive tear film break-up time,NIBUT),包括非侵入性首次泪膜破裂时间(noninvasive tear film break-up time,NITBUTf)、非侵入性平均泪膜破裂时间(average noninvasive tear film break-up time,NITBUTav)和非侵入性泪河高度(noninvasive tear meniscus height,NTMH),还可以通过软件自动计时并自动进行干眼分级,具有快速、非接触的优点,还可评估睑板腺腺体是否有缺失及是否伴有形态改变等功能,从而评估干眼的严重程度并对干眼进行分类。

【临床诊断】

儿童干眼的诊断缺乏统一标准,目前的诊断标准都是研究成人后制定的,对于儿童是否合适尚有待考证。我国2013年干眼临床诊疗专家共识提出的干眼诊断标准:①有干眼的主观症状;② Schirmer 试验结果≤5 mm/5min 或 BUT≤5s;③ 5s<BUT<10s 或 5mm/5min<Schirmer 试验≤10mm/5min 时,同时有角结膜荧光素染色阳性。诊断标准为①+②或者①+③。

对于引起干眼的原发病的诊断也很重要。如果患儿有全身系统性疾病,例如免疫系统疾病、过敏性疾病等也需要明确诊断。

【鉴别诊断】

1. 睑缘炎　后部睑缘炎常与干眼共存。

2. 过敏性结膜炎　也可以和干眼共存。眼痒症状常常为主要不适。儿童病例常合并过敏性鼻炎症状,需要尽快识别过敏源,并避免再接触。

3. 病毒性结膜炎　详细询问病史,特别是上呼吸道感染病史以及有无淋巴结肿大,这能帮助鉴别诊断。

4. 其他一些眼部感染 早期类似于干眼。对于任何有眼部感染高度风险的患者,例如角膜接触镜配戴病史者需要留意。

【治疗】

1. 治疗原则 消除病因、缓解症状及保护视功能。根据不同的病因、病情的轻重采用不同的治疗方案。

2. 消除诱因 避免长期在空调环境中工作及学习、避免长时间接触视频、避免接触烟尘环境。停用有毒的药物,避免化妆等。

3. 人工泪液 人工泪液的品种众多,包括羟丙基甲基纤维素、透明质酸、聚乙烯醇、卡波姆、玻璃酸钠等,有时还有添加甘油、甘油三酯和右旋糖苷的复合人工泪液。人工泪液的起始用量一般是每天 4 次,每次一滴。如果症状持续存在,可以增加使用频率。但是如果使用频率超过 6 次 / 日,建议使用无防腐剂的人工泪液。另外,症状持续者可以考虑使用人工泪液凝胶或眼膏,但是后者可能影响白天的视物清晰度,一般主张睡前使用。

4. 抗炎治疗 炎症在干眼的发病机制中占了重要的作用,对于轻中度干眼可以给予非甾体抗炎药,重度干眼可以使用糖皮质激素和免疫抑制剂,但是需要注意糖皮质激素的副作用。常用的免疫抑制剂包括环孢素 A 或 0.05% 他克莫司。

5. 减少泪液排出或蒸发 湿房镜或者泪小点栓塞。

6. 促进泪液分泌的药物 例如口服溴己新、盐酸毛果芸香碱、新斯的明等可以促进泪液分泌但是疗效尚有争议,而且需要注意药物的副作用。

7. 手术治疗 重症干眼可以考虑自体颌下腺移植,但是该手术有严格的适应证,而且不能解决干眼的并发症。眼睑异常应行手术矫正以复位并维持眼睑的正常结构,从而减少泪液蒸发。

8. 物理治疗 对于睑板腺功能障碍者可以进行眼睑热敷、睑板腺按摩、睑缘清洁治疗。

9. 其他 新的治疗技术包括强脉冲激光治疗和热动力治疗睑板腺功能障碍。

【保健要点】

首先各级儿童眼保健机构需要熟悉儿童干眼的症状和体征,熟练掌握干眼的检查方法。

1. 重视可能合并干眼的临床症状

(1)结膜充血,常常双眼对称。

(2)间歇溢泪也可以成为干眼的表现。

(3)睑缘炎的表现。

（4）眼睑位置异常（内翻或外翻）。

（5）瞬目异常。

（6）波动性视力异常：分别测量每只眼的视力。这应该包括评估增加瞬目频率或使用润滑性滴眼液后视力是否改善。

2. 初筛的检查项目　包括泪液分泌试验、泪膜破裂时间和角膜荧光素染色。进行儿童干眼的初步诊断。有条件的机构可以开展干眼门诊，对干眼的分类和病情轻重进行评估和进一步治疗。

3. 健康宣教要点　减少视频终端接触时间；避免挑食，多吃含维生素A丰富的胡萝卜等食物。注意过敏性结膜炎可能合并的干眼症状。

4. 完善三级医疗预防保健网，对于严重干眼的患者进行转诊治疗。

三、睑缘炎相关性角结膜病变

【定义】

睑缘炎相关性角结膜病变（blepharokeratoconjunctivitis，BKC）是指继发于睑缘炎的一系列结膜和角膜病变，主要临床表现包括结膜充血、结膜乳头增生和滤泡形成、泡性角结膜炎、点状角膜上皮糜烂、角膜基质浸润、角膜溃疡，以及角膜瘢痕和新生血管形成，严重者角膜可变薄，甚至穿孔。儿童BKC发病比较隐匿，而且目前仍缺乏系统的流行病学研究，加之各地报道的发病率和患病率不同，所以临床上容易误诊。

【病因】

BKC的病因尚不完全明确，与睑缘感染、睑板腺异常分泌物刺激、睑板腺炎症以及眼睑和全身皮肤慢性疾病等因素有关。

1. 睑板腺炎症　这是儿童BKC最常见的原因。睑板腺局限或弥漫性炎症，导致睑板腺阻塞、分泌物异常、睑缘形态异常。近年来低幼儿童的多发性睑板腺囊肿患病率有所上升，临床上往往表现为双眼发病，由于患儿通常无眼痛等自觉症状，家长往往认为睑板腺囊肿可以自愈，所以造成病情拖延，睑板腺功能破坏严重，最终出现BKC并发症。睫毛根部或者睑板腺分泌物中的蠕形螨可能与多发性睑板腺囊肿反复发作有关，提示睑缘的蠕形螨感染也可能是BKC的高发原因。

2. 睑缘感染　慢性睑缘炎的患者常常有合并细菌感染。例如前睑缘炎最常见金黄色葡萄球菌感染、其次是表皮葡萄球菌和痤疮丙酸杆菌，导致前部睑缘炎或溃疡性睑缘炎。后睑缘炎以睑板腺功能障碍多见，睑板腺分泌物中可以培养出细菌。常见表皮葡萄球菌和痤疮丙酸杆菌。

3. 眼睑和皮肤红斑痤疮　红斑痤疮常常表现为酒糟鼻、颜面部皮肤痤疮，发病原因尚不明确，但是研究认为与毛囊蠕形螨感染引起的迟发型过敏反应有关。儿童常常表现为眼部红斑痤疮,很少出现皮肤痤疮的。临床上以慢性睑板腺炎、睑板腺囊肿和泡性角膜炎为特征,女孩多见,双眼发病。

【临床表现】

1. 症状　患儿常常有反复睑腺炎或者睑板腺囊肿、反复睫毛脱落等病史,双眼交替发生,反复角膜病变,可能被误诊为"病毒性角膜炎"。在原有眼部炎症基础上出现眼红、畏光、流泪、眼痛、视力下降等症状。

2. 体征

(1)睑缘:睑缘充血、毛细血管扩张、睫毛根部鳞屑、睑缘形态改变(睑缘肥厚、睑缘溃疡或切迹等)、睑脂分泌异常(泡沫状分泌物、睑脂污浊、形成脂栓或者牙膏样),利用红外线睑板腺分析仪可以有效观察到睑板腺形态和数量的改变,客观评估睑板腺功能和评价疗效。

(2)结膜:结膜轻至中度充血,结膜囊和睑缘、特别外眦附近泡沫状分泌物,睑结膜乳头增生、滤泡形成,睑裂区及下方球结膜点缀染色,部分患儿出现泡性结膜炎,疱疹顶端溃疡。

(3)角膜:早期出现角膜点状上皮混浊,一般下方 1/3 和睑裂区角膜常见;成人常常出现周边角膜溃疡,一般出现在睑缘接触的位置,例如角膜 2 点、4 点、8 点和 10 点的位置,与周边角膜有透明区域相隔,早期可以出现角膜浅层新生血管侵入。如果未及时得到治疗,病变会进入中央角膜区域,甚至累及全角膜。与成人不同儿童常常首发于角膜中央或者旁中央,所以对视力影响更大。儿童常常出现泡性角膜炎,表现为角膜缘灰白色单个或多个隆起结节病灶。随着病情加重,角膜上皮下出现浸润,基质层出现溃疡,泡性角膜炎病灶逐渐融合,溃疡形成,新生血管长入,最终出现角膜新生血管翳,或者角膜变薄,甚至角膜穿孔。经治疗后角膜病灶愈合形成瘢痕。

3. 实验室检查

(1)眼部微生物检查:睑缘、睑板腺分泌物、结膜囊以及角膜浸润病灶可以做细菌培养、真菌培养。

(2)蠕形螨检查:用无菌镊子从双眼上、下睑分别拔除 3 根睫毛(尽量选择有鳞屑的部位,连同毛囊乳头一同拔出)在普通光学显微镜下观察。临床建议诊断标准:每个眼睑发现蠕形螨(包括成虫、幼虫、若虫和卵)的数量≥3 只螨虫 /3 根为阳性,2 只螨虫 /3 根为可疑。需要进行除螨治疗。

(3)活体角膜激光共聚焦显微镜检查:对于有条件的机构可以利用共聚焦显微镜检查睫毛蠕形螨、角膜病灶的炎性细胞和病原体进行检查。

【临床诊断】

根据双眼发病、反复发作或病情迁延的慢性睑缘炎、睑腺炎或睑板腺囊肿的病史,双眼反复眼红、眼痛、畏光、流泪及视力下降的症状,结合睑缘、结膜和角膜病变可以诊断。对于儿童患者需要定期追踪视力及屈光状态,及时矫正视力,避免弱视产生。

【鉴别诊断】

1. 单纯疱疹病毒性角膜炎　单眼发病,罕见双眼同时发病。一般出现角膜树枝状或地图状病变,角膜知觉明显减退、抗病毒治疗有效。一般无原发的睑缘炎。

2. 细菌性/真菌性角膜溃疡　一般眼部刺激症状明显,脓性分泌物增多。病变可能进展迅速,伴前房积脓。

3. 免疫性角膜病变　可以出现周边角膜溃疡,但患者往往合并全身免疫疾病病史。溃疡由周边向中央呈潜掘样进展,全身免疫治疗有效。

【治疗】

1. 治疗原则　治疗睑缘炎;治疗角结膜炎症;避免视功能损害。

2. 物理治疗　40℃温水毛巾或者蒸汽眼罩热敷眼睑,热敷后及时按摩眼睑,然后用1∶1稀释的无泪婴儿沐浴液清洁睑缘,减轻睑缘炎症,促进睑脂排出,改善睑脂质量是睑缘治疗的最重要措施。对于年幼儿童配合程度不佳,可以通过游戏和视频的方法转移其注意力再进行热敷。建议每次热敷时间5~10min。每天2~3次。

3. 睑缘的药物治疗　金黄色葡萄球菌和表皮葡萄球菌是儿童睑缘炎最常见的细菌。对于轻中度睑缘炎者可以选择红霉素眼膏、夫西地酸凝胶及氟喹诺酮类抗生素眼膏或者凝胶,每天外涂睑缘1~2次,共2周,炎症减轻后减量至每天1次,持续2~3个月。具体用药时间根据病情轻重决定。对于严重的睑缘炎推荐早期使用妥布霉素地塞米松眼膏睡前一次外涂睑缘,炎症控制后改为不含激素的抗生素眼膏。明确睑缘蠕形螨感染者可以选择茶树油眼膏或者甲硝唑眼膏外涂睑缘,但是茶树油由于刺激性大,儿童应用受限。

4. 眼局部用药　除了睑缘外涂药物外,还可以选择人工泪液、抗生素眼液、非甾体抗炎药、糖皮质激素眼液。

(1)人工泪液:由于BKC的疗程比较长,建议选择无防腐剂的人工泪液眼液或者凝胶。

(2)抗生素眼液:国外报道选择1%阿奇霉素眼液滴眼。由于儿童最常见睑缘炎症的细菌是金黄色葡萄球菌和表皮葡萄球菌,所以可以选择氯霉素眼液或红霉素眼液每天4次。

(3)非甾体抗炎眼液:对于糖皮质激素类眼药水使用时间长,炎症相对稳定的情况下可以考虑选择非甾体抗炎的眼药水。但是在角膜上皮糜烂者不建议使用。

（4）糖皮质激素眼液：中重度的 BKC 角膜炎症明显时，可以考虑局部糖皮质激素类眼药水的使用。但是需要定期监测眼压。儿童由于测眼压困难，可以选择眼压影响相对较小的 0.5% 氯替泼诺滴眼液或者 0.1% 氟米龙眼液和 0.02% 氟米龙眼液，逐渐减量，用药至少 1~3 个月。

（5）免疫抑制剂眼液：例如 0.05% 环孢素 A、0.05% 或 0.02% 他克莫司滴眼液。然而免疫抑制剂治疗 BKC 缺乏大规模临床研究，所以用药的有效性及安全性尚待进一步研究。

5. 全身用药　对于睑缘炎合并红斑痤疮或者中重度 BKC 局部药物治疗效果不佳时使用。常用的是四环素类药物和大环内酯类药物。但是四环素类药物由于会导致牙釉质异常和光敏反应异常，对于 14 岁以下儿童禁用。大环内酯类药物包括红霉素和阿奇霉素。两者都有抗菌和抗炎作用。儿童口服红霉素 30~40mg/(kg·d)，分 3 次口服，连续 3 周后改为每天 2 次，连续 4~6 周。国外有阿奇霉素 5mg/(kg·d)，每日一次，1~1.5 个月，减量至隔天一次，连续 1~1.5 个月。但是国内缺乏相关大数据的临床报导。

【保健要点】

儿童的 BKC 具有发病隐匿、可能造成视功能严重影响的特点，需要各级儿童保健机构医生仔细识别，避免漏诊及误诊。

1. 症状筛查　临床上如果出现反复慢性睑缘炎、反复睑腺炎或者睑板腺囊肿病史，双眼反复眼红、眼痛及畏光、流泪、视力下降的儿童需要高度怀疑 BKC。

2. 眼部检查　筛查过程中裂隙灯检查非常重要，需要关注儿童睑缘情况、结膜及角膜情况，角膜荧光素染色及做泪膜稳定性检查。

3. 健康宣教要点　要告知家长，BKC 属于慢性疾病，需要长期坚持用药，同时要改变儿童高热量、高脂肪、偏食、挑食的饮食习惯。减少视频终端接触时间；及时治疗睑腺炎或睑板腺囊肿。儿童的蠕形螨感染往往与密切接触的成年人有关，如果确定蠕形螨感染者需要成人与儿童同时治疗。关注儿童的视功能，及早发现、及早治疗，避免视功能损害。

4. 完善三级医疗预防保健网，对于严重 BKC 的患者进行转诊治疗。

（郭梦翔）

四、儿童结膜病

（一）细菌性结膜炎

【定义】

细菌性结膜炎按发病快慢分为超急性（24h 内）、急性或亚急性（几小时到几天)、慢性(数天到数周);按病情严重程度分轻、中、重度。各类型结膜炎均有不同程度的结膜充血,结膜囊脓性、黏液性或黏液脓性分泌物。在急性期有很强的传染性,尤其是淋球菌和脑膜炎球菌性结膜炎。

超急性细菌性结膜炎

【病因】

由奈瑟菌属细菌(淋球菌、脑膜炎球菌)引起。

【特征】

潜伏期短,急性进展,结膜充血水肿伴有大量脓性分泌物,严重者角膜浸润、溃疡、穿孔等。

【临床表现】

1. 淋球菌性结膜炎

(1) 新生儿潜伏期2~5天,出生后7天发病者为产后感染。

(2) 双眼常同时受累,有畏光、流泪,眼睑高度红肿,结膜显著充血水肿,重者球结膜突出于睑裂之外,可有炎性假膜形成。分泌物由最初的浆液性很快转变为脓性,脓液量多时,脓液不断从睑裂流出,又称脓漏眼。严重病例可并发角膜浸润、溃疡、穿孔,甚至眼内炎。

(3) 常有耳前淋巴结肿大和压痛。

(4) 可能并发其他部位的化脓性炎症,如关节炎、胸膜炎、肺炎、败血症等。

2. 脑膜炎球菌性结膜炎

(1) 多见于儿童,潜伏期仅为数小时至1天。

(2) 通常为双眼性,表现类似淋球菌性结膜炎。

(3) 严重者可发展成化脓性脑膜炎,危及患者生命。

淋球菌性结膜炎比脑膜炎球菌性结膜炎更为常见,但两者在临床上往往难以鉴别,两者均可引起全身扩散,包括败血症。

【辅助检查】

结膜刮片和眼分泌物涂片,细菌培养和药敏试验,有全身症状者还应进行血培养和药敏试验。

【诊断】

根据临床表现、分泌物涂片、细菌培养和药敏试验等检查,可以诊断。

【治疗】

1. 局部用生理盐水冲洗结膜囊,清除脓性分泌物。局部用5 000~10 000单位/ml青霉素滴眼液或左氧氟沙星等强效抗生素滴眼液频繁滴眼,1次/h,病情缓解后可逐渐延长滴药间隔时间。结膜炎症波及角膜时按角膜炎处理。

2. 全身治疗　有全身症状者,每天给予头孢曲松钠静脉滴注,5天为一疗程。

【预防】

1. 患者需隔离,医生检查时应带护目镜,并在检查后洗手。

2. 严格消毒患者和医生用过的器具。

3. 一眼患病应防止另眼传染。

4. 新生儿出生后应常规立即用 1% 硝酸银眼药水滴眼 1 次或涂 0.5% 四环素眼药膏。

急性或亚急性细菌性结膜炎

急性或亚急性细菌性结膜炎又称急性卡他性结膜炎,俗称红眼病,传染性强,多见于春秋季节,可散发感染。

【病因】

常见病原菌有流感嗜血杆菌、肺炎双球菌、Koch-Week 杆菌、金黄色葡萄球菌。流感嗜血杆菌Ⅲ型是儿童急性细菌性结膜炎最常见的病原菌。有研究显示冬天主要是肺炎双球菌引起的感染,流感嗜血杆菌性结膜炎则多见于春夏时期。温带地区主要致病菌为肺炎双球菌。

【临床表现】

发病急,潜伏期 1~3 天,两眼同时或相隔 1~2 天发病。发病 3~4 天时病情达到高潮,以后逐渐减轻,病程多小于 3 周。表现为眼红、烧灼感,或伴有畏光、流泪,结膜充血,假膜,结膜下出血,角膜浸润。金黄色葡萄球菌性结膜炎多伴有睑缘炎;流感嗜血杆菌性结膜炎可引起眶周蜂窝织炎,部分患者有全身症状;肺炎双球菌性结膜炎可有结膜下出血,球结膜水肿;白喉杆菌引起急性膜性或假膜性结膜炎,假膜坏死脱落后形成瘢痕。

【辅助检查】

结膜刮片和眼分泌物涂片,细菌培养和药敏试验,有全身症状者还应进行血培养和药敏试验。

【诊断】

根据临床表现、分泌物涂片等检查,可以诊断。

【治疗】

治疗原则是去除病因,抗感染、对症治疗。在等待实验室结果时,局部使用广谱抗生素;明确病原菌后给予敏感抗生素。

1. 局部治疗

(1)冲洗结膜囊:结膜囊分泌物多时,可用生理盐水冲洗结膜囊。冲洗时要轻柔操作,避免损伤角膜上皮,注意冲洗液不要接触到健眼,以免造成交叉感染。

(2)抗感染:局部使用有效抗生素滴眼液和眼药膏。急性期可以 1~2h/ 次,病情好转后,可逐渐延长滴药间隔时间。在等待实验室结果时,局部使用广谱抗生素,儿童常用(左)氧氟沙星滴眼液,睡前涂(左)氧氟沙星抗生素眼膏,保持结膜囊内的药物浓度;确定病原菌后,根据药敏试验给予敏感抗生素治疗。

2. 全身治疗　流感嗜血杆菌感染引起的急性结膜炎,或伴有咽炎或急性化脓性中耳炎的患者局部用药的同时,应口服头孢类抗生素。

【保健要点】

1. 严格注意个人卫生和集体卫生,提倡勤洗手。

2. 急性期患者需隔离,以避免交叉感染。

3. 医生检查时应带护目镜,并在检查后洗手。

4. 严格消毒患者和医生用过的器具。

5. 一眼患病应防止另眼传染。

慢性细菌性结膜炎

【病因】

多种原因引起结膜慢性炎症,分为感染性、非感染性和继发性三类。

1. 感染性　毒力较弱的病原菌感染所致。葡萄球菌和摩拉克菌是本病最常见的两种病原体。也可由急性结膜炎演变而来。

2. 非感染性　不良环境刺激导致,如粉尘、化学烟雾、睡眠不足等引起。

3. 继发性　多见于鼻泪管阻塞或慢性泪囊炎、慢性睑缘炎或睑板腺功能异常者的患者。

【临床表现】

1. 进展缓慢,持续时间长,可单侧或双侧发病。

2. 症状　主要表现为眼痒,烧灼感,干涩感,眼刺痛及视力疲劳。

3. 体征　结膜轻度充血,可有睑结膜增厚、乳头增生,分泌物为黏液性或白色泡沫样。摩拉克菌可引起眦部结膜炎,伴外眦角皮肤结痂、溃疡形成及睑结膜乳头和滤泡增生。金黄色葡萄球菌引起者常伴有溃疡性睑缘炎或角膜周边点状浸润。

【诊断】

根据临床表现、分泌物涂片或结膜刮片等检查,可以诊断。对治疗无效者可进行细菌培养和药敏试验。

【治疗】

治疗原则是去除病因,抗感染、对症治疗。慢性细菌性结膜炎需长期治疗,疗效取决于患者对治疗方案的依从性。

1. 局部治疗　细菌性者给予适当抗生素滴眼液及眼药膏。用药效果不好者,可结膜刮片做细菌培养和药敏试验,根据结果调整用药;非细菌性者积极查找病因并去除;继发者及早去除原发病。

2. 全身治疗　慢性结膜炎的难治性病例可口服多西环素(强力霉素)。

【保健要点】

1. 严格注意个人卫生和集体卫生,提倡勤洗手。

2. 避免粉尘、烟雾等不良环境刺激。

(王秀华)

(二)病毒性结膜炎

【定义】

病毒性结膜炎(viral conjunctivitis)是一种常见感染,病变程度因个体免疫状况、病毒毒力大小不同而存在差异,通常具有自限性。临床上常见的病毒性结膜炎包括流行性角结膜炎、流行性出血性结膜炎、咽结膜热等。

【病因】

流行性角结膜炎是由腺病毒感染引起的结膜炎症。腺病毒是一种脱氧核糖核酸(DNA)病毒,可分为 31 个血清型,流行性角结膜炎是由腺病毒 8 型、19 型、29 型和 37 型(人腺病毒 D 亚组)引起,传染性较强,潜伏期为 5~7 天。

【诊断】

1. 临床表现

(1)发病急骤,双眼发病,疾病早期可一眼先发病,数天后对侧眼受累,但病情相对较轻。

(2)急性期可见眼睑水肿,结膜充血水肿,48 小时内出现滤泡和结膜下出血。分泌物多为水样,约 1/3 患者伴有伪膜形成。发病数天后,角膜可出现弥散的斑点状上皮损害,逐渐发展为上皮下浸润,多散布于角膜中央。

(3)异物感,刺痒,烧灼感,畏光和流泪。儿童常伴有发热、咽痛、中耳炎、耳前淋巴结肿大等。

(4)病程约一周左右渐好转,个别角膜浸润最终形成角膜瘢痕,造成永久性视力损害。

2. 临床诊断

(1)详细询问相关病史:有与患者接触史。

(2)相关检查

1)眼部症状:急性滤泡性结膜炎和炎症晚期出现的角膜上皮下浸润是本病的典型特征。

2)全身症状:发热、咽痛、中耳炎、耳前淋巴结肿大等。

3)实验室检查:结膜刮片见大量单核细胞。病毒培养、血清学检查等可协助病原学诊断。

（3）鉴别诊断

1）流行性出血性结膜炎：由 70 型肠道病毒感染引起，主要特征为结膜下出血，呈片状或点状，部分患者伴有发热不适及肌肉痛等全身症状。

2）急性细菌性结膜炎：眼红、烧灼感明显，或伴有畏光、流泪。结膜充血，中等量黏脓性分泌物，夜晚睡眠后，上、下睑睫毛常被分泌物粘合在一起。结膜囊分泌物培养细菌阳性。

【治疗】

1. 减少感染传播　本病传染性较强，所有接触感染者的器械必须仔细清洗消毒，告知患者避免接触眼睑和泪液，经常洗手。感染者尽可能避免人群之间的接触。

2. 局部治疗　局部使用抗病毒眼液及眼用凝胶，如 0.1% 碘苷、0.1% 利巴韦林、更昔洛韦眼用凝胶等。合并细菌感染时加用抗生素眼液。出现严重的膜或伪膜、上皮或上皮下角膜炎引起视力下降时可考虑使用皮质类固醇滴眼剂。

【保健要点】

病毒性结膜炎具有自限性，但是个别严重病例会引起永久性视力损害，所以，及早诊断及正确的治疗非常必要。患儿如有与患者接触史，且出现典型的眼部症状和体征及耳前淋巴结肿大时，应及时就诊，配合治疗。发病期间，注意疾病的传染性，经常洗手，避免去公共场所，减少传播机会。

（林　珊）

（三）新生儿结膜炎

【定义】

发生在新生儿期（生后 28 天为新生儿）的结膜炎。即新生儿睑结膜和球结膜发生炎症，通常是顺产宝宝通过产道时被细菌感染造成的，主要表现为眼红、分泌物多。

【病因】

正常情况下，结膜囊存有细菌，90% 的人可分离出细菌，35% 的人可分离出一种以上的细菌，这些是正常菌群，主要是表皮葡萄球菌、类白喉杆菌、厌氧的痤疮丙酸杆菌，这些正常菌群分泌抗生素样物质和代谢产物，减少其他致病菌的侵袭。正常菌群为条件致病菌，特殊情况如干眼、长期使用皮质类固醇（激素）等，这些正常菌群可发生感染。新生儿结膜炎常见致病菌为奈瑟淋球菌、D-K 型沙眼衣原体、流感嗜血杆菌、肺炎链球菌、金黄色葡萄球菌。

【分类】

常见的新生儿结膜炎类型有：新生儿淋球菌性结膜炎、新生儿包涵体性结膜炎、新生儿细菌性结膜炎。

新生儿淋球菌性结膜炎

【临床表现】

1. 潜伏期短,起病急,常称超急性结膜炎,双眼受累,接触传染,多为顺产产道感染(生后 1~6 天内感染),也有少数为非产道感染(出生 7 天后感染者为产后感染)。可并发角膜溃疡、角膜白斑,严重影响视力。

2. 症状　眼红、畏光流泪、大量分泌物。

3. 体征　结膜充血、大量脓性分泌物(又称脓漏眼)、眼睑水肿(重者可突出于结膜之外)、结膜假膜。可有耳前淋巴结肿大。重症(15%~40%):角膜溃疡、眼内炎、败血症、化脓性脑膜炎等。

4. 辅助检查　用抗生素前分泌物涂片、分泌物细菌培养可找到奈瑟淋球菌。涂片阳性率低,培养阳性率高。

【临床诊断】

1. 病史症状　母亲有淋病史,眼红、分泌物多,不断从睑裂处涌出,俗称"脓漏眼"。

2. 专科检查　分泌物涂片及分泌物培养出奈瑟菌属(淋球菌)。

【鉴别诊断】

1. 先天性泪道阻塞　两者都有分泌物,泪道阻塞伴有流泪。

2. 角膜炎　怕光流泪为主,角膜染色(+)。

3. 其他细菌性结膜炎　病史(母亲无淋菌性阴道炎)、实验室细菌培养可以鉴别。

【治疗】

1. 冲洗结膜囊(用生理盐水或者安多氟稀释液),每天 2 次,连续 3~5 天。

2. 局部使用广谱抗生素　左氧氟沙星滴眼液(眼膏)每小时 1 次。

3. 全身使用抗生素　青霉素 G10 万 U/(kg·d)(分 4 次肌注),或者头孢曲松钠肌注 0.125g/ 天(2 次 / 天)。全身用药疗程 3~7 天。一般不用全身用药。

新生儿包涵体性结膜炎

【临床表现】

1. 双眼发病,多在生后 5~14 天出现症状(有胎膜早破者生后 1 天内即出现症状)。

2. 症状　水样分泌物、黏液样分泌物、脓样分泌物。

3. 体征　结膜充血、分泌物明显增多并呈脓性,持续 2 个月以上者出现乳白色光泽滤泡,重者有假膜、结膜瘢痕。

4. 预后　多数轻微自限性(自愈),可能留下角膜瘢痕(成人只会留下结膜瘢痕)、新生血管。可合并衣原体性中耳炎、衣原体性支气管炎、衣原体性肺炎,威胁生命。

【临床诊断】

1. 分泌物多、结膜假膜、滤泡、结膜角膜瘢痕、血管翳。

2. 实验室检查 分泌物刮片检查上皮细胞胞质内有嗜碱性包涵体、血清学检测无多大价值(但 IgM 抗体水平对诊断衣原体性肺炎帮助很大)。

【鉴别诊断】

1. 新生儿淋球菌性结膜炎 母亲淋球菌性阴道炎病史、分泌物多。

2. 新生儿其他细菌性结膜炎。

【治疗】

原则:局部抗感染、全身抗感染。未治疗病程持续 6 个月左右,按标准方案治疗后病程缩短。

1. 0.1% 利福平滴眼液、红霉素眼膏(口服红霉素至少 14 天在婴幼儿及成人应用较多,因为衣原体感染可波及呼吸道、消化道)。

2. 用生理盐水或者安多氟稀释液冲洗结膜囊,每天 2 次,连续 3 天。

3. 有结膜假膜时,用棉签裹上眼膏或滴眼液打湿,轻轻去除假膜,假膜去除后局部用药效果更佳,注意不要强行剥离。

【保健要点】

提倡高质量的产前护理,对产妇进行生殖道衣原体感染的检测和治疗。有感染的产妇,孩子生后眼部做有效的药物预防,包括使用 0.5% 红霉素眼膏、0.1% 利福平滴眼液滴眼。

新生儿急性细菌性结膜炎

【临床表现】

多见于春秋季节,可散发可流行,发病急,潜伏期 1~3 天,流感嗜血杆菌(春夏季节多见)、肺炎链球菌(冬季多见)、金黄色葡萄球菌致病多见。又称急性卡他性结膜炎(俗称红眼病)。

1. 结膜充血、水肿、出血、大量分泌物。

2. 流感嗜血杆菌易并发角膜炎、眶周蜂窝织炎。

3. 可出现全身症状如发热等。

【临床诊断】

结膜充血、水肿、出血、大量分泌物,排除淋菌性结膜炎。

【鉴别诊断】

1. 新生儿包涵体性结膜炎。

2. 新生儿淋球菌性结膜炎。

【治疗】

1. 治疗原则 分为局部治疗、全身治疗。局部:冲洗结膜囊、抗生素滴眼液（眼膏）。全身：发热者可用头孢类抗生素，一般不用全身给药。

2. 治疗措施

（1）滴眼药治疗：用广谱抗生素滴眼液（眼膏）（确定致病菌后用敏感抗生素）。左氧氟沙星滴眼液（眼膏）每小时 1 次。

（2）结膜囊冲洗：两人配合，置患儿于束缚床上，婴儿开睑器开睑、头部侧向冲洗侧，冲洗侧置消毒后的受水器，生理盐水像输液操作一样挂在架上或墙上，或者碘伏稀释后注入生理盐水中，用一次性输液管（去除针头后），直接冲洗眼表。每天 2 次，连续 3 天。

（3）重者：局部抗生素 + 全身抗菌药物治疗。全身抗生素：青霉素 G10 万 U/（kg·d）（分 4 次肌注），或者头孢曲松钠肌注 0.125g/ 天（2 次 / 天）。全身用药疗程 3~7 天。

【注意事项】

1. 诊断注意病史采集、用药前做细菌培养（一般要 3 天得结果）。

2. 切勿包眼。

3. 结膜炎以局部治疗为主，冲洗结膜囊是重要治疗方法，冲洗液着力点在结膜而不是角膜上，控制出水速度，避免角膜上皮损伤，注意受水器是否已满。

4. 操作人员戴上护目镜，预防交叉感染。

【保健要点】

以前的教科书上建议新生儿出生后应常规立即用 1% 硝酸银滴眼剂滴眼或者涂四环素眼药膏。这个常规不符合现在的形势，随着科技进步和生活水平提高，人们保健意识增强，及时就诊，早期治疗，一般不会造成严重后果。

1. 筛查时间 生后所有儿童应纳入"新生儿眼病筛查并建立档案"，于生后由眼科医生或者眼保健医生进行眼病筛查。

2. 筛查方法 手电筒查看结膜有否充血、是否有分泌物（产科医生往往会忽视眼分泌物）。

（韦美荣）

（四）衣原体性结膜炎——沙眼

【定义】

沙眼是一种沙眼衣原体所引起的慢性传染性结膜角膜炎，是导致盲目的主要疾病之一。全世界有 3 亿 ~6 亿人感染沙眼，感染率和严重程度同当地居住条件以及个人卫生习惯密切相关。其特点是在结膜上形成乳头、滤泡、瘢痕、角膜血管翳，由于结膜有乳头及滤泡形成，形如沙粒故名沙眼。

【病因】

沙眼衣原体从抗原性上可分为 A、B、Ba、C、D、E、F、G、H、I、J、K 等 12 个免疫型,地方性流行性沙眼多由 A、B、C 或 Ba 抗原型所致,D~K 型主要引起生殖泌尿系统感染以及包涵体性结膜炎。沙眼为双眼发病,通过直接接触或污染物间接传播,节肢昆虫也是传播媒介。沙眼的急性期较瘢痕期更具传染性。易感危险因素包括不良的卫生条件、营养不良、酷热或沙尘气候。热带、亚热带区或干旱季节容易传播。

【诊断】

1. 临床表现

(1)急性沙眼感染主要发生在学龄前和低年学龄儿童,但在 20 岁左右时,早期的瘢痕并发症才开始变得明显。

一般起病缓慢,多为双眼发病,但轻重程度可有不等。沙眼衣原体感染后潜伏期 5~14 天。幼儿患沙眼后,症状隐匿,可自行缓解,不留后遗症。成人沙眼为亚急性或急性发病过程,早期即出现并发症。沙眼初期表现为滤泡性慢性结膜炎,以后逐渐进展到结膜瘢痕形成。

1)急性期症状包括畏光、流泪、异物感,较多黏液和脓性分泌物。可出现眼睑红肿,结膜明显充血,乳头增生,上下穹窿部结膜满布滤泡,可合并弥漫性角膜上皮炎及耳前淋巴结肿大。

2)慢性期无明显不适,仅眼痒、异物感、干燥的烧灼感。结膜充血减轻,结膜污秽肥厚,同时有乳头及滤泡增生,病变以上穹窿及睑板上缘结膜显著,并可出现垂帘状的角膜血管翳。病变过程中,结膜的病变逐渐为结缔组织所取代,形成瘢痕。最早在上睑结膜的睑板下沟处,称之为 Arlt 线,渐成网状,以后全部变成白色平滑的瘢痕。角膜缘滤泡发生瘢痕化改变临床上称为 Herbert 小凹。沙眼性角膜血管翳及睑结膜瘢痕为沙眼的特有体征。

3)重复感染时,并发细菌感染时,刺激症状可更重,可出现视力减退。晚期发生睑内翻与倒睫、上睑下垂、睑球粘连、角膜混浊、实质性结膜干燥症、慢性泪囊炎等并发症,可严重影响视力,甚至失明。

(2)为了统一进行流行病学调查和指导治疗,国际上对沙眼的表征进行了分期。常用 MacCallan 分期法:

Ⅰ期:早期沙眼。上睑结膜出现未成熟滤泡,轻微上皮下角膜混浊、弥漫点状角膜炎和上方细小角膜血管翳。

Ⅱ期:沙眼活动期。

Ⅱa 期:滤泡增生。角膜混浊、上皮下浸润和明显的上方浅层角膜血管翳。

Ⅱb 期:乳头增生。滤泡模糊。可以见到滤泡坏死、上方表浅角膜血管翳和上皮下浸润。瘢痕不明显。

Ⅲ期:瘢痕形成。同我国Ⅱ期。

Ⅳ期:非活动性沙眼。同我国Ⅲ期。

(3)我国在1979年也制定了适合我国国情的分期方法。即:

Ⅰ期(进行活动期):上睑结膜乳头与滤泡并存,上穹窿结膜模糊不清,有角膜血管翳。

Ⅱ期(退行期):上睑结膜自瘢痕开始出现至大部分变为瘢痕。仅留少许活动病变。

Ⅲ期(完全瘢痕期):上睑结膜活动性病变完全消失,代之以瘢痕,无传染性。

(4)1987年世界卫生组织(WHO)介绍了一种新的简单分期法来评价沙眼严重程度。标准如下:

结膜滤泡:上睑结膜5个以上滤泡。

弥漫性结膜感染:弥漫性浸润、乳头增生、血管模糊区>50%。

睑结膜瘢痕:典型的睑结膜瘢痕。

倒睫:严重倒睫或眼睑内翻。

角膜混浊:不同程度的角膜混浊。

2. 临床诊断

(1)详细询问病史。

(2)专科检查:多数沙眼根据乳头、滤泡、上皮角膜炎、血管翳、角膜缘滤泡、Herbert小凹等特异性体征可以作出诊断。由于睑结膜的乳头增生和滤泡形成并非为沙眼所特有,因此早期沙眼的诊断在临床病变尚不完全具备时较困难,有时只能诊断"疑似沙眼",要确诊须辅以实验室检查。WHO要求诊断沙眼时至少符合下述标准中的2条:①上睑结膜5个以上滤泡;②典型的睑结膜瘢痕;③角膜缘滤泡或Herbert小凹;④广泛的角膜血管翳。

(3)实验室检查:沙眼细胞学的典型特点是可检出淋巴细胞、浆细胞和多形核白细胞,但细胞学检查的假阳性率高。结膜刮片染色镜检:可查及细胞质内包涵体。另外组织培养、免疫荧光检测、ELISA、核酸扩增试验都有高度敏感和高度特异性,但要求操作者较熟练地掌握操作技术,花费也昂贵。

(4)鉴别诊断:①慢性滤泡结膜炎:原因不明。常见于儿童及青少年,皆为双侧,在下睑结膜或下穹窿处可见大小均匀、排列整齐的滤泡,无融合倾向。结膜充血并有分泌物,但不肥厚,数年后不留痕迹而自愈,无角膜血管翳。无分泌物和结膜充血等炎症症状者谓之结膜滤泡症。一般不治疗,只有自觉症状时才按慢性结膜炎治疗。②春季角结膜炎:结膜呈黄色胶状,睑结膜可有乳头,形状粗大、扁平、质硬、色淡红,像铺路石样。上穹窿部无病变。也无角膜血管翳。结膜分泌物涂片中可见嗜酸性细胞增多。

【治疗】

包括全身和眼局部药物治疗以及对并发症的治疗。

1. 局部用 0.1% 利福平眼药水、0.1% 肽丁胺眼药水或 0.5% 新霉素眼药水等滴眼,每天 4 次。夜间使用红霉素类、四环素类眼膏,疗程最少 10~12 周。经过一段时间治疗后,在上睑结膜仍可能存在滤泡,但这并不是治疗失败的依据。

2. 急性期或严重的沙眼应全身应用抗生素治疗,一般疗程为 3~4 周。可口服四环素 100mg,每天 2 次;或红霉素 1g/d 分四次口服。阿奇霉素 20mg/(kg·次)。7 岁以下儿童忌用四环素,避免产生牙齿和骨骼损害。

3. 手术矫正倒睫及睑内翻,是防止晚期沙眼瘢痕形成导致失明的关键措施。

【保健要点】

沙眼的传播是由于病眼的分泌物,通过被分泌物污染的手、手帕、脸盆以及其他公用物品等而传播的。WHO 在控制沙眼方面提出"SAFE"策略,"SAFE"是指手术治疗倒睫(S)、抗生素降低感染率(A)、保持面部清洁(F)及改善生存环境以减少沙眼的传播(E)。

预防措施一般分为下列几个方面:

1. 注意改善水质,保持用水清洁。

2. 应对服务性行业进行严格的卫生监督,如理发店、宾馆所备的面巾,应严格做到每用 1 次消毒 1 次。

3. 学校、托儿所等集体生活单位,应注意改善卫生条件,制定必要的卫生制度,以防止沙眼的传播。

4. 不用手揉眼睛,不与沙眼病人共用脸盆、面巾。面巾与手帕要常晒洗。

5. 对于儿童要给予特别重视,培养卫生习惯。

6. 大力开展普查、普治、群防群治,是大面积消灭沙眼的重要措施。

7. 医务人员检查或治疗沙眼患者后,要及时消毒。

（杨　晖）

（五）免疫性结膜炎

春季角膜结膜炎

【定义】

春季角膜结膜炎(vernal keratoconjunctivitis)是一种慢性,非传染性变态反应性眼表疾病,通常在春季或温暖的天气中出现季节性复发,主要影响儿童和青少年,20 岁以下男性多见,严重者危害角膜,可损害视力,有环境和种族倾向,占变应性眼病的 0.5%。

【病因】

眼睛对空气中的过敏原发生的超敏反应,花粉、各种微生物的蛋白质成分、动物皮屑和羽毛等均可能致敏。

春季角膜结膜炎的发病机制与细胞间通信,化学介质、细胞因子和黏附分子在组织之间复杂的信息交换有关,是以体液免疫和细胞免疫均参与的超敏反应,即Ⅰ型超敏反应(速发型超敏反应)和Ⅳ型超敏反应(迟发型超敏反应)的组合。神经和内分泌系统也可能影响眼部过敏反应。

【临床表现】

瘙痒,畏光,灼热和流泪是主要的眼部症状。在白天经过刺激或环境诱发后,如灰尘、阳光、风、汗渍和揉擦,夜间症状加重。其他症状还有疼痛、异物感和黏性分泌物增多。

根据眼部体征的不同,临床上把春季角结膜炎分为睑结膜型、角结膜缘型及混合型。

睑结膜型的特点是上睑结膜呈粉红色扁平状乳头增生,铺路石样排列。乳头形状不一,裂隙灯下可见乳头直径在 0.1~0.8mm 之间,彼此相连。每个乳头都具有 1 个中央血管,在乳头之间及其表面常有一层黏性乳白色分泌物,形成伪膜。下睑结膜可出现弥散的小乳头。

角结膜缘型上下睑结膜均出现小乳头,其重要临床表现是在角膜缘有黄褐色或污红色胶样结节状隆起,以上方角膜缘明显,胶样结节可互相衔接,融合成堤状。

混合型睑结膜和角膜同时出现上述两型检查所见。

各种类型春季角结膜炎均可累及角膜。表层上皮型角膜炎是常见的角膜表现,主要表现为在角膜上 1/2 存在点状暗灰色浑浊、似粉尘状,这些点状混浊可以破溃并发生融合,严重时表现为角膜盾状溃疡,多分布于中上 1/3 角膜,称为"春季溃疡"。急性期,部分患者可在角膜缘见到白色 Horner-Trantas 结节。角膜边缘(Trantas 结节)活检和结膜分泌物涂片行 Giemsa 染色,可见大量嗜酸性粒细胞和嗜酸性颗粒。角膜上方可有微小血管翳,极少全周角膜血管化。

部分患者还可出现上睑下垂,可能与继发性乳头肥大造成眼睑重量增加有关,有时也可观察到下睑皮肤皱褶增多(Dennie 线)。春季角膜结膜炎的临床病程可间断反复发作持续 2~10 年,成年后逐渐消失。

在非常严重的情况下,产生角膜瘢痕(盾状溃疡)或晶状体混浊(白内障),导致视力暂时或永久降低。

【临床诊断】

1. 详细询问相关病史 大多数患者有春暖发病,秋凉自愈的病史,也可终年患病。季节性反复发作,有奇痒,畏光,灼热和流泪等症状。春季角结膜炎患者中有 49% 患有特应性疾病家族史。这些患者也可能有其他特应性疾病的病史,包括哮喘(26.7%),鼻炎(20%)和湿疹(9.7%)。

2. 专科检查　典型体征:上睑结膜乳头铺路石样增生、Horner-Trantas 结节、角膜盾形溃疡等。

3. 实验室检查　在结膜刮片中发现嗜酸粒细胞或嗜酸性颗粒。

泪液组成的改变具有重要的临床意义。患者泪液内嗜酸性粒细胞、嗜中性粒细胞或淋巴细胞数量增加;IgE 的水平高于正常值(7.90mg/ml ± 0.32mg/ml),可达到 80.48mg/ml ± 3.35mg/ml。

4. 鉴别诊断　排除特应性角结膜炎、巨乳头结膜炎、接触性结膜炎、沙眼等眼部病变。应与其他变应性结膜病相鉴别。

【治疗】

临床观察表明,春季角膜结膜炎通常会随着青春期的到来而消退。但在某些情况下,眼表可能会发生永久性变化,并伴有永久性视力障碍。因此,方案的选择需取决于病人的症状和眼表病变严重程度。

1. 物理治疗　包括冰敷和移居寒冷环境。

2. 局部使用糖皮质激素。急性期患者可采用激素间歇疗法,先局部频繁(例如每 2 小时一次)应用激素 5~7 天,后迅速减量。要注意长期使用会产生青光眼、白内障等严重并发症。一旦疾病的急性期得到控制,应停用糖皮质激素,并局部采用肥大细胞稳定剂,抗组胺药及非甾体类抗炎药。

(1)非甾体类抗炎药在急性阶段及间歇阶段均可使用,对缓解眼痒、结膜充血、流泪等眼部症状及体征均显示出一定的治疗效果。

(2)肥大细胞稳定剂常用的有色甘酸二钠及奈多罗米等,最好在接触过敏原之前使用,对于已经发作的患者治疗效果较差。目前多主张在春季角结膜炎易发季节每日滴用细胞膜稳定剂 4~5 次,预防病情发作或维持治疗效果,待炎症发作时才短时间使用激素进行冲击治疗。

(3)抗组胺药可拮抗已经释放的炎症介质的生物学活性,减轻患者症状,与肥大细胞稳定剂联合使用治疗效果较好。可减轻眼部不适症状。

(4)双效作用药物具有抗组胺和长期的肥大细胞稳定作用,局部点眼对于急性发作期的炎性反应和间歇期的炎性反应活化均有较好的控制作用。

(5)对顽固性春季角结膜炎,局部应用 2% 的环孢素可以很快控制局部炎症及减少激素的使用量。0.05% 他克莫司对顽固性春季角结膜炎亦有良好的治疗效果。

(6)在少数春季角膜结膜炎患者中,可能需要全身治疗。口服孟鲁司特通常用于轻度哮喘,已被证明可有效减轻春季角结膜炎的体征和症状。

【保健要点】

春季角膜结膜炎多见于儿童和青少年时期,最常见于 4~20 岁之间,通常会影响双眼,需要长期治疗,并且与其他过敏性疾病的个人或家族病史密切相关。早期规范的治疗可以防止发生角膜溃疡等严重并发症。

1. 预防与保健 使用太阳镜来阻挡空气中的过敏原,寝具除螨,尽量减少动物接触,移居凉爽的地域等通常可有效避免过敏的诱发。

使用冷敷和使用空调将环境冷却到适当的温度,尽量避免揉搓或触摸眼睛,局部使用抗组胺药、肥大细胞稳定剂和非甾体类抗炎药均为有效治疗措施。推荐局部使用糖皮质激素类眼药,但为避免青光眼,白内障和角膜感染,只能在眼科医生的监督下使用并定期检查 1~2 周。

2. 预后 最初,春季角膜结膜炎表现出季节性变化,在春季和夏季的温暖月份中,症状和体征更加明显。通常,当这种状况存在三年或更长时间时,个体可能会发现其症状的季节性变化有所减轻。

春季角膜结膜炎的预后可能因患者患病的时间长短不同和症状的严重程度不同而有改变。例如,患有此病三年的人中,约有 16% 会发展出更长期、全年发病的春季角膜结膜炎形式。在发展为乳头状的春季角膜结膜炎中,肿胀越大,病情就会随着时间的推移而恶化或持续存在。因此早期规范的治疗十分重要。

患儿家庭必须了解疾病的诱因,预后和治疗长期性,用药和定期复查的重要性,治疗的依从性是影响预后,避免并发症的关键。

(陈志钧)

过敏性结膜炎

【定义】

过敏性结膜炎(allergic conjunctivitis)是结膜对过敏原刺激产生超敏反应所引起的一类疾病,以 Ⅰ 型和 Ⅳ 型超敏反应为主。

【病因】

季节性和常年性变应原都可触发变应性免疫反应。季节性变应原包括:花粉、草类和室外真菌。常年变应原有尘螨、室内真菌和动物皮屑(多为猫和狗)等。

【临床表现】

1. 症状是眼痒,其他症状有流泪、灼热感、畏光及分泌物增加等,儿童患者可表现为揉眼或频繁眨眼。

2. 体征为结膜充血。儿童患者可表现为结膜水肿及黑眼圈。结膜乳头增生是另一个常见的体征,乳头多出现于上睑结膜。巨乳头性结膜炎及春季角结膜炎增生的乳头有其特异的形态特征。季节性过敏性结膜炎以结膜充血、水肿为主,角膜损害以春季角结膜炎及特应性角结膜炎最常见。

【分类】

根据过敏性结膜炎的发病机制及临床表现,可分为 5 种亚型。儿童最常见的过敏性结膜炎包括季节性过敏结膜炎、常年性过敏性结膜炎和春季角结膜炎,占总数的 88.6%。

1. 季节性过敏性结膜炎(seasonal allergic conjunctivitis,SAC) 以 I 型超敏反应为主,多数致敏原是花粉,眼痒是患者最主要的主诉。发作时还可出现结膜水肿,在儿童尤为多见。一般无结膜乳头。

2. 常年性过敏性结膜炎(perennial allergic conjunctivitis,PAC) 以 I 型超敏反应为主,眼痒为主,轻症者缺乏特异性临床表现,致敏原以尘螨为主。

3. 春季角结膜炎(vernal keratoconjunctivitis,VKC) I 型和IV型超敏反应共同参与,结膜乳头是本病的主要体征,多发于上睑结膜。本病在临床分为结膜型(以结膜乳头为主)、角膜缘型(以角膜缘 Horner-Trantas 结节为主)和混合型(结膜和角膜缘均累及),严重者合并角膜盾形溃疡(shield ulcer)。本病与遗传因素有关。

4. 巨乳头性结膜炎(giant papillary conjunctivitis,GPC) I 型和IV型超敏反应共同参与,以直径 >1mm 的结膜乳头为主要临床特征,患者常有角膜接触镜、眼部假体或结膜缝线等诱因。

5. 特应性角结膜炎(atopic keratoconjunctivitis,AKC) I 型和IV型超敏反应共同参与,面部伴发特应性皮炎,部分病情迁延患者甚至可出现睑球粘连和结膜囊狭窄。

【临床诊断】

过敏性结膜炎的临床诊断需同时满足以下两项必要条件。

1. 症状 眼痒,可伴有异物感,结膜囊分泌物增多。低龄儿童可能主诉不清,揉眼或频繁眨眼即代表眼痒。

2. 体征 结膜充血、结膜乳头、角膜特异性病变特征至少 1 项。值得注意的是,在儿童中,有时结膜水肿、黑眼圈比结膜充血表现更明显。

3. 实验室检查 相关实验室检查包括 4 项,结膜刮片发现嗜酸性粒细胞有助于诊断。

(1)结膜刮片或印迹细胞学检查:包括涂片镜下检查、吉姆萨染色观察嗜酸性粒细胞形态和数量。查见嗜酸性粒细胞(每高倍镜下嗜酸性粒细胞检出率 >2 个)有助于诊断,但检查阴性并不能排除诊断。

(2)角膜活体共聚焦显微镜检查:对于春季角结膜炎、特应性角结膜炎的炎性反应状态,观察角膜缘结构和睑板腺腺体状况具有较好的随访价值。患者球结膜、中央角膜上皮中朗格汉斯细胞的数量高于健康人。婴幼儿、低龄儿童不适用。

（3）泪液或血液 IgE 抗体检测：将特定过敏原的膜条与患者血液或泪液接触，可半定量评估 IgE 抗体的滴度。IgE 抗体滴度升高有助于诊断。本项检查在我国临床并不常用。

（4）过敏原应激试验：将少量特定过敏原溶液滴于患者结膜囊，3~5min 内患者出现眼痒，20min 内出现结膜充血，可判定为阳性。因本项检查眼表反应较大，儿童临床实际应用不多。

4. 鉴别诊断　排除感染性结膜炎、药物毒性结膜炎、自身免疫性角结膜炎、干眼、部分泪道疾病等眼部病变。异常瞬目儿童需排除抽动症、多动症。婴幼儿的眼部神经血管反应与超敏反应需注意避免混淆。

【治疗】

1. 治疗原则　包括健康教育、脱离过敏原、减轻患者症状及体征。对于多数患者，主要缓解眼痒、眼红等不适；对于长期发作或病情迁延患者，则以控制炎性反应状态为主。

2. 非药物治疗　尽量避免或减少接触过敏原、改善生活环境。眼部清洁及冷敷能一定程度减缓眼痒等不适。

3. 药物治疗

（1）抗组胺药：抗组胺药局部点眼仅可治疗轻中度过敏性结膜炎。

（2）肥大细胞稳定剂：肥大细胞稳定剂局部点眼仅适用于过敏性结膜炎患者发作间期的病情控制。

（3）抗组胺药及肥大细胞稳定剂双效药物：抗组胺药及肥大细胞稳定剂双效药物是治疗儿童过敏性结膜炎的首选基础药物，局部点眼对于急性发作期的炎性反应和间歇期的炎性反应活化均有较好的控制作用。对于急性期患者推荐使用该类药物。

（4）糖皮质激素药物：糖皮质激素药物局部点眼适用于严重过敏性结膜炎和病情反复迁延的患者。使用时间不宜过长，应注意随访观察，以免引起白内障、青光眼、真菌感染及角膜上皮愈合延迟等并发症。

（5）免疫抑制剂：免疫抑制剂如环孢素 A、他克莫司局部点眼，对于重度过敏性结膜炎，尤其不耐受糖皮质激素药物的患者，可考虑使用。目前临床仍然缺乏使用该类药物安全性的远期随访资料，因此在使用时应注意病情缓解后调整用药。

（6）人工泪液：人工泪液可稀释结膜囊内的过敏原，润滑眼表，缓解患者症状。儿童轻症过敏性结膜炎，推荐使用冷的不含防腐剂的人工泪液。

（7）非甾体抗炎药（NSAIDs）：非甾体抗炎药局部点眼适用于部分轻度的

季节性过敏性结膜炎,对于急性过敏性结膜炎疗效有限,不推荐非甾体抗炎药使用于重症或急性病例。

(8) 缩血管药物:缩血管药物局部点眼可收缩血管,降低毛细血管通透性,减轻眼红、水肿和分泌物增多症状,但不能阻止炎性反应和缓解眼痒,不建议常规使用。

(9) 其他治疗:对于伴有难以愈合的角膜上皮缺损或溃疡的过敏性结膜炎,根据严重程度和性质,可考虑绷带镜、羊膜覆盖或其他手术治疗。

【保健要点】

充分认识儿童过敏性结膜炎对儿童的危害。过敏性结膜炎发作时,患者会感觉眼部奇痒无比,造成患者注意力无法集中,严重影响儿童的学业和生活。部分春季角结膜炎和特应性结膜炎可发生角膜并发症,甚至危害视力。及时有效的治疗、合理用药十分重要。

需做好过敏性结膜炎的健康宣教。建议改善生活环境,特别是空气质量和居室内温度。尘螨过敏患者应做好室内清洁和除螨工作,花粉过敏症患者则需要在花粉季节尽量采取保护措施。空气污染严重时患者应适当减少户外活动时间。

治疗上,冷敷对缓解症状,对制止揉眼有一定作用。儿童首推双效药物治疗,不宜单用抗组胺药或肥大细胞稳定剂,尽量减少用药次数,增加依从性。不提倡全身使用抗过敏治疗,除非合并过敏性鼻炎、哮喘、皮炎等全身病,需请专科诊治。糖皮质激素使用时,需注意敏感儿童的高眼压反应,必要时使用免疫抑制剂,但在病情控制后及时调整。对于季节性反复发作的过敏性结膜炎患者,可以在过敏季节到来之前,提前预防使用双效抗过敏药物,直至过敏季节结束。

（陈志钧）

巨乳头性结膜炎
【定义】

巨乳头性结膜炎(giant papillary conjunctivitis)的发生与抗原沉积及微创伤有密切的关系,为机械性刺激与超敏反应共同作用的结果,发病率较高,配戴接触镜者中有 1%~5% 发生巨乳头性结膜炎。

【病因】

该病多见于配戴接触镜或安装义眼的患者,有角膜手术病史(角膜缝线暴露)或视网膜脱离手术史(突出的巩膜扣带)的患者,以及角膜、结膜表面长期异物;黏液和细胞碎片在接触镜表面积聚增加患病风险。

【临床表现】

1. 症状　眼红、痒、异物感，黏液性分泌物，不能耐受接触镜，通常停止配戴接触镜后症状减轻。

2. 体征　上睑结膜乳头增生，结膜充血，黏液性分泌物，随病情加重，可形成大的乳头（>0.3mm），甚至巨乳头（>1mm）；巨乳头性结膜炎很少累及角膜，少数患者可以出现浅点状角膜病变及 Trantas 斑。

【临床诊断】

1. 详细询问相关病史　询问配戴角膜接触镜的详细情况，包括配戴的年限，每天配戴的时间，更换的频率以及清洗的方法；既往眼部手术史。

2. 典型的临床症状、体征。

分期：

Allansmith 根据巨乳头性结膜炎的临床表现将其分为 4 期：

Ⅰ期：眼痒，在早晨有少量黏液性分泌物，轻度睑结膜充血，细小乳头增生；取出镜片时有痒感；镜片表面偶有沉积物。

Ⅱ期：眼痒和黏液性分泌物加重，上睑结膜充血、增厚，不规则的乳头增生，直径多在 0.3mm 以上，相邻的几个乳头可以融合；对接触镜的感觉增加；镜片表面有沉积物；视力轻度下降；常在戴镜后几个小时即出现症状，患者戴镜能力下降或受到限制。

Ⅲ期：中、重度眼痒、黏液性分泌物明显加重，上睑结膜明显充血和增厚，血管模糊不清，上睑结膜乳头大小和数目增加，乳头隆起，有大于1mm 的乳头，由于结膜下形成瘢痕，乳头顶部呈白色，荧光素着色；镜片表面经常有沉积物，很难保持镜片清洁；每次瞬目均有接触镜存在的感觉；镜片移位过度，导致波动性视物模糊；戴镜时间明显减少。

Ⅳ期：重度眼痒，黏液性分泌物相当多，严重者在早晨眼睑粘于一起，上睑结膜乳头进一步增大，直径多大于 1mm，乳头顶端扁平，荧光素着色；患者完全不能忍受戴镜，戴镜后很短时间就感觉不适；镜片表面很快形成沉积物和污浊；镜片移位很大。

3. 鉴别诊断

（1）春季结膜炎：有季节性，反复发作，奇痒。上睑结膜乳头增生扁平且硬，呈铺路石样，或角膜缘部胶样结节。分泌物涂片中可见嗜酸性粒细胞增多。

（2）细菌性结膜炎：以结膜充血及黏液脓性分泌物为主要表现，根据结膜刮片和分泌物涂片的革兰氏染色和吉姆萨染色检查、细菌培养以及药物敏感试验、血培养等检查，对其病原体进行确定。

【治疗】

1. 一般治疗 更换角膜接触镜,选择高透气性的接触镜或小直径的硬性接触镜,缩短接触镜配戴时间;加强接触镜的护理,避免使用含有防腐剂及汞等具有潜在抗原性的护理液;炎症恶化期间,最好暂停配戴接触镜。

义眼必须每日清洗,在清水中浸泡,置于干燥的地方备用。

对有缝线及硅胶摩擦者,如情况许可应加以拆除。

2. 药物治疗 主要是减少肥大细胞的组胺释放,抑制局部炎症。常用的药物有肥大细胞稳定剂、抗组胺剂、糖皮质激素及非甾体类抗炎药。糖皮质激素应尽量避免使用,应限于巨乳头性结膜炎的急性阶段,用来减少睑板的充血和炎症,但对于配戴义眼患者可以放宽使用范围。

【保健要点】

向患者讲解正确清洗接触镜的方法,使用表面活性剂定期清洁,以减少接触镜表面沉积物形成。

中等程度的接触镜相关性巨乳头性结膜炎患者:如果接触镜有大量蛋白质沉淀或已经配戴 4~6 个月以上,应更换接触镜;重新配镜或考虑日抛型接触镜;依从性不良的患者可考虑应用透气性硬性接触镜(rigid gas permeable lenses,RGP);减少接触镜配戴时间;调整清洗方法:应用无防腐剂溶液或是无防腐剂生理盐水,至少每周进行一次除蛋白处理。

严重的接触镜相关性巨乳头性结膜炎患者:暂停配戴接触镜,1~4 个月后才可重新考虑配戴,推荐应用日抛型或是 RGP;调整清洗方法:应用无防腐剂溶液或是无防腐剂生理盐水,至少每周进行一次除蛋白处理。

角膜缝线相关性巨乳头性结膜炎:移除暴露缝线刺激,重新缝合,配戴治疗性接触镜。

义眼相关性巨乳头性结膜炎:确定使用合适的义眼,抛光、更换或停止配戴义眼。

健康宣教要点:主动向患者介绍该病的诱因,争取良好的患者依从性,配合治疗。为患者讲解健康用眼的相关知识,养成良好的用眼习惯,科学的戴镜,注意接触镜的清洁,每日配戴的时间不可过长,对老化、变色、增厚及裂纹的镜片及时更换,超出保质期的接触镜及时丢掉,不可继续使用。

(何　炯)

泡性角结膜炎

【定义】

泡性角结膜炎(phlyctenular keratoconjunctivitis)是由外源性微生物蛋白质引起的角结膜迟发型免疫反应性疾病。多见于女性、青少年及儿童。

【病因】

常见致病微生物包括:结核杆菌、金黄色葡萄球菌、白色念珠菌、球孢子菌属以及 L1、L2、L3 血清型沙眼衣原体等。由以上各种微生物蛋白引起的角结膜非特异性迟发型超敏反应。

【临床表现】

多见于女性、青少年及儿童。单双眼均可发病。

有轻微的异物感,累及角膜症状加重。

泡性结膜炎起初表现为实性、隆起的红色或粉红色结节样病灶(1~3mm),周围伴有充血区。角膜缘处三角形病灶,尖端指向角膜,顶端易形成小溃疡,常 10~12 天愈合,不遗留瘢痕。角膜缘处的泡性改变常表现为单发或多发的灰白色小结节,伴有局部充血,愈合后可遗留血管化瘢痕使角膜缘呈齿状。

存在活动性睑缘炎、急性细菌性结膜炎、饮食习惯不良、偏食等诱发因素可复发。

反复发作病变可累及角膜中央,伴新生血管伸入,称为束状角膜炎,多最终遗留带状薄翳,血管萎缩。少数反复发作的束状角膜炎引起角膜瘢痕亦可最终影响视力,常与结核病等基础病相关。

【临床诊断】

根据典型的角膜缘或球结膜处实性结节样小病灶,伴周边充血可诊断。

鉴别诊断:排除其他真菌性、细菌性或者病毒性角结膜炎、维生素 A 缺乏引起的角膜软化等的眼部病变。

【治疗】

1. 治疗原则　积极治疗诱发此病的潜在疾病,补充各种维生素,均衡营养,增强体质。

2. 药物治疗　局部糖皮质激素滴眼液滴眼,如 0.1% 地塞米松滴眼液。激素类眼药常反应良好,使用激素 24h 左右症状多有所改善,得到控制后可逐渐停用。伴相邻组织的细菌感染时要联合抗生素治疗。如葡萄球菌引起的睑板腺感染,可同时进行睑缘卫生清洁和联合局部抗生素,如红霉素眼膏每天 1~2 次。

3. 手术治疗　少数反复发作的束状角膜炎引起角膜瘢痕最终影响视力可考虑行角膜移植手术。

【保健要点】

泡性角结膜炎属免疫相关性疾病,可伴多种潜在疾病。积极治疗相关潜在疾病,均衡营养,增强体质,是预防及治疗本病的有效途径。

(林　萍)

自身免疫性结膜炎

【定义】

自身免疫性结膜炎（autoimmune conjunctivitis）可引起眼表上皮损害、泪膜稳定性下降、导致眼表泪液疾病的发生，严重影响视力。

Sjögren 综合征

【病因】

Sjögren 综合征（Sjögren syndrome, SS）是一种累及全身多系统的疾病，多见于绝经期妇女。泪腺有淋巴细胞和浆细胞浸润，导致泪腺增生，泪腺结构功能破坏。

【临床表现】

（1）眼部疼痛、畏光、流泪、异物感，疼痛有晨轻暮重的特点。

（2）睑裂区结膜充血，可伴黏丝状分泌物，角膜上皮点状缺损，多见于下方，角膜上可见卷曲的丝状物，一端附着于角膜上皮面，另一端游离，可被推动。泪膜消失，泪液分泌试验异常。

（3）结膜和角膜虎红染色及丽丝胺绿染色阳性有助于临床诊断。

【诊断】

（1）包括干眼、口干、结缔组织损伤（关节炎），三者中两个存在即可诊断。

（2）唾液腺组织活检有淋巴细胞和浆细胞浸润，结合临床症状可确诊。

【治疗】

治疗原则主要为消除病因、缓解症状和保护视功能。可采用人工泪液、封闭泪小点、湿房镜等对症治疗。

Stevens-Johnson 综合征

【病因】

Stevens-Johnson 综合征（Stevens-Johnson syndrome）发病与免疫复合物沉积在真皮和膜实质中有关。部分药物如氨苯磺胺、抗惊厥药、水杨酸盐、氨苄西林和异烟肼，或单纯疱疹病毒、腺病毒、金黄色葡萄球菌感染可诱发此病。

【临床表现】

（1）该病的特征是黏膜和皮肤的多形性红斑，好发于年轻人，35 岁以后很少发病。患者在接触敏感药物或化合物后，在出现眼部和皮肤损害之前，可有发热、头痛或上呼吸道感染等前驱症状，严重者可伴有高热、咽痛、肌肉痛、游走性关节痛、恶心、呕吐、腹泻。数天后，发生皮肤和黏膜损害，典型病程持续4~6 周。

（2）眼部急性期可表现为眼部疼痛、畏光、异物感，双眼结膜受累，黏液脓性结膜炎和浅层巩膜炎，部分患者可出现严重的前葡萄膜炎。慢性期可表现为严重的干眼，长期结膜炎症可引起睑内翻、倒睫和睑缘角化，引起角膜上皮持续性上皮损害、角膜血管瘢痕化,严重影响视力。

【诊断】

(1)眼部表现出现前4~6周有敏感药物或化学药物接触史。

(2)好发于年轻人,黏膜和皮肤的多形性红斑。

(3)眼部疼痛、畏光、异物感。

(4)长期结膜炎症可引起睑内翻、倒睫和睑缘角化,引起角膜上皮持续性上皮损害、角膜血管瘢痕化。

【治疗】

以全身治疗为主,眼部局部治疗为辅。全身可使用糖皮质激素,延缓病情进展。眼部局部治疗可采用人工泪液,局部激素使用对眼部损害治疗无效,严重可致角膜溶解、穿孔。手术矫正睑内翻、倒睫。

瘢痕性类天疱疮

【病因】

瘢痕性类天疱疮(cicatricial pemphigoid)是病因不明、治疗效果不佳的一种非特异性慢性结膜炎,伴有口腔、鼻腔、瓣膜和皮肤的病灶。女性患者严重程度高于男性,部分有自行减轻的趋势。

【临床表现】

(1)常表现为反复发作的中度、非特异性的结膜炎。

(2)干眼、结膜瘢痕,睑球粘连,特别是下睑粘连,睑内翻、倒睫、角膜损伤、角膜血管瘢痕化。

(3)根据病情严重程度可分为:

Ⅰ期:结膜下纤维化。

Ⅱ期:穹窿部缩窄。

Ⅲ期:睑球粘连。

Ⅳ期:广泛的睑球粘连导致眼球运动障碍。

【诊断】

根据临床表现,结膜活检有嗜酸性粒细胞,基底膜有免疫荧光阳性物质(IgG、IgM、IgA)等可诊断。

【治疗】

应在瘢痕形成前就开始治疗,以减少组织受损程度。口服氨苯砜和免疫抑制剂环磷酰胺等对部分患者有效。病程较长导致角膜干燥、完全性睑球粘连等严重并发症失明的患者,可考虑性眼表重建手术。

【保健要点】

1. 全身免疫性疾病需注意眼部病变,眼部主要表现为眼痛、畏光、流泪、干眼、反复结膜充血、角膜上皮损伤、睑内翻、倒睫。

2. 自身免疫性结膜炎的治疗以全身治疗为主,眼部局部治疗可采用人工泪液等对症处理,如合并睑内翻、倒睫、睑球粘连等严重的眼部并发症,影响视力,可考虑手术治疗。

（陶　丹）

五、儿童角膜病

（一）角膜炎症
【定义】

角膜位于眼球最前面,直接与外界接触,易受到微生物、外伤及理化刺激因素的损害而发生炎症。各种因素导致的角膜炎症反应统称为角膜炎（keratitis）,是我国主要致盲眼病之一。

【病因】

1. 外因　外因所致的角膜炎大多要具备两个条件:①角膜上皮细胞的损伤、脱落。②同时合并感染。只有在这两个条件都具备的情况下,才容易发生感染性角膜炎,又称作溃疡性角膜炎。

2. 内因　来自全身的内因性疾患引起的角膜炎。因为角膜没有血管,所以急性传染病不易侵及角膜;但角膜组织参与全身免疫反应,没有血管会导致新陈代谢迟缓,一旦发生免疫反应,角膜会在较长时间内处于敏感状态,容易发生变态反应性疾患。

3. 邻近组织蔓延　由于胚胎学上的同源关系以及解剖学上的连续性,蔓延到角膜上皮层的炎症,如严重的结膜炎多合并浅层角膜炎。

【临床表现】

角膜炎的基本体征包括睫状充血,角膜浸润/混浊和角膜溃疡形成。除麻痹性角膜炎外,多数角膜炎患者都有较强的发炎症状,如疼痛、羞明、流泪和眼睑痉挛。严重患者的球结膜甚至眼睑都会发生水肿。

1. 由于角膜有丰富的三叉神经末梢,角膜炎最明显的症状是眼痛,常持续存在直到炎症消退。瞬目运动时,因上睑摩擦角膜,眼痛更明显。

2. 由于虹膜血管的炎症性挛缩,可引起畏光、流泪、眼睑痉挛等。

3. 细菌或真菌引起的化脓性角膜炎,常伴不同性状的脓性分泌物;病毒性角膜炎则分泌物不多。

4. 角膜炎症必常伴有不同程度视力下降,若病变位于瞳孔区,则视力下降更明显。溃疡愈合后形成的角膜瘢痕不但阻碍光线进入眼内,并能使角膜表明曲率发生改变,因而视力降低。视力的受累程度取决于瘢痕所在位置,如果位于角膜正中,虽然瘢痕很小,但影响视力却很大。

【临床诊断】

依据病史、临床表现、眼部检查和辅助检查可明确诊断。重点在于明确病因，首先应确定是感染性的或非感染性的。

1. 详细询问相关病史　如眼外伤史、接触镜配戴史、感冒发热史、眼部或全身长期用药及全身相关疾病史等。

2. 专科检查　结膜、虹膜是否有炎症，角膜病变的大小、形态、颜色特点，分泌物的多少及颜色，有无角膜穿孔征，前房有无积脓，角膜知觉有无下降。

（1）视力检查：3 岁及 3 岁以下检查追光追物等视物反应力，4 岁及 4 岁以上检查视力表视力。

（2）台式或手持裂隙灯检查：可清楚观察眼睑、角膜、结膜、巩膜、虹膜、前房等眼前段组织的病变情况。角膜炎典型的表现为睫状充血、角膜浸润及角膜溃疡形成。

1）注意病变部位、大小、形状、深浅、表面凹陷或隆起，以区别溃疡性与非溃疡性，有无新生血管，注意角膜后壁情况。用荧光素染色检查，定期绘图详细记录演变情况。检查与治疗时勿压迫眼球以免穿孔。

2）检查有无虹膜炎，注意瞳孔形状和大小、房水混浊程度，有无前房积脓。

3）检查角膜感觉。

（3）角膜病灶刮片检查：化脓性炎症应做涂片检查，细菌、真菌培养及药敏试验；树枝状及浅层点状角膜炎做免疫学检查等。

（4）角膜组织活检：对角膜病变区组织活检可提高微生物检出的阳性率，适用于进展性角膜溃疡反复培养阴性时。

（5）角膜共焦显微镜：需要时通过共聚焦激光诊断真菌性角膜炎和棘阿米巴角膜炎。

检查不合作的患儿可根据公斤体重给予 10% 水合氯醛口服睡眠后检查。

3. 儿科全身检查　有无其他系统病变或综合征，必要时需行血生化、尿液、免疫等针对性的实验室检查。

4. 鉴别诊断　不同病原微生物引起的角膜炎症状不同：细菌性角膜炎起病最急，症状最重，多为黄绿色分泌物。分泌物多且黏稠；病毒性角膜炎次之，分泌物不多，为水样或黏液状；真菌性角膜炎最轻，有时角膜病变已经很重，但患者感觉却不明显，单纯疱疹病毒性角膜炎患者角膜知觉可减退。

【治疗】

1. 治疗原则　迅速控制感染，减少后遗症发生。

治疗中如果结膜充血减轻，角膜病变缩小变平，说明治疗有效；如果结膜充血加重，角膜病变向深及周围扩展，前房积脓明显，说明病情恶化，治疗无效，需调整治疗方案。

（1）大多数溃疡性角膜炎为外因所致，必须去除致病外因，消灭致病微生物。

（2）与全身疾病有关的角膜病变除眼部治疗外，要积极治疗原发病。

（3）保守治疗无效或溃疡遗留瘢痕明显影响视力行角膜移植手术。

2. 治疗手段

（1）热敷：扩张眼部血管，促进血流，增强眼部营养和抵抗力。

（2）冲洗：目的是将分泌物、坏死组织、微生物及其产生的毒素洗去。生理盐水或 3% 硼酸溶液每日冲洗结膜囊 2~3 次。

（3）散瞳：目的减轻虹膜刺激，预防虹膜后粘连。

（4）药物治疗

1）抗微生物治疗：针对病原微生物选择有效的药物局部眼用。对于细菌培养及药物敏感试验结果尚无但病情严重的溃疡，需用广谱抗生素。

2）糖皮质激素：严格掌握适应证：可用于过敏性角膜炎、角膜基质炎的治疗。禁用：细菌性角膜炎急性期、上皮型角膜炎、真菌性角膜炎。

3）口服药物：加用口服药物可以增加局部营养，促进溃疡愈合。常用维生素 C、维生素 B_2 及鱼肝油丸等。

（5）包扎

1）目的：减少眼球转动，促使溃疡早日痊愈。如溃疡较深在，或在角膜瘢痕期，应每日加压包扎，如患儿年纪较小，白天不合作，可在晚间睡眠时加压包扎。

2）如果结膜囊内较多分泌物者，不能包扎。

【保健要点】

角膜炎是可治性致盲性眼病，建立健全眼病筛查机制，早期发现、及时转诊、规范治疗是决定预后的关键，是降低致盲率的最有效途径。

1. 检查时间　生后 1 个月内至有眼科资质的妇幼保健医疗机构进行首次检查。在 3 月龄、6 月龄、12 月龄健康检查的同时进行阶段性眼病检查和视力评估。

2. 检查方法　生后 1 个月内：光照反应、眼外观检查、眼底红光反射。2 个月 ~1 岁：视觉行为询问、眼外观、视物反应、眼位检查、眼底红光反射。

眼底红光反射：主要用于检查屈光间质是否浑浊（包括先天性白内障、玻璃体浑浊等），可用检影镜或直接检眼镜检查双眼或单眼，观察眼底红光是否均匀，有无黑影，双眼颜色是否一致。

红球试验：检查婴儿追随注视能力，评估视功能发育。

3. 健康宣教要点　角膜炎患者一定要注意眼部卫生，特别是感染性角膜溃疡患者必须做好眼部隔离，防止交叉感染。擦过患眼的毛巾、手帕不要接触健康眼,患眼一侧使用的眼药水不要再用于健康眼,患病期间尽量减少外出。控制患儿用手揉眼尤其重要。

4. 完善三级医疗预防保健网,利于患儿及时有效转诊。

(周　瑾)

（二）角膜软化症

【定义】

角膜软化症是由维生素 A 缺乏引起,伴有夜盲症,结膜、角膜干燥,严重者角膜溃疡穿孔的角膜病变。多见于 6 个月到 3 岁长期营养不良的儿童,常累及双眼。维生素 A 是构成视觉细胞内感光物质的成分,缺乏时视网膜视杆细胞对弱光的敏感度降低,暗适应能力减退表现为夜盲症。维生素 A 缺乏还会导致上皮干燥增生及角化,以眼、呼吸道、消化道、尿道及生殖系统等上皮为明显。

【病因】

维生素 A 缺乏可因摄入不足,消耗过多,或肝脏转化功能不良所致。婴幼儿维生素 A 缺乏最常见于腹泻和慢性消化道疾病以及人工喂养的婴儿。此外由于患麻疹、肺炎等发热消耗疾病,使体内营养和维生素 A 严重缺乏而导致本病发生。

【临床表现】

患儿重度营养不良,体质消瘦,皮肤干燥和毛囊角化,其眼部表现分为三期:

1. 夜盲症　在夜间或暗光下视物不见,约持续 3~5 日,婴儿表现为夜间哭闹加剧,但因患儿年幼不易被发现。

2. 结膜干燥期　球结膜缺乏泪液,透明度消失,角质化,出现皱褶,色素沉着。角质上皮和干燥杆菌在睑裂部近角膜缘的球结膜上形成三角形干燥斑,称为 Bitot 斑。此斑呈银白色泡沫状。与此同时角膜上皮干燥,成毛玻璃样外观,并有上皮脱落。

3. 角膜软化期　角膜呈灰白或灰黄色混浊,进而形成溃疡甚至穿孔,最终形成粘连性角膜白斑,角膜葡萄种或眼球萎缩而致失明。并发细菌感染会加重溃疡。

【临床诊断】

1. 详细询问相关病史　长期营养不良,喂养不当或者有麻疹、肺炎等消耗性疾病,慢性肝脏疾病。

2. 专科检查　夜盲。裂隙灯检查可以见结膜、角膜干燥,结膜出现特征性 Bitot 干燥斑。严重者角膜灰白色混浊,溃疡,自溶甚至穿孔。

3. 儿科全身检查　可进行血浆蛋白和维生素 A 的检测。

4. 鉴别诊断　与干眼、细菌性角膜炎鉴别。

【治疗】

1. 治疗原则

（1）去除引起维生素 A 缺乏的因素。

（2）改善营养状况，多食含维生素 A 和蛋白质丰富的食物，口服鱼肝油或肌肉注射维生素 AD，同时补充大量其他维生素。

（3）眼部治疗，用人工泪液减轻干燥状况，抗生素眼药或眼膏预防和治疗角膜感染。

2. 手术治疗　出现角膜溃疡或者早期穿孔可以进行羊膜移植修补，严重者进行角膜移植。

【保健要点】

本病完全可以预防，防止忌口，使婴幼儿得到科学喂养。治疗婴幼儿慢性腹泻消耗性疾病和麻疹、肺炎高热时，要及时补充营养。

（张　泳）

（三）角膜先天异常

无角膜（absence of the cornea）

【定义】

角膜缺如或角膜发育异常通常合并多种由表皮外胚层衍生的眼部结构的缺如。

【病因】

当视泡形成，并且凹陷成视杯，前节未能分化时就会出现这种异常。患眼通常较小。这种异常属于小眼球的一种，常为全身综合征的一部分，为常染色体隐性遗传。

【临床表现】

巩膜内有脉络膜、视网膜色素上皮和视网膜，但是角膜、虹膜睫状体及晶状体缺如。

【治疗】

没有很好治疗方法。

【鉴别诊断】

超声波检查可鉴别该病变和真性隐眼。

巨大角膜（megalocornea）

【定义】

大角膜是指角膜原发性增大，无进行性扩大，水平直径大 13mm，无眼压增高史。

【病因】

大角膜可能是由于发育过程中视杯的两前梢未能长得足够接近,其间的空隙被角膜占用。大角膜仍多呈 X 连锁隐性遗传,90% 患者是男性。

【临床表现】

角膜增大可为单纯性大角膜或合并睫状环和晶状体增大(前段大眼球)。前段大眼球较常见高度顺规近视性散光。晚年可能出现三种并发症,虹膜结构异常所致的晶状体异位,晶状体半脱位引起继发性青光眼、白内障,多为后囊下型。

【临床诊断】

1. 专科检查　角规、角膜地形图、IOLmaster 都可以测量角膜直径,角膜直径大于 13mm。裂隙灯检查角膜透明,眼压、角膜内皮计数、视盘杯盘比正常,无明显视功能障碍。

2. 鉴别诊断　大角膜和先天性青光眼(牛眼)的鉴别。前者眼压正常,角膜透通,视神经正常。大角膜的角膜内皮镜检查显示其角膜内皮细胞密度正常,而先天性青光眼患者由于角膜被撑大,其角膜内皮细胞计数较低。

【治疗】

一般无需治疗,如果屈光不正影响视力发育,要及时治疗。

【保健要点】

角膜地形图的检查有助于发现大角膜。注意高度散光对视力发育的影响。

小角膜(microcornea)

【定义】

小角膜指出生婴儿角膜小于 9mm,成人角膜水平直径小于 10mm。角膜通常在两岁左右达到成人大小。

【病因】

可能是视杯发育不均衡,留给角膜发育空间太小。往往为常染色体显性遗传。

【临床表现】

小角膜患者由于角膜比较平容易表现为远视,20% 患者晚年出现开角型青光眼。可合并先天性白内障、先天性角膜新生血管。

【临床诊断】

1. 专科检查　角规、角膜地形图可以测量角膜直径。

2. 鉴别诊断　A 超可帮助与小眼球鉴别。

【治疗】

一般无需治疗。关注屈光不正对视力发育的影响。如果合并青光眼,需要及时治疗。

扁平角膜（cornea plana）

【定义】

临床发病率很低。角膜曲率 20~35D（正常 43D）的角膜称为扁平角膜。

【病因】

胚胎发育,第 4 个月时角膜曲率较巩膜开始增加,此时胚胎发育停滞则出现扁平角膜。为常染色体显性或隐性遗传。

【临床表现】

扁平角膜通常与先天性巩膜化角膜和小角膜相伴。呈现水平性椭圆形角膜,角膜缘不清晰。扁平角膜多导致远视。也常与眼及全身先天性疾病相伴。前房浅、闭角型青光眼不少见,开角型青光眼发病率也增加。

【临床诊断】

角膜曲率计测量角膜曲率低于 43D,与巩膜曲率一样或更低。

【治疗】

治疗屈光不正,减少对视力发育的影响。积极治疗伴生眼病。

球形角膜（keratoglobus）

【定义】

整个角膜变薄,呈球状前隆。

【病因】

病因不明,常染色体隐性遗传。

【临床表现】

双眼对称性发病,角膜组织透明,直径通常正常。基质变薄,尤其在周边部位,约为正常角膜的 1/3。

【临床诊断】

1. 专科检查　角膜地形图或者 OCT 可以测定全角膜厚度

2. 鉴别诊断　与先天性青光眼及大角膜鉴别。

【治疗】

早期可以配戴角膜接触镜。如果角膜出现穿孔,可以考虑角膜移植。

规则性角膜散光（regular corneal astigmatism）

【定义】

由于角膜各径线曲率先天存在不同引起的散光。如果角膜曲率半径小于 6.75mm 或者大于 9.25mm 被认为异常。

【病因】

曲率半径有明显差异的大部分是常染色体显性遗传。在亲属中散光的大小和散光轴具有明显的相似性。

【临床表现】

一般无症状。散光大会影响视力。

【临床诊断】

验光、曲率计、角膜地形图检查都可以发现角膜散光。

【治疗】

如果影响视力发育，可以配镜、RGP 来矫正。

后部型圆锥角膜（posterior keratoconus）

【定义】

角膜前表面正常，后表面弧度增加，角膜中央区变薄，角膜基质透明或混浊。

【病因】

可能是胚胎期某种原因角膜发育停止导致。

【临床表现】

可无症状或影响视力。均为女性发病，无遗传倾向。

【临床诊断】

1. 专科检查　裂隙灯检查可发现。

2. 鉴别诊断　与圆锥角膜鉴别。圆锥角膜是进行性角膜疾病。

【治疗】

一般无需治疗。

先天性角膜混浊（congenital corneal opacities）

【定义】

出生后角膜混浊，常伴随其他眼部异常，比如虹膜或脉络膜缺损、小眼球、白内障、瞳孔残膜与虹膜晶状体粘连于角膜后壁等。

【病因】

两种学说，发育障碍学说和子宫内炎症学说。外胚叶、中胚叶发育异常，子宫内通过血流或者羊水感染都可导致角膜混浊。

【临床表现】

角膜混浊，或伴随眼部其他病变。

1. 角膜水肿　出生时轻微的外伤可引起角膜上皮损伤，应用产钳可导致后弹力层和角膜内皮撕裂，这些撕裂成为线性，且常发生在左眼与产前应用有关。原发性或继发性先天性青光眼，随着角膜增大引起后弹力层和角膜内皮撕裂从而使角膜水肿加重。先天性遗传性基质角膜营养不良，是一种罕见的双眼角膜浅层基质界限不清的云翳，静止不发展，可引起视力下降，通常存在眼球震颤。

2. 角膜炎　以风疹偶可引起角膜炎，表现为盘状角膜基质水肿，它通常通过先天性青光眼机制引起角膜云翳。梅毒性角膜基质炎,偶尔出生时就出现,典型在出生后一二十年内出现,且伴有耳聋。其他病原体,包括淋球菌、葡萄球菌和流感病毒,可以引起子宫内角膜炎和角膜混浊。

3. 沉积物　幼儿时期角膜的生化沉积物可能是某种全身疾病的一种表现。

【临床诊断】

1. 详细询问相关病史　母体有无梅毒,淋病及代谢性疾病。生产时有无产伤。

2. 专科检查　裂隙灯检查、眼压、B 超,UBM 等检查。

3. 儿科全身检查　有无全身合并症。

【治疗】

1. 治疗原则　导致角膜混浊的先天性眼病很多,顽固的角膜混浊,影响视力发育的,应该尽早实施角膜移植手术。合并青光眼的,一并治疗。

2. 手术治疗

(1) 手术指征:光学区角膜混浊。

(2) 手术时机:出生后 3 个月就可以进行穿透性角膜移植手术。

(3) 屈光矫正:首选角膜接触镜包括 RGP,以及框架眼镜。

【保健要点】

新生儿检查可以看到"白瞳症"。婴幼儿角膜移植手术要求父母有很好的依从性,手术后的角膜植片排斥、视力康复是个长期的过程。还需要有经验的视光师的参与。

（张　泳）

（四）角膜肿瘤

角膜肿瘤是角膜病中发病率相对较低的疾病,而发生于儿童的就更少。在儿童中相对较多的角膜肿瘤有角膜皮样瘤、角膜乳头状瘤,而角膜上皮内上皮癌极少见,角膜鳞状上皮癌儿童罕见。

角膜皮样瘤

【定义】

角膜皮样瘤(corneal dermoid tumor)是一种类似肿瘤的先天性异常,肿物内由纤维组织和脂肪组织构成,来自胚胎性皮肤,属典型的迷芽瘤。

【病因】

为先天性,始于胚胎第四个月以前眼球尚未被眼睑覆盖的发育阶段。是迷芽瘤中最有代表性的肿瘤。

【临床表现】

1. 出生就存在的肿物,随年龄增长和眼球发育略有增大。常伴有附耳、耳前瘘管、眼睑缺损等其他先天异常。

2. 幼儿时瘤体小而局限,呈灰黄或粉红色隆起,外表色如皮肤,边界清楚,肿物多位于角巩膜颞下方,少数侵犯全角膜,可有纤细的毛发存在。

3. 较大皮样瘤常可造成角膜散光,视力下降。中央部位的皮样瘤可导致弱视。

【病理】

肿瘤由皮肤样结缔组织构成,含有汗腺、毛发、皮脂腺或脂肪,表面为复层鳞状细胞,表层角化。

【治疗】

1. 角膜皮样瘤治疗以手术切除为主,肿物切除联合板层角巩膜移植是最理想的手术方式。

2. 手术后应及时验光配镜,对矫正视力不良者应配合弱视治疗,以期达到功能治愈。

角膜乳头状瘤

【定义】

角膜乳头状瘤可发生在角膜,也可发生在结膜,是角膜上皮或结膜上皮的增生,为良性肿瘤。可发生于任何年龄,儿童多见。

【病因】

病因不清,有文献报道与人乳头状瘤病毒感染有关。

【临床表现】

1. 肿瘤呈乳头状、桑葚状甚至菜花状,表面有毛细血管,使肿瘤略显粉红色。

2. 肿瘤多位于角膜缘、角膜缘附近的角膜或球结膜,向角膜中央生长。

【病理】

光镜下可见肿瘤组织由排列整齐的乳头组成,乳头间有疏松的血管。乳头大部分为纤维组织,表层为复层上皮所覆盖。

【治疗】

1. 在手术显微镜下手术切除,切除必须完全,最好切除部分正常的组织。

2. 角膜有缺损时,可做角膜板层移植。

3. 术后有屈光不正者应予矫正。

角膜肿瘤保健要点

角膜肿瘤儿童少见,但严重时会影响视功能的发育。建立完善的新生儿眼病筛查机制,早期发现、及时转诊、规范治疗是防止儿童视功能发育障碍的有效途径。

1. 筛查时间 所有新生儿应纳入眼保健及视力筛查项目,在生后 1 个月内要到有眼科资质的妇幼保健医疗机构进行首次筛查。

2. 筛查方法　生后 1 个月内：眼外观检查通常能发现角膜肿瘤。

3. 健康宣教　新生儿家庭需注意观察孩子双眼有无异常，以便早期发现角膜肿物，一旦发现异常及时就医或转诊。

患儿家长也要了解治疗后视功能训练的重要性，弱视治疗的依从性是影响视力康复的关键。

（朱健华）

第四节　儿童晶状体病

一、先天性白内障

【定义】

出生时已存在或出生后第一年发生发展的晶状体混浊称为先天性白内障（congenital cataract），其发生率在我国为 0.05%。

【病因】

遗传性与特发性（不明原因）各占一半，遗传方式主要有三种，即常染色体显性（AD）、常染色体隐性（AR）和 X 染色体连锁遗传，以 AD 最为常见，有的表现为不规则隔代遗传。

多种遗传病或系统性疾病也可伴发，常见合并有肾、中枢神经系统、骨骼肌肉、皮肤等系统先天性异常，代谢性疾病，染色体病变。

孕早期母体受风疹、麻疹、巨大病毒、单纯疱疹、水痘等病毒感染，尤其妊娠 2 个月内的风疹感染导致先天性白内障发病率几乎 100%。

母体患糖尿病等系统疾病、盆腔受放射线照射或服用激素等某些药物。

【诊断】

1. 临床表现

（1）先天性白内障可以是家族性的或是散发的，可以单眼或者双眼发病。

（2）多数被发现"白瞳"或婴幼儿视物反应差就诊，双眼患者可表现为眼球震颤（呈钟摆样或搜索状），内斜视或外斜视往往是单眼患者的最初现象；少数患儿由于例行的新生儿体检发现，或儿童视力检查发现视力差。

（3）晶状体混浊表现形态多样，可单一类型或多种类型合并，多双眼对称性，也可双侧不对称或单侧发病，多数保持静止状态，有的呈不同速度进展。常见类型有核性白内障（nuclear cataract）、全白内障（total cataract）、前极性白内障（anterior polar cataract）、后极性白内障（posterior polar cataract/posterior lentiglobus）、绕核性或板层白内障（perinuclear/lamellar cataract），还有粉尘状、点状、缝状、盘状、冠状等特征性形态相对少见,按白内障形态分类有助于判断手术适应证和预后。

(4)可能合并小角膜或小眼球、虹膜和/或脉络膜缺损、永存玻璃体动脉等其他眼部异常。

(5)可合并其他系统病变或综合征的一部分。

2. 临床诊断

(1)详细询问相关病史:发现异常症状时间,是否早产及围产期异常,母孕期疾病诊疗史,家族史,手术史,全身病史。

(2)专科检查

1)3岁及3岁以下检查追光追物等视物反应力,4岁及4岁以上检查视力表视力。

2)视觉固视反射或眼球震颤程度,眼位检查。

3)台式或手持裂隙灯检查,自然瞳孔和散瞳后眼前节情况,晶状体混浊形态及有无脱位、是否合并其他异常,二期手术须注意囊膜完整程度和粘连情况。

4)直接或间接检眼镜检查眼底,窥不入眼底者注意有无红光反射。

5)眼压检测。

6)B型超声检查玻璃体及视网膜情况;需要植入人工晶状体者,测量角膜曲率及A型超声测量双眼眼轴,或用IOLMaster测算。

7)有条件时,用视觉电生理辅助评估视力预后,Ⅱ期IOL植入术前UBM检查评估周边部囊膜残留及粘连情况。

检查不合作的患儿可根据公斤体重给予10%水合氯醛口服睡眠后检查。

(3)儿科全身检查:有无其他系统病变或综合征,必要时需行血生化、尿液、免疫等针对性的实验室检查。

(4)鉴别诊断:排除永存原始玻璃体增生、早产儿视网膜病变、视网膜母细胞瘤等眼部病变。

【治疗】

1. 治疗原则 对于明确影响视觉发育的先天性白内障必须争取尽早治疗,早期安全的手术、及时准确的屈光矫正、坚持有效的弱视治疗是治疗的主要原则,三者缺一不可。

2. 手术治疗

(1)手术指征:全白内障、视轴区混浊大于3mm的核性或板层白内障、致密的后囊下性白内障,出现视物反应差、眼球震颤或斜视等症状,一旦确诊应在全身条件允许的情况下尽快手术。混浊发展影响视功能,导致矫正视力<0.3、异常的眼轴延长,需要手术治疗。

（2）手术时机

1）白内障摘除：双眼患者出生后 2~3 个月内（发生眼球震颤前）手术；单眼患者出生后 6~8 周内手术。

2）人工晶状体植入：双眼患者 2 岁后植入，单眼患者可 6 个月到 1 岁植入。

（3）手术方案

1）双眼患儿：先行"白内障囊外摘除术"，术后戴镜，待 2 岁后行"Ⅱ期人工晶状体植入"；2 岁以上手术者行"白内障囊外摘除联合Ⅰ期人工晶状体植入术"。

2）单眼患儿：尽量"白内障囊外摘除联合Ⅰ期人工晶状体植入术"，或 2 岁前酌情Ⅱ期植入人工晶状体。

3）手术年龄小于 6 岁或不能配合激光治疗（智力低下、眼震等）患者，需联合"Ⅰ期后囊膜切开及前段玻璃体切除"。

3. 视功能康复治疗

（1）屈光矫正：术后必须尽早进行准确的光学矫正，验光配镜多在术后 1 个月，无晶状体患儿提早，尤其对于单眼无晶状体眼术后 1 周即可。散瞳检影验光后配戴框架眼镜，予完全矫正，每半年根据验光结果调整。鉴于 IOL 眼的无调节性，2 岁后可配视远正视视近下加 +2~+3D 双焦镜。单眼患者最好配角膜接触镜（RGP）矫正。

（2）弱视训练：遮盖治疗、弱视辅助治疗、视功能训练，可酌情综合治疗。单眼患者，一般术后 1 周即可开始遮盖健眼，1 岁前每天遮盖 70%~90% 清醒时间或按 1h/（d·月龄）递增，1 岁后遮盖 50% 清醒时间或隔天全遮盖，根据视力差异程度和年龄适时调整遮盖方案，良好的依从性是决定疗效的关键。

【保健要点】

先天性白内障是可治性致盲性眼病，建立健全新生儿眼病筛查机制，早期发现、及时转诊、规范治疗是决定预后的关键，是降低致盲率的最有效途径。

1. 筛查时间　所有新生儿应纳入"新生儿白内障筛查项目"，在生后 1 个月内至有眼科资质的妇幼保健医疗机构进行首次筛查。在 3 月龄、6 月龄、12 月龄健康检查的同时进行阶段性眼病筛查和视力评估。

2. 筛查方法　生后 1 个月内：光照反应、眼外观检查、眼底红光反射。2 个月到 1 岁：视觉行为询问、眼外观、视物反应、眼位检查、眼底红光反射。

3. 健康宣教要点

（1）孕期保健，尤其需要预防风疹病毒感染。

（2）有家族史的婴儿，应重点进行眼保健筛查。

（3）新生儿家庭需要了解婴儿视觉发育特征：新生儿可追光，2 月龄可追物，3 月龄能和父母对视，3~6 月龄手眼并用，8~12 月龄认识家人、看到细节。

早期发现异常视觉行为和白内障特征性症状,一旦发现异常及时就医。

(4)患儿家庭必须了解治疗的时间窗和长期性,术后用药和定期复查的重要性,坚持戴镜和弱视治疗的依从性是影响视力康复的关键。

4. 完善三级医疗预防保健网,利于患儿及时有效转诊。

（刘　恬　项道满）

二、外伤性白内障

【定义】

眼球钝挫伤、穿通伤、化学伤、电击伤和辐射性损伤等外伤因素引起的晶状体部分或完全混浊称为外伤性白内障。

【病因】

1. 眼球钝挫伤导致　常见玩具枪、弹珠、小石子等打伤,多单眼;外力直接或间接损伤晶状体上皮层、扰乱纤维排列、改变囊膜渗透性,引起晶状体皮质局限或完全混浊;挫伤引起葡萄膜炎症反应,影响细胞代谢也可形成皮质混浊。

2. 穿通伤导致　常见刀剪针、玩具棍箭、金属玻璃碎片等锐物击中,多单眼;晶状体囊膜破裂后房水进入晶状体引起皮质局限或完全混浊;金属异物进入眼内可在前囊下形成铜质沉着症或铁锈沉着症。

3. 其他较少见的有爆炸伤导致,触电或雷电导致。

【诊断】

1. 临床表现

(1)详细询问相关病史:受伤时间及环境,致伤力大小,损伤物性质,眼内异物及眼内炎可能,受伤前视力如何,有否有其他眼病,受伤后经何急诊处置。要考虑儿童提供病史的准确性。

(2)体征:不同致伤原因表现不同,常合并多组织复合损伤。

1)钝挫伤白内障:晶状体挫伤可表现前囊膜 Vossius 环,伴或不伴囊膜下局限性浅层皮质混浊,常见放射状或花瓣样混浊,有些逐渐发展为板层白内障;也可前囊膜破裂尤其后囊膜破裂,晶状体迅速完全混浊;还可伴晶状体脱位或半脱位、前房积血、虹膜根部离断、房角后退、继发性青光眼,严重时合并玻璃体积血、视网膜脱离、视神经挫伤。

2)穿通伤白内障:晶状体囊膜破裂,皮质溢出,迅速发展为完全混浊,可继发葡萄膜炎反应或青光眼;囊膜破口小,可自闭形成局限性混浊。合并角膜全层伤口。

3)爆炸伤白内障:多类似钝挫伤,也可有穿通伤或化学伤,累及双眼或单眼。

4）电击伤白内障：前囊或后囊及囊下皮质局限性或完全性混浊，多静止，多伤后 1~6 个月发病。

2. 专科检查　根据病史有目的地进行检查，避免二次损伤，严重穿通伤不能强行开睑，可在术中详细检查。评估视力，尤其有无光感及光定位，瞳孔直接间接对光反射有否传入性损害；裂隙灯显微镜或手持裂隙灯检查眼前节，重点检查伤口大小及位置、眼内出血、虹膜损伤及嵌顿、晶状体混浊及脱位程度、前后囊膜完整性等情况；间接检眼镜检查眼底或红光反射。

3. 辅助检查　测眼压，若眼压很低时应警惕巩膜裂伤；穿通伤者，常规 X 线平片筛查眼内金属异物；眼内情况不清时，无开放伤口或伤口缝合后，B 超检查晶状体、玻璃体、视网膜、眼内异物；UBM 检查房角、虹膜根部、晶状体悬韧带；需要植入人工晶状体者测量角膜曲率、A 超测量眼轴。

【治疗】

1. 治疗原则　挽救眼球，保存视力，预防弱视，促进融合。

2. 手术治疗

（1）手术指征：①晶状体混浊影响视力或视功能发育；②晶状体皮质膨胀或溢出；③影响检查和治疗眼后段病变；④诱发葡萄膜炎或继发青光眼；⑤合并明显晶状体脱位。

（2）手术时机：综合考虑白内障程度、年龄、外伤程度、前期处理、葡萄膜炎反应、并发症。

1）白内障手术时机：①晶状体混浊较局限者，未明显影响视力时定期观察，或急诊手术仅行眼球修补，术后根据混浊进展及对视功能的影响，决定二期白内障手术的时机；②晶状体囊膜破裂伴皮质明显溢出、晶状体内异物伴混浊、晶状体皮质与玻璃体混合、药物无法控制的高眼压，应一期行白内障摘除术；③眼球破裂伤及眼内容物外流，而晶状体囊膜破裂口自闭或皮质溢出不严重，先行角巩膜伤口清创缝合，1~2 周后再行白内障摘除联合或不联合人工晶状体植入术；④无晶状体破裂，合并严重眼内出血、葡萄膜炎反应重、眼内感染可能，宜延期手术，出血稳定 4~6 周、眼内炎症控制后尽快白内障手术，一般不超过 3 个月。

2）人工晶状体植入时机：尚有争议。① 2 岁后患儿，伤眼损伤程度轻或无明显炎症反应时，可考虑白内障摘除联合一期人工晶状体植入；②多数情况建议 Ⅱ 期人工晶状体植入术，对于需急诊手术但术前眼内炎症反应重或估计术后炎症反应重、眼前段损伤严重、后囊破裂较大或悬韧带离断较多，继发青光眼时，先行白内障摘除，尽快控制炎症及眼压后再行人工晶状体植入；③合并外伤性眼内炎时，先行玻璃体切除联合晶状体切除，眼内炎控制 3 个月后再考虑植入人工晶状体。

（3）手术方案

1）眼前段伤为主、后囊膜完整或破裂不严重、晶状体无明显移位或前脱位,选择经角巩缘切口行白内障注吸术。

2）术中玻璃体脱入前房,联合晶状体抽吸和玻璃体切除术。

3）对于7岁以下患儿,一期后囊膜切开联合前段玻璃体切除术。

4）合并需要处理的眼后段病变、后囊膜破裂严重、玻璃体大量脱出、晶状体脱位明显,可选择经睫状体平坦部切口行白内障摘除联合前段玻璃体切除术。

3. 术后随访

（1）预防感染,并发症处理。

（2）视觉康复训练:坚持遮盖及弱视治疗,必要的屈光矫正。

【保健要点】

眼外伤是最常见的儿童致盲性眼病之一,往往预后不良,因此预防重于治疗。加强宣教,避免伤害,及时治疗,功能康复,都是降低致盲率的关键。

1. 急诊处理 指引患儿及时到有小儿眼科资质的医疗机构就诊,采集准确详尽的受伤病史,准确评估外伤严重性和视功能受损程度,制定初步治疗方案,规范化手术。

2. 专科随访 常规检查婴幼儿视物反应、儿童矫正视力、眼压、眼底,重点检查眼前节。及时发现并发症,评估视功能状况,制定进一步治疗方案或视觉训练方法,必要时转诊。

3. 健康宣教 对家庭和校园通过多种宣教方式,普及外伤防治知识,尤其使儿童和监护人学会主动避免伤害和正确应急处理,提高全民防患意识。对于外伤患儿家属,知情告知治疗方案、并发症及预后,强调长期随访和视觉康复的依从性的重要性。

4. 制度建设 完善三级医疗预防保健网的建设,强化有眼科资质的基层妇幼保健机构在健康宣教、眼外伤急诊处理、追踪随访等方面的作用,建立有效转诊体系,各医疗机构酌情设立眼外伤急诊绿色通道,便于患儿获得最及时规范的诊治。

（刘　恬　项道满）

三、代谢性白内障

【定义】

因内分泌障碍引起的晶状体混浊称为代谢性白内障,是系统性疾病的表现之一。

【病因】

由于内环境生化异常,导致晶状体营养代谢或渗透压的改变,形成多种形态性状的晶状体混浊,有时可随着基础病情变化而迅速发展或消失。

常见的系统性疾病有糖尿病、半乳糖血症、低钙、低血糖,其他较少见的代谢疾病有氨基酸尿症、高胱氨酸尿症、肝豆状核变性、Fabry 病(先天性半乳糖苷酶缺乏症)、6- 磷酸葡萄糖脱氢酶缺乏症、Hurler 病(黏多糖病第 II 型)、Lesch-Nyhan 综合征(先天性次黄嘌呤 - 鸟嘌呤磷核酰转化酶 HGPRT 缺乏症)、Fanconi 综合征(胱氨酸贮积病)、Lowe 综合征(眼 - 脑 - 肾综合征)等。

【诊断】

1. 临床表现

(1)真性糖尿病性白内障:多见于病情严重的青少年 1 型糖尿病患者,多双眼发病,早期表现为晶状体后囊下小空泡,浅层皮质散在雪花样或点状混浊,可在数天到数月发展为完全性混浊,随着血糖波动可伴有屈光变化,常伴视网膜病变。

(2)半乳糖性白内障:常染色体隐性遗传,患儿缺乏半乳糖 -1- 磷酸尿苷转移酶或半乳糖激酶,伴或不伴全身表现,双眼发病,生后数日或数周内发生不同形态晶状体混浊,早期前皮质油滴样混浊,多发展为绕核性混浊,病情控制后白内障多数可逆转。

(3)手足搐搦性白内障:又称低钙性白内障,由于先天性甲状旁腺功能不足或营养障碍,可伴肌肉痉挛、骨质软化等表现,双眼发病,典型表现为绕核性白内障,有些为皮质内条纹状混浊或结晶微粒,重者可发展为全白内障。

(4)低血糖性白内障:孕妇或新生儿严重低血糖引起,出生时出现或 2 岁内逐渐加重,多为板层混浊,常合并智力低下。

(5)其他:同型半胱氨酸尿症多为出生后晶状体混浊伴脱位,Lowe 综合征多双眼全白内障伴后圆锥、角膜瘢痕、先天性青光眼等,肝豆状核变性多葵花状皮质混浊伴角膜 KF 环。

2. 临床诊断

(1)相关病史:白内障的起病及变化,系统性疾病的病史、治疗史及目前用药情况等,家族史。

(2)专科检查:视力及视功能评估,裂隙灯检查眼前节,眼底检查或眼底红光反射检查,眼压检查,眼部 B 超等。

(3)辅助检查:相关的血、尿生化检查,系统疾病相关的专科检查和检验。

(4)鉴别诊断:婴幼儿期发病者,与先天性白内障鉴别;青少年期发病者,与发育性白内障、并发性白内障、药物性白内障鉴别。一般可通过相关病史、全身表现和实验室检查结果加以区别。

【治疗】

1. 治疗原则　充分评估原发病与晶状体混浊的关系,在控制系统性疾病的基础上,对影响视功能或视功能发育的不可逆的晶状体混浊行择期手术治疗。

2. 保守治疗　发病早期积极治疗原发病,如胰岛素用药、无乳糖和半乳糖饮食、足量维生素 D 和钙剂用药等,患眼局部用白内障辅助治疗滴眼液,混浊可能部分消退,必要时散瞳处理,密切观察晶状体混浊性状变化及其对视功能的影响。

3. 手术治疗

(1)手术指征:遮挡视轴区的致密的不可逆性晶状体混浊,明确影响视力或视功能发育。

(2)手术时机:全身病情控制后且可耐受手术,血糖、血钙等生化指标基本正常。

(3)手术方案:同先天性白内障,白内障囊外摘除酌情联合一期或二期人工晶状体植入。术中术后注意预防感染和出血。

4. 视功能康复治疗　术后屈光矫正和弱视治疗同先天性白内障。

【保健要点】

儿童代谢性白内障是可防可控的致盲性眼病,早期发现并规范治疗原发病、密切眼科复查并准确评估白内障对视功能的影响是决定预后的关键。

1. 随访时间　在开展新生儿眼病和儿童眼保健的普筛项目基础上,针对白内障相关系统性疾病的确诊或疑似病例,出生后即进行首次筛查。此后根据原发病病情酌情进行更密切的复查,制定个体化随访方案。住院期间请眼科会诊,出院后至有眼科资质的妇幼保健医疗机构门诊复查。

2. 专科检查　熟悉不同系统性疾病相关的晶状体特征性变化,除了检查视物反应或矫正视力、眼压、眼底红光反射等常规检查,重点裂隙灯检查白内障程度和进展。与内分泌专科充分沟通,了解原发病的病情及用药。

3. 健康宣教　对于系统性疾病确诊或疑似患儿的家庭,多科合作,在内科专科宣教同时强化特征性眼病的知识,强调积极治疗原发病和定期眼科复查的重要性。

4. 制度建设　建立系统性疾病规范化诊疗体系,包括诊疗指南、病案管理、追踪随访、会诊转诊、数据库建设等,纳入眼科相关内容,完善多科协同临床队列。酌情开通绿色通道以提高患儿家属依从性。

(刘　恬　项道满)

四、后发性白内障

【定义】

白内障囊外摘除术后残留的或新生的晶状体上皮细胞移行增殖而引起的后囊膜混浊称为后发性白内障。

【病因】

目前已知由多种生长因子和分子生物学机制参与,导致残留的前囊膜或赤道部晶状体上皮细胞增生移行最终纤维化,从而遮挡视轴区降低视力。这是白内障术后最常见的并发症。

术后炎症反应促进晶状体后囊混浊的发生发展。儿童白内障术后葡萄膜炎反应较成人更强,细胞增殖能力也更强,且术后用药及随访依从性较差,因而年龄越小后囊膜混浊发生率越高。

【诊断】

1. 临床表现

(1)症状:白内障术后数天到数月,无痛性视力再次下降且无法矫正,婴幼儿表现视物反应改善不明显,有些再次被发现"白瞳"。

(2)体征:后囊膜混浊形态多样,常见的有后囊膜致密混浊或纤维化,前后囊膜粘连、Soemmering 环;常合并虹膜后粘连、瞳孔移位或变形、人工晶状体异位或夹持等。

2. 专科检查

(1)常规检查:婴幼儿检查追物或固视反应、选择性观看或遮盖厌恶试验、视觉诱发电位,4 岁以上检查视力表视力;充分散瞳后裂隙灯检查眼前节,重点是前后囊膜混浊形态及纤维化程度、虹膜粘连、人工晶状体情况;检眼镜检查眼底或眼底红光反射。

(2)辅助检查:眼压检测;B 型超声检查玻璃体及视网膜;需要植入人工晶状体者测量角膜曲率、A 型超声测量眼轴;UBM 检查房角、虹膜、囊膜、睫状体。不合作的患儿服用 10% 水合氯醛口服液镇静后详细检查。

【治疗】

1. 治疗原则 对于明确影响视功能的后囊膜混浊必须早期发现早期治疗,术后密切随访和规范治疗是决定预后的关键。

2. 手术治疗

(1)手术指征:后囊混浊遮挡瞳孔区,患眼视力下降与后囊混浊程度相关。

(2)手术方案:早期混浊较薄且残余易吸收,用掺钕钇铝石榴石(Nd:YAG)激光治疗,操作简便;混浊膜致密或纤维化严重、与人工晶状体或虹膜紧密相贴、较多晶状体皮质残留,考虑激光手术难度大、并发症多、疗效不佳且复发率高,用经角巩缘或扁平部行后囊膜切开联合前段玻璃体切除术治疗。

3. 视功能康复治疗　术后屈光矫正和弱视治疗同先天性白内障。

【保健要点】

儿童后发性白内障是可完全治愈的致盲性眼病,患儿及其家属的依从性是决定预后的关键,及时发现、规范治疗是避免致盲的最有效途径。

1. 随访时间　所有白内障术后患儿,在术后1周、1个月、3个月、6个月、12个月,均需到手术医生或有小儿眼科资质的医疗机构复查,期间一旦发现异常表现及时就医。

2. 专科检查　婴幼儿询问视觉行为、检查视物反应,儿童检查矫正视力、眼压、眼底红光反射等常规检查,重点检查散瞳前和散瞳后的前后囊膜、虹膜、人工晶状体等眼前节表现,评估病变影响视功能的程度。

3. 健康宣教　首次白内障手术时便加强健康宣教,患儿家庭必须了解术后用药和定期复查的重要性,主诊医师指导规范用药、明确复查时间、告知常见术后并发症表现。

4. 制度建设　建立和完善白内障患儿长期随访制度,提供咨询、督导、预约、转诊等系统化服务,提高患者依从性,便于患儿及时获得规范化诊治。

（刘　恬　项道满）

五、晶状体位置异常

【定义】

由于先天性发育异常、外伤性或其他病变使晶状体悬韧带发育异常或断裂,导致晶状体的位置异常,称为晶状体异位;晶状体异位或脱位常通用。

【病因】

晶状体依赖其悬韧带与睫状体的联系而被维持在一定的位置上,其位置异常有三种原因:一是先天性晶状体悬韧带发育不全或松弛无力,二是外伤引起晶状体悬韧带断裂;三是眼内一些病变和眼内炎症

1. 先天性晶状体异位或脱位　可作为单独发生的先天异常;或与瞳孔异位和其他眼部异常伴发;或与中胚叶尤其是骨发育异常的全身综合征并发。

(1) 单纯性晶状体异位:有较明显的遗传倾向,常为双眼对称性。可伴有裂隙状瞳孔畸形。悬韧带发育不良的原因尚不明了。如果伴有葡萄膜广泛缺损等中胚叶发育异常,则可能与中胚叶发育紊乱有关。

(2) 伴有晶状体形态和眼部异常:常见的有小球形晶状体、晶状体缺损、无虹膜症等。

（3）伴有先天性的晶状体异位或脱位：Marfan 综合征是一种不规则的常染色体显性遗传病，为全身中胚叶组织广泛紊乱。同型脱氨酸尿症为常染色体隐性遗传病，病原因为缺乏脱硫醚合成酶，不能使同型胱氨酸转化为胱氨酸所致。Marchesani 综合征为常染色体隐性遗传病。

2. 外伤性晶状体脱位　眼外伤尤其眼球钝挫伤是晶状体脱位的最常见原因。

3. 自发性晶状体脱位　由眼内病变引起悬韧带机械性伸长或炎症分解与变性所致。引起悬韧带机械性伸长位常见于牛眼、葡萄肿或眼球扩张；炎症破坏晶状体悬韧带可见于眼内炎或全眼球炎。

【诊断】

1. 临床表现

（1）晶状体脱位的类型及表现：据晶状体脱位的程度和形态，可分为晶状体不全脱位和完全脱位。

1）晶状体半脱位：瞳孔区可见部分晶状体，散大瞳孔后可见部分晶状体赤道部，该区悬韧带断裂。如果晶状体轴发生水平性、垂直性或斜性倾斜，可导致高度近视和散光；晶状体纵向移位，可出现单眼复视。眼部裂隙灯检查可见前房变深，虹膜震颤，晶状体呈灰色，可见赤道部甚至断裂的悬韧带，玻璃体疝可脱入前房，表面有色素；检眼镜下可见新月形的眼底反光和双眼底像。

2）晶状体全脱位：晶状体悬韧带全部断裂，晶状体可脱位至下列部位：①前房内，晶状体多沉在前房下方，晶状体凸度增加，呈油滴状。②玻璃体腔内，呈一透明的球状物，早期尚可活动，晚期固定于下方，并与视网膜粘连，日久后晶状体变混浊。③晶状体嵌于瞳孔区，晶状体一部分突至前房内，影响房水循环致眼压升高。④晶状体脱位于眼球外，通过角膜溃疡穿孔、严重外伤时角巩膜缘破裂，晶状体可脱位至球结膜下，甚至眼外。

3）伴有全身异常先天性的晶状体异位或脱位：① Marfan 综合征（马方综合征）：以眼、心血管和骨骼系统异常为特征。眼部异常表现为晶状体异位，尤其是向上和向颞侧移位。骨骼异常见于手足四肢骨细长，长头和长瘦脸，心脏卵圆孔不闭合，动脉瘤和主动脉狭窄等症。②同型脱氨酸尿症：它是以骨质疏松和有全身血栓形成和眼部病变为特征。晶状体多向鼻下脱位，晶状体易于脱至前房和玻璃体腔内。实验室检查可检出血、尿中含有同型胱氨酸。③ Marchesani 综合征（马切山尼综合征）：以体矮、肢指（趾）短粗；晶状体球形，常向鼻下方脱位。

（2）脱位晶状体的转归因人而异，很多脱位晶状体可保持透明多年。但脱位的晶状体总是向变性方向发展。

2. 并发症 晶状体脱位除了产生严重的屈光不正外,常产生一些严重的并发症。

(1)葡萄膜炎:是晶状体脱位常见的并发症。一种是葡萄膜组织受到晶状体的机械性刺激引起,另一种是脱位晶状体变成过熟期白内障。

(2)继发性青光眼:也是最常见的并发症之一。晶状体脱入瞳孔区或玻璃体疝嵌顿在瞳孔,可产生瞳孔阻滞性青光眼。反复发生瞳孔阻滞可使虹膜膨隆,产生无晶状体眼性恶性青光眼。长期晶状体脱位可产生晶状体溶解性青光眼。

(3)视网膜脱离:是晶状体脱位最常见而严重的并发症,尤其在合并先天性异常的眼中,如 Marfan 综合征。晶状体脱位引起的视网膜脱离的治疗较为困难。

(4)角膜混浊:近年来注意到晶状体脱位可引起角膜混浊。晶状体脱位脱入前房后与角膜内皮接触,导致角膜内皮细胞损伤,可引起角膜水肿混浊。

3. 临床诊断

(1)详细询问相关病史:发现异常症状时间,是否早产及围产期异常,母孕期疾病诊疗史,家族史,手术史,全身病史。

(2)专科检查:每位患者均需要进行彻底的双眼眼部检查。因为先天性晶状体位置异常主要的发病人群多存在系统性疾病的表现,为了进行系统性疾病分类学诊断,阻止潜在的威胁生命的系统性并发症,应对患者进行全身性的常规检查、代谢筛查和最起码的超声心动图检查。

1)3 岁及 3 岁以下检查追光追物等视物反应力,眼睑有无缺损,瞳孔是否居中、形圆、两眼对称、黑色外观、有无缺损等;如果眼睑和虹膜有缺损进一步完善眼底筛查和身性的常规检查、代谢筛查。4 岁及 4 岁以上检查视力表视力。

2)视觉固视反射或眼球震颤程度,眼位检查。

3)检影镜法和验光检查:检影镜法可检测出晶状体位置异常儿童存在的近视和散光,晶状体的位置异常,有时进行准确的验光是非常困难的。

4)台式或手持裂隙灯检查,自然瞳孔和散瞳后眼前节情况,晶状体混浊形态及有无脱位、是否合并其他异常。晶状体位置异常通常要求散瞳进行完整的眼部评估。然而,在散瞳前应注意是否存在晶状体震颤。当利用裂隙灯检查评估患者晶状体时,利用后部反光照相法。

5)直接或间接检眼镜检查眼底,可见新月形的眼底反光和双眼底像。

6)眼压检测。

7)A、B 型超声检查眼轴长度、玻璃体及视网膜情况。

8)有条件时,用视觉电生理辅助评估视力预后。检查不合作的患儿可根据公斤体重给予 10% 水合氯醛口服睡眠后检查。

（3）儿科全身检查：有无其他系统病变或综合征，必要时需行血生化、尿液、免疫等针对性的实验室检查。

（4）诊断依据：根据病史、症状和裂隙灯显微镜下检查结果，可以做出较明确的诊断。

【治疗】

晶状体脱位的治疗取决于晶状体的位置、硬度、患眼的视力和对侧眼的视力、年龄、有无先天异常、有无出现并发症及手术的条件等选择治疗方案。

1. 非手术治疗　在视觉发育的关键阶段，尽快且足度的屈光矫正是阻止弱视的有效手段。对于那些晶状体仅仅轻度偏位且稳定的患者来说，可以用框架眼镜或角膜接触镜来矫正屈光不正。如果视力得不到改善，应采取遮盖疗法。

2. 手术治疗　随现代玻璃体视网膜显微手术技术的发展，晶状体脱位手术治疗的适应证范围日益扩大。

（1）手术治疗适应证

1）晶状体脱位严重损害视力，尤其是伴有白内障者。

2）晶状体脱入前房。

3）晶状体溶解性青光眼。

4）晶状体过敏性葡萄膜炎。

5）瞳孔阻滞性青光眼；保守治疗或单纯青光眼手术不能降低眼压者。

6）混浊妨碍进行视网膜脱离的检查和手术。

7）脱位晶状体为过熟期或成熟期白内障。

（2）手术治疗：手术摘除晶状体过程必须小心，尽可能减少玻璃体的脱失。手术治疗也会有继发性青光眼、角膜内皮损伤和其他危急并发症发生的风险。

（3）治愈标准：手术后伤口愈合，脱位的晶状体被摘出，无明显刺激症状，无严重并发症，视力增进。

【保健要点】

晶状体位置异常是可治性致残性眼病，建立健全新生儿眼病筛查机制，早期发现、早治疗是决定预后的关键，是降低致残率的最有效途径。

1. 早期发现，及时就诊　所有新生儿应纳入"新生儿严重疾病筛查项目"，在生后 3 个月内至有眼科资质的妇幼保健医疗机构进行首次筛查。在 6 月龄、12 月龄、24 月龄、36 月龄，4~6 岁健康检查的同时进行阶段性眼病筛查和视力评估。

2. 筛查方法　出生后 3 个月内检查：光照反应、眼外观检查、眼底红光反射。3个月到3岁检查:视觉行为询问、眼外观、视物反应、眼位检查、眼底红光反射、检影镜法和验光检查、眼底和眼压检查和AB超检查。

3. 健康宣教要点

(1) 孕期保健:孕期尽量减少感冒和其他传染性疾病,尤其需要预防风疹病毒、巨细胞病毒、单纯疱疹病毒感染。

(2) 孕期要保持良好生活习惯,少抽烟喝酒。

(3) 有家族史的婴儿,应重点进行眼保健筛查。

(何勇川)

第五节 儿童青光眼

一、先天性青光眼

【定义】

先天性青光眼又称为发育性青光眼,是胚胎期和发育期内眼球房角组织发育异常导致的青光眼(congenital glaucoma),主要分为原发性婴幼儿性青光眼、少年儿童性青光眼和伴有其他先天异常的青光眼。其发生率约为万分之一。

【病因】

源于神经嵴细胞的前房角发育过程受阻,导致小梁网和Schlemm管、睫状体和虹膜等结构发育或位置异常,最终导致房水外流阻力增加。遗传性尚不完全明确,部分具有家族遗传史,可能通过多因子、显性、隐形和性连锁等遗传方式进行。已发现相关的突变基因,如 *CYP1B1*、*TLBP2*,但仍有待进一步研究。

【临床表现】

1. 先天性青光眼 可以是家族性的或是散发的,可以单眼或者双眼发病,双眼发病较多。

2. 婴幼儿型青光眼 2~3岁以前发病;常常出现畏光、流泪和眼睑痉挛等症状;表现为角膜(眼球)增大,单眼患儿可能出现双眼明显不等大;角膜水肿呈云雾状混浊或局部混浊;Haab纹;视杯凹陷往往出现较早且较迅速;严重者可出现大泡性角膜病变、角膜角巩膜缘葡萄肿和晶状体半脱位等。

3. 少年儿童型青光眼 表现与原发性开角型青光眼相似,但眼压变化大,眼轴增长可导致近视加重;房角存在发育异常。

4. 伴有其他先天异常的青光眼 可能出现角膜"后胚环"或虹膜异常(如

Axenfeld-Rieger 综合征);出现角膜白斑、虹膜前粘连等(Peters 异常)。

5. 可合并其他系统病变或综合征的一部分,如 Sturge-Weber 综合征。

【临床诊断】

1. 详细询问相关病史 发现异常症状时间,家族史,手术史,全身病史。

2. 专科检查

(1)3 岁及 3 岁以下检查追光追物等视物反应力,4 岁及 4 岁以上检查视力表视力;视觉固视反射或眼球震颤程度,眼位检查。

(2)台式或手持裂隙灯检查眼前节情况,角膜、前房深度、虹膜形态及位置、晶状体形态及有无脱位、瞳孔光反射以及是否合并其他异常。

(3)直接或间接检眼镜检查视盘(C/D>0.3 或差值超过 0.2 为异常)及眼底,窥不入眼底者注意有无红光反射,也可行眼底照相检查;眼底窥不清时,行 B 型超声检查玻璃体及视网膜情况。

(4)眼压检测。

(5)角膜直径测量(多为水平直径,出生时 >10.5mm 或 1 岁 >12mm 为异常)。

(6)A 型超声或 IOL Master 测量双眼眼轴(出生时 >20mm 或 1 岁 >22mm 为异常)。

(7)房角镜或 UBM 检查,UBM 检查可用于不能配合房角检查的患儿,并可同时评估角膜、房角及前房情况。

(8)青少年型青光眼需关注屈光度变化情况,可行散瞳验光检查;6 岁以上配合良好的患儿行视野检查。

(9)有条件的医院可行 OCT 检查评估视盘及视神经损伤情况。

3. 儿科全身检查 有无其他系统病变或综合征,必要时需行血生化、尿液、免疫等针对性的实验室检查,并请相关科室会诊。

4. 鉴别诊断 排除单纯大角膜、产伤性后弹力层破裂、生理性大视杯等。

【治疗】

1. 治疗原则 先天性青光眼首选手术治疗,药物治疗多用于青少年型青光眼、短期过度治疗、不能耐受手术或术后的补充治疗。

2. 手术治疗

(1)手术指征:一旦确诊应在全身条件允许的情况下尽快手术,青少年型青光眼出现视盘或视野异常时应尽早手术。

(2)手术方案

1)房角手术:小梁切开术、房角切开术等;3 岁以下患儿首选;可多次实施。

2)小梁切除术:可单独或联合小梁切开术,联合手术尤其适用于手术失败风险高的儿童(如年龄在 1 岁以上,接受治疗较晚,或病情较严重);术中使用丝裂霉素或 5- 氟尿嘧啶有助于减轻滤过道瘢痕化。

3）青光眼引流物植入术：多用于难治性病例，如房角手术或小梁切除术效果差或不适用。

4）破坏性手术：睫状体光凝和冷冻，多在手术及药物治疗无效，且出现高眼压导致的并发症时进行。

3. 药物治疗　需特别注意药物的全身副作用，尽量局部使用。β- 受体阻滞剂，碳酸酐酶抑制剂，毛果芸香碱和拉坦前列素局部应用有效，溴莫尼定对儿童中枢神经系统有影响，需禁用或慎用。

【保健要点】

先天性青光眼是致盲性眼病，建立健全新生儿眼病筛查机制，早期发现、早期治疗是降低致盲率的最有效途径。

1. 筛查时间　所有新生儿应纳入"新生儿先天性青光眼筛查项目"，在生后 1 个月（28~30 天）至有眼科资质的妇幼保健医疗机构进行首次筛查。有危险因素的新生儿（如有家族史或眼部症状），应尽早开展筛查。在 3 月龄、6 月龄、12 月龄健康检查的同时进行阶段性眼病筛查和视力评估。

2. 筛查方法

（1）1 月龄：光照反应；眼外观检查（双眼是否大小对称，是否角膜增大，角膜浑浊或水肿），必要时测量角膜直径；眼底红光反射；必要时眼压检查。

（2）3 月龄、6 月龄、12 月龄：光照反应、瞬目反射、红球实验，评估婴儿视力及追随注视能力；眼外观检查；眼底红光反射，评估视功能发育；必要时眼压检查。

3. 健康宣教要点

（1）有家族史的婴儿，应重点进行眼保健筛查，可提前首次筛查时间。

（2）家长需要观察新生儿，是否出现眼球异常增大，或畏光、流泪等表现，一旦发现异常及时就医。

（3）家长需留意 3 岁以上儿童，如出现持续视力下降，屈光不正但矫正视力欠佳，或近视度数增长较快，应尽早就医排查先天性青光眼。

（4）患儿家庭必须了解术后定期复查的重要性，根据医嘱坚持用药、眼球按摩、戴镜或弱视治疗。

4. 完善三级医疗预防保健网，利于患儿及时有效转诊。

二、继发性青光眼

【定义】

继发性青光眼是由于某些全身疾病或眼部疾病，影响了正常的房水循环，使房水排出受阻继而导致眼压升高（secondary glaucoma）。

【病因】

白内障手术、晶状体脱位、视网膜母细胞瘤、视网膜新生血管性疾病、外伤性前房积血等。

【临床表现】

1. 继发性青光眼可以单眼或者双眼发病,取决于原发性疾病。

2. 可能出现角膜(眼球)增大,角膜水肿或浑浊,Haab纹等与原发性青光眼相似的表现,但往往伴有原发病的体征,如晶状体或人工晶状体位置异常,前房或玻璃体腔肿物、视网膜或房角新生血管,前房积血等。

【临床诊断】

1. 详细询问相关病史　发现异常症状时间,家族史,手术和外伤史,全身病史。

2. 专科检查　与原发性青光眼相同,注意寻找原发病。

3. 儿科全身检查　有无其他系统病变或综合征,必要时需行血生化、尿液、免疫等针对性的实验室检查,并请相关科室会诊。

4. 鉴别诊断　先天性青光眼。

【治疗】

治疗原则:控制眼压(药物或手术),治疗原发病。

【保健要点】

通过婴幼儿眼病筛查或确诊原发病后积极随访,是降低继发性青光眼致盲率的有效途径。

健康宣教要点:

(1)有白内障手术史、视网膜母细胞瘤、早产儿视网膜病、外伤史等的婴儿,应重点进行眼保健筛查。

(2)家长需要仔细观察婴幼儿,是否出现眼红、眼痛、眼球异常增大、畏光、流泪等表现,一旦发现异常及时就医。

(蒋　楠)

第六节　儿童葡萄膜疾病

一、葡萄膜炎

【定义】

葡萄膜炎是指虹膜、睫状体及脉络膜组织炎症的总称,儿童葡萄膜炎通常是指发生于16周岁以下人群中的葡萄膜炎,它不是一种类型,而是包括了这个年龄段的所有类型的葡萄膜炎。葡萄膜炎在少年儿童中并不属于多发病,儿童葡萄膜炎在葡萄膜炎中所占比例为 5%~10%,但和成人相比,其临床表现的特征性,小儿缺乏自我表述能力,查体不合作,为本病的诊断带来了困难。

【病因】

几乎所有能引起成人葡萄膜炎的各种因素,均可导致儿童葡萄膜炎。少年儿童易发生以下葡萄膜炎类型:幼年型特发性关节炎伴发的葡萄膜炎,特发性慢性前葡萄膜炎,弓形虫性视网膜脉络膜炎,眼弓蛔虫病,巨细胞病毒、风疹病毒或疱疹病毒等先天感染所致的视网膜炎;梅毒性葡萄膜炎,Kawasaki 病毒所致的葡萄膜炎,幼年型特发性视网膜炎。

【临床表现】

1. 少年儿童葡萄膜炎的临床症状与成人相似,但更具有不典型性和隐匿性,尤其是发生在女性患儿,发病无充血的特征,反应轻微,KP 多为小和中等　大小,房水混浊多较轻微,呈慢性病程,称为“白色葡萄膜炎”。

2. 也可急性发作,明显睫状充血或混合充血,房水及瞳孔区出现大量黏稠的灰白色纤维素样渗出,并不形成前房积脓。

3. 可出现角膜后弹力层皱褶,角膜水肿混浊。

4. 虹膜后粘连,小儿较为明显,有时形成非常迅速,数小时即可发生。如处理不及时常可导致瞳孔闭锁和膜闭。

5. 并发症　并发白内障,早期为后囊下混浊,晶状体黄褐色混浊或瓷白色混浊往往提示眼底有严重损害,视力预后不良;继发青光眼,斜视,弱视甚至眼球萎缩。

【临床诊断】

1. 详细询问相关病史:发现异常症状时间,发病过程,如果是新生儿或婴幼儿,应注意母孕期有无风疹等病毒感染史,有无性病或其他产道不洁史。

2. 专科检查

(1)台式或手持裂隙灯检查,所应用的裂隙灯应质量好、清晰度高以防漏诊那些症状隐匿,体征不明显的患儿,必要时要多次耐心详细检查;要特别注意晶状体后囊是否有混浊,必要时散瞳检查晶状体后囊。

(2)常规进行眼压检查以排除继发青光眼的可能。

(3)对于轻至中度房水闪辉和炎症房水细胞的患儿就行荧光素眼底血管造影以确定是否有视网膜血管炎。

(4)检查不合作的患儿可根据公斤体重给予 10% 水合氯醛口服睡眠后检查。

3. 儿科全身检查

（1）请儿科医生详细检查，以确定有无风湿，类风湿，幼年型慢性关节炎及其相关疾病，还要排除结核，结节病，梅毒等疾病的可能。

（2）对于新生儿和婴幼儿行全身病毒检查，以排除是否有单纯疱疹病毒，水痘带状疱疹病毒，巨细胞病毒，E-B病毒感染的可能性。

（3）在选择抗病毒抗体、抗弓形虫抗体、抗弓蛔虫抗体检测应慎重，只有在临床上有体征提示这些疾病时才给予相应的检查，以免造成错误诊断。

4. 鉴别诊断　排除小儿视网膜脱离、视网膜母细胞瘤，白血病引起的伪装综合征等眼部病变。

【治疗】

1. 治疗原则　除眼部局部治疗之外，同时应注意全身病的治疗。虽和成人治疗原则大致相同，但在用药方面应注意小儿特点，在并发症的治疗方面也有其特殊之处。

2. 葡萄膜炎的治疗

（1）睫状肌麻痹剂的应用：因比成人更易发生虹膜后粘连，所以及时正确使用睫状肌麻痹剂非常必要。急性的前房渗出明显的虽为慢性但已有明显后粘连的患儿，应用1%阿托品眼用凝胶或2%后马托品眼膏点眼。对于前房反应较轻者，可给予托吡卡胺眼药水。不宜长期点用阿托品之类的长效制剂，以免引起瞳孔开大状态的后粘连、弱视和远视。

（2）糖皮质激素的应用：除非全身情况的需要，一般尽可能采用眼局部用药，急性严重炎症可选用0.1%地塞米松或1%醋酸泼尼松龙，频繁点眼，炎症减轻后宜选用作用温和滴眼液，并降低频度。并根据眼部情况决定用药的持续时间。控制后也要详细随访观察。对于有明显前房闪辉而无明显前房炎症细胞者，一般不宜给予糖皮质激素滴眼液。

（3）非甾体类抗炎药：炎症活动期和消退期均可使用非甾体类滴眼液，一般不需口服非甾体类药。但对于伴发关节炎的患儿可全身使用非甾体类药。

（4）糖皮质激素和其他免疫抑制剂的全身应用。

（5）对于合并全身性自身免疫性疾病者，局部应用不能控制炎症者，顽固性视网膜血管炎和黄斑囊样水肿者可考虑全身给药。常用的药有泼尼松，环孢素，氨甲蝶呤，环磷酰胺等。联合多种免疫抑制剂治疗比单一免疫抑制剂的治疗易于控制炎症，保存或提高视力。

3. 并发症的治疗

（1）并发性白内障：在炎症完全控制后可进行白内障手术联合人工晶状体植入术，手术前一周应使用糖皮质激素联合其他免疫抑制剂，手术后根据患儿眼部炎症反应决定用药时间及剂量。视力预后与白内障手术治疗后炎症是否继发有着密切的关系。

（2）继发性青光眼：多由于虹膜完全后粘连、瞳孔阻滞或房角粘连引起，一般首选降眼压滴眼液滴眼控制眼压。对于虹膜完全后粘连者，应该在抗炎、降眼压的同时尽快给予激光虹膜周切术，或虹膜周切术。注意术前术后一定要频繁滴糖皮质激素滴眼液和非甾体类滴眼液。对于房角粘连的患儿则应在药物治疗的同时尽快行相应抗青光眼手术治疗。

（3）角膜带状变性：一般不影响视力，只有在严重横跨角膜带状变性时可影响视力，这时可用乙二胺四乙酸螯合后表层角膜切削术，也可考虑行光学治疗性角膜切除术。

【保健要点】

顽固性炎症常致视力预后不良，早期发现、及时转诊、规范治疗是决定预后的关键，是降低致盲率的最有效途径。

1. 检查时间　所有青少年型慢性关节炎患儿，一经确诊立刻就采用裂隙灯检查，一旦发现有葡萄膜炎，应由眼科医生及时治疗及随诊。

一些以眼部症状首诊发现的葡萄膜炎在规范治疗的基础上一定尽早与儿童免疫科医生会诊沟通，寻找病因，必要时病因治疗。

2. 随诊方法　发病之初未发现葡萄膜炎，女孩应在发病后 6 个月内开始每两个月检查一次裂隙灯。男孩应在发病后一年内开始每两个月检查一次裂隙灯。

3. 健康宣教要点

（1）发病隐匿，导致诊断延误和治疗不及时是眼部并发症的主要原因。

（2）减少严重视功能损害的主要措施是在易引起葡萄膜炎的全身免疫性疾病患儿中早期筛查和发现葡萄膜炎。

（3）早期把患儿转诊到能熟练使用免疫抑制剂的眼科医生或眼免疫学专家接受系统治疗，可能得到良好的视力效果。

（闫利锋）

二、葡萄膜先天异常

（一）先天性无虹膜

【病因】

先天性无虹膜是由于视杯前部的生长和分化受到障碍，虹膜不能充分发育所致，属于常染色体显性遗传，多为双侧性。

【临床表现】

常有畏光，视力极差，眼球震颤。肉眼看不到虹膜组织，裂隙灯可见晶状体赤道部及悬韧带暴露。常伴有其他眼部畸形如白内障,小角膜,高度近视等。可伴发全身骨骼异常。

【治疗】

只能对症治疗,戴用有色的角膜接触镜,以减轻畏光症状。患者常因进行性角膜、晶状体混浊或青光眼而失明。

(二)先天性虹膜缺损

【病因】

先天性虹膜缺损是由于胚胎发育过程中视杯下方的胚裂闭合不全所致,无性别和眼别的差异。

【临床表现】

虹膜缺损常在下方偏内侧,呈梨形或倒三角形,较宽的底朝向瞳孔缘。缺损的大小变异较大,小的仅呈裂隙状,大的甚至可超过一个象限或半周者。可伴发相应方位的脉络膜、视网膜、视神经的部分缺损。

(三)瞳孔异位

【病因】

有常染色体显性遗传倾向。

【临床表现】

瞳孔异位眼常有近视,并常伴有晶状体异位,且晶状体多呈不全脱位,脱位的方向与瞳孔异位偏向的方向相反,但也有相同方向或中间位者。有的晶状体发育不良或白内障。也可合并有永存瞳孔残膜,虹膜和脉络膜缺损。

(四)先天性虹膜囊肿

【病因】

虹膜基质内囊肿可能是胚胎表面外胚叶内陷入中胚叶组织引起的,或发生晶状体的细胞移位所致。色素上皮囊肿可能是由于原始视泡两层未能融合,或神经外胚叶前层细胞移位于虹膜中胚叶基质。

【临床表现】

基质层囊肿在虹膜中胚层内成一相当大的半透明泡,可静止若干年后再长大,但较多发生青光眼。色素上皮囊肿可位于瞳孔缘,也可位于虹膜后囊或睫状上皮。如继续长大,最后出现在瞳孔缘,有时可引起晶状体脱位。

(五)脉络膜缺损

【病因】

可能系来自孕母的炎症或风疹,致使胚胎在发育过程中眼杯裂隙愈合障碍所致。

【临床表现】

典型表现是位于视盘下方的大小不等圆形,椭圆形,三角形缺损,大小变异较大,大的可达下方 1~2 象限,小的也可仅有 1~2PD。

缺损区由于巩膜暴露常呈现白色、黄色或灰白色,有时可见不规则色素斑。视网膜血管可走行于病变区。常双眼发病,也可单眼发病,中心视力较差,伴相应视野缺损。

(六)黄斑缺损

【病因】

黄斑缺损是较多见的一种眼底非典型性缺损,有部分病例显示有家族遗传性。也常被疑为与过去存在炎症有关。

【临床表现】

黄斑区横椭圆或圆形的缺损区,边界清晰,边缘可规则或不规则。大小可从一至几个 PD 不等,缺损区内色素分布的多少不一。视力均较差,几乎都为近视,中心视野可查出中央绝对性暗点,可发生眼球震颤。

(七)脉络膜缺乏症

【病因】

进行性夜盲,视野缩小,进行性的脉络膜全层萎缩,为性连锁隐性遗传。患者的子代通常不发病,外孙约 50% 发病。目前对本病无特殊治疗。

【临床表现】

仅见于男性,起病早,可能出生时就存在,5~10 岁时开始有夜盲,此后发生视野缩小,最后呈管状视野。通常 10~30 岁时视力中度下降,但仍可保持中央视野。40 岁以后可进行性失明。

眼底最先出现于周边部,表现为色素分布不均,呈椒盐状眼底,然后出现脉络膜萎缩区,最先累及色素上皮及脉络膜毛细血管,以后可累及全层脉络膜。

EOG 降低出现较早,ERG 开始为暗适应电流图反应波消失,以后明适应电流图也发生进行性损害,最终测不到反应波。

（闫利锋）

第七节　儿童玻璃体病

一、永存原始玻璃体增生症

【定义】

永存原始玻璃体增生症(persistent hyperplasia of primary vitreous,PHPV)系指胎儿期原始玻璃体及玻璃体血管没有正常退化,并在晶状体后方持续增殖形成白色纤维斑块而造成玻璃体先天异常。90% 单眼发病,多见于足月婴幼儿。

【病因】

目前病因尚不明确。原始玻璃体在胚胎 7~8 个月未退化而又异常增殖是永久原始玻璃体增生症(PHPV)普遍认可的发病因素。目前认为本病也可以常染色体显性(AD)或常染色体隐性(AR)方式遗传,为小儿白瞳症的病症之一。

【临床表现】

1. PHPV 呈散发,多数为单眼发病。双眼发病者常合并全身的先天性异常,男性多见。

2. 除白瞳症外,多数患儿就诊原因为小眼球、斜视、眼球震颤等;部分患儿由于例行的新生儿眼病筛查发现。

3. 临床体征 视力减退,瞳孔区部分或全部灰白,浅前房,晶状体透明,较小,晶状体后方可见白色膜状物,中央厚,周边薄,常伴有新生血管,散瞳后可见长的睫状突。眼底可窥见时:可见玻璃体内机化条索,视盘前膜及其边缘视网膜牵拉皱襞。

4. 本病临床眼底表现多样,严重程度不等,临床上一般将 PHPV 分为前部型、后部型和混合型。前部型:占 PHPV25%,可见晶状体后部的残留斑点(Mittendorf 斑),晶状体后纤维血管膜与周围睫状突相连,将睫状突拉长并牵向瞳孔区,散瞳后检查除看到晶状体后的斑块外,还可看到延长的睫状突突起,是本病诊断的特征。部分患眼晶状体后囊破裂混浊并膨胀而导致浅前房,继发性闭角型青光眼的发生,同时高眼压可使婴幼儿眼球的角巩缘膨胀扩大,最终可形成"牛眼"。后部型:占 12%。视盘处的原始玻璃体增殖与视网膜粘连,牵拉局部视网膜使呈皱襞样隆起形如镰刀,其中可见玻璃体动脉的血管,视网膜皱襞可发生于眼底任何象限,但以颞下多见。混合型:约占 63%,自晶状体周围至视盘、黄斑、视网膜,累及全程玻璃体,大多数伴有视网膜脱离。

5. 双眼后部 PHPV 患者可合并全身先天性发育异常如唇、腭裂、多指(趾)畸形、小头畸形等,提示有严重的胚胎发育可能与染色体异常有关。

6. UBM 检查显示患眼睫状突拉长和晶状体肿胀以及脱位,玻璃体前表面与晶状体后囊紧密粘连。B 超检查可见玻璃体中有一条索样光带与视盘相连,可有眼球缩小、眼轴缩短、晶状体异常等。

7. 影像学检查 对于后部型的诊断具有重要价值,CT 影像特征:玻璃体腔有软组织浸润影,晶状体后软组织沿 Cloquet 管生长、小眼球、无眼内钙化。MRI 影像特征:浅前房、小眼球、晶状体后血管膜、玻璃体血管、玻璃体积血、漏斗状视网膜脱离等。

【临床诊断】

1. 详细询问相关病史 发现异常症状时间,是否早产及围产期异常,母孕期疾病诊疗史,家族史,手术史,全身病史。

2. 专科检查

(1)3岁及3岁以下检查追光追物等视物反应力,4岁及4岁以上检查视力表视力。

(2)视觉固视发射或眼球震颤程度,眼位检查。

(3)台式或手持裂隙灯检查,自然瞳孔和散瞳后眼前节情况,晶状体透明度及后囊,与玻璃体粘连情况。

(4)直接或间接检眼镜检查眼底,窥不入眼底者注意有无红光发射,具备条件行婴幼儿眼底照相检查。

(5)UBM 及 A/B 型超声检查晶状体后囊与玻璃体及视网膜情况;测量眼轴长短。

(6)眼压检测。

(7)有条件时,用视觉电生理辅助评估视力发育状况。检查不合作的患儿可根据公斤体重给予 10% 水合氯醛口服睡眠后检查。

3. 儿科全身检查 有无其他系统病变或综合征,必要时需行血生化、尿液、免疫等针对性的实验室检查。

4. 鉴别诊断 排除先天性白内障、早产儿视网膜病变、视网膜母细胞瘤等眼部病变。

【治疗】

1. 治疗原则

(1)前部 PHPV,如果病情稳定晶状体混浊不影响视路,保守以治疗弱视为主。要密切随访。

(2)对于活动性病变,评估视觉功能,根据不同类型及时选择相应的手术干预而维持和恢复视力,防止青光眼和眼球痨等并发症的发生。

2. 手术治疗

(1)手术指征:合并白内障、视盘和黄斑区牵拉和畸形、玻璃体内残留血管等,包括为预防继发性青光眼发生的晶状体摘除术、虹膜周边切除和去除玻璃体内胚胎残留物、处理视网膜脱离的玻璃体切除手术。极其严重 PHPV 所致的难治性青光眼或者眼内结构紊乱,可能需要行眼球摘除。

(2)手术时机:晶状体摘除晶状体后纤维膜切除术,玻璃体切割术在出生后 3~7 个月手术。

（3）手术方案

1）晶状体混浊不伴有视网膜脱离：行晶状体摘除晶状体后纤维膜切除术，术后配镜矫正屈光，单眼前部型可植入人工晶状体。

2）晶状体混浊不伴有视网膜脱离：行晶状体摘除晶状体后纤维膜切除术＋玻璃体切除手术，术后配镜，不建议植入人工晶状体。

3. 视功能康复治疗

（1）屈光矫正：术后必须尽早进行准确的光学矫正，验光配镜可在术后1周尽早完成。每半年根据验光结果调整。有条件建议配戴 RGP。

（2）弱视训练：遮盖治疗、弱视辅助治疗、视功能训练，可酌情综合治疗。单眼患者，一般术后1周即可开始遮盖健眼，1岁前每天遮盖 90%~70% 清醒时间或按 1h/（d·月龄）递增，1岁后遮盖 50% 清醒时间或隔天全遮盖，根据视力差异程度和年龄适时调整遮盖方案，良好的依从性是决定疗效的关键。

【保健要点】

永存原始玻璃体增生症，早期发现，早期干预治疗是决定预后的关键，是降低致盲率，提高有效视力的最有效途径。

1. 筛查时间　所有新生儿应纳入"新生儿眼病筛查项目"，在生后1个月内至有眼科资质的妇幼保健医疗机构进行首次筛查。在3月龄、6月龄、12月龄健康检查的同时进行阶段性眼病筛查和视力评估。

2. 筛查方法

（1）生后1个月内：光照反应、眼外观检查、眼底红光反射。2个月到1岁：视觉行为询问、眼外观、视物反应、眼位检查、眼底红光反射。

（2）眼底红光反射：主要用于检查屈光间质是否浑浊（包括先天性白内障、玻璃体浑浊等），可用检影镜或直接检眼镜检查双眼或单眼，观察眼底红光是否均匀，有无黑影，双眼颜色是否一致。

（3）红球试验：检查婴儿追随注视能力，评估视功能发育。

3. 健康宣教要点

（1）孕期保健宣教。

（2）儿童眼保健宣教，指导家长了解儿童视觉发育特点，及时发现异常，按时进行新生儿眼病筛查及眼保健体检。

（3）有眼病家族史的婴儿，应重点进行眼保健筛查。

（4）患儿家庭必须了解定期复查的重要性，坚持戴镜和弱视治疗的依从性是影响视力康复的关键。

4. 完善三级医疗预防保健网，利于患儿及时有效转诊。

二、遗传性玻璃体视网膜病

（一）家族性渗出性玻璃体视网膜病变

【定义】

家族性渗出性玻璃体视网膜病变（familial exudative vitreoretinopathy，FEVR）是1969年由Criswick与Schepens首先报道，是一种遗传性视网膜发育异常造成的玻璃体视网膜疾病。好发于婴幼儿，是儿童致盲性眼病之一，占13%~16%。

【病因】

目前分子生物学研究发现有4个相关致病基因：分别是 *FZD4*、*LRP5*、*NDP*、*TSPAN12*。遗传方式包括：常染色体显性遗传，偶有性连锁或常染色体隐性遗传。

认为很可能是原始玻璃体异常与视网膜血管发育不全两个因素的共同作用而导致本病发生。

55%的患者可能没有明确的家族史，但对家族成员的筛查可以发现无症状的携带者。

【临床表现】

1. FEFV大部分双眼发病，晚期和其他疾病表现相似，易造成漏诊和误诊。

2. 婴幼儿FEVR多数因视觉异常、眼球不能追光、眼球震颤、斜视或白瞳症等原因就诊而进一步检查发现，少数患儿因例行的新生儿眼底筛查发现。

3. 成人因斜视或出现视网膜脱离视力下降发现，多数人无症状，常规检查眼底意外发现。

4. 眼底表现极似早产儿视网膜病变且复杂多样，但无早产、低体重、吸氧史。双眼病变不对称，1岁内发病者，病变发展快，视力预后差。如果20岁前病情没有恶化提示病变相对稳定。

5. 早期患者可见视网膜周边部有无血管区，两区交界可见毛细血管扩张或动静脉短路，视网膜血管分支异常增多如柳树枝样，后极部血管向颞侧牵引。因无视力损害，临床这些患者易漏诊和误诊；病变进一步发展可见特征性视网膜镰刀状皱襞、周边视网膜劈裂、牵引性或渗出性视网膜脱离等病变。除视网膜病变外，可见玻璃体局部后脱离，玻璃体内大片状增殖或混浊与视网膜粘连。

6. 儿童视网膜无血管区边界出现新生血管常是病变恶化的标志，而成年人非也，可以多年随访稳定病变无进展。FEFV儿童以非孔源性视网膜脱离多见，10岁以上多见孔源性视网膜脱离。

7. 为了便于指导临床治疗，国际上有多种分期法，常用有Gow和Oliver

的 3 期法及 Pendergas 和 Trese 的 5 期法。3 期法:1 期视网膜周边无血管区,无视力异常;2 期周边视网膜无血管与有血管区出现新生血管和纤维增生,伴视网膜内或视网膜下渗出和玻璃体牵拉、视力损害;3 期视网膜脱离并出现严重并发症,患者视力完全丧失。其优点是简单,较经典,对整个病程描述全面。5 期法:1 期视网膜周边部无血管区,无新生血管和渗出;2 期周边部视网膜无血管区,伴有渗出和新生血管,可有渗出性视网膜脱离;3 期视网膜脱离未累及黄斑;4 期视网膜脱离累及黄斑;5 期视网膜全脱离。此分期法与国际早产儿视网膜病变的分期相似,便于指导治疗和判断预后。

8. 可并发白内障、浅前房、虹膜红变、新生血管青光眼、角膜带状变性等,最终眼球萎缩。

9. 辅助检查　荧光素眼底血管造影检查(FFA):早期病变有特征性表现,具有诊断价值,是无症状携带者诊断金标准。

【临床诊断】

1. 详细询问相关病史　发现异常症状时间,是否存在家族史,或家族是否存在多位眼部异常的家属,是否早产及围产期异常,母孕期疾病诊疗史,家族史,手术史,全身病史。

2. 专科检查

(1) 3 岁及 3 岁以下检查追光追物等视物反应力,4 岁及 4 岁以上检查视力表视力。

(2) 视觉固视反射或眼球震颤程度,眼位检查。

(3) 台式或手持裂隙灯检查,自然瞳孔和散瞳后眼前节情况,是否合并其他异常。

(4) 眼底检查:直接或间接检眼镜检查眼底,眼底照相,婴幼儿眼底照相,窥不入眼底者注意有无红光反射。

(5) 眼压检测。

(6) B 型超声及 UBM 检查玻璃体及视网膜情况。

(7) ERG 评估视网膜电生理反应,必要时需进行全视野 ERG。

(8) FFA 检查。

(9) 遗传基因检测。

检查不合作的患儿可根据公斤体重给予 10% 水合氯醛口服睡眠后检查。

3. 儿科全身检查　有无其他系统病变或综合征,必要时需行血生化、尿液、免疫等针对性的实验室检查。

4. 鉴别诊断　本病要与早产儿视网膜病变(ROP)、Coats 病、Norrie 病,永存胚胎血管症(PFV)等疾病鉴别。

【治疗】

1. 治疗原则

(1) 对于早期病变患者,无视力损害,定期随访。

(2) 儿童患者周边视网膜出现新生血管,及时治疗干预,缓解病情。

(3) 出现并发症及时治疗,挽救视功能和眼球。

2. 治疗方法

(1) 冷冻和激光治疗,目的控制视网膜新生血管的发展,除儿童外,对于病情相对稳定的患者以观察为主,不适于过早干预。

(2) 巩膜环扎术,并发孔源性视网膜脱离,若合并严重的玻璃体牵引者,联合玻璃体切除术,效果较好。

(3) 玻璃体切除术,年轻患者术后发生增生性玻璃体视网膜病变高,若病变复杂,有可能术后眼球萎缩,因此术前要评估术后的风险。

(4) 抗 VEGF 药物眼内注射,活动期新生血管和严重渗出者,目的是抑制新生血管,减少渗出,提高视力。但目前治疗人数不多,需要进一步观察。

【保健要点】

FEFV 是儿童期致盲眼病之一,虽然目前不能治愈,只是针对其并发症治疗而控制疾病发展,而需要终身随访。因此建立健全新生儿眼病筛查机制,早期发现、及时转诊、规范治疗是决定预后的关键,是降低致盲率的最有效途径。

1. 筛查时间　所有新生儿,特别有家族遗传史者,应在生后 1 个月内至有眼科资质的妇幼保健医疗机构进行首次筛查,包括眼底筛查。在 3 月龄、6 月龄、12 月龄健康检查的同时进行阶段性眼病筛查和视力评估。

2. 筛查方法

(1) 生后 1 个月内:光照反应、眼外观检查、眼底红光反射,眼底筛查。

(2) 2 个月到 1 岁:视觉行为询问、眼外观、视物反应、眼位检查、眼底检查眼底红光发射:检查屈光间质是否混浊。

(3) 红球试验:检查婴儿追随注视能力,评估视功能发育。

3. 保健宣教要点

(1) 孕期保健,遗传疾病知识宣教,倡导优生优育。

(2) 有家族史的婴儿,应重点进行眼保健筛查,需要终身定期复查。

(3) 新生儿家庭需要了解婴儿视觉发育特征:新生儿可追光,2 月龄可追物,3 月龄能和父母对视,3~6 月龄手眼并用,8~12 月龄认识家人、看到细节。早期发现异常视觉行为,一旦发现异常及时就医。

(4) 儿童眼保健宣教,指导家长了解儿童视觉发育特点,及时发现异常,按时进行新生儿眼病筛查及眼保健体检。

（5）指导患儿家长进行基因检测,利用现代生殖技术,减少遗传性疾病在家族中传递。

（6）低视力知识宣教,尽可能让患儿把有限的视力最大化利用。

（二）Goldmann-Favre 综合征

【定义】

Goldmann-Favre综合征又名 Goldmann-Favre 玻璃体视网膜变性（Goldmann-Favre vitreoretinal degeneration,GFS）,1957 年报道,其累及视网膜、玻璃体、晶状体的病变,表现为进行性视力损害、夜盲、玻璃体变性、不典型的周边视色素发育不良和黄斑劈裂。发病率报道 0.005%,病变进展可致盲。

【病因】

常染色体隐性遗传,目前分子生物学研究发现:GFS 致病基因定位于15q23,是视网膜发育过程中抑制视网膜视锥细胞增生的核层受体亚族 *NR2E3*发生突变引起的一种玻璃体视网膜变性疾病。目前已知 *NR2E3* 基因突变而导致的常染色体隐性遗传视网膜变性有三种:GFS、增强型 S- 锥体细胞综合征（enhanced S-cone syndrome,ESCS）及成簇性色素视网膜变性（clumped pigmentary retinal degeneration,CPRD）。

【临床表现】

1. GFS10 岁发病,主要症状为夜盲,双眼发病且对称,视力下降呈进行性,甚至完全丧失。

2. 眼部体征 黄斑变性、视网膜劈裂、白内障、类似视网膜色素变性的周边视网膜色素病变,玻璃体高度液化而形成的大光学空腔如 Wagner 病所见,可合并视网膜脱离。

3. 除眼部异常,多数可伴有全身系统性疾病。

4. 辅助检查 包括 OCT、视觉电生理检查、视野及暗适应检查,以了解病变程度和视功能状况。

【临床诊断】

1. 详细询问相关病史 发现异常症状时间,是否存在家族史或家族是否存在多位眼部异常的家属,是否早产及围产期异常,母孕期疾病诊疗史,家族史,手术史,全身病史。

2. 专科检查

（1）3 岁及 3 岁以下检查追光追物等视物反应力,4 岁及 4 岁以上检查视力表视力。

（2）视觉固视反射或眼球震颤程度、眼位检查。

（3）台式或手持裂隙灯检查,自然瞳孔和散瞳后眼前节情况。是否合并其他异常。

（4）眼底检查：直接或间接检眼镜检查眼底，眼底照相，婴幼儿眼底照相，窥不入眼底者注意有无红光反射。

（5）眼压检测。

（6）B型超声及 UBM 检查玻璃体及视网膜情况。

（7）ERG 评估视网膜电生理反应，必要时需进行全视野 ERG。

（8）OCT、FFA、视野、暗适应检查。

（9）遗传基因检测。

检查不合作的患儿可根据公斤体重给予 10% 水合氯醛口服睡眠后检查。

3. 儿科全身检查　有无其他系统病变或综合征，必要时需行血生化、尿液、免疫等针对性的实验室检查。

4. 鉴别诊断　本病要与性连锁视网膜劈裂、视网膜色素变性、黄斑囊样水肿等疾病相鉴别。

【治疗】

目前无特殊治疗，只是针对其并发症进行处理。有孔源性视网膜脱离者手术复位治疗，有用激光控制黄斑劈裂也有一定效果，一般不主张对视网膜外层裂孔进行预防性治疗。

（三）Wagner 综合征

【定义】

1938 年由 Wagner 首先报道，一家族患有遗传性玻璃体视网膜病变，表现特征是玻璃体高度液化的大光学空腔并有视网膜脉络膜的进行性萎缩变性。过去常与 Stickler 综合征混在一起而统称 Wagner-Stickler 综合征，两者眼部症状几乎相同，但全身表现不同，故现在大多数作者不认可它们是同一疾病。它们的基因与外显率也不相同。

【病因】

常染色体显性遗传，相关基因位于 5q13-q14 染色体。

【临床表现】

1. 一般无临床症状，合并视网膜脱离可出现相应症状。

2. 病变幼年开始，随年龄增长进行性发展，早期夜盲，但视力可正常，成年以后并发白内障而影响视力，后期病变发展，可致视力严重损害。

3. 眼部表现　早期可发生白内障、玻璃体高度液化而呈现巨大光学空腔，晚期视网膜脉络膜变性萎缩，视网膜脱离，视神经萎缩。

4. 眼电生理　ERG 早期正常，后期异常，暗适应异常。

【临床诊断】

1. 详细询问相关病史　发现异常症状时间，是否存在家族史或家族是否存在多位眼部异常的家属，是否早产及围产期异常，母孕期疾病诊疗史，家族史,手术史,全身病史。

2. 专科检查

(1) 3 岁及 3 岁以下检查追光追物等视物反应力,4 岁及 4 岁以上检查视力表视力。

(2) 视觉固视反射或眼球震颤程度,眼位检查。

(3) 台式或手持裂隙灯检查,自然瞳孔和散瞳后眼前节情况,是否合并其他异常。

(4) 眼底检查:直接或间接检眼镜检查眼底,眼底照相,婴幼儿眼底照相,窥不入眼底者注意有无红光反射。

(5) 眼压检测。

(6) ERG 评估视网膜电生理反应,必要时需进行全视野 ERG。

(7) 视野、暗适应检查。

(8) 遗传基因检测。

检查不合作的患儿可根据公斤体重给予 10% 水合氯醛口服睡眠后检查。

3. 儿科全身检查　有无其他系统病变或综合征,必要时需行血生化、尿液、免疫等针对性的实验室检查。

【治疗】

因病变呈进行性,需要长期随访,治疗上主要对症治疗,白内障影响视力手术摘除,发生视网膜脱离者手术复位。

(四) Stickler 综合征

【定义】

Stickler 综合征又名遗传性骨关节与眼病变,是一种遗传性结缔组织病变,1965 年由 Stickler 等人首先描述一家系有骨、关节、口、面及眼的发育异常。

【病因】

常染色体显性关节和眼以及其他亚型病变的发生。

【临床表现】

1. 眼部表现

(1) 72% 高度近视超过 1 000D,可伴有斜视与弱视。

(2) 眼部体征:玻璃体改变同 Wagner,可见于所有患者,视网膜萎缩与色素沉着也可见于所有患者,可伴有白内障、开角型青光眼、视网膜脱离等。

2. 全身表现

(1) 骨骺发育不良表现为关节过度伸张,有肢体细长类似 Marfan 综合征或矮胖 Marchasani 综合征。

(2) 口、面发育异常表现为面部中段平坦、腭裂及 Pierr Robin 综合征,口腔咬合功能受阻。

（3）听力减退或有神经性耳聋。

（4）X 线显示：骨骺扁平，骺端宽阔，脊柱骨骺发育不全。

【临床诊断】

1. 详细询问相关病史　异常症状时间，是否存在家族史或家族是否存在多位眼部异常的家属，是否早产及围产期异常，母孕期疾病诊疗史，家族史，手术史，全身病史。

2. 专科检查

（1）3 岁及 3 岁以下检查追光追物等视物反应力，4 岁及 4 岁以上检查视力表视力。

（2）视觉固视反射或眼球震颤程度、眼位检查。

（3）台式或手持裂隙灯检查，自然瞳孔和散瞳后眼前节情况，是否合并其他异常。

（4）眼底检查：直接或间接检眼镜检查眼底，眼底照相，婴幼儿眼底照相，窥不入眼底者注意有无红光反射。

（5）眼压检测。

（6）ERG 评估视网膜电生理反应，必要时需进行全视野 ERG。

（7）视野、暗适应检查。

（8）遗传基因检测。

检查不合作的患儿可根据公斤体重给予 10% 水合氯醛口服睡眠后检查。

3. 儿科全身检查　有无其他系统病变或综合征，必要时需行血生化、尿液、免疫等针对性的实验室检查。

【治疗】

Stickler 综合征因病变呈进行性，需要早期检查，定期随访，早期发现治疗并发症治，白内障影响视力手术摘除，发生视网膜脱离者手术复位。

【保健要点】

遗传性玻璃体视网膜病虽然目前不能治愈，只是针对其并发症治疗而控制疾病发展而需要终身随访。因此建立健全新生儿眼病筛查机制，早期发现、及时转诊、规范治疗是决定预后的关键，是降低致盲率的最有效途径。特别是具有遗传性玻璃体视网膜病家族史的患儿，应积极完成新生儿眼病包括眼底疾病筛查。

1. 筛查时间　所有有遗传性玻璃体视网膜病家族史的患儿应在生后 1 个月内至有眼科资质的妇幼保健医疗机构进行首次筛查，包括眼底筛查。在 3 月龄、6 月龄、12 月龄健康检查的同时进行阶段性眼病筛查和视力评估。

2. 筛查方法　生后 1 个月内：光照反应、眼外观检查、眼底红光反射，眼底筛查。2 个月到 1 岁：视觉行为询问、眼外观、视物反应、眼位检查、眼底红光反射。

3. 健康宣教要点

（1）有家族史的婴儿,应重点进行眼保健筛查。

（2）新生儿家庭需要了解婴儿视觉发育特征:新生儿可追光,2 月龄可追物,3 月龄能和父母对视,3~6 月龄手眼并用,8~12 月龄认识家人、看到细节。早期发现异常视觉行为特征性症状,一旦发现异常及时就医。

（3）儿童眼保健宣教,指导家长了解儿童视觉发育特点,及时发现异常,按时进行新生儿眼病筛查及眼保健体检。

（4）遗传疾病知识宣教,指导患儿家长进行基因检测,利用现代生殖技术,减少遗传性疾病在家族中传递。

（5）低视力知识宣教,尽可能让患儿把有限的视力最大化利用。

（潘爱洁　信　伟）

第八节　儿童视网膜病

一、早产儿视网膜病变

【定义】

早产儿视网膜病变(retinopathy of prematurity,ROP)是发生在早产儿和低体重儿的眼部视网膜血管增生性疾病。

【病因】

ROP 的发生原因是多方面的,与早产、视网膜血管发育不成熟有关,用氧是抢救的重要措施,又是致病的常见危险因素。出生孕周和体重愈小,发生率愈高。目前研究还发现基因异常、微量元素不足、妊娠年龄和新生儿相关疾病(贫血、感染、酸中毒、败血症和呼吸暂停等)等因素均可影响 ROP 的发生发展。

【诊断】

1. 临床表现

（1）病变分区:按发生部位分为 3 个区: Ⅰ区是以视盘中央为中心,视盘中央到黄斑中心凹距离的 2 倍为半径画圆;U 区以视盘中央为中心,视盘中央到鼻侧锯齿缘为半径画圆,除去 Ⅰ区之后的环状区域;Ⅱ区以外剩余的部位为Ⅲ区。早期病变越靠近后极部(Ⅰ区),进展的风险性越大。

（2）病变分期:病变按严重程度分为 5 期,分别为①1 期:在眼底视网膜颞侧周边有血管区与无血管区之间出现分界线;②期:眼底分界线隆起呈嵴样改变;③3期:眼底分界线的嵴样病变上出现视网膜血管扩张增殖,伴随纤维组织增殖;④4期:由于纤维血管增殖发生牵拉性视网膜脱离,先起于周边,逐渐向后极部发展;此期根据黄斑有无脱离又分为A和B,4A期无黄斑脱离,4B期黄斑脱离;⑤5期:视网膜发生全脱离,病变晚期前房变浅或消失,可继发青光眼、角膜变性、眼球萎缩等。

（3）专业术语

1）附加病变（plus disease）:指后极部至少2个象限出现视网膜血管扩张、迂曲,严重的附加病变还包括虹膜血管充血或扩张、瞳孔散大困难（瞳孔强直）,玻璃体可有混浊。附加病变提示活动期病变的严重性。存在附加病变时用"+"表示,在病变分期的期数旁加写"+",如3期+。

2）阈值病变（threshold disease）:Ⅰ区或Ⅱ区的3期+,相邻病变连续至少达5个钟点,或累积达8个钟点,是必须治疗的病变。

3）阈值前病变（pre-threshold disease）:指存在明显ROP病变但尚未达到阈值病变的严重程度,分为"1型阈值前病变"和"2型阈值前病变"。1型阈值前病变包括Ⅰ区伴有附加病变的任何一期病变、Ⅰ区不伴附加病变的3期病变、Ⅱ区的2期+或3期+病变;2型阈值前病变包括Ⅰ区不伴附加病变的1期或2期病变,Ⅱ区不伴附加病变的3期病变;

4）急进型后极部ROP（aggressive posterior ROP,AP-ROP）:发生在后极部,通常位于Ⅰ区,进展迅速、常累及4个象限,病变平坦,嵴可不明显,血管短路不仅发生于视网膜有血管和无血管交界处,也可发生于视网膜内;病变可不按典型的1至3期的发展规律进展,严重的"附加病变",曾称为"Rush"病,常发生在极低体重的早产儿。

（4）并发症

1）继发性青光眼:在重症病例中较常见。前房浅,房角关闭,眼压增高,可为暂时性,眼球萎缩后,眼压下降,前房加深。

2）角膜混浊:由于虹膜后粘连,角膜内皮损伤所致。

3）视网膜皱襞:眼底病变已静止,由于患眼视力低下,无注视力,多呈斜视位。

4）外斜视:有时瘢痕牵引视网膜,黄斑向颞侧移位,眼位亦呈偏斜外观。

2. 临床诊断

（1）详细询问相关病史:是否早产,询问其孕周、出生体重、矫正胎龄和是否有抢救吸氧史等。

（2）筛查指南

1）出生孕周和出生体重的筛查标准:①对出生体重<2 000g,或出生孕周<32周的早产儿和低体重儿,进行眼底病变筛查,随诊直至周边视网膜血管

化;②对患有严重疾病或有明确较长时间吸氧史,儿科医师认为比较高危的患者可适当扩大筛查范围。

2)筛查起始时间:首次检查应在生后4~6周或矫正胎龄31~32周开始。

3)干预时间:确诊阈值病变或1型阈值前病变后,应尽可能在72h内接受治疗,无治疗条件要迅速转诊。

4)筛查方法:检查时要适当散大瞳孔,推荐使用间接检眼镜进行检查,也可用广角眼底照相机筛查。检查可以联合巩膜压迫法进行,至少检查2次。

5)筛查间隔期:①Ⅰ区无ROP,1期或2期ROP每周检查1次;②Ⅰ区退行ROP,可以1~2周检查1次;③Ⅱ区2期或3期病变,可以每周检查1次;④Ⅱ区1期病变,可以1~2周检查1次;⑤Ⅱ区1期或无ROP,或Ⅲ区1期、2期,可以2~3周随诊。

6)终止检查的条件:满足以下条件之一即可终止随诊:①视网膜血管化(鼻侧已达锯齿缘,颞侧距锯齿缘1个视盘直径);②矫正胎龄45周,无阈值前病变或阈值病变,视网膜血管已发育到Ⅲ区;③视网膜病变退行。

3. 鉴别诊断 排除家族性渗出性玻璃体视网膜病变、Coats病、永存原始玻璃体增生、眼内炎和视网膜母细胞瘤等眼部病变。

【治疗】

1. 治疗原则 按时眼底筛查,符合手术指征者早期手术、术后定期眼底复查和视功能康复治疗是治疗的主要原则。

2. 手术治疗

(1)手术指征:确诊阈值病变或1型阈值前病变后,应尽可能在72h内接受治疗,无治疗条件要迅速转诊。

(2)手术方案

1)阈值病变或1型阈值前病变:视网膜光凝术或玻璃体腔抗VEGF药物注射术,严重者可考虑联合手术。

2)ROP4期或5期:早期可行巩膜扣带术,晚期行玻璃体后段切除术。

(3)视功能康复治疗

1)视功能评估和屈光检查:当患儿达到矫正月龄6个月大时,判断其斜视情况和行镇静下视功能检查,包括视网膜电流图(ERG)和视觉诱发电位(VEP)。若眼底无异常或ROP病变已消退,但视功能检查异常,需排除神经系统疾病。1岁、2岁和3岁时可行散瞳检影验光了解屈光状态,若为以下情况(表4-8-1)必须尽早进行准确的光学矫正,每半年根据验光结果调整。屈光参差性弱视或单眼屈光不正性弱视患者最好配角膜接触镜(RGP)矫正。

表 4-8-1 不同屈光状态、不同年龄段婴幼儿的配镜指征（单位：D）

屈光不正（双眼单纯性屈光不正）	0~1 岁	1~2 岁	2~3 岁
近视	高于或等于 –5.00	高于或等于 –4.00	高于或等于 –3.00
远视	高于或等于 +6.00	高于或等于 +5.00	高于或等于 +4.50
远视伴内斜	高于或等于 +3.00	高于或等于 +2.00	高于或等于 +1.50
散光	高于或等于 3.00	高于或等于 2.50	高于或等于 2.00
屈光参差			
近视	高于或等于 –2.50	高于或等于 –2.50	高于或等于 –2.00
远视	高于或等于 +2.50	高于或等于 +2.00	高于或等于 +1.50
散光	高于或等于 2.50	高于或等于 2.00	高于或等于 2.00

2）视觉训练：遮盖治疗、弱视辅助治疗、视功能训练，可酌情综合治疗。屈光参差性弱视或单眼屈光不正性弱视患者，弱视眼经光学矫正后即可开始遮盖健眼，1 岁前每天遮盖 90%~70% 清醒时间或按 1h/（d·月龄）递增，1 岁后遮盖 50% 清醒时间或隔天全遮盖，根据视力差异程度和年龄适时调整遮盖方案，良好的依从性是决定疗效的关键。

3）患眼斜视：手术矫正斜视时需分清为何种外斜。废用性外斜可以手术，黄斑移位尚有部分视力的眼则不宜手术。

【保健要点】

早产儿视网膜病变是可治性致盲性眼病，建立健全早产儿视网膜病变筛查机制，早期发现、及时转诊、规范治疗是决定预后的关键，是降低致盲率的最有效途径。

1. 筛查标准　出生孕周和出生体重的筛查标准：①对出生体重 <2 000g，或出生孕周 <32 周的早产儿和低体重儿，进行眼底病变筛查，随诊直至周边视网膜血管化；②对患有严重疾病或有明确较长时间吸氧史，儿科医师认为比较高危的患者可适当扩大筛查范围。

2. 筛查起始时间　首次检查应在生后 4~6 周或矫正胎龄 31~32 周开始。

3. 干预时间　确诊阈值病变或 1 型阈值前病变后，应尽可能在 72h 内接受治疗，无治疗条件要迅速转诊。

4. 筛查方法　检查时要适当散大瞳孔，推荐使用间接检眼镜进行检查，也可用广角眼底照相机筛查。检查可以联合巩膜压迫法进行，至少检查 2 次。

5. 筛查间隔期

（1）Ⅰ区无 ROP,1 期或 2 期 ROP 每周检查 1 次。

（2）Ⅰ区退行 ROP,可以 1~2 周检查 1 次。

（3）Ⅱ区 2 期或 3 期病变,可以每周检查 1 次。

（4）Ⅱ区 1 期病变,可以 1~2 周检查 1 次。

（5）Ⅱ区 1 期或无 ROP,或Ⅲ区 1 期、2 期,可以 2~3 周随诊。

6. 终止检查的条件　满足以下条件之一即可终止随诊:①视网膜血管化（鼻侧已达锯齿缘,颞侧距锯齿缘 1 个视盘直径);②矫正胎龄 45 周,无阈值前病变或阈值病变,视网膜血管已发育到Ⅲ区;③视网膜病变退行。

7. 健康宣教要点

（1）符合筛查标准的早产儿或 ROP 术后患儿应重点进行眼保健筛查。

（2）早产儿家庭需要了解早产儿视觉发育会比足月儿相应延迟,足月婴幼儿视觉发育特征为:新生儿可追光,2 月龄可追物,3 月龄能和父母对视,3~6 月龄手眼并用,8~12 月龄认识家人、看到细节。

（3）患儿家庭必须了解 ROP 治疗的时间窗和长期性,术后定期复查的重要性,坚持戴镜和相应的视觉训练的依从性是影响视力康复的关键。

8. 完善三级医疗预防保健网,利于患儿及时有效转诊。

（陈　锋）

二、家族性渗出性玻璃体视网膜病变

【定义】

家族性渗出性玻璃体视网膜病变(familial exudative vitreoretinopathy, FEVR)是一种罕见的遗传性视网膜血管发育异常性疾病。

【病因】

主要为常染色体显性遗传,其他遗传方式包括常染色体隐性遗传、X 染色体连锁隐性遗传及其他散在遗传方式。目前已发现的致病基因有 *FZD4*、*NDP*、*LRP5*、*TSPAN12*、*ZNF408*、*KIF11*。

【诊断】

1. 临床表现

（1）FEVR 为慢性进行性疾病,可发生于任何年龄阶段,在婴幼儿期病变发展迅速,成年患者病情相对稳定。其临床表现多样,轻者通常无症状,重者可因视网膜脱离严重影响视功能,预后差。

（2）典型临床表现为:周边视网膜毛细血管无灌注,无血管区与血管化的视网膜交界处有新生血管生长,纤维血管组织收缩牵拉视网膜形成视网膜皱襞,可连至晶状体赤道部。随着病情进一步进展,出现视网膜内或视网膜下脂质渗出、血管性视网膜前膜,导致视网膜镰状皱襞、黄斑异位,出现牵拉性、渗出性甚至孔源性视网膜脱离。

(3)临床分期:①1期:周边部视网膜无血管区,不伴视网膜外新生血管;②2期:周边部视网膜无血管区伴新生血管形成(2A不伴渗出,2B伴有渗出);③3期:次全视网膜脱离,未累及黄斑(3A渗出为主,3B牵引为主);④4期:次全视网膜脱离,累及黄斑中心凹(4A渗出为主,4B牵引为主);⑤5期:视网膜全脱离(5A开漏斗型,5B闭漏斗型)。

(4)严重病例可并发白内障、角膜带状变性、新生血管性青光眼、眼球萎缩等眼部并发症。

(5)可合并多种全身疾病,如骨质疏松症-假神经胶质瘤、小头畸形和智力发育迟缓以及脊髓性肌肉萎缩症、Digeoge综合征、Turner综合征、Criswick-Schepens综合征、先天性毛细血管扩张性大理石样皮肤。

2. 临床诊断

(1)详细询问相关病史:本病为遗传性疾病,有阳性家族史者有助于本病的诊断,但有研究发现,55%患者并无明确家族史。

(2)专科检查

1)配合检查的患儿可行视力、裂隙灯显微镜和眼压检查。

2)散瞳进行眼底检查了解眼底情况:①配合检查的患儿可行多方位的眼底照相和间接检眼镜检查;②不配合检查的患儿需在全麻下行间接检眼镜检查或者广角数码眼底照相;③有条件时可在全麻下行FFA检查,有助于确定早期FEVR改变。

(3)儿科全身检查:有无其他系统病变或综合征,必要时需行血生化、尿液、免疫等针对性的实验室检查。

(4)鉴别诊断:排除早产儿视网膜病变、Coats病、永存原始玻璃体增生和色素失调症等眼部病变。

【治疗】

1. 治疗原则 对有阳性家族史者进行眼底筛查,确诊者必要时行预防性治疗或手术治疗,术后定期眼底复查和视功能康复治疗是治疗的主要原则。

2. 筛查与随访 对无症状的家庭成员进行筛查是早期发现患者的重要途径,并能为适宜人群提供遗传咨询,必要时可考虑行基因检测。确诊者需长期定期随访。

3. 手术方案和治疗

(1)早期手术

1)对于3岁以下或分期为2期及以上患者尽早处理无血管区,对周边视网膜无血管区进行激光光凝治疗,防止新生血管生成甚至进展为视网膜脱离。

2)对于视网膜新生血管增生和渗出明显的病变可考虑行玻璃体腔抗 VEGF 药物注射治疗。

(2)晚期手术

1)以渗出为主的视网膜脱离(分期为 3A、4A)或牵拉位于极周边赤道部时,首选巩膜扣带术。

2)以牵拉为主的视网膜脱离(分期为 3B、4B),纤维血管增殖附着在晶状体后囊,需要行晶状体吸除术,当纤维血管增殖范围超过 2 个象限时,多采用玻璃体切除术。

3)病变处于 5B 期的患者,视力预后较差,建议观察为主。

4. 视功能康复治疗

(1)视功能评估和屈光检查:术后行眼部相关检查,判断其斜视情况和行镇静下视功能检查,包括视网膜电流图(ERG)和视觉诱发电位(VEP)。若眼底病变已消退,但视功能检查异常,需排除神经系统疾病。1、2 和 3 岁时可行散瞳检影验光了解屈光状态,若为以下情况(见表 4-8-1)必须尽早进行准确的光学矫正,每半年根据验光结果调整。屈光参差性弱视或单眼屈光不正性弱视患者最好配角膜接触镜(RGP)矫正。

(2)视觉训练:遮盖治疗、弱视辅助治疗、视功能训练,可酌情综合治疗。屈光参差性弱视或单眼屈光不正性弱视患者,弱视眼经光学矫正后即可开始遮盖健眼,1 岁前每天遮盖 90%~70% 清醒时间或按 1h/(d・月龄)递增,1 岁后遮盖 50% 清醒时间或隔天全遮盖,根据视力差异程度和年龄适时调整遮盖方案,良好的依从性是决定疗效的关键。

(3)患眼斜视:手术矫正斜视时需分清为何种外斜。废用性外斜可以手术,黄斑移位尚有部分视力的眼则不宜手术。

【保健要点】

家族性渗出性玻璃体视网膜病变是可治性致盲性眼病,早期发现、及时转诊、规范治疗是决定预后的关键,是降低致盲率的最有效途径。

1. 筛查 本病为遗传性疾病,约 45% 有阳性家族史者。对无症状的家庭成员进行眼底检查是早期发现患者的重要途径。若初诊时怀疑患有本病,可对其直系家属进行眼底检查。

2. 筛查方法 双眼使用复方托吡卡胺滴眼液散瞳,完毕后使用间接检眼镜或者广角数码眼底照相系统进行眼底检查。有条件者可行 FFA 检查。

3. 健康宣教要点 患儿家庭必须了解 FEVR 的遗传特性、治疗的时间窗和术后定期复查的重要性,坚持戴镜和相应的视觉训练的依从性是影响视力康复的关键。

4. 完善三级医疗预防保健网,利于患儿及时有效转诊。

（陈　锋）

三、遗传性视网膜色素变性

【定义】

遗传性视网膜色素变性(retinitis pigmentosa,RP)是一组复杂的遗传性视网膜营养不良,特征为视网膜进行性变性和功能障碍,主要影响光感受器细胞和色素上皮(RPE)的功能。临床上以夜盲、进行性视野缩小、色素性视网膜病变和光感受器功能不良(ERG 检查)为特征,平均患病率为 1/4 000。

【病因】

遗传性视网膜色素变性可能单独发生,也可能是某种综合征的组成部分;可呈显性、隐性或 X 连锁遗传,也可呈散发性。在超过 50% 的常染色体显性 RP 患者、30% 的隐性 RP 患者、70% 的隐性遗传早发型 Leber 先天性黑矇 LCA (Leber congenital amaurosis,LCA)患者以及近 90% 的 X 连锁 RP 患者中发现致病突变。相同的基因突变在不同个体中可能引起不同症状,而不同的突变可能导致同一综合征。

RP 的典型形式约占所有 RP 病例的 65%,该类型的临床表现局限于眼部 (非综合征性 RP)。其遗传模式分布为:约 30% 为常染色体显性遗传,20% 为常染色体隐性遗传,15% 为 X 连锁遗传,5% 为隐性遗传早发型 Leber 先天性黑矇,剩余的 30% 为散发病例。

除了典型的 RP 形式以外,还存在累及多个器官的综合征型 RP。最常见的综合征型 RP 是 Usher 综合征。Usher 综合征患者有先天性或早发性听力障碍,随后发生 RP。Bardet-Biedl 综合征是第二常见的综合征类型,可伴有多指 (趾)畸形、肥胖、肾脏异常以及精神发育迟滞。涉及肾消耗病(nephronophthisis,NPHP)基因的突变有很多报道,可引起儿童期终末期肾病和 RP。

【临床表现】

1. 遗传性视网膜色素变性通常双眼发病,极少数病例为单眼。一般在 30 岁以前发病,最常见于儿童或青少年期起病,至青春期症状加重,到中年或老年时因黄斑受累视力严重障碍而失明。

2. 夜盲为最早期表现,患儿在学龄前期即出现暗光下行走和寻找掉落物品的困难,并呈进行性加重。学校的视力检测通常不会发现这些异常,因为疾病早期色觉和中心视力可保持正常。

3. 视野进行性缩小是遗传性视网膜色素变性的一个重要特征,典型表现为进行性、中周部的绝对暗点,继而汇聚成环形,其位置和形状与眼底病变的程度相关。

4. 视力不同程度受累。尽管周边视力广泛丧失,但患者可能保有较好视力数年。

5. 眼底可见视盘蜡黄、视网膜血管狭窄,视网膜呈青灰色,赤道部视网膜血管旁色素沉着。疾病晚期表现为周边部骨细胞样沉着、血管狭窄和视盘蜡黄"三联征"。

6. 晶状体后囊下锅巴样混浊和中央视网膜的异常(如黄斑水肿或黄斑囊肿),导致视力的恶化。

7. 其他症状包括闪光感和头痛,可伴随玻璃体混浊、屈光不正和色觉异常。

【临床诊断】

1. 详细询问相关病史　视力障碍的性质、出现时间和既往的变化情况。家族史有助于缩窄诊断范围,并确定遗传的一般形式;全面的全身病史回顾可帮助辨别无症状的类型中有无其他系统受累。

2. 专科检查

(1)3岁及3岁以下检查追光追物等视物反应力,4岁及4岁以上检查视力表视力。

(2)视觉固视反射或眼球震颤程度,瞳孔反射。

(3)睫状肌麻痹验光(散瞳验光)可以帮助确定屈光异常的程度。

(4)台式或手持裂隙灯检查,自然瞳孔和散瞳后眼前节情况,晶状体混浊形态及部位。

(5)直接或间接检眼镜检查眼底。

(6)眼电生理检查在遗传性视网膜色素变性的诊断中极为重要,ERG在发病早期即显著异常(振幅降低及潜伏期延长),甚至无波形。EOG也同时异常。视野检查可发现早期的环形暗点,逐渐向中心和周边扩展,视野进行性缩小,晚期形成管状视野,但中心视力可较长时间保留,双眼表现对称。

(7)有条件时,可行FFA检查,广泛的窗样缺损和遮蔽荧光分别与RPE变性萎缩和色素沉着相对应。OCT检查显示外层视网膜细胞的广泛变薄和缺失。

检查不合作的患儿可根据公斤体重给予10%水合氯醛口服睡眠后检查。

3. 儿科全身检查　有无其他系统病变或综合征,必要时需行血生化、尿液、免疫等针对性的实验室检查。分子检测有助于对疾病的进一步分类并确定诊断。

4. 鉴别诊断　排除其他视网膜营养不良(如视锥视杆营养不良、LCA、Stargardt病和无脉络膜症等),围产期梅毒、风疹、麻疹引起的继发性视网膜色素变性,分娩期或儿童期眼部外伤造成的视网膜色素沉着,药物毒性等。

【治疗】

1. 治疗原则

(1)除屈光矫正外,多数医学干预的价值还有待商榷。低视力者可试戴助视器。

(2)饮食调节是 3 种罕见 RP 的明确治疗方法:无 β 脂蛋白血症(Bassen-Kornzweig 综合征)使用脂溶性维生素(E、A 和 K)治疗;植烷酸氧化酶缺乏症(Refsum 病)严格减少含植烷酸食物的摄入;α- 生育酚转运蛋白缺乏症(共济失调伴维生素 E 缺乏)使用维生素 E 治疗。

2. 对症治疗

(1)准确的屈光矫正:散瞳检影验光后配戴框架眼镜,每半年根据验光结果调整。

(2)使用有色眼镜减少强光暴露,可以增加舒适感、减少潜在的光致光感受器损伤。

(3)对于致密的后极部后囊下白内障患者,可行白内障摘除术。

(4)部分 FFA 发现黄斑渗漏的患者,可能从每天 125~500mg 低剂量乙酰唑胺治疗中获益。

(5)营养素、血管扩张剂及抗氧化剂(维生素 A、维生素 E 等)的治疗作用未确定。

3. 治疗进展 基因替代治疗、干细胞治疗、光电芯片或纳米材料制作的人工视网膜假体等治疗策略飞速发展,两项针对特定 LCA 患者的靶向基因替代治疗(分别针对 *RPE65*、*CEP290* 基因突变导致的 LCA)已被美国 FDA 批准,其余尚未形成临床上可大规模使用的疗法。

【保健要点】

遗传性视网膜色素变目前没有治愈方法。一些罕见形式的 RP 伴多器官受累,是由特定的营养缺乏所致,调整饮食或补充维生素治疗可能有效。建立健全新生儿眼病筛查机制,早期发现、及时转诊、积极对症治疗有助于改善症状、延缓病程。

1. 筛查时间 所有新生儿在生后 1 个月内至有眼科资质的妇幼保健医疗机构进行首次筛查。在 3 月龄、6 月龄、12 月龄健康检查的同时进行阶段性眼病筛查和视力评估。

2. 筛查方法

生后 1 个月内:光照反应、眼外观检查、眼底红光反射。

2 个月到 1 岁:视觉行为询问、眼外观、视物反应、眼位检查、眼底红光反射。

3. 健康宣教要点

1）有家族史的婴儿,应重点进行眼保健筛查。

2）新生儿家庭需要了解婴儿视觉发育特征:新生儿可追光,2 月龄可追物,3 月龄能和父母对视,3~6 月龄手眼并用,8~12 月龄认识家人、看到细节。早期发现异常视觉行为和夜盲等特征性症状,一旦发现异常及时就医。

3）患儿家庭必须了解疾病的特点和目前医疗技术对该病尚不可治愈,对视力及病程发展持有合理的心理预期,重视眼保健筛查、积极对症治疗。

4）理解该病具有遗传风险,必要时应转诊至遗传咨询师或临床遗传科医生进行遗传咨询。通过采集家族史、基因检测等手段进行全面的遗传学评估,帮助家庭理解和适应疾病遗传因素对躯体、心理和家族的影响。长期的遗传学管理还包括:更早开始更积极的筛查、生活方式或饮食改变、药物或手术干预及相关社会心理问题的处理。

4. 完善三级医疗预防保健网,利于患儿及时有效转诊。

（朱　洁）

四、遗传性黄斑营养不良

【定义】

遗传性黄斑营养不良主要包括:Stargardt 病、Best 病和 X 连锁青少年视网膜劈裂症（X-linked uvenile retinoschisis,XLRS）,临床上具有典型的黄斑解剖学表征。

【病因】

STGD 多为常染色体隐性遗传,常染色体显性遗传形式较少见。*Best1* 基因突变与 BMD 相关,可为常染色体显性或隐性遗传。STGD 和 BMD 均有广泛的基因型和表型的异质性,取决于基因、基因突变和对这些表达突变基因的细胞的影响。视网膜劈裂素 1（*RS1*）是目前唯一明确与 JXRS 相关的基因。JXRS 广泛的表型异质性是基于突变基因及其对表达该突变基因的光感受器细胞的影响。

【诊断】

1. Stargardt 黄斑营养不良

（1）临床表现:STGD 是最常见的少年型黄斑变性,患病率 1/10 000,以后极部散在的淡黄色不规则斑点为特征。眼底黄色斑点症是 STGD 的一个变异型,在整个眼底上可见鱼形的黄白色斑点。

（2）临床诊断

1）双眼进行性黄斑变性,典型的发生于几岁至十几岁。常以中心视力模糊或矫正视力不能达到 1.0 就诊,青少年时视力快速下降。

2)眼底检查在黄斑区可见打铁样或青铜色金箔样反光外观,病变初期可能只有中心凹反光弥散或微小的 RPE 颗粒或针尖样白点。局灶性 RPE 萎缩紧邻黄色斑点物质位置,使黄斑区呈现"牛眼"样外观。色觉通常正常或有轻微的红绿色盲。

3)视野检查可发现旁中心暗点、环形暗点和周边视野缩小。ERG 显示视锥明视信号振幅降低,但暗视反应正常。FFA 检查,造影早期可见特征性的暗脉络膜征或脉络膜湮灭。

检查不合作的患儿可根据公斤体重给予 10% 水合氯醛口服睡眠后检查。

(3)鉴别诊断:排除其他视网膜疾病,如白点状眼底、白点状视网膜炎、家族性显性玻璃膜疣、视锥细胞营养不良、视锥 - 视杆变性、氯喹中毒性视网膜病变、结晶样视网膜变性、维生素 A 缺乏等。

2. Best 黄斑营养不良

(1)临床表现:BMD 是一种遗传性双侧少年型黄斑变性,患病率 1/10 000,以中心凹处卵形囊样病灶为特征,随病程进展,病变呈现卵黄期、卵黄破裂、RPE 萎缩等变化,晚期视力丧失。

(2)临床诊断

1)出生时眼底正常,3 岁左右眼底开始出现卵黄样病变。常以学龄期儿童中心视力下降、视物变形就诊,其后视力逐渐下降。

2)眼底检查中心凹病变分为 4 期:卵黄样病变前期(1 期),中心凹反光减弱、微小的黄色色素性改变;卵黄期(2 期),圆形黄色蛋黄样病灶;卵黄破裂期(3 期),卵黄样病变崩裂、视网膜浅脱、假性积脓、RPE 和脉络膜毛细血管萎缩;瘢痕期(4 期),纤维化或胶质增生、脉络膜新生血管。色觉正常或有红色觉缺陷。

3)视野通常正常,或有中心暗点。EOG 检查出现 LP/DT 比值降低是 BMD 的特征性改变。FFA 检查可见荧光遮蔽和窗样缺损。

检查不合作的患儿可根据公斤体重给予 10% 水合氯醛口服睡眠后检查。

(3)鉴别诊断:成人卵黄状黄斑变性、视锥细胞营养不良、蝶形视网膜色素上皮营养不良、基底膜玻璃膜疣、后天性色素上皮脱离等。

3. 青少年 X 连锁视网膜劈裂症

(1)临床表现:JXRS 男性患者具有典型的星形或卫星样视网膜囊样空隙环绕中心凹,自中心凹延伸出内界膜放射状细皱纹,周边部视网膜劈裂腔隙分布和程度具有多样性。JXRS 患病率约 1/7 000~1/2 800,女性携带者无症状。

(2)临床诊断

1)男性患者常于 10 岁前在常规视力检查时被发现,视力进行性下降至

30 岁左右稳定。

2）所有 JXRS 患者眼底具有特征性的中心凹囊性改变,中心凹微囊腔隙逐渐扩大、融合,出现黄斑裂孔和中心凹萎缩,伴有中心凹色素改变。周边部劈裂腔隙多见于颞下,可伴随玻璃体积血,内层、外层视网膜裂孔,牵拉性视网膜脱离、白瞳症和晚期的非特异性色素变化。色觉紊乱包括红绿和黄蓝缺陷。

3）视野检查可发现与劈裂区对应的中心暗点、周围暗点。ERG 显示典型的暗视刺激"负性"ERG。病变涉及外层视网膜和 RPE 时出现 EOG 异常。病变晚期 FFA 检查出现窗样缺损、中心凹荧光遮蔽或周围劈裂区视网膜毛细血管无灌注区。

检查不合作的患儿可根据公斤体重给予 10% 水合氯醛口服睡眠后检查。

（3）鉴别诊断:Goldmann-Favre 玻璃体毯层视网膜综合征、Wagner 玻璃体视网膜综合征、黄斑囊样水肿、退行性周边视网膜劈裂症。

【治疗】

治疗的本质取决于突变基因和被改变或缺失的蛋白引起的细胞问题,针对遗传性黄斑变性的基因治疗还需要长时间去证实。mfERG、SD-OCT 和眼底微视野检测能够精确评估视网膜结构和功能,可用于评价治疗效果。

【保健要点】

遗传性黄斑变性目前没有治愈方法。建立健全新生儿眼病筛查机制,早期发现、及时转诊、积极对症治疗有助于改善症状、延缓病程。

1. 筛查时间　所有新生儿在生后 1 个月内至有眼科资质的妇幼保健医疗机构进行首次筛查。在 3 月龄、6 月龄、12 月龄健康检查的同时进行阶段性眼病筛查和视力评估。

2. 筛查方法　生后 1 月内:光照反应、眼外观检查、眼底红光反射。2 个月到 1 岁:视觉行为询问、眼外观、视物反应、眼位检查、眼底红光反射。

3. 健康宣教要点

1）有家族史的婴儿,应重点进行眼保健筛查。

2）新生儿家庭需要了解婴儿视觉发育特征:新生儿可追光,2 月龄可追物,3 月龄能和父母对视,3~6 月龄手眼并用,8~12 月龄认识家人、看到细节。早期发现异常视觉行为和中心视力下降、视物变形等特征性症状,一旦发现异常及时就医。

3）患儿家庭必须了解疾病的特点和目前医疗技术对该病尚不可治愈,对视力及病程发展持有合理的心理预期,重视眼保健筛查、积极对症治疗。

4）理解该病具有遗传风险,必要时应转诊至遗传咨询师或临床遗传科医生进行遗传咨询。通过采集家族史、基因检测等手段进行全面的遗传学评估,帮助家庭理解和适应疾病遗传因素对躯体、心理和家族的影响。长期的遗传学管理还包括：更早开始更积极的筛查、生活方式或饮食改变、药物或手术干预，及相关社会心理问题的处理。

4. 完善三级医疗预防保健网，利于患儿及时有效转诊。

（朱　洁）

五、外层渗出性视网膜病变（Coats 病）

【定义】

外层渗出性视网膜病变（external exudative retinopathy），1908 年由 George Coats 首次描述，又称为 Coats 病，以视网膜血管异常扩张和视网膜内黄白色渗出以及渗出性视网膜脱离为特征的眼底病。发病年龄自 1 个月到 80 岁，以 10 岁以下男性儿童最多见，男女之比约 8：2，90% 病例单眼发病。成年型 Coats，通常较儿童期发病者程度轻。

【病因】

病因不明。推测可能与先天性血管发育异常、遗传，炎症及内分泌失调有关。

【临床表现】

1. 发病隐匿，进展较缓慢，早期无自觉症状，婴幼儿患者常以单眼斜视或瞳孔区出现黄白色反光引起家长注意，或学龄儿童体检时发现单眼视力低下来就诊被发现。现在由于早产儿视网膜病变筛查工作的开展，能更早发现婴幼儿患者。

2. 眼底典型改变　视网膜毛细血管异常和视网膜渗出。眼前节和玻璃体一般清晰，很少累及视神经。血管异常多发生于第二分支以后的动静脉。早期病变表现为眼底赤道部与锯齿缘间有扩张的毛细血管，血管呈节段性增粗或粗细不均，并以灯泡样血管最为典型，即局部血管呈瘤样扩张。异常血管可分散分布，但常聚集成簇状，以颞侧与上方最多，后极极少，新生血管少见。扩张的毛细血管缺乏正常内皮细胞的紧密连接及其屏障作用，血浆可从血管渗漏进入组织；不久后液体被吸收，脂蛋白沉积于视网膜内形成黄白色点状渗出或者形成成簇块状的胆固醇结晶，可伴有点片状出血。开始时，视网膜渗出仅出现在扩张毛细血管的周围，随着时间的推移，病情逐渐进展，黄白色渗出可遍布眼底，累及黄斑区，呈现星芒状或环形硬性渗出，时间久后黄斑区形成致密机化斑块。液体还可积存于视网膜下导致渗出性视网膜脱离，有的渗出隆起可高达数个屈光度，故又称为外层渗出性视网膜病变。

3. 后期表现　视网膜高度脱离，可直达晶状体后方甚至与晶状体后囊相接触,将虹膜与晶状体前推,前房变浅而产生继发性闭角型青光眼。长期视网膜脱离,视网膜组织缺氧,促使虹膜产生新生血管,又可导致新生血管性青光眼的发生。反复的出血、炎症反应与纤维增殖,最后导致眼球萎缩。

【临床分期】

Coats病目前没有公认的分期标准。临床常用 Shields 提出 Coats 的 5 分期,对于治疗和预后有指导意义。

1 期:仅有毛细血管扩张

2 期:毛细血管扩张和渗出

　　A. 渗出位于黄斑中心凹外

　　B. 渗出位于黄斑中心凹

3 期:渗出性视网膜脱离

　　A. 局限性视网膜脱离

　　1. 未累及黄斑中心凹

　　2. 累及黄斑中心凹

　　B. 完全性视网膜脱离

4 期:完全性视网膜脱离合并继发青光眼

5 期:疾病终末期

【临床诊断】

1. 详细询问相关病史　发现异常症状时间,是否早产及围产期异常,母孕期疾病诊疗史,家族史,手术史,外伤史,全身性疾病史等。

2. 专科检查

(1)婴儿检查追光追物等视物反应力,能合作的儿童,尤其 4 岁及 4 岁以上可检查视力表视力。

(2)固视反应,有无眼球震颤,检查眼位,眼球运动,有无斜视。

(3)检查瞳孔大小,瞳孔对光反射,手持裂隙灯 / 台式裂隙灯下检查眼前节情况。

(4)散瞳后直接、间接检眼镜检查眼底或行眼底照相,婴儿或窥不进眼底者注意观察双眼有无红光反射及是否对称。

(5)眼压检查(非接触式眼压计或者回弹式眼压计)。

(6)B 型超声检查玻璃体及视网膜情况。

(7)荧光素眼底血管造影(诊断主要依据):造影过程中动静脉期可显示 Coats 病特征性血管异常表现包括病变多位于周边部,毛细血管扩张(retinal telangiectasis),粟粒状动脉瘤(miliary aneurysm)(灯泡样血管)、大动脉瘤(macroaneurysm)、微血管瘤(microaneurysm)以及毛细血管无灌注区、动静脉短路和新生血管等。造影静脉期末可见异常血管末梢广泛渗漏。视网膜渗出病灶常位于外丛状层,早期不遮挡视网膜荧光,晚期内层视网膜荧光素滞留呈花瓣状或蜂窝状强荧光。

(8)广域数字化视网膜摄像系统检查:适合卧位婴幼儿,可在表麻下用Retcam检查眼底或行眼底照相,也可在全麻下行眼底荧光血管造影检查。

检查不合作的患儿可根据公斤体重给予10%水合氯醛口服睡眠后检查。

3. CT和MRI检查　Coats病患者发展至晚期渗出性视网膜脱离时临床表现容易误诊为视网膜母细胞瘤,需眼部超声、CT和MRI检查鉴别诊断。

4. 全身检查　有无其他系统疾病,必要时需行血生化等针对性的实验室检查。

【鉴别诊断】

儿童主要需排除视网膜母细胞瘤、早产儿视网膜病变、家族性渗出性玻璃体视网膜病变等眼部病变。

1. 视网膜母细胞瘤(retinoblastoma,RB)　RB的发病年龄较小,一般在3岁以下,而Coats病发病多在7岁左右。Coats病绝大多数单眼发病,而RB患儿有25%双眼发病。Coats病以男性居多,RB无性别差异。早期的眼底图像Coats病以毛细血管扩张,黄色渗出组成黄色的眼底图像,而RB为边界清楚的白色隆起病变,没有瘤样扩张的血管表现。但当Coats病患者出现渗出性视网膜脱离时,较易与外生型视网膜母细胞瘤混淆,常有因Coats病误认为肿瘤而摘除眼者。两者可以通过病史、B超、CT和MRI等检查来鉴别。Coats病超声检查可显示视网膜脱离光带,回声均一;视网膜母细胞瘤为实质性肿块常伴有钙化病灶,超声检查表现为高反射伴声影。CT和MRI可全面显示病灶的部位、大小、数目,有无钙化病灶及与视神经的关系,以及眼外组织是否累及等来鉴别。

2. 早产儿视网膜病变(retinopathy of prematurity,ROP)　病变的特征是周边部有血管区与无血管区之间有分界线,以新生血管出血、增殖性病变为主要表现,晚期出现白色瞳孔应与Coats病鉴别。但ROP多为双眼发病,有低体重、早产、曾接受氧气治疗等病史。

3. 家族性渗出性玻璃体视网膜病变(familial exudative vitreoretinopathy,FEVR)　病变的特征是周边部视网膜存在无血管区,在有血管与无血管的视网膜间有的渗出,常伴有新生血管形成。晚期随着血管增生、渗出、膜形成和视网膜脱离的加重,亦会出现白瞳应与Coats病鉴别,但渗出常不及Coats病那样广泛和严重。FEVR通常为常染色体显性遗传,双眼发病。

【治疗】

1. 治疗原则　Coats病的自然病程常持续发展至失明,故应及时治疗。治疗原则主要是凝固病变血管使其闭锁不再渗漏。渗出逐渐吸收,从而挽救视力和保护眼球。常规治疗方法包括激光光凝治疗,冷冻治疗和玻璃体视网膜手术等。近年来有报道联合抗 VEGF 药的使用在治疗 Coats 病方面有效。

2. 治疗方法

（1）药物治疗

1）主要是眼部对症治疗,如使用糖皮质激素促进视网膜水肿、渗出的吸收。

2）抗 VEGF 药的使用:目前研究者对临床抗 VEGF 治疗的适应证尚存争议,争议的焦点是抗 VEGF 药物联合传统激光光凝或冷冻治疗虽然能够有效减少视网膜下脂质渗出以及促进渗出性视网膜脱离复位的概率,但抗 VEGF 药物可能促进组织纤维膜的形成。

（2）激光光凝治疗:光凝封闭异常血管及无灌注区,促进视网膜渗出吸收,防止新生血管形成。对早期无渗出性视网膜脱离的第 1~2 期病例效果较好。儿童患者需全麻下通过间接检眼镜输出激光。用光凝治疗后大多数病例病情停止进展,保留部分视力。术后病人需每 3 个月左右常规随访,如果再发现渗漏,可多次补充激光光凝治疗。

（3）冷凝治疗:血管病变区和无灌注区的冷凝治疗,可防止渗出性视网膜脱离和新生血管形成。适用于已发生广泛渗出性视网膜脱离的第 3 期患者,可单独使用或与激光合并使用,也可结合放视网膜下液及冷凝。

（4）手术:对于已经形成并发症的晚期 Coats 病第 4 期患者,可行玻璃体切除视网膜下放液、视网膜复位手术,手术的目的是视网膜解剖复位,保留部分视网膜功能和视力。对于无光感的第 5 期患者可行抗青光眼手术等以缓解眼部并发症,或者行眼球摘除术。

（5）治疗后视功能康复:屈光不正可以通过透镜矫正。因 Coats 病多为单眼发病,易发生屈光参差,故建议验配硬性角膜接触镜（rigid gas permeable contact lenses,RGP）矫正视力。虽然严重的 Coats 病视力预后多较差,但是及时积极的屈光矫正结合遮盖健眼、辅以适当的弱视训练有助于获得最佳矫正视力。

3. 治疗方案的选择

（1）1 期:仅有周边毛细血管扩张,不伴有视网膜渗出,视力正常的病例,可随访观察。

（2）2 期:毛细血管扩张伴附近视网膜黄白色渗出,FFA 提示病变血管有明显荧光素渗漏,出现大片无灌注区和 / 或伴有新生血管可使用光凝治疗封闭扩张血管,防止渗出加重。

（3）3 期:毛细血管扩张伴渗出性视网膜脱离,此时因视网膜已有脱离,激光无法达到色素上皮起治疗作用,需改用冷凝,顶压冷凝头驱走病变区的视网膜下液后,冷凝能够达到异常血管而起治疗作用。

(4) 4期:视网膜广泛脱离,如发生于1~2个象限病变,手术放出视网膜下液结合冷凝治疗,术后再施激光治疗。如发生于3~4个象限病变,选择玻璃体手术为宜。必要时玻璃体手术联合光凝或辅以玻璃体腔内注射抗VEGF药物。有报道玻璃体切除术同时眼内引流视网膜下液,填充气体或硅油等技术可以挽救严重损害的眼球。

(5) 5期:对于终末期病变,若眼痛剧烈无法改善,或为了美观可行眼球摘除,对于那些已经失明但病情稳定无不适症状的眼球,可予以保留观察。

【保健要点】

Coats病发病年龄愈小,病情一般愈重,进展也愈快,易发生全视网膜脱离。故建立健全儿童眼病筛查机制,早期发现、及时转诊、规范治疗是决定预后的关键,是降低致盲率的最有效途径。

1. 筛查时间　在生后1个月内至有眼科资质的妇幼保健医疗机构或者儿童专科医院眼科进行首次筛查。在3月龄、6月龄、12月龄健康检查的同时进行阶段性眼病筛查和视力评估。1岁以上儿童定期至眼科门诊进行眼部健康检查。如发现儿童斜视,视力、瞳孔等异常,及时至正规医疗机构进行全面检查。

2. 筛查方法　生后1个月内:光照反应、眼外观检查、眼底红光反射,有条件的机构建议用广域数字化视网膜摄像系统检查眼底。2个月到1岁:视觉行为询问、眼外观、视物反应和追随运动(红球试验)、眼位检查、眼底红光反射等。1~3岁:可加查眼前节、眼底检查以及屈光发育情况。3岁以上:视力,眼位,眼外观,眼底检查等。若发现异常可进一步行眼部B超,扩瞳眼底检查等。

3. 健康宣教要点

1) 有家族史的婴儿,应重点进行眼保健筛查。

2) 新生儿家庭需要了解婴儿视觉发育特征:新生儿可追光,2月龄可追物,3月龄能和父母对视,3~6月龄手眼并用,8~12月龄认识家人、看到细节。早期发现异常视觉行为、瞳孔异常反光,斜视等症状,一旦发现异常及时就医。

4. 完善三级医疗预防保健网,利于患儿及时有效转诊。Coats病是一终身疾病,即使经过适当治疗后病变已痊愈,日后仍可复发。长期随访不容忽视。

【典型病例】

病例:右眼Coats伴视网膜全脱离。

病史:男,3岁,足月顺产,家长发现右眼黄色反光1个月,广域数字化视网膜摄像系统检查示:右眼前房浅,视网膜全脱离,视网膜可见毛细血管异常扩张。

1. 诊断

（1）右眼 Coats。

（2）右眼渗出性视网膜脱离。

2. 手术设计　患者诊断明确,有玻璃体手术指征。术中应先引流视网膜下渗出液,全玻璃体切除,激光光凝异常血管,硅油填充视网膜复位。

3. 手术经过　全身麻醉下行右眼玻璃体视网膜手术,前房灌注维持眼内压,先外路引流视网膜下液。常规睫状体平坦部三切口全玻璃体切除术,部分视网膜切开,内引流视网膜下液,剥除增殖膜,重水下眼内光凝视网膜异常血管区,最后用硅油填充。

4. 手术结果　术后面朝下体位,常规防感染和抗炎治疗。术后第一天,右眼视网膜平复,激光斑明显,眼压 Tn。术后 2 周,右眼角膜明,前房清,玻璃体腔硅油填充,视网膜复位,视网膜下可见渗出灶。

（渠继芳）

六、视网膜母细胞瘤

【定义】

视网膜母细胞瘤（retinoblastoma,Rb）是一种来源于光感受器前体细胞的恶性肿瘤。是儿童最常见的眼内恶性肿瘤,占儿童恶性肿瘤的 2%~4%。2/3 患者在 3 岁以内发病,新生儿发病率为 1/16 000~1/18 000。

【病因】

视网膜母细胞瘤分为遗传型和非遗传型,遗传型比例约占 35%~45%,为常染色显性遗传,非遗传型占 55%~65%。Rb 肿瘤发生与位于 13q14 的肿瘤抑制基因 *Rb1* 基因突变关系密切,目前 Rb 的发病基础比较公认的是 *Rb1* 的双等位基因均发生突变或缺失,大约 93% 的遗传型和 87% 非遗传型 RB 患者存在 *Rb1* 基因突变。

近年来,一些研究发现在 RB 病例中,可以检测到 HPV 感染的阳性结果,这提示 HPV 的感染可能与 Rb 的发生有关,尤其是在散发型病例中。

【诊断】

1. 临床表现　Rb 早期难以发现,多因眼外观异常来就诊。

（1）白瞳症:俗称"猫眼",即肿瘤发展到眼底后极部,经瞳孔可见黄白色反光,是最常见的临床表现。

（2）斜视:因肿瘤累及后极部视网膜引起视力低下,而发生知觉性斜视。

（3）继发青光眼:患者因出现眼红、眼痛、哭闹等症状到医院就诊。

（4）眶蜂窝组织炎:有些坏死性 Rb 或眼前段转移性 Rb 会引起明显的眼

周围炎症。

（5）三侧性 Rb：是指同时存在双眼视网膜母细胞瘤和不同期颅内肿瘤的联合疾病，患者可出现头痛、呕吐、发烧、癫痫发作。

（6）13q 综合征：5%~6% 双侧患者存在 13q14 片段缺失，表现典型面部畸形特征、细微骨骼异常及不同程度的智力迟钝和运动障碍等表现。

2. 临床诊断

（1）详细询问相关病史：发现异常症状时间，伴随症状，是否早产及围产期异常，家族史，手术史，全身病史。

（2）专科检查：

1）视力检查：3 岁及 3 岁以下检查追光追物等视物反应力，4 岁及 4 岁以上检查视力表视力。

2）眼外观检查：包括眼睑有无红肿、结膜有无充血、角膜是否透明，前房有无积脓或积血，虹膜、瞳孔和晶状体情况，眼球震颤及眼位情况等。

3）眼底检查：一旦怀疑视网膜母细胞瘤，要尽快进行眼底检查。采用双目间接检眼镜或广域数字化眼底成像系统检查：可见视网膜单个或多个隆起病灶，初起呈灰色半透明样表现，随着肿瘤直径增大到 4~5mm，颜色变为不透明白色或黄色，肿瘤表面视网膜血管扩张、出血。

4）影像学检查：超声检查、CT 和 MRI 均可发现眼内占位性病灶。①超声检查：B 超可简易判断肿瘤体积、位置、是否视网膜脱离；彩色多普勒超声成像检查可见瘤体内与视网膜血管相延续的红蓝伴行的血流信号。② CT：CT 检查多用于初诊时，可明确肿瘤体积和范围，肿块内钙化灶、眶骨受侵犯情况等。③ MRI：对软组织分辨率高，可以显示肿瘤的位置、体积和血液供应程度等，并有助于判断是否存在巩膜或视神经浸润，以及是否存在颅内肿瘤。

5）眼压检查：对于怀疑继发性青光眼的患儿行眼压检查。

6）有条件时，用视觉电生理辅助评估视力预后。

（3）临床分期：RB 的分期对个体化治疗及预后判断有重要意义。

1）眼内期视网膜母细胞瘤国际分期（International Intraocular Retinoblastoma Classification，IIRC）：是国内常用分期，用于预测化学治疗联合局部治疗的效果及评估预后。

A 期：远离黄斑中心凹和视盘的小视网膜内肿瘤（直径≤3mm，局限于视网膜内，距黄斑 >3mm，距视盘 >1.5mm 无玻璃体、视网膜下播散）。

B 期：除 A 期外所有限制于视网膜内的孤立肿瘤（非 A 期的，无玻璃体和视网膜下种植、肿瘤与视网膜下积液边缘距离≤3mm）。

C 期：孤立的肿瘤伴有局限的视网膜下液或玻璃体种植（肿瘤与视网膜下种植和 / 或玻璃体腔种植距离均≤3mm，视网膜下积液达 1/4 视网膜）。

D 期:肿瘤位于眼内,伴有广泛的玻璃体及视网膜下种植(巨大或非孤立的肿瘤,可伴全视网膜脱离,可有细小或油脂样玻璃体种植或者无血管团块的视网膜下种植)。

E 期:肿瘤体积 >50% 眼球体积或存在至少 1 个预后不良因素,如新生血管性青光眼、大量眼内出血、无菌性眶蜂窝织炎、肿瘤在玻璃体前、肿瘤前端至晶状体前表面可累及睫状体或前段、弥漫浸润、眼球痨。

2)TNM 分期:TNM 分期结合 IIRC 分期,根据原发肿瘤的体积、位置以及区域淋巴结和远处的转移情况,由美国癌症联合委员会(American Joint Committee of Cancer,AJCC)在 2017 年颁布的第 8 版 *Cancer Staging Manual* 提出。TNM 分期可更全面评估肿瘤的情况,该分期还根据肿瘤的发病特点和基因检测结果,引入遗传特性分期。

(4)儿科全身检查:有无其他系统病变或综合征,必要时需行血生化、尿液、免疫、骨髓穿刺、基因等针对性的实验室检查。

(5)鉴别诊断:早产儿视网膜病变、Coats 病、永存原始玻璃体增生、增殖性玻璃体视网膜病变、Norrie 病、转移性眼内炎等眼部病变。

【治疗】

1. 治疗原则 治疗视网膜母细胞瘤的基本原则依次为保生命、保眼球、保视力,在不影响生存的前提下尽量保眼球和保视力。依据病人的具体情况,医院的设备,医生的技术经验等,实行个体化治疗方法。

2. 化学治疗 化学治疗仍是目前眼内期 RB 的一线治疗方法,根据注药途径分为静脉化学治疗、动脉化学治疗和玻璃体腔注药化学治疗。

(1)静脉化学治疗:采用长春新碱(vincristine,vcr)、依托泊苷(etoposide,vpl6)和卡铂(carboplatin,carbo)联合的 VEC 方案。一般每 3~4 周 1 次,共 4~6 次。

(2)动脉化学治疗:动脉化学治疗是通过股动脉插管,经颈内动脉至眼动脉后,将化学治疗药物直接灌注至眼内。与静脉化学治疗相比,具有肿瘤局部药物浓度高、杀伤效果强和不良反应轻等优点。所用药物主要为美法仑(melphalan)、卡铂和托普替康。一般每 3~4 周 1 次,共 2~4 次。

(3)玻璃体腔注药化学治疗:将化学治疗药物(美法仑、托普替康等)直接注入玻璃体腔内,适用于伴有玻璃体肿瘤播散种植的患者。

3. 激光光凝治疗 常使用氩激光光凝疗法治疗眼赤道部及其后部肿瘤。该技术仅限于基底不大于 4.5mm、厚度不大于 2.5mm 的肿瘤。

4. 冷凝治疗 主要用于赤道部及周边部大小不超过 3.5mm、厚度不大于 2mm 的肿瘤。

5. 眼球摘除 主要用于具有高危因素的患眼。手术切除视神经的长度要尽可能长,至少 10mm,以防止视神经残端有肿瘤残留。

【保健要点】

建立健全新生儿眼病筛查机制,早期发现、及时转诊、规范治疗是决定视网膜母细胞瘤预后的关键,更是提高保眼率的最有效途径。

1. 筛查时间　在生后 28~30 天至有眼科资质的妇幼保健医疗机构进行首次眼病筛查,在 3 月龄、6 月龄、12 月龄和 2 岁、3 岁、4 岁、5 岁、6 岁健康检查的同时进行阶段性眼病筛查和视力检查。

2. 筛查方法

1) 生后 1 个月内:光照反应、眼外观检查、眼底红光反射。

2) 1 个月到 1 岁:红球试验、视物行为观察、眼外观、眼位检查、眼底红光反射。

3) 1~3 岁:视物行为观察、眼外观、眼位、眼球运动检查、眼底红光反射。

4) 4 岁及以上:视力检查、眼外观、眼位、眼球运动检查、眼底红光反射。

3. 健康宣教要点

1) 孕期保健,尤其需要预防辐射暴露、人类乳头瘤病毒感染(HPV)。

2) 高龄双亲及有家族史的婴儿,应重点进行眼保健筛查。

3) 新生儿家庭需要了解婴儿视觉发育特征:新生儿可追光,2 月龄可追物,3 月龄能和父母对视,3~6 月龄手眼并用,8~12 月龄认识家人、看到细节。早期发现异常视觉行为和眼外观异常症状时,应当及时就医。

4) 患儿家庭必须了解治疗的长期性和定期复查的重要性。

5) 患儿化学治疗后 6 个月内避免接种预防疫苗。

4. 转诊　对于症状及影像学怀疑视网膜母细胞瘤状的初诊患儿,应该及时转诊至具有儿童眼科的省、市级医院。

(谌文思)

第九节　儿童视路疾病

一、视神经炎

【定义】

视神经炎(optic neuritis)是视神经任何部位发炎的总称,泛指视神经的炎性脱髓鞘、感染、非特异性炎症等疾病。临床上根据病变损害发病的部位不同,将视神经炎分为球内和球后两种,前者指视神经乳头炎,后者系球后视神经炎。

【病因】

较为复杂,脱髓鞘疾病、中毒及局部炎症等多种因素均可引起本病。

1. 脱髓鞘疾病　是最常见的原因,确切的病因不明,可能由于某种前驱因素如上呼吸道或消化道病毒感染、精神打击、预防接种等引起机体的自身免疫反应,产生自身抗体攻击视神经的髓鞘脱失而致病。如炎性脱髓鞘性神经炎、视神经脊髓炎、多发性硬化、Devic 病、弥漫性轴周性脑炎(Schilder病)等。

2. 感染　局部和全身的感染均可累及视神经,而导致感染性视神经炎。

(1)局部感染:眼内炎、眶内炎症、口腔炎症、鼻窦炎、中耳和乳突炎以及颅内感染等,均可通过局部蔓延直接导致的视神经炎。

(2)全身感染:某些感染性疾病可导致视神经炎,如肺炎(肺炎球菌、葡萄球菌)、痢疾(痢疾杆菌)、伤寒(伤寒杆菌)、结核(结核杆菌)、化脓性脑膜炎、脓毒血症等全身细菌感染性疾病;病毒性疾病如流感、麻疹、腮腺炎、带状疱疹、水痘等,以及 Lyme 螺旋体、钩端螺旋体、梅毒螺旋体、弓形体病、弓蛔虫病、球虫病等寄生虫感染,都有可能引起视神经炎。

3. 外因毒素引起的视神经病　如服用乙胺丁醇、奎宁、氯霉素、甲醇等某些药物引起。

4. 其他自身免疫性疾病　如系统性红斑狼疮、Wegener 肉芽肿、Behcet 病、干燥综合征、结节病等均可引起视神经的非特特异性炎症。

【诊断】

1. 临床表现

(1)视神经炎大多为单侧性:视神经乳头炎多见于儿童,双眼同时发病多见(约 90%),如为单眼发病,常不易发现;儿童视神经乳头炎以病毒感染为多,发病前常有上呼吸道感染前驱症状,同时伴有全身症状,一般预后较好,视力很快恢复。球后视神经炎多见于青壮年。

(2)视力下降:儿童视神经乳头炎患者大多视力急剧下降,甚至发病数日即可降至光感或无光感。

(3)眼球疼痛:眼球转动时眼球后部牵引样疼痛,眶深部压痛。

(4)对光反射变化:患眼瞳孔常较大,直接对光反射迟钝或消失,间接对光反射存在,常出现相对性传入性瞳孔障碍(relative afferent pupillary defect,RAPD)。

(5)眼底改变:视神经乳头炎早期表现为视盘充血、常见视盘境界模糊、视盘显著水肿,隆起高度一般不超过 3D(1mm),视网膜静脉充盈迂曲,少许患者出现视盘周围视网膜水肿混浊、火焰状出血及黄白色渗出,晚期患者出现视盘颜色变淡、萎缩。

2. 临床诊断 根据典型的临床表现,眼底改变及视野损害,诊断本病并不困难。

(1)详细询问相关病史:发现异常症状时间,特别有无上呼吸道感染前驱症状,是否早产及围产期异常,母孕期疾病诊疗及药物史,家族遗传史,全身病史。

(2)专科检查

1）3 岁及 3 岁以下检查追光追物等视物反应力,4 岁及 4 岁以上检查视力表视力。

2）台式或手持裂隙灯检查,自然瞳孔下眼前节情况。

3）瞳孔检查:单眼受累的患者通常较大,出现 RAPD 体征,该体征表现为,患眼相对于健眼对光反应缓慢,尤其在检查者将光线在两眼之间交替照射时,患眼的瞳孔直径比健眼大。

4）直接或间接检眼镜检查眼底,或者免散瞳眼底照相检查。

5）眼压检测。

6）视野检查:较为典型的是中心视野敏感度下降,中心暗点或旁中心暗点,少数患者表现为视野向心性缩小。

7）电生理检查:视觉诱发电位作为一项儿童比较敏感、可靠的客观定量检查,对于视神经炎的儿童,尤其是言语表达不清的患儿具有较大的辅助诊断价值,主要表现为 P100 波（P1 波）潜伏期延长、振幅降低。

8）采用相干光断层扫描（optical coherence tomography,OCT）定量分析视网膜神经纤维层（retinal nerve fiber layer,RNFL）改变,可以发现视神经炎患儿 RNFL 较正常儿童显著变薄。

9）荧光素眼底血管造影:视神经乳头炎时早期静脉期乳头面荧光渗漏,边缘模糊,静脉期呈强荧光。

(3)儿科全身检查:有无其他系统病变或综合征,尤其相关的神经系统检查非常重要,必要时需行血生化、尿液、免疫、血沉、抗结核菌素试验、脑脊液检查等针对性的实验室检查。

(4)磁共振成像:眼眶的脂肪抑制序列 MRI 可显示受累视神经信号增粗、增强;头部 MRI 除可以帮助鉴别鞍区肿瘤等颅内疾病导致的压迫性视神经病外,还可以了解蝶窦和筛窦情况,帮助进行病因的鉴别诊断;更为重要的是,通过 MRI 了解脑白质有无脱髓鞘斑,对选择治疗方案以及患者的预后判断有参考意义。在检查过程中不合作的患儿可根据公斤体重给予 10% 水合氯醛口服睡眠后检查。

(5)鉴别诊断:排除视盘水肿、假性视盘水肿等、Leber 遗传性视神经病变等眼部病变。

3. 治疗

（1）病因治疗：对感染性视神经炎，应与相关科室合作给予正规、足量、足疗程的抗生素治疗，同时保护视神经；自身免疫性视神经病也应针对全身性自身免疫性疾病进行正规、全程的糖皮质激素治疗。

（2）糖皮质激素治疗：缺少儿童视神经炎治疗方面的循证医学证据，目前非感染性视神经炎急性期治疗仍以糖皮质激素作为首选药物。

1）临床多采用先静脉注射后改口服糖皮质激素的方式，其中长疗程口服激素因能有效降低儿童视神经炎复发率而被推荐使用，具体为静脉注射甲泼尼龙 2~10mg/（kg·d），3d 后改口服泼尼松，初始剂量为 1mg/kg，须注意逐渐减量。

2）长期使用糖皮质激素需注意患儿生长发育迟缓、失眠、肥胖、消化系统溃疡形成、股骨头无菌性坏死以及类固醇性肌病等副作用，建议在使用激素的同时予以护胃、补钙等治疗，密切观察患儿病情变化。

3）患儿伴有全身性感染或真菌感染病史时应禁用糖皮质激素，用药期间应避免接种活疫苗或减毒活疫苗等。

4）病情反复或对糖皮质激素治疗无效时，可酌情选用免疫球蛋白、免疫抑制剂等进行治疗。

（3）可使用维生素 B 药物及改善微循环药物。

【保健要点】

视神经炎是可治性致盲性眼病，建立健全新生儿眼病筛查机制，早期发现、及时转诊、规范治疗是决定预后的关键，是降低致盲率的最有效途径。

1. 筛查时间　所有新生儿应纳入"新生儿眼病筛查项目"，在生后 1 个月内至有眼科资质的妇幼保健医疗机构进行首次筛查。在 3 月龄、6 月龄、12 月龄健康检查的同时进行阶段性眼病筛查和视力评估。

2. 筛查方法

（1）生后 1 个月内：光照反应、眼外观检查、眼底红光反射。

（2）2 个月至 1 岁：视觉行为询问、眼外观、视物反应、眼位检查、眼底红光反射。

（3）瞳孔反射检查：主要用于检查瞳孔直接、间接对光发生，有无 RAPD 瞳孔，可用直接检眼镜或者间接检眼镜检查眼底。

（4）红球试验：检查婴儿追随注视能力，评估视功能发育。

3. 健康宣教要点

（1）孕期保健，尤其需要预防全身及局部感染。

（2）有家族遗传史的婴儿，应重点进行眼保健筛查。

（3）新生儿家庭需要了解婴儿视觉发育特征：新生儿可追光，2 月龄可追物,3 月龄能和父母对视,3~6 月龄手眼并用,8~12 月龄认识家人、看到细节。早期发现异常视觉行为和特征性症状,一旦发现异常及时就医。

4. 完善三级医疗预防保健网,利于患儿及时有效转诊。

（郑海华）

二、视盘水肿

【定义】

视盘水肿(optic papilledema),又称视神经乳头水肿,是视神经乳头非炎症性的阻塞性水肿。

【病因】

儿童常见原因是颅内肿瘤、炎症、外伤以及先天性畸形等神经系统疾病引起的颅内压增高,既往认为颅内压增高可经蛛网膜下腔脑脊液传至视神经鞘间隙,从而压迫视网膜中央静脉回流受阻,引起视盘水肿。现多认为轴浆流运输障碍的原因。

【诊断】

1. 临床表现

(1) 双眼发病多见,早期一般无明显的视功能障碍,偶有一过性视矇、视力下降,晚期可发生中心视力严重丧失。

(2) 颅内压增高可表现为头痛、恶心、呕吐、复视、癫痫发作甚至出现精神症状。

(3) 根据视盘水肿的临床表现及病程,常可分为早期型、中期进展型和晚期萎缩型。

1) 初期型:眼底表现为视盘充血或浅层出血;视盘边缘模糊,一般多从视盘下方至上方开始,继而扩展至鼻侧边缘,最后颞侧模糊;视网膜静脉中央静脉轻度充盈,视网膜中央静脉搏动消失。用彩色立体眼底照相和立体检眼镜检查眼底,发现视盘周围神经纤维层肿胀混浊,有直线形白色反光条纹丧失或变弯曲。荧光素眼底血管造影可见视盘细血管渗漏和小动脉形成,甚至视盘周围渗漏,后期呈强荧光。视野检测生理盲点扩大,尤其是有助于早期诊断。

2) 中期进展型:视盘表面隆起呈蘑菇型,可高达 3D 以上,视盘周常伴有火焰状出血,若颅内压迅速升高,可见大片火焰状出血和棉絮状渗出物,黄斑区星芒状渗出,甚至玻璃体下出血,严重者尚可见视盘的半弧形 Paton 线。视盘水肿持久者可见盘周的视网膜下有新生血管。

3) 晚期萎缩型:视盘水肿长期不消退者出现继发性视神经萎缩,有视力减退、色觉障碍和视野缺损等临床表现,检查示视盘颜色变成灰白色,视网膜血管变细、加鞘,静脉略粗或正常,视盘及黄斑色素改变。

2. 临床诊断 根据典型的临床表现,眼底改变及视野损害,诊断本病并不困难。

(1)详细询问相关病史:发现异常时间症状时间尤其颅内压增高相关症状,是否早产及围产期异常,母孕期疾病诊疗史,家族遗传史,全身病史。

(2)专科检查

1)3 岁及 3 岁以下检查追光追物等视物反应力,4 岁及 4 岁以上检查视力表视力。

2)台式或手持裂隙灯检查,自然瞳孔下眼前节情况。

3)直接或间接检眼镜检查眼底,或者进行彩色立体眼底照相检查。

4)眼压检测。

5)视野检查:可出现生理盲点扩大,特别生理盲点的水平径扩大有助于早期诊断,晚期可出现视神经萎缩,表现为中心视野丧失,周边视野缩小。

6)B 超测定:视神经直径对早期诊断颅内高压有主要意义。

7)荧光素眼底血管造影:视盘水肿时荧光素渗漏,造成视盘及周围组织着色,后期荧光持续数小时。

(3)儿科全身检查:有无其他系统病变或综合征,尤其相关的神经系统检查非常重要,必要时需行血生化、尿液、免疫、腰穿检查等针对性的实验室检查,也要考虑贫血、甲状腺病、糖尿病等相关检查。

(4)脑脊液压力测定:脑脊液压力可以通过腰椎穿刺来测定,侧卧位成人正常压力为 0.78~1.96kPa(80~200mm 水柱),儿童脑脊液正常压力为 0.39~0.98kPa(40~100mm 水柱),新生儿脑脊液正常压力为 0.098~0.14kPa(10~14mm 水柱)。也可通过颈静脉压迫试验(Queckenstedt 试验)、压腹试验(Stookey 试验)、双针联合穿刺试验、单侧颈静脉压迫试验(Tobey-Ayer 试验)等试验进行脑脊液压力动力测试。

(5)MRI、CT、脑血管造影、数字减影血管造影(DSA)等影像学排除颅内占位性病变,包括各位肿瘤、感染以及颅内出血等。

(6)鉴别诊断:排除视神经炎、假性视盘水肿、Lerber 遗传性视神经病变等眼部病变。

3. 治疗

(1)病因治疗:神经内科、外科会诊,针对原发疾病治疗。

(2)如果颅内疾病水肿,伴有明显的视力障碍,对暂时不能外科手术的患者,采用高渗脱水剂,如 20% 甘露醇 250~500ml 静脉快速滴注。

(3)手术治疗:对于病因不明或者病因无法解除、内科对症治疗无效、而视功能有进行性损害的顽固性颅内压增高性视盘水肿,可以考虑行视神经鞘减压术。

【保健要点】

视盘水肿是可预防性致盲性眼病,建立健全新生儿眼病筛查机制,早期发现、及时治疗是决定预后的关键,是降低致盲率的最有效途径。

1. 筛查时间　所有新生儿应纳入"新生儿眼病筛查项目",在生后 1 个月内至有眼科资质的妇幼保健医疗机构进行首次筛查。在 3 月龄、6 月龄、12 月龄健康检查的同时进行阶段性眼病筛查和视力评估。

2. 筛查方法

(1) 生后 1 个月内:光照反应、眼外观检查、眼底红光反射。

(2) 2 个月至 1 岁:视觉行为询问、眼外观、视物反应、眼位检查、眼底红光反射。

(3) 眼底检查:可用直接或者间接检眼镜检查眼底。

(4) 红球试验:检查婴儿追随注视能力,评估视功能发育。

3. 健康宣教要点

(1) 孕期保健,尤其需要注意神经系统症状。

(2) 有家族史的婴儿,应重点进行眼保健筛查。

(3) 新生儿家庭需要了解婴儿视觉发育特征:新生儿可追光,2 月龄可追物,3 月龄能和父母对视,3~6 月龄手眼并用,8~12 月龄认识家人、看到细节。早期发现异常视觉行为和颅内压增高特征性症状,一旦发现异常及时就医。

4. 完善三级医疗预防保健网,利于患儿及时有效转诊。

（郑海华）

三、视神经萎缩

【定义】

视神经萎缩指外侧膝状体以前的视神经纤维、神经节细胞及其轴索因各种疾病所致的传导功能障碍称为视神经萎缩(optic atrophy),是各种原因引起的视神经受损的非特异表现。遗传性视神经萎缩包括显性视神经萎缩、隐性视神经萎缩、线粒体异常相关视神经萎缩及伴发神经变性、合并代谢疾病视神经萎缩。

【病因】

引起视神经萎缩的病因很多,视神经的各种疾病如炎症(如视神经炎)、缺血(前部缺血性视神经病变)、压迫(如颅内、眶内肿瘤或血管瘤的压迫尤以垂体肿瘤多见,骨质增生如 Paget 病、颅缝早闭的 Crouzon 病)、颅内压增高和遗传、退变、外伤、肿瘤均可引起视神经萎缩，也可继发视网膜疾病（如视网膜中央动脉阻塞、视网膜色素变性）、青光眼、梅毒、中毒及营养障碍等。本节讨论的视神经萎缩主要是遗传性视神经萎缩，其常见的原因有：

1. 显性视神经萎缩　常染色体遗传，基因缺陷位于第三对染色体长臂，是遗传性视神经最常见的类型。

2. 隐性视神经萎缩　常染色体隐性遗传，为少见类型，最相关的是Wolfram综合征（尿崩征、糖尿病、视神经病变和耳聋）和Behr综合征（进行性脑病、智力低下、共济失调、眼球震颤和高弓足）。其中Wolfram综合征基因缺失位于第4染色体，但其潜在的代谢异常可能与线粒体疾病相似，是细胞能量代谢异常所致。

3. 线粒体异常的遗传性疾病　Leber遗传性视神经病变与类多发性硬化病（尤其是女性患者）、心脏传导功能障碍及肌张力障碍有关，其潜在的基因异常是线粒体DNA的点突变，超过90%的患病家庭都携带11 778，14 484或3 460位点的突变，过量烟酒可加速易感患者的视力丧失。视神经萎缩也可见于其他线粒体异常，可以是原发性视神经萎缩的一个体征，如肌阵挛性癫痫和粗红纤维症（myoclonus epilepsy associated with ragged-red fibers，MERRF）和线粒体脑肌病伴高乳酸血症和脑卒中样发作（mitochondrial encephalopathy，lactic acidosis，and stroke-like episodes，MELAS），也可继发于视网膜变性，例如Kearns-Sayre综合征。Wolfram综合征也能是线粒体病变的结果。

4. 其他合并神经异常、代谢性相关遗传性疾病　如Behr综合征，黏多糖贮积病和脂沉积症等。

【诊断】

1. 临床表现

（1）视力下降水平与病因呈相关性，可以单眼或者双眼发病。常染色体遗传性视神经萎缩常在儿童期隐匿发病，视力下降缓慢，病程可长达一生，常在儿童期视力筛查时发现中等程度的视力下降，双侧视力下降可不对称；常染色体隐性遗传性视神经萎缩（婴儿型）出生时或生后2年内出现严重的视力损伤；Leber遗传性视神经病变视力常在20/200到指数之间，视力完全丧失或复发性视力丧失一般不出现，视力快速丧失主要发生在成年初期的男性。

（2）视盘常呈不同程度灰白或苍白、蜡黄色，且变白的区域和范围对鉴别不同病因有一定意义。显性视神经萎缩的特征性改变是视盘颞侧苍白，一般较轻，有时会出现轻度视杯扩大；隐性视神经萎缩视盘苍白为弥漫性，偶伴视网膜血管变细是其典型特征；Leber遗传性视神经病变在急性期可见视乳头水肿及其周围视网膜表面小血管扩张，但特征性的是荧光素染色无渗漏。视盘上方或下方苍白时，可能是缺血性视神经病变；视盘苍白主要局限在鼻侧和颞侧,即所谓带状或蝴蝶结-领结状萎缩,则有一定的定位意义,提示病变累及对侧的视交叉纤维;而压迫性视神经病变,其视盘苍白往往是晚期的临床表现。

（3）视野缺损:显性视神经萎缩出现特征性的中心暗点;Leber 遗传性视神经病变可出现中心性或中心盲点性。缺血性视神经病变为水平或弓形视野缺损;鞍区占位为极具特异性的双颞侧偏盲(遵从垂直中线);颅高压早期视野正常或生理盲点扩大,中晚期则表现向心性缩小,直至残留极小的中心视野。

（4）色觉障碍:常染色体遗传性视神经萎缩可伴有蓝色盲,经常伴有严重的全色盲;Leber 遗传性视神经病变的色觉病变在早期就可以出现。

（5）遗传性视神经萎缩常合并其他系统病变或综合征的一部分:显性视神经萎缩少数病例可伴先天性进行性耳聋或共济失调。隐性视神经萎缩常伴眼球震颤,但也与进行性听力丧失、痉挛性肢体瘫痪及痴呆有关。Leber 遗传性视神经病变与类多发性硬化病(尤其是女性患者)、心脏传导功能障碍及肌张力障碍有关;其他线粒体异常的视神经萎缩可以是原发性视神经萎缩的一个体征,如 MERRF 和 MELAS,也可继发于视网膜变性,例如 Kearns-Sayre 综合征;Wolfram 综合征也是线粒体病变的结果,包括青少年型糖尿病、糖尿病酮症、视神经萎缩及耳聋。发生在儿童和青少年的各种神经变性性疾病常表现进行性神经病变及视力下降,如遗传性小脑旋转性共济失调(Friedreich 共济失调),遗传性运动及感觉神经病变(Charcot-Marie-Tooth 病)和溶酶体蓄积紊乱;大多数神经鞘脂沉积症晚期患者都有视神经萎缩;脑白质营养不良(Krabbe,异染性脑白质营养不良,肾上腺脑白质营养不良,球状体营养不良,Pelizaeus-Merzbacher 病,Schilder 病)早期就会发生视神经萎缩;Canavan 海绵体变性和神经胶质营养不良也会发生视神经萎缩(Alper 病);在 Refsum 病中,视神经萎缩继发于视网膜色素变性;黏多糖增多症患者由于脑膜内黏多糖或视神经胶质细胞内的黏多糖引起脑积水也可以导致视神经萎缩。

（6）影像学改变:OCT 提示显性视神经萎缩主要改变发生在视网膜内层,其 F-ERG 正常,P-ERG 中 N95 波和 P50 波的振幅比较低。

2. 临床诊断

（1）病史:详细询问疾病发展过程,全身疾病背景、家族史、用药史、外伤史。部分家长发现患儿眼球偏斜或写字歪头来诊,采集病史时应注意询问是否存在家族中眼遗传病史、早产、产后缺氧、窒息、发育迟缓、幼时眼部周围外伤(遗留瘢痕)等。既往如有视力下降、视神经炎、视盘水肿的病史,则可考虑为上述疾病的后遗症。

（2）专科检查

1）3 岁及 3 岁以下检查追光追物等视物反应力,4 岁及 4 岁以上检查视力表视力,关注眼球震颤程度。

2）色觉检查:可有色觉障碍。

3）裂隙灯检查:观察瞳孔对光反射和眼前节情况,瞳孔对光反应迟钝的程度与视盘苍白的程度相关。

4）直接或间接检眼镜、广域数字化视网膜摄像系统检查眼底。检查不合作的患儿可根据公斤体重给予 10% 水合氯醛口服睡眠后检查。

5）眼压检测。

6）相干光断层扫描(OCT):可以更加精细、准确地测量视盘周围神经纤维层的厚度以及黄斑神经节细胞层的厚度,对于检眼镜下可疑的视神经萎缩具有重要的诊断意义。

7）视野检查。

8）视觉诱发电位和视网膜电图。

（3）全身检查:遗传性视神经萎缩的患者应行听觉检查;颅脑 CT 或 MRI 检查可排除或确诊有无脑积水、颅内或眶内占位性病变压迫视神经,明确有无中枢神经系统白质的脱髓鞘病灶等。血生化、尿液、免疫等实验室检查及 B 超排除其他系统疾病。

（4）鉴别诊断:排除视盘发育异常、生理性大视杯、青光眼性病理凹陷、屈光不正等眼部病变。

【治疗】

1. 治疗原则 明确病因,针对病因进行手术或药物治疗;评估疾病分期,对症治疗。基因治疗是遗传性视神经萎缩最有希望的方法。

2. 病因治疗 遗传性视神经病变虽然无特殊治疗,但应向患者解释预后,基因测定,控制风险因素、优生优育等。对于压迫性因素导致的病因应积极转诊或联合相关科室,如脑积水、鞍区垂体瘤、颅高压应尽早手术;对于外伤性视神经病变,在伤后早期短暂激素冲击治疗无效的情况下,可考虑行经鼻内镜视神经减压术;对青光眼患者要积极控制眼压。

3. 激素治疗 疾病早期,视神经尚有不同程度的炎症或水肿,应及时给予适当的糖皮质激素。当进入中、晚萎缩期,则给糖皮质激素意义不大。

4. 神经营养治疗 注射用维生素 B_{12} 可用于营养不良性视神经病变,维生素 B_1 可用于恶性贫血及 Wernicke 脑病,甲钴胺、胞磷胆碱、辅酶 Q10、艾地苯醌、复方丹参、复方樟柳碱等也广泛用于视神经萎缩患者的预防保护。

5. 针刺治疗 中医主张以针刺其眼周的穴位,坚持较长期的治疗有一定疗效。

【保健要点】

视神经萎缩可由多种病因导致,且视神经不可再生,结构功能损坏后,去除病因也无法恢复。因此早期发现可能导致视神经萎缩的因素,积极防控疾病进展具有重要意义。

1. 做好女性孕产期保健,提倡优生优育,防止先天性和遗传性疾病。

2. 对有家族史、本人尚未发病的儿童应定期进行眼科检查。科学用眼,早期发现异常视觉行为,及时就诊。

3. 加强营养,多食富含维生素及高蛋白的饮食。

（郑穗联）

四、视神经胶质瘤

【定义】

发生于视神经内胶质细胞的良性肿瘤。该病在儿童脑部肿瘤中约占3%~5%,绝大部分为良性的纤维星形胶质细胞瘤,70% 发生于 10 岁以内,20岁以内发病者占 90%。虽然有观点认为该病好发于女性,但仍缺乏充分的证据支持。

【病因】

有学者发现胶质瘤的染色体出现异常改变,但临床中缺乏家族遗传的证据。因此,该病病因尚不明确,仍有争议。

【诊断】

1. 临床表现

（1）多为单眼发病,累及双眼者多合并神经纤维瘤病Ⅰ型。前者病程进展快,症状明显,而后者往往无明显症状,预后良好。

（2）最初表现为视野内盲点、视力减退,但因儿童不易察觉,往往因出现废用性斜视引起家长注意而就诊。

（3）随着病程进展,可出现相对性传入性瞳孔障碍、视乳头水肿以及无痛性、渐进性眼球突出,多表现为轴性突出,眼球突出突然加重伴视力丧失,则考虑肿瘤内囊样变、囊内液增多或囊内出血;出现非对称水平眼球震颤提示病变累及视交叉;病变侵犯第三脑室、视丘可引起颅内压升高相关表现。

（4）合并神经纤维瘤病Ⅰ型者,可出现虹膜淡黄色结节、皮肤咖啡样色素斑、皮下软性肿物、眶骨先天性缺失等体征。

2. 临床诊断

（1）询问相关病史:有无慢性进行性视力减退、斜视,有无确诊神经纤维瘤病Ⅰ型。

（2）专科检查

1）3 岁及 3 岁以下检查追光追物等视物反应力,4 岁及 4 岁以上检查视力表视力。

2）检查眼球突出度、眼位、眼球各方向运动情况。

3）裂隙灯检查虹膜有无结节，检眼镜检查视盘是否水肿、苍白。

4）有条件时，行视野检查。

5）眼部超声、眼眶 CT、眼眶 MRI 等影像学检查可做出定性诊断，以及确定病变范围，有助于选择治疗方式。

（3）全身检查：排查是否合并神经纤维瘤病Ⅰ型及其他综合征，有无皮肤咖啡样色素斑、皮下软性肿物、眶骨先天性缺失等。

（4）鉴别诊断：排除视神经脑膜瘤、视神经炎、视神经蛛网膜下腔增宽等。

【治疗】

1. 治疗原则　必须根据肿瘤的位置、影像学和临床表现以及是否合并神经纤维瘤病Ⅰ型综合考虑，制定个性化的治疗方案。

2. 保守治疗

（1）观察随访　保留有用的视力，眼球突出不明显，肿瘤远离视神经管，可定期随访。确诊第一年，应保证每 3 个月复查一次，8 岁前，应每年检查一次，内容包括 Snellen 视力表查视力、视野、瞳孔对光反射、眼球运动、眼底检查，有条件时可行 VEP 检查。如果视力减退 2 行，可认为出现视力减退，需行影像学检查。

（2）化疗

1）指征：出现病情进展、视力减退，尤其是 3 岁以下的患者首选化疗。

2）方案：一线方案为卡铂联合长春新碱，替代方案包括 TPCV（巯鸟嘌呤、丙卡巴肼、洛莫司汀、长春新碱）、顺铂联合依托泊苷等，但替代方案毒副作用明显，仅作二线使用。

（3）放疗

1）指征：适用于出现临床或影像学表现进展的 5 岁以上患者、5 岁以下化疗不能控制病情的患者以及病变累及视交叉的患者。

2）方案：常规放疗总剂量控制在 45~50.4Gy，有研究发现，分次立体定向放疗（FSRT）耐受良好、相对安全，分 29 次，每次 1.8Gy 与总剂量 52.2Gy 的放疗是一种安全、有效的方案。

3. 手术切除

（1）指征：眼突明显影响外观、随访发现病变进展但尚未累及视交叉的患者。

（2）方案

1）外侧开眶：病变局限于眶内，未累及视神经管、颅内的患者。

2）经颅开眶：病变侵犯视神经管或颅内，尚未累及视交叉的患者。

【保健要点】

视神经胶质瘤是儿童最常见的眶内神经系统肿瘤,总体预后良好。早发现、早治疗是获得良好预后的关键。

1. 筛查要点

(1)所有儿童应常规建立眼健康档案,评估视觉发育情况。

(2)本病患者约 11%~30% 伴发神经纤维瘤病Ⅰ型,故发现儿童出现皮肤咖啡样色素斑、皮下软性肿物等神经纤维瘤病Ⅰ型的体征,应常规行头颅 MRI 检查。

2. 健康宣教要点 家长需关注儿童的视觉发育情况,尤其是视力发育情况。早期发现视力下降相关的异常行为,应尽快就诊。此外,如发现儿童出现皮肤咖啡样色素斑、皮下软性肿物,也应及早就医。

3. 完善三级医疗保健体系,以利于患儿尽早转诊治疗。

(杨新吉)

五、视盘发育异常

【定义】

视盘发育异常(optic disk anomalies)包括视盘异常隆起和视盘发育不全,此类疾病并不常见。但是视盘发育不全(optic disk hypoplasia)是儿童不可治疗盲的重要原因,它是最常见的视盘发育异常,外观上视神经乳头较小。

【病因】

视盘发育异常有很多种表现形式,由于胎儿裂的关闭、眼部黑色素的产生及视盘的形成与面部及颅骨的发育同时发生,因此视盘发育异常同时伴有基底部脑膜膨出和其他头部发育异常,包括胼胝体发育不全(De Morsier 综合征),以及垂体 - 下丘脑功能不全(特别是生长激素缺乏)。视盘发育异常报道与第 4 染色体长臂三体型有关,推测与围产期缺氧有关。

1. 视盘发育不全 目前有视网膜神经节细胞原发性缺陷、妊娠期中枢神经系统损害、不适当的轴突迁移等假说。

2. 上部节段性视神经发育不全(无顶视盘) 常见于 1 型糖尿病母亲的患儿,病因尚不清楚,可能包括低出生体重、早产、患儿母亲糖尿病控制不良。

3. 半侧视神经发育不全 先天性大脑半球损害导致。

4. 视盘缺损 胚裂未能正常闭合引起,常伴有视网膜和虹膜缺损。可以表现为常染色体显性遗传缺陷,报道和 10q24-q25 位点上的 *PAX2* 基因突变有关。

5. 凹陷性视盘异常 包括视盘小凹、牵牛花综合征、视盘旁葡萄肿、巨大视盘以及无法分类的凹陷性异常,病因可能与胚裂闭合失败有关。

6. 视盘倾斜　常见于 3% 正常眼,可伴有器官距离过远或颅面部骨发育畸形(Crouzon 病、Apert 病)。

7. 视神经肿瘤　星形细胞错构瘤和黑色素瘤等,星形细胞错构瘤和结节性硬化症有关。

8. 视神经异常隆起　表现为假性视乳头水肿,胚胎性玻璃体系统残留、有髓神经纤维、远视、透明小体或视盘玻璃膜疣是最常见原因。视盘玻璃膜疣见于 0.3% 的正常人群,但超过 1% 患者可发现超声和组织病理学改变,为不规律的显性遗传也可以散发。

【诊断】

1. 临床表现

(1)可以是家族性的或是散发的,可以单眼或者双眼发病。视盘玻璃疣常双侧发病。

(2)视盘形态异常:视神经发育不全以小视盘、颜色灰白、视盘周围围绕以巩膜环以及由色素沉着形成的双环征为特征,视网膜血管正常。上部节段性视神经发育不全其特征性改变是视网膜中央动脉从视盘上部进入,视盘上部苍白,下方视野缺损。半侧视神经发育不全表现为对侧眼视盘的“领结形”或水平带状苍白和同侧眼视盘的轻度发育不全。视神经缺损因与青光眼病视盘相似而被称为假性青光眼。视盘凹陷也类似青光眼性视杯;牵牛花综合征临床较易识别,常表现为后极部漏斗形的深凹陷、视盘表面被簇状的胶质组织覆盖,血管放射状从大凹陷边缘发出;巨型视盘巩膜筛板明显。倾斜视盘由于视神经倾斜进入眼球,导致视盘颞上部抬高而鼻下部视盘移位,椭圆形视盘下部常见新月形巩膜,其底部色素缺失。胚胎性玻璃体系统残留可以有从视盘上组织碎片(Bergmeister 乳头)到纤维延伸至晶状体后囊等不同表现;有髓神经纤维常从视盘延伸到视网膜,但偶尔仅见于周边部视网膜,它们总是跟随于视网膜神经纤维层;远视眼也可表现为小的高起的视盘,类似于隐匿性视盘玻璃疣和视乳头水肿;包含透明小体的视盘一般呈黄白色外观;临床上视盘玻璃膜疣在儿童临床检查不易查出,但会导致视盘表面突起,此病表现为特征性小视盘,无生理性视杯和视网膜血管出路的异常,随着年龄的增长和覆盖的轴突减少,视盘玻璃疣突现,外观像粗糙不平的黄色透明状赘生物,在视盘背景照明下尤其突出。视盘发育异常常同时伴有视网膜血管和色素上皮异常、神经胶质的改变,这些改变周围伴有视网膜脉络膜色素紊乱。

(3)视力变化较大,有散光。轻者可不伴视力下降,严重者可无光感。视盘凹陷、视盘玻璃膜疣常不伴有任何视力改变,有学者把视盘横径和视盘中心到黄斑距离之比作为视盘相对大小,发现如果此值大于 0.30 者视力均较好,而小于等于 0.3 者视力均差,小于等于 0.15 者视力均不超过光感。

（4）视野缺损可呈双眼下半部,也可表现为弓形视野缺损、颞侧偏盲、同侧偏盲等。倾斜视盘可引起颞上视野缺损,也可类似颞侧偏盲的视野缺损。

（5）可能合并虹膜和／或视网膜缺损、眼球震颤（可呈痉挛性、钟摆性或联合性）等其他眼部异常,也可能引起视网膜脱离等眼部并发症。视盘凹陷偶尔可以导致黄斑浆液性脱离,30% 的牵牛花综合征可能发生视网膜脱离。

（6）荧光素眼底血管造影、相干光断层成像（OCT）、眶部超声及薄层 CT 扫描、MRI 等影像学都有表现。视盘玻璃膜疣在荧光血管造影中,突现的玻璃疣显示自身荧光,导致视盘上荧光素聚积,眶部超声及薄层 CT 扫描可以发现相关的钙化,可诊断隐匿性玻璃疣。OCT 能对视盘小凹做出预后评估。

（7）可合并各种颅脑发育异常及其他系统病变或综合征的一部分,伴随的大脑发育不全可引起智力障碍。视盘缺损或发育不良合并脉络膜视网膜间隙及病灶性癫痫时称为 Alcard 综合征,有时伴有球后囊肿。De Morsier 综合征包括全垂体机能减退、双侧视神经发育不全、胼胝体发育不全。

2. 临床诊断

（1）病史:详细询问相关病史:发现异常症状时间,是否早产及围产期异常,母孕期疾病诊疗史,家族史,全身病史。

（2）专科检查

1）3 岁及 3 岁以下检查追光追物等视物反应力,4 岁及 4 岁以上检查视力表视力,任何年龄段都建议散瞳验光。

2）眼球震颤程度或视觉固视反射,眼位检查。

3）台式或手持裂隙灯检查,观察眼前节情况。

4）散瞳后直接或间接检眼镜、广域数字化视网膜摄像系统检查眼底。检查不合作的患儿可根据公斤体重给予 10% 水合氯醛口服或灌肠睡眠后检查。

5）眼压检测。

6）能够配合做视野检查。

7）B 型超声检查玻璃体及视网膜情况。

8）必要时可做荧光素眼底血管造影、相干光断层成像（OCT）、眼部超声及头颅薄层 CT 扫描、MRI 等影像学检查。

（3）儿科全身检查:有无其他系统病变或综合征,必要时需行血生化、激素水平等针对性的实验室检查。

（4）鉴别诊断:排除视盘炎、视乳头水肿、青光眼性视杯、视神经萎缩等眼部病变。

【治疗】

1. 治疗原则　尽快治疗全身合并症状;及时弱视治疗,特别是单侧性的;

关注斜视和视网膜脱离,进行对症治疗。

2. 全身治疗　儿科、神经科及内分泌科的综合治疗,可使生长和发育正常进行,对疾病的预后关系重大。1/4 的患者会发现内分泌的异常,其中生长激素缺陷最为常见。全面的内分泌检查能阻止危象发生;激素替代疗法可促进患儿的生长发育;神经功能康复训练很大程度能够提高患者的生活质量;患有视盘发育不良和尿崩症的患者具有明显的体温调节障碍,如患发热性疾病应严密监视。

3. 弱视治疗　遮盖治疗、弱视辅助治疗、视功能训练,可酌情综合治疗。尽早进行准确的光学验光配镜,半年根据验光结果调整。单眼患者,遮盖健眼,1 岁前每天遮盖 90%~70% 清醒时间或按 1h/(d·月龄)递增,1 岁后遮盖 50% 清醒时间或隔天全遮盖,根据视力差异程度和年龄适时调整遮盖方案。

4. 对症治疗　斜视手术;视网膜脱离的光凝和手术治疗。

【保健要点】

视盘发育异常常合并神经、内分泌等疾病,早期发现,规范治疗对患儿的生长发育十分重要。单侧性的视盘发育异常尤其要关注弱视的治疗,预防眼部并发症,尽可能保持最佳视力。做好女性孕产期保健,尤其是患胰岛素依赖型糖尿病的母亲。高危婴儿应尽早做眼底筛查。

1. 筛查时间　具有眼病高危因素新生儿 28~30 天之前建议至有眼科资质的妇幼保健医疗机构进行屈光间质检查(推荐直接检眼镜)和眼底筛查(推荐间接检眼镜或儿童广域成像系统),在 3 月龄、6 月龄、12 月龄健康检查的同时进行阶段性眼病筛查和视力评估。之后根据眼部发育情况继续随访。

眼病高危因素包含不仅限于:低出生体重、早产;临床上存在遗传性眼病家族史或怀疑有与眼病有关的综合征,例如先天性小眼球、眼球震颤、高度近视等;巨细胞病毒、风疹病毒、疱疹病毒、梅毒或毒浆体原虫(弓形体)等引起的宫内感染;颅面形态畸形、大面积颜面血管瘤,或者哭闹时眼球外凸;妊娠期糖尿病、妊娠期高血压等高危妊娠母亲的新生儿。

2. 筛查方法　生后 1 个月内:眼外观检查、光照反应、眼底红光反射检查和眼底筛查,可加测视动性眼震仪;3 月龄:眼外观检查、瞬目反射、红球试验、眼底红光反射检查和眼底筛查,可加选择性注视检测;6 月龄:眼外观检查、视觉行为询问及视物反应、眼位检查、眼底红光反射检查和眼底筛查,加屈光不正筛查及散瞳验光检查;12 月龄:眼外观检查、视觉行为询问及视物反应、眼位检查、眼球运动检查、眼底红光反射检查和眼底筛查,加屈光不正筛查及散瞳验光检查。

3. 健康宣教要点

(1)孕期保健,尤其是患胰岛素依赖型糖尿病的母亲。

（2）高危婴儿,应重点进行眼保健及眼底筛查。

（3）新生儿家庭需要了解婴儿视觉发育特征:新生儿可追光,2月龄可追物,3月龄能和父母对视,3~6月龄手眼并用,8~12月龄认识家人、看到细节。早期发现异常视觉行为,一旦发现异常及时就医。

（4）患儿家庭必须了解疾病的转归、治疗的时间窗和长期性、定期复查的重要性,坚持随访防治眼部并发症和弱视治疗的依从性是保持最佳视力的关键。

4. 完善三级医疗预防保健网,利于患儿及时有效转诊。

（郑穗联）

六、视交叉病变

【定义】

视交叉病变由于视交叉或鞍区的病变,压迫、直接损伤或引起供血不足造成视交叉的损伤称为视交叉病变。临床上以双眼颞侧偏盲为主要表现,常见病因有占位性、血管性疾病、炎性病变、外伤等。儿童以颅咽管瘤及神经胶质瘤较为常见。

【病因】

肿瘤、血管性疾病、炎性病变及外伤是常见的病因。

1. 肿瘤　儿童累及视交叉的肿瘤常见的有颅咽管瘤、神经胶质瘤、脑膜瘤及淋巴瘤等,儿童垂体瘤较颅咽管瘤、神经胶质瘤少。

2. 血管性疾病　儿童主要以累及视交叉的动静脉畸形或血管瘤为主。

3. 炎性病变　常见的有累及视交叉的视神经炎,此类视神经炎发展为视神经脊髓炎的风险极高。

4. 中枢神经系统炎性脱髓鞘性病变如多发性硬化、视神经脊髓炎及急性播散性脑脊髓炎等。儿童炎性肉芽肿性病变较少见。

【临床表现】

1. 视功能损伤　视交叉或鞍区的肿瘤位于脑实质外,早期无明显神经系统症状,往往以视力损伤为主要症状。主要表现为不同程度的视力下降,双眼颞侧偏盲。最早期的表现是双眼颞侧偏盲,也可以是象限性的偏盲。以颞上象限先出现,逐渐加重累及颞下象限,进展为颞侧偏盲。病变损伤一侧视交叉较重时,可以出现"一个半"视野损伤,即较重侧眼全视野缺损,对侧眼颞侧视野缺损。病变早期视力正常或轻度视力下降,肿瘤或其他病变较重时才出现严重视力下降。

2. 眼底表现　病变早期眼底可正常,随着病情加重出现双眼颞侧视神经萎缩,又称为"bitemporal band atrophy"。相干光断层成像技术(optical coherent tomography,OCT)检查显示:双眼颞侧视神经纤维层变薄。肿瘤较大造成颅内高压时,可表现为双眼视盘水肿,以视盘上、下方水肿明显,颞侧视神经萎缩,呈"双峰"征(twin peaks papilloedema)。也可表现为 Foster-Kennedy 综合征,即一侧眼因为压迫造成视神经萎缩,对侧因颅内压增高造成视盘水肿。

3. 瞳孔光反射检查 视力下降明显者瞳孔光反射迟钝。双眼视力或视野损伤不一致者,损伤重眼 RAPD(+);也可出现照射损伤重侧视野时瞳孔光反射迟钝或消失,也称为韦尼克同侧偏盲瞳孔征(Wernicke's hemianopic pupil),但这一特征临床上很难检查出,特别对于儿童配合差、更难。

4. 神经系统症状 颅内高压造成的头痛、恶心及呕吐,脑膜刺激征等。肿瘤压迫垂体造成垂体功能低下、垂体瘤造成的内分泌异常等表现。病变累及至海绵窦者,可出现眼球运动异常和上睑下垂等症状。前视路的神经胶质瘤患儿,可出现伴有点头征的眼球震颤。

5. 影像学检查 对于以垂直中线偏盲、不明原因的视力下降及视神经萎缩的患儿,头颅 CT 或 MRI 检查是必须的。特别是可疑鞍区或视交叉病变者,MRI 是必不可少的。肿瘤患儿可见鞍区或视交叉的占位性病变,颅咽管瘤可伴有钙化或囊性改变;脑膜瘤表现为脑膜增厚伴强化;胶质瘤表现为视交叉增粗伴强化;毛细胞型星形细胞瘤,瘤体较大占位效应明显。炎性肉芽肿性病变有占位性病变伴强化及骨质破坏。

【临床诊断】

双眼视野的颞侧偏盲,眼底可见双眼颞侧视神萎缩,颅脑 MRI 提示鞍区或视交叉病变。具备三点可确诊。

1. 详细询问相关病史 对于不明原因的视力下降或视神经萎缩患儿,一定要询问是否有头痛、恶心呕吐等中枢神经系统症状。

2. 专科检查

(1) 3 岁及 3 岁以下检查追光追物等视物反应力,4 岁及 4 岁以上检查视力表视力,5 岁以上可以配合视野检查者行视野检查,如发现以垂直中线为界视野缺损,建议行颅脑 MRI 检查。

(2) 视觉固视反射或眼球震颤程度,眼位检查及瞳孔光反射。

(3) 台式或手持裂隙灯检查眼前节情况。

(4) 直接或间接检眼镜检查眼底,特别视盘是否有水肿或萎缩等情况。

(5) 视觉诱发电位检查。

(6) 4 岁以上可配合者行 OCT 检查。

(7) 头颅 CT 以及 MRI 检查:显示病灶的部位及判断病变性质。

(8) 神经系统及内分泌科检查。

3. 鉴别诊断 化脓性、结核性等感染性脑膜脑炎,颅内静脉窦血栓形成等造成良性颅内高压等,有不同的颅内影像学改变。

【治疗】

1. 治疗原则

(1)病因治疗:占位性病变以手术切除或放疗化疗为主。如颅咽管瘤、毛细胞型星性细胞瘤、鞍区脑膜瘤、血管瘤以及部分垂体瘤。垂体泌乳素瘤和 5 岁以下患儿的神经胶质瘤,药物治疗可使瘤体缩小。

(2)内分泌科会诊,治疗肿瘤引起的垂体分泌功能异常。

(3)对于炎性脱髓鞘性疾病及炎性肉芽肿性病变,积极治疗原发病的同时,根据病情情况可以考虑激素或免疫抑制剂治疗。

2. 视功能恢复 术后 24h 内有些患儿视力迅速提高,术后 6 周视力仍有明显提升,以后视力提高减慢一直持续到术后一年。一年后视力再改善的可能性较小。无论病史还是肿瘤的大小,很难用来预测视力预后。但是 OCT 测量的神经纤维层厚度对视力预后,有一定的指导作用。

3. 眼科随访 定期随访视野变化或视神经纤维层厚度变化,对及时发现肿瘤复发有重要意义。例如对垂体瘤术后视野随访方案:术后第一年每 3 个月复查一次视野,以后每年一次、持续 5 年,5 年后每 2 年一次视野检查。

【保健要点】

视交叉或鞍区的病变,特别是肿瘤等占位性病变位于颅底,早期除了压迫视交叉造成视力损伤外,很少引起其他症状。所以在早期发现视交叉病变中,要注意以下要点:

1. 对于儿童不明原因的视力下降,特别是双眼颞侧偏盲者,要追问是否有头痛、恶心呕吐等中枢神经系统症状。必要时行头颅 CT 或 MRI 检查排除视交叉病变。

2. 大部分鞍区的肿瘤难以彻底切除,或肿瘤本身复发性较高。术后及时发现肿瘤复发也是眼科医生的重要任务。术后定期复查视野及神经纤维层厚度变化,对于视野及视神经纤维层受损较重者,及时复查影像学检查等排除肿瘤复发。

(施　维)

七、视交叉后视路病变

【定义】

视交叉后视路病变造成视交叉后视束、视放射及枕叶视中枢损伤性病变,称为视交叉后视路病变,主要的临床表现为双眼同侧偏盲。

【病因】

常见病因有颅内占位性病变、血管性疾病、炎性脱髓鞘性病变、自身免疫性疾病相关脑病、低血糖及外伤损伤等。损伤发生在视路部位不同,常见的病因也不同。如视交叉后的视束损伤的常见病因有巨大的鞍区占位性病变、炎性脱髓鞘性病变、颅内炎症、血管性梗死性病变或自身免疫性疾病波及;外侧膝状体的病变在临床上较少见;颞叶顶叶的视放射损伤多见于肿瘤、炎症或血管性病变;枕叶视中枢损伤多见于血管性病变及外伤。新生儿出生后低血糖性脑损伤,枕叶视中枢最容易受损,往往造成皮质盲。

【临床表现】

1. 视功能损伤视交叉后视力损伤最常表现为双眼同侧偏盲,急性同侧偏盲多见于血管性病变,慢性同侧偏盲多见于肿瘤。损伤越靠近后视路,同侧偏盲在损伤程度、范围上的一致性越强。如巨大颅咽管瘤造成一侧视束损伤表现为同侧视野全盲、对侧眼颞侧偏盲;一侧视束炎性脱髓鞘性病变,则表现为完全的同侧偏盲;由于外侧膝状体供血来自大脑前和后动脉双循环,其损伤后同侧偏盲为象限性或双眼不一致的同侧偏盲;颞叶损伤的同侧偏盲以上方象限视野缺损重,顶叶损伤的同侧偏盲以下方象限视野损伤重。枕叶中枢损伤的同侧偏盲较为复杂,常表现为黄斑回避或黄斑劈裂。如果双侧枕叶均受损表现为皮质盲。而且枕叶损伤仅以视觉损伤为唯一症状,临床难以发现。视交叉后视路损伤造成视敏度损伤较少见,如果为皮质盲,则视力严重受损。

2. 瞳孔光反射损伤部位在外侧膝状体前者,照射损伤重侧视野时瞳孔光反射迟钝或消失,也称为韦尼克同侧偏盲瞳孔征(Wernicke's hemianopic pupil)。损伤发生在外侧膝状体后,由于这时支配瞳孔反射的传入纤维已经离开视束,所以瞳孔光反射不受损。如皮质盲视力严重受损甚至完全丧失,但是瞳孔光反射灵敏。

3. 眼底检查视盘正常,病程长、损伤部分靠近视交叉者可出现视盘颜色淡等视神经萎缩的表现。如果行 OCT 检查可发现垂直黄斑中心为界的,同侧视网膜厚度变薄的改变。如因颅内病变发生急剧颅内压增高,可出现视盘水肿。

4. 全身神经系统表现发育落后、肢体感觉运动障碍、头痛及意识障碍等。

5. 影像学检查头颅 MRI 检查多可以明确病变的位置及性质。

【诊断】

1. 详细询问相关病史　视力下降或视野缺损的时间、病程,是否伴有神经系统的症状等。

2. 专科检查

(1) 3 岁及 3 岁以下检查追光追物等视物反应力,4 岁及 4 岁以上检查视力表视力,5 岁以上可以配合视野检查者行视野检查。

（2）视觉固视反射或眼球震颤程度,眼位检查及瞳孔光反射。

（3）台式或手持裂隙灯检查眼前节情况。

（4）直接或间接检眼镜检查眼底,特别视盘是否有水肿或萎缩等情况。

（5）视觉诱发电位检查。

（6）4 岁以上可配合者,OCT 检查。

（7）影像学检查及神经系统检查。

3. 鉴别诊断　视交叉或视神经病变,视力损伤及视野损伤的特点不同;视网膜性疾病,眼底多有特征性改变。

【治疗】

1. 治疗原则

（1）首先明确病因,针对病因治疗。

（2）有视神经损伤患儿,给予神经营养支持治疗。

（3）适当辅助中医中药治疗。

2. 视功能康复治疗　视交叉后视路损伤多是脑实质损伤,即使原发病去除,给予营养或保护视神经药物治疗,视野的同侧偏盲也较难改善。但是对于儿童来说,神经元损伤后修复能力强,损伤后一年内,可以尝试通过特定的视知觉学习和感统训练,促进其视功能的重建与康复。

【保健要点】

许多视交叉后视路病变,早期常以严重的视功能受损就诊于眼科。以下保健要点供参考:

1. 定期视力筛查　3 个月内的婴儿注意有无正常的视觉行为,6 个月以上的定期视力筛查,发现异常及时就诊。

2. 注意有无全身情况异常　发育落后、代谢异常等。必要时建议基因筛查。

3. 定期眼底检查,注意瞳孔反射,为此类疾病定性定位提供重要线索。

4. 必要的影像学检查。

（施　维）

第十节　儿童屈光不正与近视防控

一、妇幼保健体系近视及近视防控的任务与处理

2018 年,习近平总书记作出重要指示:我国学生近视呈现高发、低龄化趋

势,严重影响孩子们的身心健康,这是一个关系国家和民族未来的大问题,必须高度重视,不能任其发展。要结合深化教育改革,拿出有效的综合防治方案,并督促各地区、各有关部门抓好落实。习近平总书记强调,全社会都要行动起来,共同呵护好孩子的眼睛,让他们拥有一个光明的未来。

为贯彻落实习近平总书记重要指示精神,教育部联合国家卫生健康委等有关部门研究制定了综合防控儿童青少年近视实施方案,并向相关部门和社会广泛征求意见。方案提出了防控儿童青少年近视的阶段性目标,明确了家庭、学校、医疗卫生机构等各方面责任,并决定建立全国儿童青少年近视防控工作评议考核制度。《综合防控儿童青少年近视实施方案》已经正式印发实施。

儿童近视防控已经成为国家战略,国家八部委的近视防控方案把近视率纳入政府绩效考核,降低近视发病率是核心。近期目标是力争实现全国儿童青少年总体近视率在 2018 年的基础上每年降低 0.5 个百分点以上,近视高发省份每年降低 1 个百分点以上。远期目标是到 2030 年,实现全国儿童青少年新发近视率明显下降,儿童青少年视力健康整体水平显著提升,6 岁儿童近视率控制在 3% 左右,小学生近视率下降到 38% 以下,初中生近视率下降到 60% 以下,高中阶段学生近视率下降到 70% 以下,国家学生体质健康标准达标优秀率达 25% 以上。

我国儿童青少年近视高发的原因,国内外公认的原因之一是"户外活动过少",也有研究机构将其归因于电子产品的普及。大数据报告显示,我国仅有 6~9 岁的学生每天户外活动时长达 1h,而 10~17 岁的学生活动时长均不足 1h,且年龄层越大,户外活动时长越少。此外,33.7% 的学生在环境光照不足下用眼,易造成眼睛的负担,引起近视的发生发展。

目前,近视的治疗手段主要是使用角膜塑形镜和低浓度阿托品眼药水,病情严重时可进行后巩膜加固术。无论选择哪种治疗方法,都不能治愈近视。因此,改善我国儿童近视高患病率的现状必须加强近视防控。儿童近视防控工作主要有三方面的内容:第一教育部门管预防、校医或保健科老师责任重大,学校和家庭一起努力,纠正不良读写习惯,增加室外活动时间。第二医疗部门管治疗、控制。第三健康教育,这是卫生部门与教育部的门交叉领域,对于儿童青少年高度近视或病理性近视患者,应充分告知疾病的危害,提醒其采取预防措施避免并发症的发生或降低危害。

妇幼保健机构作为公共卫生机构,是落实国家意志的主体。需要严格落实国家基本公共卫生服务的要求,做好 0~6 岁儿童眼保健和视力检查工作,在学校配合下,认真开展中小学生视力筛查,将眼部健康数据(包括屈光度、眼轴长度、屈光介质参数等)及时更新到视力健康档案中,做到早监测、早发现、早预警、早干预。

妇幼保健机构眼科,还应该依托现有资源,建立和及时更新儿童青少年视力健康电子档案,并随儿童青少年入学实时转移。筛查出视力异常或可疑眼病的,要提供个性化、针对性强的防控方案,叮嘱儿童、青少年近视患者遵从医嘱进行随诊,以便及时调整采用适宜的干预和治疗措施。干预措施,检查和矫治情况也应及时记入儿童青少年视力健康电子档案。

同时,医疗和相关研究机构应积极开展近视防治相关研究,加强防治近视科研成果与技术的应用。充分发挥中医药在儿童青少年近视防治中的作用,制定实施中西医一体化综合治疗方案,推广应用中医药特色技术和方法。

因此,眼保健科医生应致力于推动和实施儿童近视防控,积极进行宣传教育,开展近视筛查,尽早发现和治疗近视,从而避免我国近视儿童数量的不断增长,为我国儿童创造一个"光明的未来"。

(项道满)

二、近视

【定义】

当眼调节静止时,外界平行光线(一般认为来自 5m 以外)经眼屈光系统后恰好在视网膜黄斑中心凹聚焦,这种屈光状态称为正视眼;若聚焦在视网膜前称为近视眼(myopia)。

【病因】

近视眼的发生、发展机制至今尚未完全明了。目前研究结果表明近视眼的发生机制包括遗传和环境因素。其遗传倾向主要表现在同代近亲间的发生率增加,包括患有近视眼双亲的子女近视眼发生率增加,同卵双生子之间发生近视眼的倾向性一致。高度近视眼更具有遗传倾向,但其遗传特性较复杂。环境因素包括用眼习惯、阅读时环境照明、长时间近距离用眼等。

【临床表现】

1. 分类 根据屈光成分分为:①屈光性近视:主要由于角膜或晶体曲率过大,眼屈光力超出正常范围,而眼轴长度在正常范围;②轴性近视:眼轴长度超出正常范围,角膜和晶状体曲率在正常范围。

根据度数分为:①轻度近视:度数低于或等于 −3.0D;②中度近视:−3.25~−6.0D;③高度近视:度数高于 −6.0D。根据临床表现分为单纯性近视及病理性近视。病理性近视度数超过 −6.0D,除近视外,合并眼部组织发生一系列病理变化,多表现在眼底改变。

2. 常见的临床表现为远距离视物模糊,近距离视力好,初期常有远距离视力波动,注视远处物体时眯眼。另外,由于看近时不用或少用调节,所以集合功能减弱,易引起外隐斜或外斜视。

3. 近视度数较高的患者,除远视力差之外,常伴有夜间视力差、飞蚊症、眼前漂浮物等症状。

4. 病理性近视可出现不同程度的眼底改变,如视盘旁弧形斑、豹纹状眼底、黄斑部出血或新生血管,周边视网膜格子样变性等。并可在年龄较轻时发生玻璃体液化、玻璃体后脱离等,从而存在发生视网膜裂孔、撕裂、脱离的风险。

【临床诊断】

1. 询问相关病史,包括视力下降的时间、程度,家族中近视患病情况,既往治疗情况。

2. 专科检查:①视力及视功能检查;②眼位及眼球运动;③外眼及眼前节检查;④睫状肌麻痹验光检查;⑤视网膜检影验光;⑥主观验光;⑦眼底检查。

【治疗】

1. 中低度近视　采用合适的凹透镜进行矫正,一般选取最佳视力最小负镜度数,避免过矫,注意试镜时配戴的舒适性及双眼平衡。

2. 重视高度近视的危害　高度近视常表现为病理性近视的临床特点,合并眼底病理改变,可导致永久性视力损害,甚至失明,是我国第二大致盲原因,因此高度近视患者应在光学矫正的基础上重视眼底病变的定期筛查,根据眼底病变的具体情况进行相应的处理。

3. 近视防控

(1)户外活动:户外活动能够降低近视患病率,预防近视的发生,并与屈光度和眼轴长度呈显著相关,因此,增加儿童青少年户外活动时间能预防近视的发生,而能否减缓近视的进展还有待进一步研究。

(2)角膜塑形镜(OK镜):具有无手术风险、可逆、延缓儿童青少年近视进展的特点。经过夜间配戴后,其通过中央平坦的基弧和中周边较陡的反转弧改变中央角膜形态,使角膜光学区的屈光力降低改善患者日间裸眼视力,同时减慢近视的进展。

(3)0.01%阿托品滴眼液能够控制儿童青少年的近视进展,其机制可能是通过拮抗睫状肌上的 M_1 和 M_4 受体,使巩膜神经纤维层变厚,从而控制眼轴的增长。

【保健要点】

1. 家庭对孩子的成长至关重要　家长应当了解科学用眼护眼知识,以身作则,带动和帮助孩子养成良好用眼习惯,尽可能提供良好的居家视觉环境。0~6岁是孩子视觉发育的关键期,家长应当尤其重视孩子早期视力保护与健康,及时预防和控制近视的发生与发展。

2. 增加户外活动和锻炼 让孩子到户外阳光下度过更多时间,能够有效预防和控制近视。要营造良好的家庭体育运动氛围,积极引导孩子进行户外活动或体育锻炼,使其在家时每天接触户外自然光的时间达 60min 以上。已患近视的孩子应进一步增加户外活动时间,延缓近视发展。鼓励支持孩子参加各种形式的体育活动,督促孩子认真完成寒暑假体育作业,使其掌握 1~2 项体育运动技能,引导孩子养成终身锻炼习惯。

3. 控制电子产品使用 家长陪伴孩子时应尽量减少使用电子产品。有意识地控制孩子特别是学龄前儿童使用电子产品,非学习目的的电子产品使用单次不宜超过 15min,每天累计不宜超过 1h,使用电子产品学习 30~40min 后,应休息远眺放松 10min,年龄越小,连续使用电子产品的时间应越短。

4. 避免不良用眼行为 引导孩子不在走路时、吃饭时、卧床时、晃动的车厢内、光线暗弱或阳光直射等情况下看书或使用电子产品。监督并随时纠正孩子不良读写姿势,应保持"一尺、一拳、一寸",即眼睛与书本距离应约为一尺、胸前与课桌距离应约为一拳、握笔的手指与笔尖距离应约为一寸,读写连续用眼时间不宜超过 40min。

5. 保障睡眠和营养 保障孩子睡眠时间,确保小学生每天睡眠 10h、初中生 9h、高中阶段学生 8h。让孩子多吃鱼类、水果、绿色蔬菜等有益于视力健康的营养膳食。

6. 做到早发现早干预 改变"重治轻防"观念,经常关注家庭室内照明状况,注重培养孩子的良好用眼卫生习惯。掌握孩子的眼睛发育和视力健康状况,随时关注孩子视力异常迹象,了解到孩子出现需要坐到教室前排才能看清黑板、看电视时凑近屏幕、抱怨头痛或眼睛疲劳、经常揉眼睛等迹象时,及时带其到眼科医疗机构检查。遵从医嘱进行科学的干预和近视矫治,尽量在眼科医疗机构验光,避免不正确的矫治方法导致近视程度加重。

（王建勋）

三、远视

【定义】

远视(hyperopia)是指在调节放松状态时,平行光线经过眼的屈光系统聚焦在视网膜之后的一种屈光状态。远视眼的远点在眼后,为虚焦点。

不同于近视,远视患儿通常可以通过自己的调节使外界平行光线焦点前移至视网膜上,从而获得较清晰的远距离视力,也可以通过凸镜片矫正来看清远处物体;视近时则需付出更大的调节量或给更大度数的凸镜片矫正。因此,调节放松且未矫正的远视眼远近都看不清,很多时候处于过度调节状态,容易产生视疲劳。

因此远视并非简单意义上的看远处清晰,看近处模糊,而是因为患儿在看远时所需要付出的调节量较小,主观感觉上较看近时更舒适更持久所致。只有高度远视会出现视远模糊,远视的儿童还可以表现出阅读能力下降、智力低下、学习成绩差以及视觉认知延缓。

【病因】

由于各种病因导致了眼球的眼轴相对较短或者眼球屈光力下降。其病因可以是生理性的,如婴幼儿的远视,也可以是病理性的,如一些疾病可以通过影响眼轴长度和眼球屈光力两个因素而导致远视:①影响眼轴长度:早产儿、眼内肿瘤、球壁水肿、视网膜脱离等;②影响眼球屈光力:小眼球、扁平角膜、无晶状体眼等。

【分类】

1. 按解剖特点分类

(1)轴性远视:指眼轴相对缩短所造成的远视,可以是生理性的原因,也可以是病理性的原因造成的。

1)生理性眼轴缩短:刚出生的婴儿眼轴平均长度为16mm,而正常成人的眼轴平均长度为24mm,从眼轴长短来看,婴幼儿都是远视眼,但这种远视为生理性的。随着年龄的增长,眼轴逐渐增长至6~8岁发展为正视。当眼轴发育过程中,由于内外的因素影响,眼轴停止发育,则表现为轴性远视。

2)病理性眼轴缩短:如眼肿瘤或眼眶的炎性肿块,可使眼球后极部内陷变平;球后新生物和球壁组织水肿均可使视网膜的黄斑区向前移;视网膜脱离移位等引起的眼轴变短,其屈光度均有改变。

(2)屈光性远视:指眼轴正常或基本在正常范围内,多由于眼各屈光介质异常导致眼球屈光力减弱,而使平行光线入眼经折射后聚焦于视网膜之后,这种远视称为屈光性远视。

1)屈光指数性远视:指的是一个或多个屈光介质成分的屈光指数下降所造成的远视。

2)曲率性远视:指的是一个或多个屈光介质表面的曲率半径增大,从而造成整体眼球的屈光力下降所致的远视。

3)其他:解剖因素所造成的远视还应该包括屈光介质的缺如(如无晶状体眼)或屈光介质的替代置换(植入IOL后,若部分虹膜缺损,则缺损部位处于部分无晶状体眼状态)。

2. 按远视度数分类

(1)低度远视≤+3.00D。

（2）中度远视 >+3.00D 且 ≤+5.00D。

（3）高度远视 >+5.00D。

3. 按病理生理学分类

（1）生理性远视：指的是没有病理变化情况下的远视，如婴幼儿的远视。

（2）病理性远视：指的是存在改变屈光状态的病理性因素的远视，例如：眼轴缩短可以造成远视，其原因可为眼内占位性的病变（如肿瘤、出血、水肿等）或是病理性的角膜平坦，曲率下降（如扁平角膜）等。

4. 按调节状态分类 远视根据调节的状态可以划分为：

（1）显性远视：指的是在常规验光过程中可以表现出来的远视。显性远视就等于矫正至正视状态的最大正镜度数。

（2）隐性远视：指的是在无睫状肌麻痹验光过程（以下统称常规验光）中不会发现的远视，这部分远视是由于睫状肌生理性紧张所致。随着年龄的增长，睫状肌生理性紧张减弱，隐性远视逐渐会转变为显性远视。睫状肌麻痹剂的使用可以暴露这部分远视。

（3）全远视：指的是总的远视量，即显性远视与隐性远视的总和，是睫状肌麻痹状态下所能接受的最大正镜的度数。

（4）绝对性远视：指的是调节所无法代偿的远视，即超出调节幅度范围的远视，只能通过正镜片矫正。绝对性远视等于常规验光过程中矫正至正视的最小正镜的度数。

（5）随意性远视：指的是由自身调节所掩盖的远视，但在常规验光过程中可以被发现的远视，即显性远视与绝对远视之差值。

现举例说明：一远视眼视力 0.4，小瞳验光发现为 +4.50D，但用 +2.00D 镜片矫正后视力可达 1.0，将镜片度数增至 +4.50D，视力仍保持 1.0。睫状肌麻痹后验光用 +5.50D，视力仍为 1.0。在此例中，绝对性远视为 +2.00D；显性远视为 +5.50D；随意性远视为 +3.50D；全远视为 +5.50D；隐性远视为 +1.50D。不难看出上述分类并非绝对，互相之间有交错，因此，不能把远视机械地定为哪一种类型，应该全面地整体地看待。

【临床表现】

1. 视力 远视眼患儿视远不清、视近更不清。远视眼的视力与远视程度密切相关。

（1）轻度远视：在儿童时期，由于眼调节力的代偿能力强，远近视力均可正常。

（2）中度远视：年龄小时，可以借调节作用保持正常的远视力，这类远视如果近距离用眼过多易引起睫状肌收缩痉挛，此时远视力下降，用凹透镜可以提高视力，凸透镜反而降低视力，容易误诊为近视。用阿托品充分麻痹睫状肌后,近视即可消除,恢复原有的远视状态。当眼调节力不足,远近视力均减退。

（3）高度远视:高度远视眼远近视力都不好,当调节不能满足看近物的要求时,往往将书本放到眼前,借助物像放大和瞳孔缩小来改善近视力,容易被认为是近视。模糊的物像将影响视功能的正常发育,如不在儿童时期早期发现和及时矫正,将导致严重弱视。

（4）青少年:由于长时间过度使用调节如用手机打游戏,可产生调节痉挛,不能完全放松,使远视眼呈现正视或近视的状态,后者亦称为假性近视。

2. 视疲劳　部分远视者由于长期使用调节,会出现视觉疲劳,甚至诱发调节性内斜视,远视性屈光不正是引起视疲劳的常见原因。由于看近或看远都需要调节,特别容易产生视疲劳,表现为一过性视物模糊、眼球沉重、酸胀感、眼眶和眉弓部胀痛、头痛或伴有恶心呕吐等,休息后好转。值得注意的是对于先天性的远视,婴幼儿缺乏对视力问题的表达;同时,由于人眼调节功能,部分远视被调节所代偿,远视引发的视觉问题常常被掩盖。

3. 斜视、弱视　远视眼若长时间过度调节,必然伴随过度的集合,从而引起内斜视,称为"屈光调节性内斜视"。这样的斜视如果能够早期阿托品麻痹睫状肌散瞳验光戴眼镜矫正,治疗效果是很好的,反之则容易导致弱视。

4. 眼睛的表现　高度远视眼可能表现为眼轴短、小眼球、小角膜、浅前房、眼底可见视乳头小而红、边界模糊、无生理凹陷等。

5. 远视眼的病理变化　高度远视眼,眼球较小,晶状体大小基本正常,导致前房变浅,易于发生青光眼。远视眼由于经常调节紧张,结膜充血,时有引起慢性结膜炎、睑缘炎。眼底变化较常见的是假性视神经炎,表现为视乳头盘较小、色红、边缘不清和稍隆起,血管充盈和迂曲,类似视神经炎或视乳头水肿,但矫正视力尚好,视野无改变,长期观察眼底情况无变化。

【诊断】

远视早期诊断非常重要,婴幼儿若无法获取清晰的视觉刺激,影响其视觉系统的发育,引发弱视,需要定期做婴幼儿眼健康检查和屈光筛查。远视的诊断通过阿托品散瞳医学验光确定。

【治疗】

矫正原则:无论是轴性远视还是屈光性远视,处理方法基本一致,即通过凸透镜片使得光线会聚,达到矫正的目的。远视眼用凸透镜矫正,使平行光线变为集合光线,焦点落在视网膜黄斑上。对于幼儿及青少年,应使用睫状肌麻痹验光,以确定远视度数。矫正原则为:①对于生理性远视不必配镜矫正,如远视度数较明显,有视力减退、视疲劳及内斜倾向时,应配镜矫正,必要时进行弱视训练;②开具配镜处方,如眼位正常,一般取调节麻痹验光度数的2/3,以适应睫状肌的张力。但对于调节性内斜视患儿,则应予以全矫正。

【治疗方法】

远视可以通过框架镜,接触镜矫正,屈光手术常规适合于18岁以上的青年。

1. 框架眼镜矫正

(1)远视矫正需求的分析:远视患儿的远视力并不完全受到远视度数的影响。对于部分患儿来说,适应凸透镜片比较困难,因为常常觉得戴上眼镜后视力的改善不显著,在未矫正状态下,他们通过使用眼的调节而达到比较好的视力感觉,戴上正镜后,即使视力可能没有差异,患儿也会感觉是模糊的。这种"模糊"的感觉在有些患儿是比较轻微的,但有些患儿则反应很强烈。当通过验光获得眼的远视屈光度时,判断给予多少的凸透镜片比较合理,需要个性化对待。

(2)为了能接受配戴眼镜,检查所得的凸镜片度数需要做一些调整,使患儿保持一定量的习惯性调节,要告诉家长所给予的镜片是用来缓解患儿的症状和减轻调节负担的。

(3)对远视患儿确定处方原则:随着年龄的增长,调节逐渐降低,绝对性远视逐渐提高,需要根据患儿主诉和睫状肌麻痹剂散瞳验光给予特定的处方。

(4)刚出生到6岁,生理性远视即使达2D、3D都不需要矫正,除非患儿表现出视力和双眼视功能的异常,并影响到日常生活或学习。

(5)6~20岁,如果症状确实存在,可给予凸镜片矫正,如果全矫部分患者会因为习惯性的调节而出现视物模糊。由于年龄轻,调节相对较强,凸镜片度数可作适当地减量以利于适应。

(6)20~40岁的成人患者,屈光状态已经比较稳定。随年龄增长调节幅度逐渐下降,随意性远视逐渐转换为绝对性远视。如果出现症状,远距离可给予正镜片矫正,度数可做适度减量;近距离则需要全矫正。

(7)内斜:建议全矫正,有可能还需要近附加。

(8)外斜:给予部分矫正。

2. 睫状肌麻痹验光　常用于12岁以下首次验光和有配合困难的远视患儿、智障患者、注意力不能集中的儿童、年轻的远视患者以及癔症患者。

(1)睫状肌麻痹验光,反映的结果是一个相对准确的屈光状态,但这个结果并不一定全部需要矫正,它只是提供了一个起始值。正常眼休息状态时仍有张力性调节以保持睫状肌一定的收缩,而远视眼由于长期处于过度调节状态,其张力性调节值要更大一些。部分没有内斜视的患儿可以从睫状肌麻痹验光的结果中减去一定屈光度的量,这样才能提供在无睫状肌麻痹状态下的清晰视力。

(2)儿童有较大的调节幅度,足够代偿高度数的远视。在未矫正状态下,这部分的调节力经常使用,使得睫状肌经常保持紧张状态而很难放松,从而不同程度地演变为隐性远视,这部分远视在非睫状肌麻痹验光过程中是无法获得的。如果这时使用睫状肌麻痹验光结果作为验配处方,就会给患者额外的正镜片,而超额调节又处于活动状态,结果造成视远物模糊。这时需要在睫状肌麻痹验光结果的基础上进行适当的减量,以保留患儿部分调节,从而减少调节适应的问题。

如果患儿由于过度调节出现调节性内斜视时,即使会降低患者的视力,应该予以全矫正。通过镜片的矫正,调节性集合量降低,从而缓解患儿内斜的状况,保证正常的双眼视功能,可用双光镜进行矫正,即视远可以欠矫正,视近必须全矫正。由于睫状肌麻痹后调节机制不起作用,检查时只有检影和主觉验光的结果是可信的。从获得较好的视力矫正效果的角度出发,睫状肌麻痹验光处方原则应从以下五个方面再次强调,即睫状肌张力、患者年龄、病史、显性屈光不正(非睫状肌麻痹验光结果)以及残余调节量(表4-10-1)。临床上,理想的睫状肌麻痹剂应该起效快,作用时间短并且残余调节量小,如环戊通和托吡卡胺。其他麻痹剂如阿托品、后马托品除了首次睫状肌麻痹验光,更常用于一些如斜视手术前,值得注意的是使用任何一种麻痹剂,都要进行残余调节量的测量,这样可以清楚药物作用效果。

表 4-10-1　睫状肌麻痹验光处方中不同因素的处理

处方因素	处理
睫状肌张力	常规情况下,将睫状肌麻痹验光结果减掉 1.00DS
患儿年龄	患儿越小,睫状肌麻痹验光结果减少量应越多,年龄越大,减少量相对少一些
病史	初诊患儿,睫状肌麻痹验光结果根据适应情况做适当减少
残余调节量	一般应小于 1.00DS,说明睫状肌麻痹效果较好
非睫状肌麻痹验光	非睫状肌麻痹验光结果越接近于睫状肌麻痹验光结果,其结果越接近最终处方的度数

(3)接触镜矫正:接触镜与框架眼镜在光学原理上等同,但由于顶点距离不同,在处方上存在差异,与框架眼镜比,其获得同样矫正效果时度数要更高一些,适合于 7 岁以上能够自己配戴的儿童。

(4)屈光手术:其原理是利用准分子激光在远视眼角膜表面周边区基质进行切割(不切除角膜中央),使角膜表面变得比原来凸起一些,弯曲度增加、曲率半径减少,从而达到矫正远视的效果,适合于 18 岁以上屈光稳定的青少年。

【保健要点】

由于儿童正处于视力发育敏感期,远视不但引起视力低下,而且可妨碍儿童双眼视功能的发育,远视矫正越早,疗效越好。

1. 屈光筛查时间　原国家卫生和计划生育委员会办公厅,卫办妇社发〔2013〕26号《儿童眼及视力保健技术规范》中明确指出:健康儿童应当在生后28~30天进行首次眼病筛查,分别在3月龄、6月龄、12月龄和2岁、3岁、4岁、5岁、6岁健康检查的同时进行9次阶段性眼病筛查和视力检查。

2. 筛查方法　儿童视力筛查仪可在不需要给儿童散瞳、无任何伤害的情况下,快速有效地对儿童眼球进行屈光状态的检查,即可早期发现弱视、散光和斜视,早期治疗,达到治愈。

3. 有益于儿童眼睛的食物

(1)蛋白质是组成细胞的主要成分,眼组织的发育修复更需要不断地补充蛋白质,富含蛋白质的食物有瘦肉、禽类动物的内脏、鱼虾、奶类、蛋类、豆类等。

(2)维生素A有益眼睛的发育,缺乏维生素A的时候,眼睛对黑暗环境的适应能力减退,严重的时候容易患夜盲症。维生素A的最好来源是各种动物的肝脏、鱼肝油、奶类和蛋类以及植物性的食物,如胡萝卜、菠菜、韭菜、青椒、红心白薯以及水果中的橘子、杏子、柿子等。

(3)维生素C是组成眼球晶状体的成分之一。如果维生素C缺乏可能导致晶状体混浊,富含维生素C的食物有各种新鲜蔬菜和水果,其中尤以青椒、黄瓜、菜花、小白菜、鲜枣、生梨、橘子等含量最高。

钙直接影响眼睛对光敏感程度,也传递神经递质,钙具有消除眼睛紧张的作用,缺钙可使神经和肌肉组织细胞兴奋性增高,使之经常处于紧张状态,巩膜组织缺钙,其弹性和牢固程度都会下降,巩膜壁的硬度减弱,眼轴延长,和近视发生有关联。富含钙的食物有豆类、绿叶蔬菜、虾皮等。

4. 预防为主　从优生优育入手,注意孕产期保健;做好家长的健康宣教,发现孩子有异样的注视行为如眯眼、歪头、视物过近、视物不准、眨眼、近距离看电视或有眼内斜时,尽早到儿童眼保健科检查。出生6个月就要做屈光筛查,每半年检查一次,发现视力不良,要详细做视力、眼位、眼底、散瞳验光等检查。督促孩子从小养成良好的用眼习惯,少看电视、不玩电游、合理营养增强体质、预防眼外伤。

(刘子江)

四、散光

【定义】

因眼球不同子午线上屈光力不同,或局部屈光成分改变,平行光线入眼后不能在视网膜上成清晰焦点,而形成不同焦线,称为散光。

【病因】

1. 曲率 眼的屈光系统中各屈光面的弯曲程度不同可导致散光,角膜引起的散光常见。角膜呈略横椭圆形,前表面各子午线曲率不同,垂直子午线屈光力略大于水平子午线屈光力(约 0.50D),形成生理性散光。先天性原因或后天性疾病,如圆锥角膜、角膜外伤或手术、角膜炎、角膜缘牵拉性因素等,均可产生较大度数的异常散光。

2. 屈光指数 晶状体不同部位的屈光指数发生不均匀变化,导致散光。如白内障患者的晶状体屈光介质发生不均一改变。

3. 屈光系统位置 先天性原因如马方综合征,或后天外伤等引起晶状体位置偏斜、脱位等,引起屈光系统的光心偏离,产生散光。

【诊断】

1. 分类

(1)规则散光

1)主子午线方向:①顺规散光,垂直子午线屈光力大于水平子午线,近视散光轴位在 180°±30°,远视散光轴位在 90°±30°。②逆规散光,水平子午线屈光力大于垂直子午线,近视散光轴位在 90°±30°,远视散光轴位在 180°±30°。③斜向散光,两条子午线在 45° 和 135° 方向,即散光轴位在 30°~60° 或 120°~150°。

2)屈光状态:①单纯散光,一个子午线方向呈正视,另一个子午线方向为近视(单纯性近视散光)或远视(单纯性远视散光)。②复性散光,两个子午线方向均为近视(复性近视散光)或远视(复性远视散光)。③混合性散光,一个子午线方向为近视,另一个子午线方向为远视。

(2)不规则散光:屈光系统屈光面各部位屈光力不均匀,发生无规则改变。常见于圆锥角膜、角膜外伤、角膜病变等。

2. 临床表现

(1)视力下降:散光的光学表现为外界平行光线入眼后,不能在视网膜上聚焦形成清晰的像,引起视力下降表现。生理性或轻度散光,一般不影响视力或仅轻度视力下降。度数较高的混合性散光视力下降更明显,逆规散光较顺规散光更能影响视力。

(2)视疲劳:散光患者无论看远还是看近,物体都不能在视网膜上聚焦形成清晰的像,患者为了减小模糊像对视力的影响,常会主动眯眼呈裂隙状,从而使屈光系统成像尽量接近最小弥散圈。但这样的主动调节过程很容易引起视疲劳,出现眼酸胀、眼痛、眼干、看书不能持久等症状。

（3）弱视:因外界光线无法在视网膜形成焦点,黄斑不能得到清晰的视觉影像刺激,影响儿童正常的视觉发育过程,导致弱视发生。

3. 临床诊断

（1）详细询问相关病史:发现异常症状时间,是否有视物眯眼、歪头、拿近物体观看等表现,外伤史,家族史,手术史,全身病史。

（2）专科检查

1）3岁及3岁以下检查追光追物等视物反应力,4岁及4岁以上检查视力表视力。

2）台式或手持裂隙灯检查,自然瞳孔和散瞳后眼前节情况,晶状体形态及有无脱位、是否合并其他异常。

3）小瞳及散瞳后屈光状态检查,主观及客观验光。

4）角膜曲率或角膜地形图检查。

5）眼球生物测量。

【治疗】

1. 治疗原则　生理性散光不需特殊处理;轻度散光但未影响视力发育,可定期随诊复查;对于明确影响视觉发育的散光,争取尽早治疗,定期跟踪随访,必要时需要辅助弱视治疗。因晶状体位置或结构异常引起的散光,结合病情考虑手术治疗。

2. 治疗

（1）光学矫正

1）柱镜:通过配戴眼镜使外界光线进入眼内后成像落在视网膜上,是光学矫正散光的主要方法。适用于规则散光眼的矫正。

2）角膜接触镜:使用角膜接触镜较光学柱镜矫正不规则散光更有优势,需要配合行角膜曲率或角膜地形图检查。软性角膜接触镜可以矫正小于1.50D的散光,超过1.50D的规则或不规则散光可以通过个人定制的硬性角膜接触镜矫正。

（2）手术治疗

1）角膜手术:传统上曾通过角膜楔形切除、角膜缘松解切口等方式矫正散光,但有对角膜损伤大、矫正度数不确切的缺点。后来出现的角膜表层镜片术,需要板层角膜移植材料十分珍贵较难获得。现阶段使用较广泛的手术方法为角膜激光手术,如准分子激光角膜切削术（PRK）、激光辅助上皮下角膜切除术（LASEK）、准分子激光原位角膜磨镶术（LASIK）、飞秒激光小切口基质透镜取出术（SMILE）等。

2）晶状体手术：对于晶状体异位或脱位的患者，采用屈光性晶状体置换术矫正散光。而屈光度数较高、角膜厚度不宜实施角膜手术的患者，可以考虑有晶状体眼的人工晶状体植入术。

【保健要点】

散光可能影响儿童正常视力发育，严重时甚至导致弱视，需要建立健全儿童眼病筛查机制，做到早期发现、及时转诊、规范治疗、定期随访。

1. 筛查时间　所有新生儿在生后1个月内至有眼科资质的妇幼保健医疗机构进行首次新生儿眼病筛查。在6月龄、12月龄健康检查的同时进行阶段性视力评估和屈光筛查。如无异常，之后每年定期眼科体检一次。检查结果有异常，可每3到6个月复查一次。

2. 筛查方法

（1）生后1个月内：常规新生儿眼病筛查，光照反应、眼外观检查、眼底红光反射。

（2）6个月到3岁：除常规眼科体检外，可通过儿童视力筛查仪或其他类似仪器对欠合作的幼儿进行视力及屈光度筛查。有经验的检查者可辅助进行检影镜检查。

（3）3岁以上：配合度好及大龄儿童，通过电脑验光仪进行屈光检查，视力表测视力。有经验的检查者可辅助行检影镜检查。

3. 健康宣教要点

（1）新生儿家庭需要了解婴儿视觉发育特征，并且知晓儿童眼保健的重要性。做到定期检查、早期发现、规范治疗。

（2）培养儿童好的用眼习惯，少看电子产品，注意近距离用眼时间及采光，多参加户外活动等。注意饮食营养要均衡，不偏食。

（3）患儿家庭必须了解散光乃至屈光不正的形成原因及对视力发育的影响，明确定期儿童眼保健的重要性，治疗时坚持戴镜和弱视训练是影响视力康复的关键。

4. 完善三级医疗预防保健网，利于患儿及时有效转诊。

（郑德慧）

五、屈光参差

【定义】

双眼的屈光状态不同，无论是屈光性质还是屈光程度不同都称为屈光参差（anisometropia），其发病率为3.79%~21.8%，在不同的地域发病率有不同的区别。

【病因】

确切机制尚不清楚。影响眼球发育平衡的因素,包括出生前的胚眼发育以及出生后双眼正视化进程的差异,均与屈光参差产生都有密切关系。

1. 遗传因素　屈光参差的遗传机制还未明确。眼的屈光状态由角膜屈光力、晶状体屈光力、眼轴长度等多种因素决定。单卵双生在屈光力、眼轴长度、角膜曲率、杯盘比率显示出一致性,可见眼屈光力及其生物学因素具有遗传性,从而表明遗传因素可能与近视屈光参差形成有关。在屈光发育过程中遗传因素可能造成双眼形成不同的屈光状态,屈光参差特别是重度屈光参差的形成可能有遗传基础。

2. 发育及环境因素　眼的发育除了胚眼的形成还包括出生后正视化过程,如果在这一过程中,双眼发展进程不同,就可以形成屈光参差。早产儿及低体重婴儿即使没有早产儿视网膜病变,与正常婴儿相比也容易出现屈光参差,是由于胚眼形成过程中眼轴及角膜曲率发育偏差所致。后天发展性因素,歪头看书、书写姿势不正确,造成双眼工作距离不同,而调节反应近似,物像落在双眼视网膜上的状态不同(一眼落于视网膜上,另一眼则落于视网膜前或后),导致成像质量不同,引起屈光参差发生。从 3 岁至 18 岁的成长发育期,正是学习各种文化知识的黄金时期,在这期间由于学习负担太重,并大量使用电视机、电脑、游戏机等,用眼过度疲劳而产生屈光不正,会造成不同程度屈光参差。近距离工作可能对双眼发育的差异性起重要作用。

3. 外伤及疾病　外伤如玻璃体积血、角膜裂伤等均可造成受伤眼屈光介质的变化,引起双眼屈光参差。其他先天性疾病如上睑下垂、先天性白内障、Duane 综合征等(该综合征病侧的眼球轴长常较另一侧眼球短 1.5mm 左右),角膜移植术等均可造成屈光参差发生。

【临床表现】

1. 弱视　屈光参差在两眼视网膜上形成的物像清晰度不等,屈光不正较重眼黄斑处视力逐渐受到抑制,产生弱视。屈光参差性弱视的发生与屈光参差程度有关,参差程度越重,弱视的发病率越高,远视性屈光参差比近视性屈光参差更易形成弱视。

2. 立体视　屈光参差引起的视网膜像模糊和不等像是影响立体视觉的主要原因。双眼每 0.25D 的屈光参差会造成视网膜上 0.5% 的物像差,双眼相差超过 2.50D,物像差超过 5%,会使物像清晰度不等、大小不等,造成双眼融合困难、立体视锐度下降。双眼视功能随着屈光参差程度的增加而下降,当屈光参差程度≤3.00D 时,还能保持融像和部分立体视;当屈光参差程度 >3.00D 特别是 6.00D 时,则易造成融像困难,损害双眼单视功能,很难形成立体视。

3. 单眼视症状　在视觉发育期,如果有较大的屈光参差,那么屈光度高、视力差的那只眼会产生较深的抑制,不论视远、视近,患者都会习惯性地使用视力好的那只眼,这样就形成了单眼视力。

4. 交替视症状　所谓交替视力是指两眼看物时,交替地只使用其中的一只眼。此症多为一眼正视或轻度远视,另一眼近视。当其看远距离物体时,以其正视或远视的眼看,看近距离时,则用近视的眼看。这样互相交替着用眼,故很少用调节,因此不易出现视疲劳症状。

5. 对比敏感度　对比敏感度值就是眼球对模糊物的分辨能力。以 3.00D 的屈光参差为标准,≤3.00D 的屈光参差不会让对比敏感度发生更改,但屈光参差 >3.00D 时会对高频空间频率的对比敏感度有较大影响。因为屈光参差值较大时,会让一个眼球惯于视远处物体,抑制了度数高的眼球功能,使得高频空间频率中对比敏感度发生更改。

6. 斜视　屈光参差本身并不会引起斜视,但是当产生屈光参差性弱视时,屈光度较高的眼睛更可能产生较深的抑制,影响双眼的融像功能,当双眼不能协同工作时,就容易失去共同的视觉方向,从而产生废用性斜视。

【临床诊断】

1. 屈光参差的患儿因为有一只较好眼,症状往往容易被掩盖。多以"入园、入学体检异常"或家长诉发现患儿出现歪头、斜视才前来就诊。

2. 各国屈光参差定义标准并不统一,美国、英国等多以双眼等效球镜度(SE)相差≥1.00D 为标准。中国儿童弱视斜视防治组的标准为两眼屈光度相差球镜≥1.50D、柱镜≥1D 为病理性屈光参差。

3. 视力检查、瞳孔红光反射检查和自动屈光检查筛选仪都可以早期筛查出屈光参差的患儿。在初级儿童眼保健工作中,尤其是瞳孔红光反射检查,可以提高筛查工作的质量和有效性。视网膜检影检查发现:双眼红光反射不对称(一明、一暗)双眼比较,根据双眼光带的宽窄、明暗程度、移动方向是否一致,评估出有无屈光参差。3 岁左右的儿童眼保健时,可以使用视力检查和各种屈光筛选仪进行初步筛查。

4. 屈光参差的分类

(1)单纯性屈光参差:一眼为正视眼,另一眼为近视或远视。

(2)复性屈光参差:双眼均为近视或远视,但屈光度不等。

(3)混合性屈光参差:一眼为近视,另一眼为远视。

(4)单纯性散光参差:一眼为正视眼,另一眼为散光。

(5)复性散光参差:双眼散光性质相同,但散光度不等。

(6)混合性散光参差:一眼为近视散光,另一眼为远视散光。

5. 屈光参差的矫治　儿童屈光参差安全有效的矫治方法还是首选框架眼镜,配以健眼遮盖等治疗弱视方法。随着 RGP 的推广与运用,为儿童屈光参差的矫治带来更佳的选择。

(1) 框架眼镜:治疗屈光参差最简单的方法是配戴框架眼镜,儿童有较大的适应性和可塑性,对框架眼镜能较好地接受,可以在试镜时根据需要处方,对 6.00D 以下的屈光参差应积极行全矫正或尽量接近全矫正,而不应受不超过 2.50D 的原则所束缚。视力提高经过 2 个月的平台期就要引起注意,若 4 个月视力仍未提高,就可以考虑遮盖治疗或阿托品压抑疗法。

(2) 遮盖疗法与药物治疗:屈光参差性弱视的治疗不止是戴镜矫正,还有遮盖治疗、阿托品压抑疗法等。遮盖治疗屈光参差性弱视的原理是通过遮盖健眼或较好眼以减缓或消除对弱视眼的抑制作用,增加弱视眼的使用机会,从而提高弱视眼的视力。然而在治疗过程中往往因为各种原因导致治疗依从性差,直接降低了弱视的治愈率。可以采用眼镜压贴压抑膜的替代疗法。近年来也有许多药物替代治疗的研究,如阿托品、左旋多巴,其中阿托品是用于治疗弱视的主要药物,左旋多巴可延长或重控人类视觉系统发育可塑性的关键期,降低神经细胞功能阈,从而提高其活性,减少中枢对弱视眼的抑制,达到治疗弱视的目的。

(3) 角膜接触镜:目前矫正双眼屈光参差方法包括框架眼镜、硬性透氧性角膜接触镜(rigid gas permeable contact lens,RGP)、屈光手术等,用角膜接触镜矫正屈光参差的效果最为明显。由于接触镜戴在角膜表面,因此其物像大小接近于正视眼,并且在眼球转动时不产生棱镜效应,所以矫正高度的屈光参差。利用接触镜来矫正屈光不正,不会出现戴框架眼镜时所特有的光学欠缺,特别是远视程度较高眼的全矫正,视网膜上模糊的物像变得清晰,异常的视觉刺激转变为正常的视觉刺激,解除弱视眼的形觉剥夺,视觉通路和视觉皮层的功能才能充分发育、恢复正常,为立体视功能发育提供了条件。配戴 RGP 者在立体视功能发育的时间和程度均优于传统的框架眼镜矫正者。

(4) 屈光手术:那些不能耐受传统治疗或者治疗失败的屈光参差患者,角膜屈光手术、人工晶状体植入术、有晶状体眼人工晶状体手术是提高视力的有效方法。

(何俐莹)

第十一节　儿童斜视与弱视

一、调节性内斜视

【定义】

双眼远视眼（常大于 +2.0D）儿童发生过强的集合导致视轴异常内聚所形成的斜视，称为调节性内斜视（accommodative esotropia）。

【病因】

其病因与双眼远视眼（常大于 +2.0D）儿童的过强集合，以及消除内斜视的远视矫正相关，即通过矫正远视，可以达到完全控制眼位的目的（调节性屈光性内斜视）。有时，矫正远视可以导致远处注视时眼位达到正位，但注视近处时仍有持续性内斜视（调节性屈光性内斜视合并高 AC/A 值）。另一种少见的情况是，没有明显远视的儿童注视远处时眼位止常，但注视近处时发生连续性或间歇性内斜视（调节性非屈光性内斜视合并高 AC/A 值）。

临床上还有一部分调节性内斜视儿童在配戴远视足矫眼镜后，内斜视得到部分改善，但在看远或看近时仍有 10$^\triangle$以上残余内斜视（部分调节性内斜视）。

【诊断】

1. 临床表现

（1）调节性内斜视通常表现为后天获得性内斜视，最早于婴幼儿期可以发病，但通常发病年龄在 2~4 岁。

（2）典型的临床表现是在发病初期，孩子在注视近距离物体时表现异常眼球内聚，初始为间歇性，但很快表现为持续性内斜视。

（3）远视度数多超过 +2.0D，通过矫正远视，可以完全或部分矫正内斜视。未矫正的调节性内斜视可以导致双眼视觉受损，并可导致弱视的发生，尤其是合并屈光参差时。

2. 临床诊断

（1）详细询问相关病史：斜视发生的年龄、斜视发生的眼别、既往治疗的情况。

（2）专科检查：①遮盖去遮盖检查以及交替遮盖检查：分别检查视远和视近两种情况，需要注意的是在进行视近检查时，应使用调节视标进行检查，而不是光源视标；②视力及注视性质检查；③散瞳验光检查：对于拟初次进行屈光矫正的患儿，建议使用 1% 阿托品眼膏每天 2 次，连续使用 3~4 天，停药当天进行验光检查，以获得准确的屈光度数。国外亦有建议使用环戊通滴眼液进行散瞳；④双眼视功能检查：可以使用四点灯、同视机、Titmus 立体视图、随机点立体视图进行双眼视功能检查;⑤眼底检查:主要用于鉴别诊断,排除视网膜后极部病变,建议使用双目检眼镜或眼底照相完成。

【治疗】

1. 屈光矫正　对于调节性内斜视最重要的初始治疗就是配戴远视足矫眼镜。一旦确诊为调节性内斜视,应该尽早给予配戴远视足矫眼镜,即使对于几个月大的婴幼儿。对于大多数调节性内斜视儿童,尤其是远视度数在 +3.0D 以上,其比较容易接受眼镜配戴。对于一些调节不易放松从而戴镜依从性较差的儿童,可以使用阿托品眼膏帮助接受眼镜。在使用远视足矫眼镜进行初始治疗时,另外需要强调的是眼镜需要全天配戴,即除睡眠时间外,应尽可能配戴眼镜,以期达到持续的眼位控制。

2. 眼镜度数更换　调节性内斜视远视矫正之后,双眼恢复正位的时间不同,有些儿童立即恢复正位,有些则长达 1 年。当眼位恢复正位之后,应每半年验光 1 次,参考验光结果给予调整眼镜度数。临床上有一种观点,建议在初始远视足矫并获得正位眼基础上,应逐步降低足矫程度。目前没有明确的临床证据显示这种方式能够让儿童更容易摆脱眼镜或使远视度数降低。需要注意的是,对于发病年龄早的调节性内斜视儿童,其双眼视觉功能非常薄弱,保证眼位正位是治疗的关键。相关研究表明,对于调节性内斜视儿童每欠矫 +1.0D 远视,斜视复发的概率增加 40%。另外,临床上有一种情况需要降低远视度数以获得稳定的眼位,即间歇性外斜视合并调节性内斜视,其临床特点是屈光不正完全矫正之后,眼位由原来的内斜视很快转变为外斜视。此时如通过降低远视度数能够控制外斜视的出现,则戴镜矫正;如不能控制,则按照外斜视治疗原则处理。

3. 部分调节性内斜视的处理

(1) 如果配戴远视足矫眼镜后,残余斜视度数仍超过 $10^{\triangle}$(包括视远及视近),并最少观察 4~6 周,且再次验光远视度数无明显提高时,则为部分调节性内斜视,考虑手术治疗或配戴附加棱镜眼镜治疗。

(2) 部分调节性内斜视手术方式常选双眼内直肌后退术。但对于手术量的设计,存在不同意见。传统手术量基于戴镜后视远斜视度,然而据此进行的手术,术后内斜欠矫的可能性高达 25%。另一种手术设计是根据视近未戴镜加视近戴镜斜视度的平均数进行设计,术后正位率约 93%,但存在 7% 过矫的可能性,这些过矫的儿童都存在高 AC/A 值。因此,对于存在高 AC/A 值的儿童,可以基于未戴镜视近斜视度(最大斜视度)加戴镜视远斜视度(最小斜视度)的平均数进行手术设计。

(3) 对于残余度数 $20^{\triangle}$ 以内的部分调节性内斜视儿童,可以考虑在远视足矫的基础上附加底向外的三棱镜进行矫正,代替斜视手术。对于 $10^{\triangle}\sim20^{\triangle}$

范围的部分调节性内斜视,此方法获得持续稳定正常眼位的概率约44%,而对于 10$^\triangle$ 以内的儿童,其成功率约62%,因此这种方法尤其适用于残余度数 10$^\triangle$ 以内的部分调节性内斜视儿童。

4. 双光镜的配戴 在远视足矫后,调节性内斜视儿童在视远时双眼正位,但视近时出现 10$^\triangle$ 以上内斜视时,可以考虑配戴双光镜,即视近附加远视镜片。通常视近附加镜片起始度数为 +3.0D,随着双眼视觉的发育,逐渐降低附加镜片度数,大多数儿童可以在 10~12 岁时摆脱双光镜片。双光镜片在制作时应该将两个镜片的分界线定于瞳孔中央,这样在正常配戴时才能达到控制视近内斜的作用。

【保健要点】

调节性内斜视大多数可通过戴镜治疗得以治愈,但如发病时间与戴镜治疗时间间隔过长,会严重影响治疗效果。因此,在临床上早发现(在遮盖试验时注意使用调节视标)、早治疗(关键是获得准确完整的远视度数)、增加儿童及家属的治疗依从性,是调节性内斜视诊治的关键。其健康宣教要点如下。

1. 眼镜配戴的重要性 调节性内斜视儿童多在 2~4 岁发病,在这个年龄段戴镜治疗,其家属往往有很强的抗拒心理。需要耐心解释戴镜的必要性、及时戴镜的重要性以及延误治疗的后果,提高家属及儿童的依从性。

2. 戴镜的方法及可能遇到的问题

(1)需要向家属强调全天戴镜,无论户外活动或阅读时都应该戴镜,即使通过早期治疗儿童戴镜能够达到正位,并在取掉眼镜后能够维持一段时间正位,仍需按医生要求戴镜。调节性内斜视儿童戴镜治疗常常需要达到 12~14 岁,对于初始远视度数较小的儿童,届时存在摆脱眼镜的可能。

(2)部分儿童会向家属表达戴镜后反而视物模糊,这种可能性应在戴镜前向家属解释说明,必要时可借助阿托品眼膏。

(3)部分儿童在戴镜后眼位未完全矫正,需要再次散瞳验光进行检查远视度数,此时如检查出更高远视度数,应重新配镜,即儿童可能戴镜后度数增高,这种可能性及原因亦需在初始戴镜时向家属解释说明。

(4)部分调节性内斜视儿童,在进行斜视矫正手术后,仍需配戴眼镜以维持眼位。

(王建勋)

二、先天性内斜视

【定义】

先天性内斜视(esotropia)是指与出生后 6 个月以内发病的显性内斜视。

又称先天性内斜视。

【病因】

先天性内斜视发病率约占斜视的 1%~2%，无性别差异，可有家族遗传史，多认为是一种不规则常染色体显性遗传，也有部分病例为隐性遗传。父母或兄弟姐妹有斜视病史、父母双眼视功能降低、父母有脑发育不成熟、脑瘫、脑积水或其他神经系统疾病病史，也可能是该病发病的潜在遗传因素。另外，孕期吸烟及低生育也与先天性内斜视的发生有关。

目前，先天性内斜视的具体病因仍处于研究探讨阶段。Worth 认为该疾病是由大脑融合中枢的缺陷引起。Chavasse 认为正常双眼视觉依赖于早期眼睛调节的条件反射的易化作用获得，这种先天异常是一种机械性障碍。Von Noorden 认为正常新生儿前 3 个月视觉系统的感觉和运动功能均不成熟，各种致斜因素作用于不成熟的视觉系统，运动融合机制原发缺陷或延迟发育，无法抵御致斜因素，遂使视皮层双眼神经元减少，立体视丧失，而视动性眼球震颤表现为永久性不对称。

【临床表现】

1. 发病年龄　出生后 6 个月内发病。

2. 斜视角大小 >40$^{\triangle}$，斜视角稳定，AC/A 正常。

3. 屈光不正　多数为轻度或中度远视，也有少数高度远视或近视。

4. 眼球运动　多数患儿表现为外转受限、内转过强，或两者兼备。真正单眼或双眼的外转神经麻痹在婴幼儿中是不多见，可用娃娃头试验评估婴幼儿眼球的旋转，或遮盖注视眼后检查婴幼儿的眼球外转。

5. 弱视　本病常见弱视，约 40%~70%，发现后尽早治疗，否则会严重妨碍双眼视功能的恢复。

6. 分离性垂直偏斜（DVD）　本病常伴发 DVD，其中大多数在出生后第 2 年发病。

7. 眼球震颤

（1）隐性眼球震颤及显 - 隐性眼球震颤：发生率很高，眼外转是加重，内转时减轻，有异常头位和面转向主实验方向以改善视力。

（2）显性眼球震颤：不多见，但如伴有其他眼、脑部疾患则可出现。

（3）视动性眼球震颤不对称：可作为一种临床体征，有助于判断斜视发生时间，而不对称的严重性又往往与隐性眼震的强度密切相关。

【临床诊断】

1. 详细询问相关病史　异常症状出现时间是否在出生后 6 个月内，是否早产及围产期异常，有无神经系统异常或发育异常病史、外伤史、手术史、全身病史、家族史。

2. 专科检查

（1）3 岁及 3 岁以下检查追光追物等视物反应力，4 岁及 4 岁以上检查视力表视力。

（2）屈光检查：中度以上远视应试戴全矫眼镜 3 个月，观察是否有调节因素参与。

（3）眼位检查，斜视度数是否 >40$^{\triangle}$，斜视角是否稳定。

（4）眼球运动检查：利用眼球运动检查评估是否存在斜肌功能异常及假性外直肌麻痹，对于不检查不配合的儿童也可用娃娃头试验评估是否存在假性外直肌麻痹。

（5）视觉固视反射检查或眼球震颤程度评估。

（6）直接或间接检眼镜检查眼底，窥不入眼底者注意有无红光反射，排除眼底病变。

（7）有条件时，用视觉电生理辅助评估视觉发育情况。

3. 儿科全身检查　有无其他系统病变或综合征，必要时需行相应检查。

4. 鉴别诊断　调节性内斜视、眼肌纤维化、眼外肌麻痹、早产儿视网膜病变、先天性白内障、视网膜母细胞瘤等眼部病变。

【治疗】

1. 治疗原则　先天性内斜视的主要治疗目的是尽可能将远、近注视的偏斜矫正至正位，或者无症状的内隐斜。使双眼视力正常或接近正常，维持正位眼的粗略感觉及运动融合稳定。

治疗方式包括通过非手术治疗矫正屈光不正、消除弱视，以及手术治疗矫正眼位。

2. 非手术治疗

（1）弱视：早期、严格的弱视治疗是先天性内斜视的一项基本的辅助治疗。因此，早期遮盖患儿主导眼，若患儿可以改变注视眼，即可认为没有明显的弱视，没有必要继续遮盖。

（2）屈光不正：先天性内斜视以非调节性为主，其斜视角大小与屈光不正的类型和度数无关，对于 +2.5DS 以上远视应予矫正，但矫正生理性低度远视对于多数患儿的眼位几乎无改善，除非伴有调节因素，否则矫正远视并不能阻止病情发展。

3. 手术治疗

（1）手术指征

1）稳定和足够大的斜视角。

2）没有调节性因素。

3）弱视治疗后能交替注视。

4）合并下斜肌功能亢进、A-V 征或 DVD。

（2）手术方案：先天性内斜视的常用手术方式包括双眼内直肌后徙术、单眼内直肌后徙联合外直肌缩短术。如果合并下斜肌功能亢进、A-V 征、DVD 等则同时给予矫正。

【保健要点】

先天性内斜视不仅影响外观，最主要是影响双眼单视功能，早期发现、及时转诊、规范治疗、增加儿童及家属的治疗依从性是关键。

1. 筛查时间　所有新生儿应在生后 1 个月开始，定期至妇幼保健医疗机构进行阶段性眼病筛查和视力评估。

2. 健康宣教要点

（1）双亲有神经系统异常病史或双眼视觉功能异常病史，及有家族史的婴儿，应重点进行眼保健筛查。

（2）家长早期发现异常视觉行为和眼外观异常症状时，应当及时就医。

（3）患儿家庭必须了解治疗的长期性和定期复查的重要性，对于有屈光不正或弱视的患儿，患儿家庭必须鼓励患儿坚持戴镜和配合弱视治疗，患儿治疗的依从性是影响视力康复的关键。

3. 转诊　对于符合手术指征的患者，可建议转诊专科医院。

（谌文思）

三、先天性外斜视

【定义】

出生后 1 岁以内发生的不伴有全身异常的外斜视（comitant exotropia），发病率 0.17%~1.7%。

【病因】

尚不明确，一般认为与屈光和调节的关系不密切。根据双眼视觉发育的规律，眼位的正位与否受以下几个因素的影响：①定位固视反射，在出生后数天即有对光的注视反射，至 9 个月时视力为 0.1 左右。②融合反射，该反射是大脑意识参与的心理视觉反射，若受到阻碍必将破坏双眼视觉。③集合反射，2~6 个月是关键期，此期间若有轻度的阻碍即可破坏双眼视觉。④调节反射，6 个月到 2.5 岁期间，调节与集合进入平衡发展阶段，但两者可单独作用，容易分离。⑤再固视反射，出生时即具雏形，生后 3 个月发育。由于生后早期上述生理反射尚未完善，婴儿出生时或早期，由于诸多原因如早产、高热、抽搐、体质弱等，均可影响双眼视觉反射的建立，而出现外斜视。

【诊断】

1. 临床表现

（1）外斜角度大，多数病例在 –20°~–40° 之间。

（2）斜视表现交替性恒定性，斜视角度稳定。眼球运动正常。

（3）除伴有屈光不正及弱视外，视力大多良好。

（4）可以合并垂直分离性偏斜、斜肌功能亢进以及 A-V 综合征。

（5）双眼单视功能差。

（6）有的合并全身症状，但眼部无器质性病变多见。

2. 临床诊断

（1）出生或生后 1 岁内发病。

（2）专科检查

1）3 岁及 3 岁以下检查追光追物等视物反应力，4 岁及 4 岁以上检查视力表视力。

2）眼位检查：角膜映光加三棱镜遮盖。

3）眼球运动检查：移动视标做双眼水平左转、右转、垂直上转、下转以及左上转、右上转、左下转、右下转运动。

4）台式或手持裂隙灯检查眼前节。

5）直接或间接检眼镜（有条件者用广域视网膜照相系统检查）检查眼底。

6）屈光状态检查：散瞳下检影验光（检查不合作的患儿可根据公斤体重给予 10% 水合氯醛口服睡眠后检查）。

（3）儿科全身检查：有无其他系统病变或综合征。

3. 鉴别诊断：

（1）假性外斜视：早产儿视网膜病变，黄斑异位，引起旁中心注视假外斜，查眼底即可诊断；阳性 Kappa 角及两眼瞳孔较大者。

（2）知觉性外斜视：由眼部器质性病变所致。

（3）早期发生型外斜视：多合并全身疾病，如神经系统异常（脑瘫、占位病变等）。

【治疗】

1. 治疗原则 早期手术治疗以提高视功能。

2. 手术治疗 基本型和外展过强型行双眼外直肌后徙，不足加单眼内直肌截除术；集合不足型行单眼外直肌后徙加内直肌加强术。对伴有 A-V 征、DAD、下斜肌亢进者，依相应方法同时解决，不能同时解决手术应分次解决。

3. 视功能康复治疗

（1）屈光矫正：有屈光不正患儿术后尽早给予散瞳验光，有弱视者进行弱视训练。

（2）视功能训练：能够配合视功能训练患儿尽早开始进行，以尽可能建立双眼单视功能。

【保健要点】

先天性外斜视不仅影响外观，最主要是影响双眼单视功能，一经发现尽早手术，先天性外斜视发生在双眼单视功能的初期，即便手术矫正眼位后也很难形成完善的双眼单视功能，拖延手术时间，虽术后正位率增高，但术后形成双眼单视的概率也会下降，从而变成了单纯的美容矫正。完善三级医疗预防保健网，加强宣教，利于患儿及时有效转诊治疗。

（王继红）

四、间歇性外斜视

【定义】

间歇性外斜视（intermittent exotropia）是从外隐斜过渡到恒定性外斜视的一种斜视，正位眼与外斜视交替出现，疲劳、注意力不集中或遮盖后可诱发明显外斜视。随着年龄的增长，融合性和调节性集合功能逐渐减弱，最后丧失代偿能力，成为恒定性外斜视。

【病因】

间歇性外斜视是儿童最常见的外斜视，发病年龄不一，但常发生在6个月到4岁之间，多见于女性。

间歇性外斜视的发病机制至今仍不明确，对于不同类型是否存在不同的发病因素仍存在争议。目前对外斜视病因学的认识集中于 Duane 和 Bielschowshy 的理论，认为外斜视通常是机械性因素和神经支配因素联合作用的结果：解剖和机械因素属于静态异常，形成眼位基本偏斜。神经支配因素属于动态异常，由于神经支配失衡打破了集合与分开机制之间的相互关系：①远距离注视时外斜度数比近距离注视时大是因为外展过强；②近距离注视时外斜度数比远距离注视时大是因为集合不足；③近距离注视时外斜度数与远距离注视时相等是因为同时存在外展过强和集合不足。

【诊断】

1. 临床表现

（1）外斜视：视物外斜最初仅在看远时发生，随着病情进展，间歇性外斜视的次数与时间均有所增加，最后看近时亦可发生外斜。外斜视时常在疲倦、疾病、瞌睡或注意力时出现。

（2）畏光：常见症状是畏光在户外强光下容易出现畏光，在阳光下常闭一只眼。

（3）复视：视觉未成熟儿童可有暂时性复视，很快即发生抑制，并有异常视网膜对应。

（4）视觉疲劳：由于单眼抑制的形成而很少有视觉疲劳的症状。

（5）屈光不正：多数为正视或轻度近视，也有部分远视、中度近视和少数高度近视。

（6）垂直性斜视：可以合并有 A-V 综合征，亦可伴有其他垂直性斜视等。

2. 临床诊断

（1）详细询问相关病史：异常症状出现时间及出现频率，有无神经系统异常或发育异常病史，外伤史，手术史，全身病史，家族史。

（2）专科检查：

1）3 岁及 3 岁以下检查追光追物等视物反应力，4 岁及 4 岁以上检查视力表视力。

2）屈光检查：需行散瞳验光，如果存在中、高度近视，需配戴近视全矫眼镜 4~6 周，观察眼位变化。

3）斜视度：间歇性外斜视的斜视度变化较大，同时测量视近（33cm）与视远（6m）时的斜度。斜度可由融合控制，与患者的健康情况及注意力等相关。斜视度检查时需注意：需要通过多次测量斜角，获得更准确的斜视度；通过遮盖试验，充分打破融合才能获得可靠的结果；为引出最大的外斜角，测量距离应在 5~6m 处，这种更自然的视物条件能显示患者真实的融合状态。

4）眼球运动检查：单眼运动无异常；双眼运动应着重检查斜肌功能（尤其是下斜肌），需检查有无 A-V 征。

5）直接或间接检眼镜检查眼底，窥不入眼底者注意有无红光反射，排除眼底病变。

6）双眼视觉检查：可利用四点灯或同视机等评估双眼视觉功能情况。

7）有条件时，用视觉电生理辅助评估视觉发育情况。

3. 儿科全身检查　有无其他系统病变或综合征，必要时需行相应检查。

【治疗】

1. 治疗原则　间歇性外斜视治疗主要治疗目的是尽可能将远、近注视的偏斜矫正至正位，使双眼视觉功能重新建立，并维持其稳定。

治疗方法包括非手术治疗及手术治疗。对间歇性外斜视手术最适宜年龄目前还有争论。但对于进行手术干预的时机及术前是否应先行非手术治疗，暂无定论。

2. 非手术治疗

（1）屈光不正治疗：外斜伴有近视者，应该全矫；有明显屈光不正，特别是散光和屈光参差的患者，为保证视网膜清晰像，也应该全部矫正。

（2）遮盖治疗：通过遮盖治疗消除在间歇性向恒定性转变的过程中出现的抑制现象，其中主导眼要比主斜眼接受更多时间的遮盖。

（3）视轴矫正训练：视轴矫正训练包括复视知觉训练和融合范围训练，通过训练可以提高融合性集合的幅度，但作用有限。

（4）睫状肌麻痹剂治疗：理论上讲，睫状肌麻痹剂可以提高间歇性外斜视患者的调节能力，使调节性集合增加。由于患者对睫状肌麻痹剂的反应存在很大的个体差异，而且会影响近距离活动，因此临床上较少应用。

（5）棱镜治疗：棱镜治疗通常用于儿童以重新建立双眼联系，增加融合功能。棱镜度数应该根据患者的承受度调整。此法在间歇性外斜视应用效果不佳，较少使用。

3. 手术治疗

（1）手术时机：间歇性外斜视手术时机尚存在争议，有人主张早期手术有利于建立正常的双眼视功能，也有人认为对视觉系统发育还不成熟的幼儿早期手术容易过矫，术后容易面临连续性内斜视伴弱视及立体视觉丧失的风险。

（2）手术指征

1）双眼视觉功能异常。

2）斜视眼位时间超过眼位正位时间。

3）斜视度 $>15^{\triangle}$。

4. 手术方案 间歇性外斜视的常用手术方式包括双眼外直肌后徙术、单眼外直肌后徙联合内直肌缩短术、单眼外直肌后徙术。术后轻度过矫（$10^{\triangle} \sim 15^{\triangle}$）有利于达到远期眼位的正位与功能恢复。

【保健要点】

间歇性外斜视不仅影响外观，最主要是影响双眼视觉功能，早期发现、及时转诊、规范治疗、增加儿童及家属的治疗依从性是关键。

1. 筛查时间 所有新生儿应在生后 1 个月开始，定期至妇幼保健医疗机构进行阶段性眼病筛查和视力评估。

2. 健康宣教要点

（1）家长早期发现异常视觉行为和眼外观异常症状时，应当及时就医。

（2）患儿家庭必须了解治疗的长期性和定期复查的重要性，患儿治疗的依从性是影响视力康复的关键。

3. 转诊 对于符合手术指征的患者，可建议转诊至专科医院。

（谌文思）

五、上斜肌麻痹

【定义】

上斜肌麻痹(superior oblique palsy,SOP)是旋转性垂直斜视中最常见的一种,也是麻痹性斜视的常见病因,可引起眼性斜颈。

【病因】

1. 先天性上斜肌麻痹(congenital superior oblique muscle palsy,CSOP) 神经核缺陷、脑神经运动部分缺陷、眼外肌与筋膜发育异常等。

2. 获得性上斜肌麻痹(acquired superior oblique muscle palsy,ASOP) 外伤引起的滑车神经麻痹是主要原因。炎症、糖尿病、高血压、脑肿瘤及其他神经源性疾病也会引起。

【诊断】

1. 临床表现

(1)先天性上斜肌麻痹

1)代偿头位:先天性上斜肌麻痹最常见体征。表现为头歪向健眼侧或双眼中麻痹较轻眼侧,面向健眼或较轻麻痹眼侧转,下颌内收。一眼视力差、单眼抑制、双眼对称发病时可无代偿头位。儿童患者可伴有面部发育不对称、颈部肌肉异常及(或)脊柱弯曲等改变。

2)眼位及眼球运动:单眼发病时,头摆正第一眼位表现为:健眼注视,患眼上斜视;患眼注视,健眼下斜视。轻度单眼上斜肌麻痹及对称性双眼发病时,第一眼位垂直斜视可不明显。双眼非对称性上斜肌麻痹,第一眼位可表现出垂直斜视。眼球运动检查:患眼向鼻下方注视时运动不足,表现为上斜肌功能不足,向鼻上方运动时可伴或不伴有因继发下斜肌功能过强而出现亢进。上斜肌的次要作用的下转和外旋,因其麻痹引起下方注视时外传作用减少,向上注视时外转增加,呈"V"征改变。

3)视功能:先天性上斜肌麻痹双眼视力一般无明显差别,代偿头位时可有立体视,一般情况下无复视主诉。

4)歪头试验(Bielschowshy head tilt test):头向患眼侧倾斜时,健眼注视,患眼眼位升高,垂直斜视明显,即歪头试验阳性。也可出现歪头试验时,患眼注视,健眼眼位降低的情况。双眼上斜肌麻痹患者,会表现双侧歪头试验阳性。

(2)获得性上斜肌麻痹

1)视功能:获得性上斜肌麻痹常以复视为主诉。向下注视时如近距离工作或下楼梯,及头向患眼侧倾斜时症状加重。严重时引起视觉混淆、眩晕感,影响正常生活。

2)代偿头位:表现为头歪向健眼侧或双眼中麻痹较轻眼侧,面向健眼或麻痹较轻眼侧转,下颌内收。一般不伴有颜面部不对称性改变或脊柱改变。

3)眼位及眼球运动:头正位时,第一眼位健眼注视,患眼上斜视;患眼注视,健眼下斜视。双眼发病时可在分别注视时,呈现交替性上斜视。对称性发病时,第一眼位垂直斜视不明显;非对称性发病时,第一眼位可表现出垂直斜视。眼球运动表现:患眼向鼻下方注视时运动不足,表现为上斜肌功能不足;可伴或不伴有下斜肌功能亢进引起的鼻上方运动过强。因上斜肌麻痹引起向下注视时外转减弱和向上注视时外转增强,引起"V"征表现。

4)歪头试验(Bielschowshy head tilt test):头向患眼侧倾斜时,歪头试验阳性。双眼非对称性上斜肌麻痹出现双侧歪头试验阳性,但程度可不同。

2. 临床诊断

(1)详细询问相关病史:发现异常症状时间,始发症状,随时间推移是否有改善,是否围产期异常,外伤史,手术史,全身病史及其他疾病史。

(2)专科检查

1)视力及屈光检查:3岁及3岁以下检查追光追物等视物反应力,4岁及4岁以上检查视力表视力,较小儿童可使用儿童特殊视力表,其他尽量使用标准视力表。斜视病人需要按照规范屈光检查,并给予屈光不正矫正。

2)头位、眼位、眼球运动:借助数码设备记录患者平时自然状态下头位、代偿头位、头正位时第一眼位以及九方位眼球运动情况。特别对于儿童患者,可不同时间、状态多次记录,提高检查准确度。

3)Parks 三步检查法:用于鉴别垂直斜视原发麻痹肌为上斜肌还是另一眼上直肌,递进检查排除。第一步,确定上斜视时右眼还是左眼。如左眼上斜视,提示左眼的下转肌(上斜肌或下直肌)不全麻痹,或右眼上转肌(上直肌或下斜肌)不全麻痹。第二步,向右侧还是左侧注视时垂直偏斜大。如右侧注视垂直偏斜大,麻痹肌可能为左眼上斜肌或右眼上直肌。第三步,歪头试验阳性为上斜肌麻痹,阴性时为对侧眼上直肌麻痹。

4)视功能:儿童可通过 Worth 四点灯检查、红色滤光片试验(red filter test)等简易方法,判断是否有单眼抑制和复视。有条件者可行 Bagolini 线状镜、同视机(Synoptophore)、Maddox 杆、Hess 屏或 Lancaster 屏等检查。Worth 四点灯检查时受检者戴红绿眼镜(右红左绿),具有正常周边融合者看到 4 个灯,正常视网膜对应出现复视者看到 5 个灯,左眼抑制看到 2 个红灯,右眼抑制看到 3 个绿灯。红色滤光片试验时红色玻璃片在一眼前,注视一个光源。正位眼看到粉红色灯光,内斜视病人看到红灯与红玻璃遮挡眼同侧,外斜视病人看到红灯与红玻璃遮挡眼对侧,麻痹性斜视病人在麻痹肌作用方向上看到的复视像距离加大。

5)台式或手持裂隙灯检查:眼前节常规检查排除其他疾病。

6）眼底检查：眼底照相可表现出视盘与黄斑中心连线向下偏斜，存在外旋性改变。

7）影像学及全身改变：对于获得性上斜肌麻痹，特别是外伤引起疾病的患者，及病因不明的上斜肌麻痹患者，必要时可考虑行 MRI、CT 检查。也要根据患者病史询问，选择合适的全身疾病相关检查。

3. 鉴别诊断

（1）分离性垂直性斜视：患眼被遮盖后眼球上飘外旋，去遮盖再注视时眼球内旋转飘落。头位侧转后交替遮盖仍有交替上飘现象，可与双眼下斜肌功能亢进鉴别。

（2）原发性下斜肌功能亢进：表现为第一眼位垂直斜视，眼球运动鼻上方转动时亢进。但无上斜肌功能异常，歪头试验阴性。

（3）Duane 眼球后退综合征：眼球外转时睑裂开大，内转时眼球后退，睑裂变小，常合并眼球上射和 / 或下射现象。

（4）其他眼病致异常头位：未矫正的屈光不正、不正确的镜片处方，以及伴有无眼震区的眼球震颤都可能导致异常头位，需要与上斜肌麻痹引起的代偿头位相鉴别。

（5）非眼部原因引起头位：外伤原因导致的儿童斜颈，包括骨骼、韧带、肌肉或软组织的损伤。非创伤性原因也会引起斜颈，包括骨骼或骨质病理学改变、因长时间持续头部不适而导致的姿势性斜颈、局限于后颅窝和脊柱的神经系统问题或与肌张力障碍或药物有关引发神经系统问题、鼻咽部或内耳的耳鼻喉科疾病、耳聋、胃肠道疾病和心理障碍。

【治疗】

1. 非手术治疗　获得性上斜肌麻痹应以病因检查和对因治疗为主。先天性上斜肌麻痹原则上以手术治疗为主。但第一眼位垂直斜视不明显、斜视度小、无代偿头位，或患儿年龄小、家长对手术有顾虑的患者，可考虑暂时屈光不正矫正，配戴三棱镜。应注意如病情阻碍患儿正常视觉功能发育，在获得可靠检查结果后，仍应考虑手术治疗。

2. 手术治疗

（1）手术指征：明显代偿头位，第一眼位垂直斜视明显，复视明显，影响颜面部、脊柱骨骼发育。

（2）手术方式

1）下斜肌减弱手术：伴有下斜肌功能亢进者，可选择下斜肌减弱手术。包括下斜肌断腱术、下斜肌部分切除术、下斜肌后徙术、下斜肌前转位术等。

2）上斜肌加强手术：上斜肌麻痹患者在鼻下方注视时垂直斜视度最大，通过上斜肌折叠术加强上斜肌功能。手术要注意避免出现医源性 Brown 综合征。

3）对侧下直肌减弱手术：下方注视时有明显垂直斜视，可考虑做对侧下直肌后徙术，注意垂直斜视度的测量，避免发生过矫。

4）同侧上直肌减弱或下直肌增强手术：长期上斜视可能致麻痹肌的旋转协同肌，即同侧上直肌发生挛缩，可行同侧上直肌后徙术。

5）Harada-Ito 术：上斜肌前部肌腱向前、颞侧移位，以矫正外旋转性斜视。

【保健要点】

先天性上斜肌麻痹影响儿童视功能发育，影响骨骼肌肉正常生长。需要按时筛查、早期发现、规范治疗。

1. 筛查时间及方法　婴幼儿半岁时首次检查，主要包括询问、眼外观、视物反应、自然状态下头位、眼底红光反射，如配合行眼位及眼球运动，屈光检查。一岁后每半年到一年例行眼科常规检查。

2. 健康宣教要点　新生儿家庭需要了解婴儿视觉发育特征。婴儿可以抬头、坐立后，关注头位及身体姿态变化，如出现异常需要及时就诊，完善检查，早期治疗。婴幼儿及儿童按要求定时完成眼科体检相应内容，及时发现影响儿童视觉功能发育潜在因素。

3. 完善三级医疗预防保健网，利于患儿及时有效转诊。特别强调，对于疑似患病，但年龄小不配合的患儿，可多次复查排除或至上一级医院就诊。切勿指引患者年龄大可配合后就诊，耽误治疗，引起视功能及骨骼肌肉不可逆性改变。

（郑德慧）

六、双上转肌麻痹

【定义】

双上转肌麻痹是指一眼的双上转肌（上直肌和下斜肌）因先天发育异常或后天因素所致导致的眼位偏斜。

【病因】

导致双上转肌麻痹的先天性因素尚不清楚，可能与神经、肌肉的发育异常有关。而甲状腺功能不全或外伤性眶底骨折可能是导致双上转肌麻痹的后天因素。

【诊断】

1. 临床表现

（1）用健眼注视时，患眼下斜视；用患眼注视时，健眼明显上斜视。

（2）患眼伴有假性上睑下垂。

（3）患眼向上方（正上、内上、外上）运动受限，其他方位正常。

（4）患眼视力可能伴发弱视。

（5）双眼视力正常者，为保持双眼视，多有头向后倾的代偿头位，若头部放直即有复视感。

（6）可合并其他系统病变或综合征的一部分。

2. 临床诊断

（1）详细询问相关病史：发现异常症状时间，斜视发生的年龄、头位及上睑下垂发生的时间，是否早产及围产期异常，母孕期疾病诊疗史，家族史，手术史，全身病史及既往治疗的情况等。

（2）专科检查

1）3 岁及 3 岁以下检查追光追物等视物反应力，4 岁及 4 岁以上检查视力表视力。

2）评估屈光及眼底检查情况。

3）眼位和斜视度检查：需分别在单眼注视时检查。初步检查可采用角膜映光法，对于配合的患者可采用三棱镜联合遮盖法、同视机测量。眼球运动：需分别观察双眼运动及单眼运动情况。

4）眼睑检查：观察睑裂的大小变化，分别测量健眼和患眼注视时睑裂高度及上睑提肌功能。

5）头位检查：观察代偿头位方向。包盖一眼后，代偿头位好转。

6）影像学检查：如头颅及眼眶 MRI 检查，了解眼外肌情况及有无颅内病变。

（3）儿科全身检查：有无其他系统病变或综合征，必要时需行血生化、尿液、免疫等针对性的实验室检查。

（4）鉴别诊断：与牵制性下斜视及先天性上直肌缺如等相鉴别。

【治疗】

1. 治疗原则　对于双上转肌麻痹，手术应作为首选方法，手术原则应根据其类型选择。

2. 手术治疗

（1）手术指征：原在位垂直斜度 >10PD 或存在异常头位。

（2）手术方案

1）尽量保证双眼正前方和下方的双眼单视状态。以麻痹眼为首选，减弱麻痹肌的直接拮抗肌或配偶肌为主。

2）必须根据眼球被动牵拉试验的结果制定手术方案。如为牵制性下斜视，应先探查患眼的下直肌，如下直肌纤维化，则行下直肌断腱，再根据情况决定是否需行患眼的上直肌缩短术或直肌移位术。

3. 视功能康复治疗

（1）屈光矫正：术后必须尽早进行准确的光学矫正。

（2）弱视训练：遮盖治疗、弱视辅助治疗、视功能训练，可酌情综合治疗。根据视力差异程度和年龄适时调整遮盖方案，良好的依从性是决定疗效的关键。

【保健要点】

双上转肌麻痹不仅影响外观，最主要是影响双眼单视功能，早期发现、及时转诊、规范治疗、增加儿童及家属的治疗依从性是关键。

1. 筛查时间　所有新生儿应在生后 1 个月开始，定期至妇幼保健医疗机构进行阶段性眼病筛查和视力评估。

2. 筛查要点　以上睑下垂、歪头就诊的患者，特别是配合欠佳、病史不详的患者，要完善斜视检查，排除双上转肌麻痹。切勿草率进行单纯上睑下垂矫正术或斜颈矫正术。同时需重视屈光矫正及视功能训练等综合措施的配合，以获得并维持双眼视功能。

3. 健康宣教要点

（1）家长早期发现异常视觉行为和眼外观异常症状时，应当及时就医。

（2）患儿家庭必须了解治疗的长期性和定期复查的重要性，对于有屈光不正或弱视的患儿，患儿家庭必须鼓励患儿坚持戴镜和配合弱视治疗，患儿治疗的依从性是影响视力康复的关键。

4. 完善三级医疗预防保健网，利于患儿及时有效转诊。

（王建仓）

七、双下转肌麻痹

【定义】

一眼的下直肌和上斜肌同时麻痹导致的眼位偏斜（double depressor paralysis，DDP）。

【病因】

临床不多见，病因尚不明确。多为先天性，有可能为单独下直肌麻痹继发所导致，也有手术、外伤引起的病例。

【诊断】

1. 临床表现　健眼注视时麻痹眼上斜，以麻痹眼注视时健眼下斜，有时伴有假性上睑下垂。麻痹眼向下方（正下、内下、外下）运动受限，其他方位正常。可合并水平斜视和弱视。部分患者伴有代偿头位，其方位与下直肌和上斜肌麻痹程度有关。

2. 临床诊断

（1）详细询问相关病史：斜视发生的年龄、头位及上睑下垂发生的时间、手术和外伤史以及既往治疗的情况等。

（2）专科检查

1）眼科常规检查：评估视力、屈光、眼前节及眼底检查情况。

2）眼肌专科检查：①眼位和斜视角测量需分别在麻痹眼和健眼注视时检查。粗略检查可采用角膜映光，对于配合的患者可采用三棱镜联合遮盖法、同视机测量，对于配合不佳的患者可采用 Krimsky 法测量，对于有正常双眼视患者可使用三棱镜马氏杆测量。②眼球运动需分别观察双眼运动及单眼运动情况。③双眼视觉检查可使用四点灯、线状镜、同视机、Titmus 立体视图、随机点立体视图等进行检查。④眼睑检查观察睑裂的大小变化，分别测量健眼和麻痹眼注视时睑裂高度及上睑提肌功能。⑤头位检查观察代偿头位方向。包盖一眼后，代偿头位好转。⑥牵拉试验被动牵拉试验检查患眼上直肌和下斜肌有无机械性限制，主动收缩试验检查患眼下直肌和上斜肌的收缩功能。

（3）影像学检查：如头颅及眼眶 MRI 检查，眼部 B 超检查等，了解眼外肌情况及有无颅内病变。

3. 鉴别诊断 与单独下直肌麻痹、单独上斜肌麻痹及先天性下直肌缺如等相鉴别。

【治疗】

1. 屈光矫正 矫正屈光不正，治疗弱视。

2. 手术治疗

（1）手术指征：原在位垂直斜度 >1 0 PD 或存在异常头位。

（2）手术原则：尽量保证双眼正前方和下方的双眼单视状态。以麻痹眼为首选，减弱麻痹肌的直接拮抗肌或配偶肌为主。亦可利用下斜肌转位或内外直肌移位，加强下转的力量。如以下手术方式单独或联合运用矫正垂直斜视：麻痹眼上直肌后退术，上直肌后固定术，下斜肌切断术，下斜肌转位术，内、外直肌向下直肌移位术（反 Knapp 手术），内、外直肌与下直肌连接术（Jensen 手术）以及健眼下直肌后退术和上斜肌减弱术等。其中麻痹眼上直肌后退是最常选用的手术方式。避免在一眼上同时做 2 条以上的直肌手术而导致眼前节缺血病变。手术量大或伴水平斜视可分次手术。

3. 视功能康复治疗 尽早进行视功能训练，恢复双眼视功能。

【保健要点】

以上睑下垂、歪头就诊的患者，特别是配合欠佳、病史不详的患者，要完善斜视检查，排除双下转肌麻痹。切勿草率进行单纯上睑下垂矫正术或斜颈矫正术。一旦确诊双下转肌麻痹，首先针对病因治疗。病因不明的双下转肌麻痹诊断和治疗均较为复杂。全面检查后,对符合手术指征的患者实施个体化的眼肌手术可获得良好的疗效。术后眼位偏斜,假性上睑下垂及代偿头位均可明显改善。同时需重视屈光矫正及视功能训练等综合措施的配合,以获得并维持双眼视功能。

（郭　峥　向施红）

八、先天性眼外肌纤维化

【定义】

先天性眼外肌纤维化综合征（congenital fibrosis of extraocular muscle, CFEOM）是一种常染色体遗传性疾病,其特征为先天性、非进展性、多条眼外肌限制性麻痹,多伴有上睑下垂。存在部分或全部动眼神经核、动眼神经及其支配的眼外肌（包括上直肌、内直肌、下斜肌和上睑提肌）的损害,可同时伴有滑车神经核与神经及其支配的眼外肌（上斜肌）的损害,病理检查显示眼外肌的萎缩和纤维化。

【病因】

CFEOM 的发病机制:遗传缺陷引起的眼外肌功能异常,发育所必需的轴突传递分子异常或脑神经核发育异常。研究证实,此病由第Ⅲ和 / 或Ⅳ、Ⅵ对脑神经的神经核和神经发育异常所致,为脑神经异常支配性疾病。目前已经确定了四个遗传位点,*KIF2lA* 及 *PHOX2A* 是已确定的致病基因。

【诊断】

1. 临床表现

（1）一眼或双眼固定在下斜位,各向眼球运动障碍。

（2）多数双眼上睑下垂,有明显下颌上抬代偿头位。

（3）被动牵拉试验阳性。

（4）常有散光和弱视。

（5）在 CT 或 MRI 表现为下直肌、内直肌、上直肌和外直肌均变薄纤维化改变。

（6）分型

1）CFEOMl:最典型最常见,表现为双眼上睑下垂及原在眼位为下斜视,上转不能过中线,原水平眼位可为中位、内斜或外斜,水平运动可以正常或严重受限,无双眼视功能,为完全外显的常染色体显性遗传。

2）CFEOM2:极少见,表现为双侧严重上睑下垂及双眼原在眼位正位、轻度上斜视或下斜视,多伴有大角度外斜视,各向眼球运动严重受限,为常染色体隐性遗传。

3）CFEOM3：临床表现多样，双侧或单侧或无上睑下垂，原在眼位为一侧或双侧下斜视或正位，垂直方向眼球运动不同程度受限，向上注视可过或不过中线，原水平眼位为正位、内斜视或外斜视，水平眼球运动可以正常或有程度不同的受限，为不完全外显的常染色体显性遗传。

4）Tukel 综合征：除眼部表现还有肢体发育异常。

2. 临床诊断

（1）详细询问相关病史：发现异常症状时间、家族史、手术史、全身病史。

（2）专科检查

1）3 岁及 3 岁以下检查追光追物等视物反应力，4 岁及 4 岁以上检查视力表视力。

2）眼位检查、眼球运动检查、Bell 征检查。

3）视力检查、屈光检查、双眼视觉检查。有条件时，用视觉电生理辅助评估视力情况。

4）牵拉试验，检查不合作的患儿可根据公斤体重给予 10% 水合氯醛口服睡眠后检查。

（3）儿科全身检查：有无其他系统病变或综合征，必要时需行血生化、尿液、免疫等针对性的实验室检查。

（4）鉴别诊断：排除先天性上睑下垂及先天性动眼神经麻痹。

【治疗】

1. 治疗原则　手术目的是改善第一眼位的斜视和代偿头位，不能恢复眼球运动。手术治疗原则为受累肌肉大量后徙，不做缩短术。手术方法以下直肌断腱术为主，并松解周围粘连组织，但最终疗效很难令人满意。

以改善头位暴露视轴区为目的的严重上睑下垂，可以考虑额肌瓣悬吊术，为避免引起术后暴露性角膜炎手术应欠矫。鉴于下直肌断腱术疗效难以预测，所以下直肌断腱术与上睑下垂矫正术应分期进行。

2. 视功能康复治疗

（1）屈光矫正：术后必须尽早进行准确的光学矫正：散瞳检影验光后配戴框架眼镜，予完全矫正，每半年根据验光结果调整。

（2）弱视训练：遮盖治疗、弱视辅助治疗、视功能训练，可酌情综合治疗。根据视力差异程度和年龄适时调整遮盖方案，良好的依从性是决定疗效的关键。

【保健要点】

1. 筛查时间　应当在生后 28~30 天进行首次眼病筛查，分别在 3 月龄、6 月龄、12 月龄和 2 岁、3 岁、4 岁、5 岁、6 岁健康检查的同时进行阶段性眼病筛查。

2. 筛查方法 眼病筛查时应注意检查双眼外观,观察双眼睑裂高度是否对称一致,眼位是否正常,眼球运动是否正常,也应同时检查视力、验光等。

3. 健康宣教要点 固定性下斜视和严重的上睑下垂,可能导致形觉剥夺性弱视和双眼视觉功能异常,宜早手术。适时的手术还可避免患儿在与人交往过程中因上睑下垂导致的心理障碍,有助于儿童正常心理发育。

4. 完善三级医疗预防保健网,利于患儿及时有效转诊。

（谌文思）

九、动眼神经麻痹

【定义】

动眼神经由运动纤维和副交感纤维组成,运动纤维主要支配上睑提肌、上直肌、下直肌、内直肌和下斜肌,副交感纤维主要支配瞳孔括约肌和睫状肌。动眼神经各部位的病变引起动眼神经及其支配组织功能丧失称为动眼神经麻痹（oculomotor nerve palsy）。

【病因】

动眼神经麻痹病因非常复杂,儿童动眼神经麻痹以先天性为主,约 43%,先天性动眼神经麻痹多与动眼神经核团或动眼神经发育异常、围产期缺血缺氧、产伤、出生后早起疾病有关;后天性病因中外伤约 20%,炎症约 13%,颅内动脉瘤约 7%,成年人中因为血管病变、高血压、糖尿病及神经供血不足导致的动眼神经麻痹,在儿童病例中少见。

【临床表现】

1. 动眼神经麻痹主要表现为眼位异常,斜视临床表现因为动眼神经病变位置不同,表现多样,常表现为单眼发病,大角度外斜视及下斜视,眼球运动受限。

2. 上睑下垂也是动眼神经麻痹的重要临床特征,由于上睑提肌是由动眼神经所支配,动眼神经麻痹后可出现完全性或不完全性上睑下垂。

3. 动眼神经麻痹还可造成瞳孔散大,瞳孔对光反应迟钝;但是值得注意的是并非所有的动眼神经麻痹患者会出现瞳孔异常,通常动眼神经麻痹分为核上性麻痹,核性麻痹和核下性麻痹。核上动眼神经纤维交叉到对侧,因此核上性麻痹很少出现;动眼神经核位于中脑,脑干病变常造成核性损伤,核性麻痹易累及双侧病变,由于动眼神经核呈长柱状,各核较为分散,较小病变时,动眼神经麻痹多为不完全性,瞳孔括约肌属眼内肌,由副交感的 E-W 核支配,核性病变可不受累。而核下性损害因动眼神经除起始部外,双侧距离较远,病损时多表现一侧性,并出现完全性麻痹,瞳孔括约肌会受累。

268

4. 对于大龄儿童,后天获得性动眼神经麻痹可出现复视,由于眼外肌麻痹,部分患者为消除复视可出现代偿头位。

5. 海绵窦动脉瘤引起的动眼神经麻痹,常合并滑车神经、展神经、三叉神经受损,临床可表现为剧烈头痛、眼痛、眼球运动受限、结膜充血水肿、眼周肿胀及眼球突出。

6. 对于先天性动眼神经麻痹及低龄后天性动眼神经麻痹,上睑下垂遮挡瞳孔可能影响视觉发育,造成视功能障碍,形成弱视。

【诊断】

1. 详细询问相关病史 首先判断是先天性还是后天性,症状出现的时间。如果是后天性病变,需要询问有无颅脑外伤,有无体温升高,是否出现类似感冒样症状,有无头痛,有无合并全身其他病史。

2. 专科检查

(1)视力检查:3 岁及 3 岁以下检查追光追物等视物反应力,使用屈光筛查仪进行屈光度检查,4 岁及 4 岁以上检查视力表视力,可进行小瞳下主觉验光。

(2)眼位检查:斜视度检查(九诊断眼位),双眼视功能检查,立体视检查。

(3)眼外肌功能检查:检查九方位眼外肌功能,评估有无代偿头位,必要时可对眼外肌进行牵拉试验,与限制性斜视进行鉴别。

(4)外眼检查,观察眼睑遮挡情况。

(5)瞳孔检查:双侧瞳孔大小,直径是否对称,瞳孔对光反射。

(6)眼底检查,建议使用眼底照相,可判断眼外肌麻痹造成的旋转。

3. 儿科全身检查

(1)神经系统检查:颅脑影像学检查(MRI 和 CT)对诊断动眼神经麻痹是非常必要的,可排除颅内出血,颅内占位。对于怀疑颅内动脉瘤的患者,需完善颅脑数字化减影血管造影技术(digital subtraction angiography,DSA),帮助明确诊断。

(2)血液检查:排除感染。

(3)脑脊液检查:对于怀疑颅内感染的患者,必要时需进行脑脊液检查。

4. 鉴别诊断 排除限制性斜视,先天性动眼神经麻痹与先天性眼外肌广泛纤维化症状非常相似,先天性眼外肌广泛纤维化主要表现为肌肉纤维化导致的限制性斜视,使用牵拉试验可判断。

【治疗】

1. 先天性动眼神经麻痹治疗原则 对于先天性动眼神经麻痹,手术治疗是主要治疗手段,不但可改善第一眼位,还可能提高双眼视功能。先天性动眼神经麻痹的患者,通常大角度外斜视和下斜视同时存在,手术设计需结合内直肌和上直肌肌力,斜视角度给予个性化设计。对于存在部分内直肌和上直肌肌力的患者,可考虑加强麻痹肌和减弱拮抗肌,甚至可进行超常量的后徙和切除来改善眼位。对于眼外肌麻痹程度较重的患者,可以进行肌肉转位,外直肌末端劈开转位于内直肌。大角度外斜视,还可考虑进行内直肌眶骨膜固定。对于先天性动眼神经麻痹,手术往往涉及多条眼外肌,需避免出现眼前节缺血。

2. 后天性动眼神经麻痹治疗原则

(1)去除病因:在明确诊断后,针对病因给予治疗,对于颅内感染的患者,通常糖皮质激素治疗有效,预后良好。颅脑外伤患者给予止血,脱水,营养神经的治疗,对于严重复视的患者,可以采用单眼遮盖,配戴三棱镜,或者眼外肌注射肉毒杆菌毒素,对于保守治疗无效的患者,斜视度稳定 6~12 个月后可选择手术治疗。对于颅内占位患者,确诊后通常手术治疗原发病。

(2)后天性完全性动眼神经麻痹:发病时间明确,患眼上睑下垂,外下斜视。运动上、下、内转不能,内转不能过中线。抬起上睑有复视,患眼瞳孔散大。原发病治疗无效,发病后 6~12 个月可酌情行手术治疗。

(3)动眼神经支配的单一肌肉麻痹

1)后天性内直肌麻痹:单一内直肌麻痹少见,多有外伤或鼻内镜手术或翼状胬肉手术等损伤。有外伤、手术史,患眼外斜视,斜视角度较大。患眼内转受限,同侧水平复视,代偿头位为面转向健侧。手术矫正治疗,可选择外直肌后徙加内直肌缩短术,如内直肌完全麻痹,可行外直肌后徙,联合上下直肌与内直肌联结术。

2)后天性上直肌麻痹:单独发生的后天上直肌麻痹较少,麻痹眼下斜视,颞上方诊断眼位运动差,伴垂直复视。常伴有同侧上睑提肌力量减弱,单眼下斜时,常伴有假性上睑下垂。头向健侧倾斜。首先应采用神经营养药对症治疗。小于 10$^\triangle$患儿可配戴三棱镜治疗;保守治疗 6~12 个月无好转患者,大于 10$^\triangle$的垂直斜视可采取手术治疗。可行患眼下直肌减弱,可联合健眼上直肌减弱。

3)后天性下直肌麻痹:多由外伤、炎症病变引起。有下睑外伤史,患眼上斜视,外下转运动受限。代偿头位表现为向患侧倾斜,面转向患侧,下颌内收。伴垂直复视,如麻痹眼注视,健眼可能出现假性上睑下垂。麻痹眼从内转位到外转位,垂直斜视变大。一般采用神经营养治疗,如原在位斜视度小于 25$^\triangle$,可考虑行上直肌后徙加下直肌缩短术。

4)后天性下斜肌麻痹:单独发生少见,多由眶底部外伤引起,眼眶 CT 可见眶底骨折。小角度下斜视,内上转运动受限。垂直复视。右眼麻痹时,左上方垂直分离最大。代偿头位为头向患侧倾斜,面转向健侧。早期做下方肌肉牵引按摩,辅助神经营养及血管扩张药物治疗,一般可治愈,较少需手术治疗。

【保健要点】

动眼神经麻痹是复杂的眼部病变,可能合并严重的颅内病变,判断发病时间,鉴别先天性或者后天性病变,及时转诊,进行全身及眼部专科检查对患者预后是非常关键的。

1. 健康宣教要点　注意围产期是否存在缺血缺氧,避免产伤。对于出生后存在眼球运动异常及上睑下垂的患者,应重点及早期进行眼保健筛查。避免眼睑遮挡造成的弱视。符合手术指征的患者,可建议转诊专科医院。

对于后天性动眼神经麻痹患者,通常病情复杂,存在颅内病变,或复杂外伤,需尽早进行全身、颅脑及眼部检查,明确病因。

2. 完善三级医疗预防保健网,对于需要明确病因及手术的患者可及时有效转诊。

（李　莉）

十、Crouzon 综合征合并复杂斜视

【定义】

Crouzon 综合征又称遗传性颅面骨发育不良,1912 年由 Crouzon 报道,其特点为上颌骨形成不良,以及眼部发育异常的颅骨发育畸形。

【病因】

颅缝早闭在新生儿的发病率为 1/30 000 至 1/100 000,是由于基因突变引起的常染色体显性遗传病,包括以下基因:$FGFR1$、$FGFR2$、$GFGR3$、$TWIST1$、$EFNB1$。颅缝过早闭合,导致头颅、大脑、面部和中枢神经系统的发育受限。除了头颅发育畸形,还伴有全身其他系统的发育缺陷,如手足、骨骼、心脏等。

Crouzon 综合征约占颅缝早闭的 4.8%,与 $FGFR2$ 基因突变相关。特征表现为颅缝早闭、面中部发育不全、眼球突出、鸟嘴状鼻。

斜视在 Crouzon 综合征中发病率约为 2/3。主要原因是面部解剖结构异常,眼眶外旋,眼球前突,内直肌上移,内收时上转眼球,产生类似下斜肌亢进的作用。同时,滑车相对后移,使上斜肌力量减弱,继发下斜肌亢进。再加上眼外肌的发育异常,包括肌肉位置异常、肌止点异常、肌肉缺失或萎缩等。以上综合原因导致眼球外旋。

【临床表现】

1. 斜视在 Crouzon 综合征中很常见,其中 V 型斜视尤其多见。

2. 患儿常表现为大度数的外斜视,伴有斜肌异常时,出现垂直斜视,呈现外斜 V 征。患眼向上注视,上直肌外展分力增大,眼球外斜度数变大。向下

注视,下直肌内收分力增大,眼球外斜度数减小。上、下斜视度相差远远大于15$^\triangle$,属于大 V 征。

3. Crouzon 综合征的眼部其他合并症包括眼睑异常、上睑下垂、倒睫、眼球突出甚至眼疝、暴露性角膜炎、屈光不正、颅高压导致的视乳头水肿或视盘萎缩。

4. 除眼部异常外,患儿由于颅骨发育畸形,表现为特殊面容,如上颌骨、额骨向后凹陷,鼻梁坍塌,双耳低位,反向咬合关系等。Crouzon 综合征很少出现头面部以外的畸形。智力大多正常。

【临床诊断】

1. 详细询问相关病史,是否存在家族史,颅缝早闭相关疾病诊疗史、手术史。询问斜视出现的时间、症状。询问斜视是否为恒定性或间歇性,观察患儿是否有代偿头位。询问既往治疗情况,是否做过弱视治疗、集合训练、双眼视功能训练、是否配戴过眼镜。

2. 专科检查

(1)视力检查:用儿童图形视力表或 E 字视力表检查视力。

(2)屈光检查:睫状肌麻痹验光。

(3)斜视角测定:三棱镜交替遮盖法测量斜视角,患儿注视视标,三棱镜放于偏斜眼前,尖端指向眼的偏斜方向,交替遮盖双眼,观察眼球是否移动。增减三棱镜度,直至眼球不动。此时的三棱镜度为斜视度。多次测量。

(4)双眼运动检查:患儿追随视标移动做双眼原在位、水平右转、左转、垂直上转、下转、以及右上转、右下转、左上转、左下转共九个方位,检查眼外肌作用的亢进与不足。检查眼球上转 25° 和下转 25° 的斜视度以确定是否存在 A-V征。对于不能配合的婴幼儿可进行单眼遮盖和娃娃头试验,发现眼球转动是否存在异常。

(5)眼前节检查:裂隙灯检查眼前节是否存在异常。

(6)眼底检查:直接或间接检眼镜检查眼底。

(7)眼压检查。

(8)同视机行立体视功能检查。

3. 儿科全身检查 有无其他系统疾病。头颅影像学检查。

4. 鉴别诊断 排除麻痹性斜视、限制性斜视等疾病。

【治疗】

1. 治疗原则 Crouzon 综合征患儿的斜视大部分为大度数外斜 V 征,因此主要治疗方式为手术治疗。在手术之前应矫正患儿的屈光不正,若存在弱视则先治疗弱视,但是对于 Crouzon 的患儿,有些患儿头颅外科如果干预不及时,出现颅高压导致视神经萎缩的视力下降,可以在合适的时间早期手术治疗斜视。近视患儿应全部矫正,即便轻度近视,矫正后也能改善对外斜视的控制。不伴有弱视的轻到中度远视通常不予矫正。

2. 正位视训练　包括脱抑制治疗、复视知觉训练和融合训练等。适用于外斜度小于 $20^\triangle$,中心凹抑制尚未巩固,以及集合不足型间歇性外斜视。

3. 手术治疗

(1) 手术指征:手术指征比普通斜视要宽泛一些,能够配合检查,水平斜视大于 $15^\triangle$,垂直斜视大于 $15^\triangle$,同视机检查有运动融合损害,近立体视锐度 >60° 要尽早手术。

(2) 手术时机:Crouzon 综合征患儿通常会经历多次颅面部手术,这些手术可能会改变眼眶的相对位置,因此建议斜视手术在颅面部手术后至少 6 个月进行。

手术时机不仅取决于斜视角大小、显性外斜视出现的频率、融合功能是否良好,还应密切观察患儿的双眼视功能状态,一旦双眼视功能出现恶化趋势或视远时出现抑制性暗点、远立体视功能部分或全部丧失则应及时手术。

(3) 手术方案

1) 仅存在水平斜视,行水平直肌后退、缩短术。

2) 水平斜视伴有斜肌功能亢进时,水平斜视量一般按原在位的斜视度计算,行水平直肌后退、缩短术。对亢进的斜肌行减弱术。通常行下斜肌减弱、下斜肌前转位、上斜肌折叠术。

3) 与正常斜视患儿相比,Crouzon 综合征患儿的眼外肌存在胶原纤维变性,肌腱囊偏薄。可能存在眼外肌缺如,最多见下直肌缺如,肌止点异常等情况,需要术中综合考虑,调整手术方案。

4) 术后随诊:术后第 1 天、1 周、1 个月、3 个月复诊,检查眼位情况、切口愈合、双眼视觉功能恢复情况。矫正屈光不正。

【保健要点】

1. Crouzon 综合征属于罕见病,常在患儿 2 岁左右才被发现,容易延误早期诊治,必须多科协作。

2. 眼科医师需要增加对该病的了解和处理原则。早期发现、及时处理该病的眼部合并症,有效改善患儿的视功能,可以极大提高患儿及家属的生活质量。

3. Crouzon 综合征合并斜视的手术效果与视力有关,视力越好,术后效果越好。早期行颅面部手术,可以降低颅内压,缓解视乳头水肿。同时,术前矫正屈光不正,治疗弱视,均能改善斜视术后效果。

（乔　彤）

十一、弱视

【定义】

弱视（amblyopia）是指单眼或双眼最佳矫正视力低于相应年龄的视力，或双眼视力相差两行以上，眼部检查无器质性病变。弱视目前全球发病率大约为 1%~5%。

【病因】

在儿童视觉发育早期，由于异常的视觉体验，造成视网膜成像模糊，视觉信号经由视神经传入中枢，大脑对模糊的物象产生抑制，从而导致视力异常。造成弱视的主要发病原因有斜视、屈光不正、屈光参差和形觉剥夺。

1. 斜视性弱视　发生在单眼，患者有斜视或曾有过斜视，常见于四岁以下儿童。由于斜视导致双眼视线不一致，两眼投射至大脑的物像不同，成年以后发生的斜视通常会出现复视，但由于儿童的大脑更具有可塑性，很容易主动抑制斜视眼的视觉冲动，来消除复视，长期抑制形成弱视，斜视发生的年龄越早，产生的抑制越重，弱视的程度越深。

2. 屈光不正性弱视　多为双眼性，发生在高度远视（≥5.00D）、近视（≥6.00D）及散光（≥2.00D）而未戴矫正眼镜的儿童，双眼视力相等或相似，无双眼物像融合机能障碍，不引起抑制，若及时配戴适当的眼镜，视力可逐渐提高。

3. 屈光参差性弱视　因两眼屈光度差异大（远视相差≥1.50D，散光相差≥1.00D），造成两眼投射至视网膜成像清晰度不同，屈光度较高的一眼成像模糊，两眼融合异常，不能形成双眼单视，从而屈光度较高的眼出现抑制，形成弱视和斜视。

4. 形觉剥夺性弱视　在婴儿视觉发育期，由于眼睑遮挡，如先天性上睑下垂，或者屈光间质混浊，如角膜白斑，先天性白内障等病因造成患眼光刺激不足，产生弱视。

【临床表现】

1. 弱视患者主要表现为双眼或单眼视力低于相应年龄的正常视力，或双眼视力相差两行以上。目前我国 2011 年出版的弱视诊断专家共识中提到，对于 3~5 岁儿童，视力正常值下限是 0.5，对于 6 岁及以上儿童，视力正常值下限是 0.7。

2. 单眼恒定性内斜视或者外斜视，斜视眼通常注视差，容易造成斜视性弱视。

3. 分读困难是弱视的特征之一，弱视眼识别单独视标比识别集合或密集视标的能力好，对于视力表上的单个字体（如 E 字）分辨力比对成行的字要强，又称之为拥挤现象。

4. 弱视患者可出现双眼视觉异常,由于视网膜物像不等大或者物像清晰度不一致,可造成双眼深度知觉异常,立体视差。

5. 形觉剥夺性弱视可出现眼睑遮挡,白瞳症等屈光间质混浊的症状。

6. 此外弱视患者还合并手眼协调差,轮廓认知下降,弱视眼扫视频率增加,对比敏感度下降,视觉信息处理受损,阅读障碍等症状。

【诊断】

1. 详细询问相关病史　有无发现斜视,症状出现的时间。有无眯眼或者偏头视物,或者平衡感差,走路易跌倒。有无早产或者发育落后。

2. 专科检查

(1)视力检查:3岁及3岁以下检查追光追物等视物反应力,使用屈光筛查仪进行屈光度检查,4岁及4岁以上检查视力表视力,可进行小瞳下主觉验光。

(2)屈光状态检查:对于视力检查异常,屈光筛查异常的患者使用1%阿托品或者1%环戊通进行散瞳后验光,以获得准确的屈光度。

(3)眼位检查,斜视度检查,双眼视觉功能检查,立体视检查。

(4)外眼检查,排除眼睑遮挡。

(5)台式或手持裂隙灯检查,自然瞳孔和散瞳后眼前节情况,角膜及晶状体有无混浊。

(6)直接或间接检眼镜检查眼底,排除眼底视网膜器质性病变,直接检眼镜进行注视性质检查,排除旁中心注视。

(7)可进行对比敏感度检查,对弱视程度进行判断。

(8)有条件时,用视觉电生理辅助评估视力。检查不合作的患儿可根据公斤体重给予10%水合氯醛口服,睡眠后检查。

3. 儿科全身检查　有无发育落后,及特殊综合征。

4. 鉴别诊断　排除近视或其他屈光不正,这些眼部病变通常矫正视力正常。

【治疗】

1. 治疗原则　对于确诊弱视,一定要在视觉敏感期尽早给予治疗,通常认为大于8岁的儿童超过视觉可塑期,治疗变得非常困难。弱视治疗有以下原则:去除病因,屈光矫正,遮盖健眼,药物压抑,视觉训练。

2. 去除病因

(1)斜视性弱视:经过弱视治疗,评估双眼视力平衡,可以手术矫正斜视,有助于重建双眼视,恢复立体视。对于特殊的限制性斜视或者麻痹性斜视的患者,由于患眼无法注视,难以进行弱视治疗,也可先手术矫正眼位,再进行弱视治疗。对于超过视觉可塑期的患者,可以手术矫正眼位,改善外观,提升自信。

（2）屈光不正性弱视：这类患者经过散瞳验光，配戴合适的眼镜，治疗效果一般都很好，存在视力不平衡的患者，可联合遮盖治疗。

（3）屈光参差性弱视：治疗同屈光不正性弱视，但这类患者通常矫正视力不平衡，几乎均需要配合遮盖治疗。

（4）形觉剥夺性弱视

1）对于先天性上睑下垂患者，需评估单眼还是双眼，遮盖程度及上睑提肌力量选择是否手术。对于双眼的患者，可以 3 岁以后，评估双眼视力，酌情选择手术。对于单眼遮盖的患者，根据瞳孔遮盖程度，屈光筛查结果，视力发育情况，选择合适的时机进行手术治疗，对于眼睑全遮挡的患儿，可提前到 1 岁内手术。术后均需要进行屈光检查，并配合弱视治疗。

2）对于角膜混浊患者，评估单眼还是双眼，双眼混浊程度重的患者尽早手术进行角膜移植；单眼病变患者，需评估混浊程度，病变累及深度，前后节发育情况，酌情进行手术。术后均需要进行弱视治疗。

3）对于先天性白内障患者，评估单眼还是双眼，晶状体混浊程度，存在视觉发育障碍的白内障，推荐尽早进行手术，根据手术年龄，囊袋情况，酌情考虑一期或二期人工晶状体植入。术后需要进行屈光矫正，配戴眼镜或者接触镜，并进行弱视治疗。

3. 屈光矫正　对于 8 岁以内儿童，特别是合并内斜视的患者，推荐使用 1% 阿托品进行散瞳验光，根据调节力给予合适眼镜处方。对于 8 岁以上儿童，已有多次散瞳记录的患者，可以使用 1% 环戊通或者 0.5% 托吡卡胺进行散瞳验光，复验后给予合适眼镜处方。

4. 遮盖健眼　遮盖健眼这种古老的疗法已有 200 余年的历史，通过遮盖优势眼，强迫弱视眼注视，提高视力，是目前最为有效的治疗弱视的方法。通常遮盖时间每天 2h 到 6h 不等，需定期随访调整遮盖频率和时间，大约 25% 患者在去除遮盖一年后视力出现回退，因此在视力平衡后，需逐渐减量去除遮盖，并进行长期随访，巩固治疗效果。

5. 药物压抑　对于不能配合遮盖的患者，可以使用散瞳药模糊健眼，达到类似于遮盖的目的，目前临床最常用的药物是 1% 阿托品。美国儿童眼病研究小组（PEDIG）发现使用阿托品压抑健眼与每天遮盖健眼治疗弱视效果相同。

6. 视觉训练　视觉训练是对屈光矫正及遮盖治疗的补充治疗，方法多样，近距离精细训练是应用时间最长的（串珠，描图，弱视治疗仪）；还有后像治疗、红色滤光片及海丁格光刷被认为对旁中心注视的弱视治疗有效；此外，近年来发展的双眼分视法，对难治性弱视及成年人弱视有一定的治疗效果，由于平衡了初级视皮层的输入,认为对双眼视功能的影响可能比常规治疗更优,一定范围内可改善立体视,其次使用电脑游戏或视频可能会引起儿童的注意,从而提高对治疗的依从性。

【保健要点】

弱视是可治性眼病,并且治疗效果很好,但需在视觉可塑期尽早治疗,建立健全儿童弱视筛查机制,早期发现、规范治疗是决定预后的关键。

1. 筛查时间 所有学龄前儿童应纳入"弱视筛查项目",对于有条件的儿童可在生后 1 个月内至有眼科资质的妇幼保健医疗机构进行首次筛查,排除形觉剥夺性弱视。此后可在 3 岁后,每年进行一次屈光度筛查和视力评估。

2. 筛查方法

(1)生后 1 个月内:光照反应、外眼检查、眼前节检查、眼底红光反射。

(2)3 岁以上:屈光度筛查、视力检查、眼位检查、外眼检查、眼前节检查及眼底检查。

3. 健康宣教要点

(1)父母有弱视家族史的儿童,应重点及早期进行眼保健筛查。

(2)早期发现异常视觉行为,比如眯眼或者偏头视物,走路易跌倒,一旦发现异常及时就医,进行视力检查和屈光度筛查。

(3)患儿家庭必须了解治疗长期性,儿童治疗的依从性,遮盖治疗对儿童生活及心理的影响,及时进行心理疏导,并配合医生的医嘱,坚持戴镜,定期复查,建议每 3 个月定期去医院评估视功能发育情况,随时调整治疗方案。

4. 完善三级医疗预防保健网,对于需要手术的患者及难治性弱视患儿可及时有效转诊。

(李　莉)

十二、先天性眼球震颤

【定义】

先天性眼球震颤(congenital nystagmus)又称之为婴儿眼球震颤综合征,是一种在婴儿出生或出生后早期发生的双眼非自主共轭摆动为临床特征的眼球运动性疾病,目前发病率约为 1/1 000~1/1 500。

【病因】

先天性眼球震颤的病因包括先天性传入神经系统缺陷和传出神经系统缺陷,传入神经系统缺陷包括眼白化病、视神经发育不良、全色盲、先天性静止性夜盲、先天性视神经萎缩、先天性无虹膜、早期发生的双眼形觉剥夺带来的知觉障碍(如先天性白内障);传出神经系统缺陷病因不明,目前认为是一种神经肌肉接头处的本体感受器疾病。7%~30% 的先天性眼球震颤患者具有遗传倾向,遗传方式有 X 染色体连锁遗传、常染色体显性遗传和常染色体隐性遗传。其中,最常见的遗传方式是 X 染色体连锁遗传。

【临床表现】

1. 双眼不自主的持续跳动或摆动,但无振动幻视,这是区别先天性眼球震颤与获得性眼球震颤的重要体征。

2. 双眼共轭性眼球震颤,震颤形式分为钟摆型、冲动型及混合型。在一些特定的环境下,眼球震颤可能减弱,如闭眼、睡眠、黑暗环境、集合阻滞;一些情况下,眼球震颤可能加重,如试图注视。

3. 视力　大部分先天性眼球震颤患者都存在弱视,最佳矫正视力从 0.1 到 1.0 不等,视力发育取决于病因,对于眼白化病、视神经萎缩及视神经发育不良的患者,视力相对较差。

4. 屈光状态　约有 85% 的先天性眼球震颤患者存在屈光不正,以散光为主,且在 8 岁以内随年龄增长而增加。但对于先天性静止性夜盲的患者,可能在低龄就发展为高度近视。

5. 代偿头位　部分先天性眼球震颤患者在向某一方向注视时,震颤频率和幅度下降或消失,在这一方向可获得最佳视力,因此被动选择这个方向注视而产生的异常头位,称之为代偿头位。

6. 斜视　先天性眼球震颤患者发生斜视的发生率为 8%~33%,水平斜视为主,外斜视和内斜视均可出现,部分存在集合阻滞的患者可能合并内斜视。

7. 反相视动性眼球震颤　正常人在注视条纹鼓时,快相与条纹鼓转动方向相反;但先天性眼球震颤患者在注视条纹鼓时,快相与条纹鼓转动方向一致。

【诊断】

1. 详细询问相关病史　此类患者由于眼球不自主的跳动及摆动,很容易诊断。但注意询问有无家族史,发病年龄,有无白瞳症,有无偏头视物,眼球震颤强度有无变化。

2. 专科检查

(1)视力检查:3 岁及 3 岁以下检查追光追物等视物反应力,使用屈光筛查仪进行屈光度检查,4 岁及 4 岁以上检查视力表视力,可进行小瞳下主觉验光。由于先天性眼球震颤患者部分存在代偿头位,还需要检查代偿头位下的双眼视力。

(2)屈光状态检查:散瞳后验光,以获得准确的屈光度,尤其注意散光引起的视功能异常。

（3）眼外肌功能检查：斜视度检查，双眼视觉功能检查，立体视检查。

（4）眼震图检查：对于眼球运动的分析，波形有助于了解眼球震颤的分型，了解中间带，了解快相和慢相，以及是否存在集合阻滞。

（5）台式或手持裂隙灯检查，检查晶状体有无混浊，检查有无虹膜缺失及脱色素，眼白化病患者均存在不同程度虹膜脱色素。

（6）直接或间接检眼镜检查眼底，检查视盘颜色可反映是否存在视神经萎缩，视网膜色素可反映是否存在眼白化病。

（7）相干光断层扫描（OCT）：观察视盘黄斑束及视网膜神经纤维层厚度，视神经疾病会出现变薄；观察黄斑中心凹形态，眼白化病和先天性无虹膜患者中心凹会变平或者消失。

（8）视觉电生理：先天性静止性夜盲及全色盲患者的 ERG 波形可出现改变，视神经发育不良和先天性视神经萎缩的患者 VEP 可出现异常。

（9）代偿头位测量：测量代偿头位角度有助于术前及术后评估。

（10）色觉检查：对判断是否全色盲患者非常重要。

3. 儿科全身检查　有无发育落后，及特殊综合征。

4. 鉴别诊断

（1）前庭性眼球震颤：属于获得性眼球震颤，前庭性眼球震颤是由于前庭核或其与小脑或脑干的联系通路发生病变而引起的眼球震颤。前庭系统受刺激或破坏将有两种主要客观症状：眼球震颤和肢体偏斜。前庭周围性眼震多表现为水平性或水平旋转性，不出现垂直性眼震。

（2）中枢性眼球震颤：中枢性眼球震颤表现为眼震呈急跳性，可为水平性、垂直性、旋转性或混合性，不一定伴有眩晕、恶心或呕吐，听力不变，持续时间较长，可达数月至数年。多见于延髓病变、脑桥病变、中脑病变及小脑病变。

（3）隐性眼球震颤：双眼同时注视时无眼球震颤，遮盖一眼后出现眼球震颤。

（4）点头痉挛综合征：出生后 1 年以内发病，临床表现为点头晃动、眼球震颤及斜颈三联征，但疾病随年龄增长可自行缓解。

【治疗】

1. 治疗原则　对于先天性眼球震颤的治疗方法均是基于对症状的改善，达不到治愈。目前先天性眼球震颤的治疗原则是提高视力，改善代偿头位，矫正斜视，提高双眼视功能，减轻震颤。

2. 屈光矫正　这类患者经过散瞳验光，配戴合适的框架眼镜，矫正屈光不正，可提高视力，改善生活质量。也有研究认为，配戴角膜接触镜对患者视功能改善较框架眼镜更好。

3. 三棱镜矫正 配戴三棱镜主要有两个目的,第一个目的可以改善代偿头位,双眼配戴底朝向面转方向的三棱镜,可将中间带转移至正前方视野,但对于扭转角度超过 20° 的代偿头位,则无法压贴大度数的三棱镜;第二个目的可刺激集合,对于存在集合阻滞的患者,可以双眼各放置底向外的棱镜,可达到减轻震颤的目的,提高视力。

4. 手术治疗 眼球震颤患者选择手术主要目的是改善代偿头位、矫正斜视及减轻震颤,基于代偿头位的扭转角及减轻震颤,目前常用的术式有以下几种:

(1) Anderson 术式:用于矫正扭转角 15° 以内的眼球震颤,只需要选择慢相侧一组配偶肌,外直肌后徙 6~7mm,内直肌后徙 5mm。

(2) Parks 术式:用于矫正扭转角 30° 以内的眼球震颤,慢相侧一对配偶肌,外直肌后徙 7mm,内直肌后徙 5mm;快相侧一对配偶肌,外直肌切除 8mm,内直肌切除 6mm;每一眼的手术量均为 13mm。

(3) 本体感受器切除术:将水平四条直肌,在肌止端断腱,用可吸收线再缝合固定原肌止点。用于没有代偿头位的患者,用于减轻震颤,增加黄斑中心凹注视时间。

(4) 改善垂直代偿头位术式:对于下颌上抬或者内收扭转角小于 20° 的眼球震颤,后徙双眼垂直同名直肌;对于下颌上抬或者内收扭转角大于 20° 的眼球震颤,双眼垂直同名直肌后徙联合同名拮抗肌缩短;对于下颌上抬或者内收扭转角小于 20° 的眼球震颤同时合并斜肌异常的患者,双眼垂直同名直肌后徙联合协同肌双眼上斜肌或下斜肌切断。

(5) 双眼内直肌后徙术:用于存在集合阻滞的患者,根据三棱镜耐受试验,当耐受三棱镜读书为 30~40PD、50~60PD、大于 60PD 时,双眼内直肌分别后徙 5mm、7mm、8mm。

【保健要点】

先天性眼球震颤治疗着眼于寻找病因,减轻震颤,在患者视觉可塑期尽可能治疗弱视,提高视力,改善代偿头位。

1. 筛查时间 对于出生 3 个月到 1 岁内出现眼球震颤的婴儿,均需在症状出现后至有眼科资质的妇幼保健医疗机构进行首次筛查,排除先天性白内障和眼底病变。此后根据眼球震颤形态,如果出现垂直或者旋转性眼球震颤,建议转神经内科,排除中枢系统病变。

2. 健康宣教要点 鉴于先天性眼球震颤有遗传倾向,需详细寻问父母双方的家族史。对于有家族遗传病史的患者推荐进行基因检测,为优生优育做准备。

3. 完善三级医疗预防保健网,对于需要就诊专业小儿眼科进行屈光矫正及手术的患者可及时有效转诊。

（李　莉）

第十二节　眼眶肿瘤

一、毛细血管瘤

【定义】

一种良性的血管内皮肿瘤,表现为血管异常生长伴不同程度的血管内皮细胞增殖。该病好发于婴儿的头颈部皮肤,也可见于全身其他部位,发病率约为 4%,女性多于男性,根据临床表现分为表层、深层、综合三类。

【病因】

具体的致病机制尚不明确,但一项大型的多中心研究表明,白种人、早产、低出生体重、多胎妊娠、高龄妊娠是该病的危险因素。此外,绒毛膜穿刺取样也可能是潜在的危险因素,但还缺乏足够的证据。

【诊断】

1. 临床表现

（1）病变多见于新生儿期过后的 3 个月内,病变进展迅速,大多在接下来的 5 个月内趋于静止,约 75% 的病变在 7 岁前自行消退。

（2）表层病变局限于真皮层,肉眼见眼睑皮肤边界清晰、形状不规则的丘疹或结节,颜色鲜红,表面扁平或凹凸不平,称"草莓痣";触之质软,压迫表面可褪色,放开又恢复原状;如有擦伤或搔抓可引起出血、溃疡。

（3）深层病变侵犯眼睑深层及眶内,多位于上睑内侧,眼睑局部肿胀或隆起,透过皮肤或结膜可见蓝紫色肿物,触之质软、边界不清、形状不规则,有搏动感,哭闹时增大;随着瘤体逐渐增大,压迫症状加重,出现散光、上睑下垂、眼球突出、眼球运动障碍等,进一步发展可造成弱视或压迫性视神经病变。

（4）综合型因兼有上述病变,临床表现更突出,皮肤表面形成大片"草莓痣",眼睑肿胀明显,眼球突出,引起严重的外观畸形和视功能损害。

（5）全身其他部位皮肤可见类似的"草莓痣",还可累及肛门生殖器区域、气道及内脏,亦可成为 PHACE 综合征的表现之一。

2. 临床诊断

（1）询问病史:发现病变的时间,病变进展的快慢,全身其他部位有无皮损。

（2）检查眼部外观:眼睑皮肤有无"草莓痣",眶区有无肿物及其颜色,是否触及搏动感。

（3）专科检查：追光反应、眼位及眼球运动。

（4）全身检查：详细查看全身其他部位有无类似皮损。

（5）影像学检查：B超显示边界清晰、形状不规则的病变，可压缩，病灶内较多弱回声，彩色多普勒显示病变区丰富、弥漫的红蓝血流，信号集中，具有诊断意义；CT示眼睑肿胀、密度增高，病灶边界不清，累及眶内者轮廓清晰，与球壁分界不清，呈铸造型，增强后强化明显；MRI示T_1WI中信号、T_2WI高信号影；其他内脏也可出现类似病变。

（6）病理检查：肉眼见瘤体呈灰白色颗粒状，缺乏囊膜，易碎；镜下见增殖期瘤体由致密、不成熟的毛细血管和分裂旺盛的圆形血管内皮细胞组成，增殖晚期内皮细胞呈扁平状，消退期瘤体的血管逐渐由纤维脂肪组织代替。

（7）鉴别诊断：排除横纹肌肉瘤、绿色瘤、前部脑膨出、神经纤维瘤。

【治疗】

1. 治疗原则　虽然该病为自限性疾病，但其并发症的危害不容忽视。预防和逆转该病引起的威胁生命、损害机体功能的并发症，此外还需防止出现难以修复的毁容。

2. 保守治疗

（1）观察随访：无明显并发症或外观影响者。

（2）糖皮质激素：病变进展快，影响视功能或外观者，可使用糖皮质激素，口服泼尼松 1.5~2.5mg/（kg·d），2周后逐渐减量；由于全身用药影响婴儿发育，目前一般采用局部给药，如瘤体内注射，6mg/ml倍他米松+40mg/ml曲安奈德按1:1配制，根据瘤体大小给予1~2ml；对于局限于皮肤表面的病变，可使用0.05%的氯倍他索或乌倍他索药膏涂抹，1~2次/日；因副作用显著，目前仅用于对β受体阻滞剂不敏感的患儿。

（3）β受体阻滞剂：近年来临床研究发现，β受体阻滞剂对毛细血管瘤的疗效较皮质激素更为显著，其瘤体缩小的有效性更高，并发症发生率更低，且副作用轻微，无须担心出现眼睑全层坏死、阻塞眼动脉等严重不良反应，已成为一线方案；对于表浅或继发溃疡的病变，局部涂抹0.5%噻吗洛尔凝胶，一天两次；针对复杂性病例，通过口服或静脉方式给予普萘洛尔，起始剂量为0.5mg/（kg·d），分2~3次给药，逐渐增加至2mg/（kg·d），疗程为6~12个月或至患儿满1岁，4~12周内需密切随访，根据患儿体重变化调整剂量，同时还需关注其副作用，包括支气管痉挛、低血糖、低血压、心动过缓等；如治疗3周仍无明显好转，应考虑调整方案。

（4）激光治疗：对于表层病变有效，多采用脉冲染料激光，可作为辅助手段，与β受体阻滞剂联合使用，疗效更佳。

（5）抗肿瘤药：瘤体内注射抗肿瘤药，如长春新碱、博来霉素等，因副作用大，仅作为难治性病变的三线方案。

（6）硬化剂：适用于瘤体较小的表层病变，多采用 5% 鱼肝油酸钠或 50% 尿素病灶内注射。

（7）放射治疗：小剂量放疗能够有效抑制肿瘤生长，促进其萎缩，但应避免影响发育、引起白内障等并发症。

3. 手术治疗

（1）适应证：保守治疗不能有效控制病情或需要活检与横纹肌肉瘤鉴别的患者。

（2）手术方案：多经眼睑或眶缘皮肤入路，切口应大于瘤体 1/3，术中注意发现瘤体的供血动脉并充分止血，避免损伤周围重要结构；为缩小瘤体、减少术中出血，术前可采用保守疗法予以辅助；对于复发病变者，可考虑行栓塞治疗。

【保健要点】

毛细血管瘤是一种良性、具有自限性的疾病，多数病例预后良好，但应关注其并发症的危害，及时干预，保留正常视功能和外观。

1. 筛查时间 所有 1 岁以内的婴儿，重点是有早产、低出生体重、多胎妊娠、高龄孕产病史的婴儿。

2. 筛查方法

（1）检查眼部外观：眼睑及眶周皮肤有无"草莓痣"样皮损，眼睑有无肿胀，结膜下有无紫蓝色结节。

（2）检查全身皮肤：有无类似"草莓痣"。

（3）彩色多普勒超声：外观异常者行彩色多普勒超声检查，是否发现密集的动静脉血流信号。

3. 健康宣教要点 定期产检，尽量足月生产。患儿家长需了解该病的自限性特点，无需过度紧张，但应配合治疗，注意关注该病的并发症，如果出现相关异常表现，应及时就医。

4. 建立健全三级医疗预防保健网，利于患儿尽快转诊、治疗。

二、静脉性血管瘤

【定义】

由不规则形的大中型静脉血管构成的良性肿块，可伴有少量纤维组织及脂肪组织，又被称为非扩张性静脉畸形。该病好发于儿童和青年，在眼眶占位性病变中约占 10.47%，女性多于男性。

【病因】

尚不明确。部分学者认为是毛细血管瘤退化不全,发展为较大的静脉,形成的静脉团块。

【诊断】

1. 临床表现

(1)单眼发病多见,慢性进展。

(2)早期无明显症状,后期侵犯眼外肌出现复视,或压迫视神经出现视力下降。

(3)体位性眼球突出,低头或压迫颈内静脉时,症状加重,端坐时减轻,但较健侧眼明显突出,瘤体内出血或积血时可突然加重,眼睑皮下或结膜下淤血;眶区表浅的病变可呈现红色或紫蓝色团块,多位于眶内上方,体位性改变或压迫颈内静脉,肿块可迅速扩大,触之质软或中等硬度,压迫肿物可缩小;侵犯眼外肌可引起眼球运动障碍及斜视;侵犯、压迫视神经引起视盘水肿、视神经萎缩。

(4)全身其他部位皮下或黏膜下也可发现丛状静脉性肿块或迂曲扩张的静脉。

2. 临床诊断

(1)详细询问病史:发现异常表现的时间,病变进展的快慢,有无反复出血史,体位改变对病变有无影响,病变有无突然加重。

(2)检查眼部外观:眼球突出计测量双眼有无眼球突出,体位改变或压迫颈内静脉有无影响,眶缘或结膜下有无淤血,眶缘是否触及质软或中等硬度肿物,有无可压缩性,有无眼位偏斜、眼球运动障碍。

(3)追光反应或视力表查视力,检眼镜查有无视乳头水肿、视神经萎缩。

(4)影像学检查:B超有特异性表现,显示为形状不规则的占位病变,边界不清,病灶内见多个管状或片状无回声区,压迫后闭锁或变形,彩色多普勒几乎不显示血流信号,脉冲多普勒见静脉频谱信号,当瘤体内出血,则显示为内部弱回声,无回声区消失,彩色多普勒见丰富血流信号;CT示形状不规则、边界不清的占位影,密度高,可呈铸造型生长,增强后强化明显,有时可见单个或多个高密度钙化影,偶见病灶周围骨质破坏;MRI示T_1WI像中低信号、T_2WI像高信号,如有亚急性血肿,则均呈高信号。

(5)病理检查:肉眼见肿块为紫色节段状或葡萄状,缺乏完整包膜,血管互不贯通,镜下见静脉大小不等,管壁厚薄不一,周围以纤维组织连接。

(6)全身检查:其他部位尤其是头颈部有无类似的静脉团块或迂曲扩张。

3. 鉴别诊断 排除海绵状血管瘤、毛细血管瘤、静脉曲张、淋巴管瘤、横纹肌肉瘤。

【治疗】

1. 治疗原则 该病无自愈可能,且反复出血,易损伤眶内重要结构,应尽早治疗。

2. 保守治疗

（1）Nd：YAG 激光:适用于血流缓慢,出现静脉石的患者,激光能量不超过 100J/cm^2。

（2）硬化治疗:适用于局限于眶前部者,瘤体内注射硬化剂,硬化剂包括无水乙醇、平阳霉素、鱼肝油酸钠等;针对眶深部病变,有报道称,采用前路手术暴露瘤体,直视下注射无水乙醇可获得良好预后。

（3）伽马刀治疗:适用于病变蔓延至视神经管、视功能尚可、术后复发或失明患者,视路最大照射剂量不超过 8.0Gy,边缘剂量为 11.0~13.5Gy,分两阶段施行,间隔一般为 10 个月。

3. 手术治疗 适用于肿瘤局限者,一般采用前路开眶,经皮肤或结膜切口;为降低单纯治疗方法的并发症,减少复发,可考虑多种方式联合治疗;表浅病变可先行硬化剂治疗,缩小瘤体,二期手术切除;眶深部病变可先行激光照射,封闭病变静脉,再行手术切除。

【保健要点】

静脉性血管瘤是儿童常见的眶内良性肿瘤,其并发症的危害不容忽视,早发现、早治疗是改善预后的关键。

1. 筛查时间 学龄儿童,伴单侧眼球突出,尤其是反复皮下出血者。

2. 筛查方法

（1）检查眼部外观:有无眼睑、结膜下出血,有无特征性眼球突出。

（2）超声检查:有无特征性占位病变。

3. 健康宣教要点 患儿家庭需了解该病的并发症危害、及时治疗的必要性,以及术后定期复查的重要性。

4. 完善三级医疗预防保健网,利于患儿及时接受治疗。

三、眼眶皮样囊肿

【定义】

一种只有上皮结构、在囊壁有皮肤样附属物,在囊腔有角化物质和毛发的良性迷芽瘤。该病是儿童时期最常见的眼眶肿瘤,约占 3%~9%,无性别倾向。

【病因】

胚胎期外胚层的表面上皮未与中胚层的脑膜完全分离,残留的小片上皮黏附于硬脑膜或骨膜,深埋于眶内或眶壁。随着异位上皮的继续生长,形成囊肿。

【诊断】

1. 临床表现

（1）单眼发病多见，偶有双侧受累，病情进展缓慢，可至成年出现明显症状。

（2）早期多无明显症状，随着肿瘤体积增大，可出现屈光不正、复视。

（3）10岁以前甚至出生时即可发现眶缘皮肤隆起，多位于眶外上方，也可见于眶上缘或内上方，病变区皮肤色泽无异常，可触及圆形、类圆形的无痛、质软肿物，可推动，边界清楚，无粘连；随着瘤体进一步增大，可出现眼球突出、眼球运动障碍，如病变侵犯颞窝、鼻腔或颅内，表现为活动性眼球突出；如囊壁破裂，眶区可出现红肿热痛等炎症反应，甚至形成皮肤瘘管。

2. 临床诊断

（1）询问相关病史：发现眶区肿胀的时间、病情进展快慢、隆起部位有无明显疼痛。

（2）专科检查

1）检查眼部外观：是否单眼发病，眶区肿胀皮肤有无红肿或色泽异常，皮肤表面有无瘘管形成，是否存在活动性眼球突出、眼球运动障碍；局部皮温是否增高，有无压痛，是否触及部分可活动的质软肿物，眼突计测量双眼球突出度。

2）3岁及3岁以下检查追光追物等视物反应力，4岁及4岁以上检查视力表视力。

（3）3岁及3岁以下检查追光追物等视物反应力，4岁及4岁以上检查视力表视力。影像学检查：CT具有诊断意义，表现为圆形或类圆形占位影，少数为哑铃形或不规则，多位于眶外上象限、骨膜下间隙，病灶内可呈现不均质的高低密度混杂影，也可显示为均质高密度影或透明区，增强后病灶呈环形强化，相邻骨壁凹陷，周围骨皮质增生，也可形成骨孔，邻近的颅内或颞窝可观察到同样的低密度区；MRI示T_1WI、T_2WI均呈高信号，抑制脂肪信号后呈低信号；B超见病灶圆形或椭圆形，边界清晰，压迫可变形，内回声因囊内容物成分表现各异。

（4）确诊依赖病理检查：肉眼见肿瘤呈圆形或椭圆形，少数为哑铃状或不规则，囊壁光滑，含皮脂腺、毛发和油脂；镜下见囊壁为复层鳞状上皮衬里，还可见皮肤附件，如毛囊、皮脂腺、汗腺等，囊腔内含有角化物质、汗液、皮脂和毛发；病程较长或囊肿破裂者，还可出现慢性肉芽肿性炎症表现。

（5）全身检查：排除其他系统病变。

3. 鉴别诊断　排除脂肪瘤、血管瘤、朗格汉斯细胞组织细胞增生症、白血病等。

【治疗】

1. 治疗原则 无明显症状者可观察;最佳方法为手术切除,需完全摘除囊壁及囊腔内容物,保留眶内正常结构和功能。

2. 保守治疗 早期无明显炎症现象及视功能或外观影响,可观察。

3. 手术治疗

(1)手术指征:肿瘤进行性增大,影响视功能或外观者。

(2)手术方案

1)眶前部皮样囊肿:经眉弓皮肤入路,清除受累的骨膜,以苯酚烧灼,乙醇中和,生理盐水充分清洗。

2)眶深部皮样囊肿:外侧开眶术,病灶处理同前。

3)巨大皮样囊肿:不能完整切除囊壁者,先吸出内容物,后注入苯酚腐蚀囊壁,生理盐水反复冲洗吸出;亦可行造袋术,将囊腔与上颌窦相通。

4)累及鼻腔或颅内:需与耳鼻咽喉科或神经外科联合治疗。

【保健要点】

皮样囊肿是一种常见的良性病变,进展缓慢,预后良好,但肿瘤增大会影响外观或视功能,故早发现、早诊断、及时治疗是保留功能、恢复外观的关键。

1. 筛查时间 出生后至 10 岁前,遇眶区肿胀应排查该病。

2. 筛查方法 检查眼部外观,有无眶区肿胀,是否触及质软、可推动的无痛性肿物,根据患儿年龄选择适宜的视力检查方式,眼眶 CT 检查。

3. 健康宣教要点 家长发现儿童眼部无痛性肿物,应及时就医;了解该病为良性病变,预后良好,保持良好心态。

4. 建立健全三级医疗预防保健网,便于患儿及时转诊治疗。

四、眼眶横纹肌肉瘤

【定义】

眼眶横纹肌肉瘤是一种由分化程度不同的横纹肌母细胞构成的高度恶性肿瘤。该病是儿童期最常见的软组织恶性肿瘤,发病率约为 4.3/1 000 000,累及头颈部者最多见,约为 45%,其中累及眼眶者约占 25%~35%,男性多于女性。根据病理特征可分为胚胎型、腺泡型、多形型,其中胚胎型约占 70%,预后相对较好,本部分主要叙述该型。

【病因】

细胞遗传学及分子生物学研究提示,几乎所有胚胎型均有 11q15.5 区域的杂合丢失;70%~80% 腺泡型可发现融合蛋白 PAX3-FOX01 或 PAX7-FOX01,该蛋白具有刺激细胞增殖、诱导血管形成、抑制凋亡等作用;此外,*ras* 和 *p53* 发生基因突变也被认为在肿瘤形成中发挥重要作用。

【诊断】

1. 临床表现

（1）单眼发病多见，偶见双眼受累。

（2）最初无明显不适，随着病变急剧进展，出现视力减退、眶区疼痛。

（3）主要表现为急剧进展的眼球突出、眶区肿块；肿瘤多位于眶上部，数天即有明显进展，引起眼球突出并向下移位，伴结膜充血水肿、坏死结痂；也可累及眼睑，表现为皮肤红肿、眼球突出，类似眶蜂窝织炎，有时见眼睑紫黑色瘀斑，系病灶内出血所致；累及结膜可出现出血、感染；肿瘤侵犯眼外肌，表现为眼球运动障碍，并可进一步发展为眼球固视；眶缘可触及质硬、不可推动的肿物，边界不清，有压痛，可有皮肤温度升高；另有暴露性角膜炎、眼底视乳头水肿、出血、脉络膜皱褶等表现。

（4）肿瘤可侵犯颅内、鼻窦、鼻腔，亦可转移至肺、肝、骨髓，引起相应组织、器官病变。

2. 临床诊断

（1）详细询问病史：起病急缓，进展快慢，有无眼眶外伤或全身感染，出生时是否出现眼眶肿物。

（2）专科检查

1）检查眼部外观：单侧或双侧发病；有无眶区肿块、眼睑红肿、眼球突出、角膜混浊，有无结膜充血、水肿、坏死，有无眼球运动障碍；局部皮肤温度是否升高，是否触及质硬、边界不清的眶区肿块，有无压痛。

2）眼球突出计测量双眼球突出度，查视力表或追光反应。

3）影像学检查：X线示眶腔扩大、密度增高的影像，可伴有骨破坏；超声示边界不清、形状不规则的低回声区或无回声区，不可压缩，压迫眼球见球壁弧度变平甚至突入玻璃体腔，对于眶缘肿物可显示声学性质及病变深度，有助于手术设计；CT示眶内形状不规则的占位性病变，多位于眶上部，密度较均匀，当病灶内出血或形成坏死腔，密度不均匀，造影剂后明显增强，呈铸造型生长，可伴有眼外肌肿大或眶壁骨质的破坏，侵犯邻近腔隙；MRI示T_1WI呈中低信号，T_2WI呈高信号。

（3）实验室检查：血生化，血、尿、便常规，骨髓常规，脑脊液检查。

（4）确诊依靠病理检查：肉眼见肿瘤形状不规则，无包膜，质软，如鱼肉状，与周围组织有纤维性假包膜分界；Masson染色或磷钨酸-苏木精染色后，镜下发现瘤细胞胞浆内横纹，具有诊断意义。

（5）全身检查：听力检测，有无累及其他组织、器官，PET-CT可排查肿瘤远处转移情况。

3. 鉴别诊断　眶蜂窝织炎、绿色瘤、转移性神经母细胞瘤、皮样囊肿。

【治疗】

1. 治疗原则 强调手术、放疗、化疗相结合的综合治疗方法,术中应避免挤压肿瘤、术区瘤细胞污染,尽可能切除彻底,并减少手术时间。

2. 手术治疗

(1) 手术指征:不论哪一期病变皆应行手术治疗,目的在于确定诊断,明确分期,为后续综合治疗提供依据。

(2) 手术方案:为尽可能保护眼眶重要结构及功能,术前行化疗或放疗,待肿瘤缩小再行手术切除;如第一次手术不能完整切除,可经 3~6 个月化疗或放疗后再次手术。

3. 放疗

(1) 放疗原则:局限性的胚胎型肿瘤无需放疗;病理检查示瘤细胞突破原发灶,需术后放疗;推荐采用分次、较长期小剂量治疗;体积较大行化疗患儿,放疗时间可安排在化疗第 13 周进行。

(2) 放疗方案:

1) 肉眼见肿瘤完全切除,镜下有残留,无淋巴结转移;二次活检阴性,总剂量 36.0Gy。

2) 肉眼见肿瘤完全切除,镜下有残留,区域淋巴结转移;二次活检阳性,总剂量 41.4Gy。

3) 仅做活检取样,总剂量 45Gy。

4) 肉眼可见较大残留,总剂量 50.4Gy。

4. 化疗

(1) 化疗原则:病灶可完全切除者先行手术,术后 7 天内开始化疗;难以完全切除者仅做活检,明确诊断后先化疗再手术;放疗期间避免使用放线菌素 D 和阿霉素,化疗剂量减半;长春新碱最大量 2.0mg,放线菌素 D 最大量 2.5mg;完全缓解后 4~6 个疗程停药,总疗程超过 12 个应调整方案;年龄 <12 月龄,化疗剂量减半,或体重≤12kg 按体重计算,剂量 = 体表面积剂量 /30× 体重(kg),每个疗程间隔 21 天;化疗前确保中性粒细胞 >0.75 × 10^9/L,血小板 >100 × 10^9/L;关注心肝肾及听力功能;常规口服复方磺胺甲噁唑,直至化疗结束后 3 个月。

(2) 化疗方案

1) 胚胎型横纹肌肉瘤危险度分组

低危组:术中肉眼见肿瘤完全切除,无远处转移。

中危组:术中未完全切除或仅做活检,肉眼可见残留,无远处转移。

高危组:出现远处转移或侵犯颅内。

2) 低危组方案:见下表 4-12-1。

表 4-12-1　眼眶横纹肌肉瘤低危组化疗方案

周	疗程	治疗	疗效评估
0	0	手术或活检	眼部 B 超、增强 MRI、肺 CT、头颅 MRI
1	1	VAC	-
4	2	VAC	眼部 B 超
7	3	VAC	
10	4	VAC	眼部 B 超、增强 CT、选择性 MRI
12		二次手术或放疗	
13	5	VA	-
16	6	VA	眼部 B 超
19	7	VA	-
22	8	VA	-

注:VAC:长春新碱 + 放线菌素 D+ 环磷酰胺;VA:长春新碱 + 放线菌素 D;VAC、VA 方案剂量:长春新碱 1.5mg/m²,d1、d8、d15,放线菌素 D:0.045mg/(kg·次)+ 生理盐水静脉滴注 5min,d1,环磷酰胺:1.2g/m² 静脉滴注 1h,d1［0、3h、6h、9h 时 2- 巯基乙基磺酸钠 360mgmg/(m²·次)+ 生理盐水静脉滴注 20~30min］;年龄 <12 月龄,放线菌素 D 剂量减半;化疗 4 个疗程后全面评估,如果完全缓解后 4 疗程可考虑停药,总疗程不超过 10 次;停化疗前评估局部 B 超、增强 CT、头颅 MRI、免疫功能;- 为相应疗程无评估。

3）中危组方案:见下表 4-12-2。

表 4-12-2　眼眶横纹肌肉瘤中危组化疗方案

周	疗程	治疗	疗效评估
0	0	手术或活检	眼部 B 超、增强 MRI、肺 CT、头颅 MRI
1	1	VAC	-
4	2	VAC 或 VI	眼部 B 超
7	3	VAC	
10	4	VAC 或 VI	眼部 B 超、增强 CT、选择性 MRI
13		手术或放疗	
16	5	VAC	
19	6	VAC 或 VI	眼部 B 超、增强 MRI
22	7	VAC	
25	8	VAC 或 VI	眼部 B 超、增强 MRI

续表

周	疗程	治疗	疗效评估
28	9	VAC	-
31	10	VAC 或 VI	眼部 B 超、增强 MRI
34	11	VAC	-
37	12	VAC 或 VI	眼部 B 超、增强 MRI
40	13	VAC	-

注:VAC:长春新碱 + 放线菌素 D+ 环磷酰胺;VI:长春新碱 + 伊立替康;VAC 方案剂量同低危组;VI 方案剂量:长春新碱同前,伊立替康 50mg/m²,d1~5,长春新碱后静脉滴注 90min,单次最大量 ≤100mg/d,伊立替康有严重粒细胞减少和腹泻等不良反应,有条件者先行 *UGT1A1* 基因检测;全部化疗再 42 周后完成,在完全缓解后 4~6 个疗程可考虑停药,总疗程数最多为 13 个,超过 12 个时考虑个体化调整;化疗 12 周瘤灶评估处于肿瘤增大或出现新病灶则停止化疗,考虑干细胞移植;停药前评估眼部 B 超、增强 MRI、肺 CT、头颅 MRI;- 为相应疗程无评估。

4)高危组方案:见下表 4-12-3。

表 4-12-3　眼眶横纹肌肉瘤高危组化疗方案

周	疗程	治疗	疗效评估
0	0	手术或活检	眼部 B 超、增强 MRI、肺 CT、头颅 MRI
1	1	VAC	-
4	2	VI	眼部 B 超、增强 MRI
7	3	VAC	-
10	4	VI	眼部 B 超、增强 MRI
13		手术或放疗	-
16	5	VDC	-
19	6	IE	眼部 B 超、增强 MRI
22	7	VDC	-
25	8	IE	眼部 B 超、增强 MRI、肺 CT、头颅 MRI
28	9	VAC	-
31	10	VI	眼部 B 超、增强 MRI
33	11	VDC	-
36	12	IE	眼部 B 超、增强 MRI
39	13	VDC	-

续表

周	疗程	治疗	疗效评估
42	14	IE	眼部 B 超、增强 MRI
45	15	VAC	-
48	16	VI	眼部 B 超、增强 MRI
51	17	VDC	-
54	18	IE	眼部 B 超、增强 MRI、肺 CT、头颅 MRI

注:VAC:长春新碱 + 放线菌素 D+ 环磷酰胺;VI:长春新碱 + 伊立替康;VDC:长春新碱 + 阿霉素 + 环磷酰胺;IE:异环磷酰胺 + 依托泊苷;VAC、VI 方案剂量同中危组;VDC、IE 方案剂量:长春新碱同中危组,阿霉素 $30mg/m^2$,d1~2,环磷酰胺 $1.2g/m^2$ 静脉滴注 1h,d1,异环磷酰胺 $1.8g/m^2$,d1~5,依托泊苷 $100mg/m^2$,d1~5;全部化疗在 54 周完成,总疗程数超过 12 个时考虑个体化调整。化疗 12 周瘤灶评估处于肿瘤增大或出现新病灶则停止化疗,考虑干细胞移植;- 为相应疗程无评估。

5）侵犯颅内组方案:见下表 4-12-4。

表 4-12-4　眼眶横纹肌肉瘤侵犯颅内组化疗方案

周	疗程	治疗	疗效评估
0	0	手术或活检、放疗	眼部 B 超、增强 MRI、肺 CT、头颅 MRI
1	1	VAI	-
4	2	VACa	眼部 B 超、增强 MRI
7	3	VDE	-
10	4	VDI	眼部 B 超、增强 MRI、肺 CT、头颅 MRI
12		手术或放疗	-
13	5	VAI	-
16	6	VACa	眼部 B 超、增强 MRI
19	7	VDE	-
22	8	VDI	眼部 B 超、增强 MRI、肺 CT、头颅 MRI
24			-
25	9	VAI	-
28	10	VACa	眼部 B 超、增强 MRI
31	11	VDE	-
33	12	VDI	眼部 B 超、增强 MRI
36	13	VAI	-

续表

周	疗程	治疗	疗效评估
39	14	VACa	眼部 B 超、增强 MRI
42	15	VDE	-
45	16	VDI	-

注：VAI：长春新碱＋放线菌素 D＋异环磷酰胺；VACa：长春新碱＋放线菌素 D＋卡铂；VDE：长春新碱＋阿霉素＋依托泊苷；VDI：长春新碱＋阿霉素＋异环磷酰胺；VAI 方案剂量：长春新碱同中危组，放线菌素 D：1.5mg/m²，d1，异环磷酰胺：3g/m²，d1~3〔0、3h、6h、9h 时 2-巯基乙基磺酸钠 600mg/（m²·次）〕；VACa 方案：长春新碱、放线菌素 D 同 VAI 方案，卡铂 560mg/m²，d1；VDE 方案：长春新碱同前，阿霉素 25mg/m²，d1~2，依托泊苷 150mg/（m²·次），d1~3；VDI 方案：长春新碱＋阿霉素同前，异环磷酰胺 3g/m²，d1~3；如 24 周评估无影像学残留，即为完全缓解、无瘤状态，25~48 周继续原方案；如果 24 周评估处于肿瘤稳定，可疑残留，改为 VDC（长春新碱＋阿霉素＋环磷酰胺）和 IE（异环磷酰胺＋依托泊苷）巩固治疗；全部化疗在 48 周后完成，总疗程数超过 12 个时，考虑个体化调整。如果化疗 12 周/24 周/36 周时瘤灶处于肿瘤增大或出现新病灶，考虑干细胞移植；停止化疗前，眼部 B 超、增强 MRI、肺 CT、头颅 MRI；- 为相应疗程无评估。

【保健要点】

眼眶横纹肌肉瘤是高度恶性肿瘤，起病急、进展快，早发现、早诊断、早治疗、密切随访是提高治愈率、挽救生命的关键。

1. 筛查时间　所有儿童，尤其是 10 岁以下儿童出现急速进展的眶区占位性病变伴炎症表现者，筛查本病。

2. 筛查方法　影像学检查：眼眶 CT，见眶内占位性病变伴骨质破坏应高度怀疑该病，有条件时行 PET-CT。

3. 健康宣教要点　患儿家长需了解该病复发率高、预后欠佳，稳定情绪，树立信心，配合治疗。

4. 完善三级医疗预防保健网，利于患儿及时有效转诊。

五、神经纤维瘤

【定义】

神经纤维瘤是一种起源于周围神经的良性肿瘤，主要成分为神经鞘细胞、神经内成纤维细胞。该病占所有眼眶肿瘤的 0.4%~3.0%，是最常见的眼眶周围神经肿瘤，包括局限型、丛状型和弥漫型三类，其中以丛状型最多见，该型多于 10 岁以内发病，且大多合并神经纤维瘤病，另两类好发于 20 岁以上的成年人，此处不做详述。

【病因】

丛状型神经纤维瘤合并神经纤维瘤病 I 型患者，源于 17q11.2 上肿瘤抑制

基因 *NF1* 的突变,该病为常染色体显性遗传。

【诊断】

1. 临床表现

(1)绝大多数丛状型神经纤维瘤为先天性发病,神经纤维瘤合并神经纤维瘤病Ⅰ型患者可有家族史。

(2)病变累及视神经出现视力减退;累及眼外肌表现为斜视;侵犯上睑提肌出现上睑下垂,严重者可引起弱视。

(3)刚出生或幼儿期即可发现眼睑软性肥厚、皮肤咖啡样色素斑,皮下肿瘤进一步增长,眼睑皮肤肥大呈袋状,下垂至颊部;眼球突出显著但可回纳眶内,合并眶骨缺失则表现为搏动性眼球突出;眼部可触及皮下结节状软性肿物,感觉似"一囊袋蠕虫";病变累及上睑板可出现结节状肿大,引起睑外翻、暴露性角膜炎。

(4)合并虹膜 Lisch 结节,可伴有牛眼或青光眼。

(5)合并全身其他部位异常:颞部肿大、皮下软性肿物、颞骨缺失;颜面部肿大下垂、同侧鼻翼下垂;躯干皮肤软性瘤、咖啡样色素斑。

2. 临床诊断

(1)详细询问相关病史:出生时有无眼部异常外观(两侧眶周不对称、单侧眼球突出、牛眼),有无青光眼,有无神经纤维瘤家族史。

(2)专科检查

1)检查眼部外观,有无眼睑肥厚、上睑下垂、皮肤咖啡样色素斑、单侧性眼球突出、睑板结节状肿大,眼部可触及皮下软性肿物,眼球突出可还纳眶内。

2)检查双眼视力,3 岁及 3 岁以下检查追光追物等视物反应力,4 岁及 4 岁以上检查视力表视力,排查弱视。

3)检查有无眼球运动障碍。

4)影像学检查可确诊:CT 可同时观察软组织及眶骨病变,表现为不规则肿块,沿神经束浸润可形成"一囊袋蠕虫"样表现,还可显示眶骨及邻近骨结构病变;MRI 的分辨率高于 CT,显示病变范围更为清晰,T_1WI 呈低信号,T_2WI 呈高信号,增强后不均匀强化;超声检查可作为补充手段,与其他肿瘤鉴别。

5)眼压检测、视盘 OCT、眼底照相,有条件时行视野检查,排查青光眼。

(3)儿科全身检查:有无合并神经纤维瘤病其他体征,必要时行基因检测。

(4)鉴别诊断:神经鞘瘤、脑膜瘤、海绵状血管瘤。

【治疗】

1. 治疗原则　研究发现,丛状型神经纤维瘤在 8 岁以下儿童中病变进展最快,进入青春期对病变进展无明显影响,成年后病变进展显著减缓,且病程较长患者,病变进展相对稳定。目前,本病对化疗、放疗均不敏感;由于病变弥散,侵犯范围广,边界不清,无法完全切除。故本病不影响外观或尚未产生严重的功能或外观损害时,应尽可能推迟手术时间。

2. 保守治疗 无外观影响或弱视形成的患者可观察随访,8岁以下儿童每半年进行一次全面的眼科检查,首次确诊患者应常规检查MRI,判断病变范围。视功能发育成熟后根据病情决定随访时间。

3. 手术切除

(1)手术指征:视力减退、肿瘤进行性生长且侵犯重要结构(如海绵窦)或严重影响外观、视功能(如斜视、眼球突出、上睑下垂、弱视、青光眼)者,需手术治疗。总体看,成年患者接受手术治疗比较成功,而幼龄患者术后复发率高,需多次手术。

(2)手术方案:累及眼睑者,以改善外观为目的,经皮肤切口入路,切除病变组织,缩短提上睑肌,保持术后5~7mm睑裂宽度,术中应避免电凝止血,以免瘢痕大量增生导致眼睑畸形;累及眶内者,眶尖及肌肉圆锥内病变只切除易分离部分,其余部位应尽可能多的分离、切除肿瘤组织;小范围眶骨缺失不伴有脑组织疝入眶内者,可不予处理,否则需与神经外科合作,复位脑组织并行人工材料修补眶壁。

针对本病造成的面部畸形,应选择适当的整形术式予以矫正。

【保健要点】

丛状型神经纤维瘤多数在患儿出生或出生早期即有表现,早发现、早诊断、规范治疗是保护视功能、减少面部畸形、避免严重并发症的关键。

1. 筛查要点

(1)新生儿表现为牛眼、青光眼、眶周不对称、单侧眼球突出者,需常规排查本病。

(2)所有儿童常规建立眼健康档案,评估视觉发育情况。

(3)本病最早可表现为眼睑软性肥厚,伴皮肤咖啡样色素斑;发现异常体征应进行全面的眼科检查及影像学检查。

2. 健康宣教要点 家长需关注儿童视功能发育情况,发现眼睑肥厚、眼球突出、皮肤咖啡样色素斑应尽快就医。有家族史的新生儿,应重点筛查并随访。

3. 完善三级医疗保健体系,以利于患儿尽早转诊治疗。

六、眼眶组织细胞病

【定义】

大量大小不同、细胞质结构及成分各异的组织细胞增生侵犯眼眶引起的病变,分为局部单灶性病变和全身多灶性病变。根据细胞类型可分为朗格汉斯细胞组织细胞增生症(Langerhans cell histiocytosis,LCH)和非朗格汉斯细胞组织细胞增生性疾病(non-Langerhans cell histiocytosis,non-LCH)。

(一)朗格汉斯细胞组织细胞增生症

【定义】

一种原因不明、临床少见的非肿瘤性树突状细胞增生性病变,好发于儿童,年龄越小,越倾向于发展为多灶性病变,预后较差。因发病罕见,各种研究的发病率不同,儿童期总体发病率约为 2.6/1 000 000~8.9/1 000 000,累及眼部者约占 10%~23%,男性多于女性。该病根据临床表现分为三型:嗜酸性肉芽肿、多灶性嗜酸性肉芽肿(韩-薛-柯病)、弥漫性组织细胞增多病(勒-雪病),前者为单灶性病变,预后良好,后两者为多灶性病变,韩-薛-柯病常见于 3 岁以上儿童,勒-雪病多见于 3 岁以内的婴幼儿,均预后不佳。

【病因】

尚不明确,一般认为与各种原因导致的免疫系统紊乱有关,包括病毒感染、基因异常、环境因素等。其严重程度与免疫功能低下有关。

【诊断】

1. 临床表现

(1)大多数为散发型的单眼发病,偶有家族聚集发病的报道。

(2)早期病变区肿痛或无明显症状,后期可出现视力减退。

(3)眶区或眼睑肿胀,以外上方多见,可触及活动度差、与周围组织粘连的肿块,可有压痛感;眼球突出,一般为慢性进展,突然加重可能为病灶内血管破裂所致;可伴有结膜水肿、暴露性角膜炎。

(4)可能合并前房或玻璃体细胞等葡萄膜炎、眼表结节、继发性青光眼的表现。

(5)多灶性病变合并其他系统病变:发热伴化脓性中耳炎;咳嗽甚至呼吸困难,因肺间质纤维化导致的右心衰竭;侵犯下丘脑或脑垂体可出现尿崩症;面部、躯干皮肤广泛受累出现皮疹、黄色瘤、溃疡等病变,可伴有口腔溃疡;累及其他部位骨骼,可出现相应部位的疼痛、肢体无力等表现;可伴有贫血、感染、脾大的表现。

2. 临床诊断

(1)询问相关病史:有无家族史、放射性物质或化学物质接触史。

(2)专科检查:①检查眼部外观出现眼睑肿胀,眼球突出,可伴有眼球运动障碍;眶缘特别是外上方是否触及肿块,有无压痛,局部皮温是否增高。②裂隙灯检查前房和玻璃体腔有无细胞;检眼镜查有无视乳头水肿、视网膜静脉迂曲扩张、脉络膜结节或皱褶;眼压检测。

（3）影像学检查：X 线示不规则溶骨区，多灶性病变中见多处溶骨性破坏；CT 示眶内不规则形状、中高密度的软组织肿块影，肿块旁眶壁骨质出现溶骨性、空洞样破坏，周围骨质硬化，病灶内有骨碎片，称"纽扣征"，其中，韩 - 薛 -柯病的特异性表现为局限性、大小不等、边缘清晰、周围无硬化的地图样骨破坏灶，多灶性病变中示全身多处骨骼病变；MRI 分辨率高，用于检查眶内病变的位置及范围，T_1WI 呈中高信号，T_2WI 呈中高或高信号。

（4）病理检查：病灶内朗格汉斯细胞、中性粒细胞、淋巴细胞、嗜酸性细胞及浆细胞不同程度增生；免疫组织化学染色示：S-100、ATP、D-mannoxidase、peanut agglutinin、CD68、CD1a、CD21、CD35 阳性；电镜见棒状颗粒或称 Langerhans 颗粒，表现为中央有一有沟槽的致密核，外围为厚的鞘膜，末端圆形扩大。

（5）全身检查：嗜酸性肉芽肿一般仅有单灶性病变，多灶性病变可合并其他系统病变，韩 - 薛 - 柯病的典型三联征为突眼、地图样骨破坏、尿崩症，除眶骨外，颅骨、颅底骨、上下颌骨、骨盆、肱骨、股骨、肋骨均可受累，面部、眼睑、躯干、会阴皮肤发生溃疡或黄色瘤，口腔溃疡，肺间质纤维化继发右心衰竭，全血细胞示骨髓性贫血以及白细胞、血小板减少，骨髓内可见充脂性巨细胞、淋巴细胞和嗜酸性细胞；勒 - 雪病的典型表现为持续发热，化脓性中耳炎，肝脾淋巴结肿大，可伴有心肺及胃肠病变，皮损常累及胸背部、躯干和四肢，呈现群集的黄棕色鳞屑性斑丘疹，可为出血性皮疹，外周血嗜酸性细胞增多，但较少侵犯骨骼。

（6）鉴别诊断：皮样囊肿、炎性假瘤、绿色瘤以及骨纤维瘤、骨肉瘤等骨源性肿瘤。

【治疗】

1. 治疗原则　单灶性病变首选手术切除，复发者考虑放疗或化疗；多灶性病变需多学科会诊治疗。

2. 手术切除　适用于初发的单灶性病变，可联合病灶内注射糖皮质激素。

3. 放疗　适用于手术切除后的复发患者。

4. 化疗　适用于复发或多灶性病变患者，常用药物包括长春新碱、依托泊苷、泼尼松及氨甲蝶呤。

5. 骨髓移植及免疫球蛋白治疗　适用于无法控制的复发性病变或中枢神经系统受累患者，需多学科会诊确定方案。

【保健要点】

不同类别朗格汉斯细胞组织细胞增多症的预后差异大，早诊断并进行个体化治疗有助于改善预后、延长生存期。

1. 筛查要点　儿童眶区肿块，且影像学检查示眶壁溶骨性表现，应检查血象，观察各型血细胞有无计数或比例异常；疑似患者考虑行骨髓涂片，必要时行活检确诊。

2. 患儿家长需了解该病的预后取决于类型,存在巨大差异,明确长期随访、治疗的必要性。

3. 完善三级医疗预防保健网,利于患儿及时有效转诊。

(二)窦性组织细胞增多病

【定义】

一种少见的、良性组织细胞增生性疾病,又称窦性组织细胞增生伴巨大淋巴结病或 Rosai-Dorfman 病,以大量组织细胞累及淋巴结窦为特征。眼眶受累少见,约占该病的 8.5%,好发于儿童和青年,男性多于女性。

【病因】

尚不明确,可能与微生物感染、免疫功能紊乱有关。

【诊断】

1. 临床表现

(1)单眼或双眼发病,无遗传倾向。

(2)眼球突出、眼睑肿胀或上睑下垂,可触及质硬、有弹性的无痛性肿块;眼球运动障碍。

(3)累及眼球可出现暴露性角膜炎、巩膜炎、葡萄膜炎,累及泪道可引起溢泪。

(4)80% 可合并淋巴结无痛性肿大,以双侧颈部淋巴结最常见,其次为腋窝及腹股沟淋巴结;部分有低热、乏力、贫血、体重下降、夜间盗汗、关节痛、咽喉炎表现。

(5)影像学无特异性表现。

2. 临床诊断

(1)询问相关病史,有无自身免疫病。

(2)检查眼部外观,有无眼睑肿胀、上睑下垂、暴露性角膜炎;眶区有无触及质硬、有弹性的无痛性肿块;测量双侧眼球突出度;冲洗泪小点查泪道是否通畅。

(3)检查视力;裂隙灯查眼表有无肿块压迫及巩膜炎表现;眼内有无葡萄膜炎表现;检眼镜查视网膜有无浆液性脱离。

(4)全身检查:有无淋巴结肿大;有无低热、乏力、贫血、关节疼痛表现。

(5)实验室检查:血常规示正细胞性或小细胞低色素性贫血、白细胞增多、血沉增高、IgG 升高;类风湿因子及 ANA 阳性。

(6)影像学检查无特异性表现。

(7)确诊有赖于病理检查:镜下见组织细胞胞浆中吞噬有淋巴细胞,称为 emperipolesis,是该病的组织病理学特征;免疫组织化学染色:S-100、CD68、抗胰蛋白酶、溶菌酶、Mac-386 阳性。

（8）鉴别诊断：与朗格汉斯细胞组织细胞增多症、幼年性黄色肉芽肿等组织细胞增多病鉴别。

【治疗】

1. 治疗原则　病情稳定的患者可观察随访，影响视功能或占位效应明显者，应手术切除或放化疗。

2. 保守治疗

（1）观察随访：因该病为自限性疾病，无明显外观或视功能影响者，可密切随访。

（2）放疗及化疗：针对病变进展或累及多器官的复杂病例，可考虑手术次全切除联合低剂量放疗以及化疗，常用药物包括环孢素、氨甲蝶呤、6-巯基嘌呤、长春新碱等。

3. 手术治疗　引起视功能受损或影响外观的孤立性病变，可行手术切除。

【保健要点】

该病大多为良性表现，数月或数年可自行消退，预后良好；遇有眶区占位性表现伴淋巴结肿大的患者，应考虑该病，尽早确诊，明确治疗方案。患儿家长应了解该病为良性病变，不宜过度紧张，明确定期随访的必要性，积极配合治疗。

（三）幼年性黄色肉芽肿

【定义】

一种良性组织细胞增多所引起的皮肤和眼部病变，为婴幼儿及儿童时期最常见的非朗格汉斯细胞组织细胞增生症疾病。该病累及眼部少见，约占该病的 0.3%~10%，男性略多于女性，其中，眼部病变以葡萄膜病变多见，较少侵犯眼眶。

【病因】

尚不明确，可能属于免疫性疾病。

【诊断】

1. 临床表现

（1）单眼发病多见，无家族聚集发病的报道。

（2）婴幼儿表现为追光反应弱，儿童视力检查发现视力减退，眼压高。

（3）最常见的眼部表现为孤立性或弥散性虹膜结节，前者为边界清晰的橙色的较厚肿块，后者为覆盖虹膜表面的膜样物质，遮盖虹膜隐窝，结节表面可形成新生血管，引起自发性前房积血；累及眼眶，可出现眼睑肿胀，并触及包块；眼睑病变呈肉红色、棕褐色、橘黄色结节，少有溃疡；结膜、角膜及眼底较少累及。

（4）约40%患者合并皮肤病变，常发生于面、颈、躯干，表现为边界清晰的黄色、红色或褐色的丘疹、结节或斑块。

（5）3岁以下的神经纤维瘤病Ⅰ型患者中，约18%合并该病。

2. 临床诊断

（1）询问相关病史：发现异常表现的时间，是否反复出现"黑眼仁"发红，有无神经纤维瘤病Ⅰ型的家族史。

（2）3岁及3岁以下检查追光追物等视物反应力，4岁及4岁以上检查视力表视力。

（3）检查眼部外观：有无眼睑肿胀或肉红色、棕褐色、橘黄色结节，眶区有无触及质硬包块。

（4）裂隙灯下检查：眼表有无包块；有无虹膜结节、虹膜新生血管、前房积血，虹膜表面有无膜样物质，能否窥清虹膜表面隐窝。

（5）检眼镜查眼底是否形成结节、新生血管。

（6）眼压检测。

3. 全身检查　面、颈、躯干皮肤是否出现边界清晰的橘黄色、褐色结节、丘疹或斑块；是否合并神经纤维瘤病Ⅰ型。

4. 影像学检查　偶尔见眶骨破坏。

5. 确诊有赖于病理检查　特征性表现为Touton多核巨细胞，多核呈环状位于细胞中心，中心区有均质的嗜酸性胞质，核环周围的胞质呈泡沫状；免疫组织化学染色：CD68阳性，S-100、CD-1a阴性。

6. 鉴别诊断　排除朗格汉斯细胞组织细胞增生症。

【治疗】

1. 治疗原则　病变广泛不宜切除且无视功能影响者，可观察随访；局部病变可手术切除；累及虹膜者或眼底不宜切除者，优先局部使用糖皮质激素，不能控制者全身给药或行低剂量眼部放疗；其他眼部继发性病变对症治疗。

2. 保守治疗

（1）观察随访：伴有皮肤广泛病变，且视功能无明显损害者，可密切随访，青春期可完全自愈。

（2）局部激素用药：累及虹膜或眼后节者，结膜囊予高剂量糖皮质激素，白天按2h一次给滴眼液，睡前涂糖皮质激素眼膏，缓慢减量。

（3）口服激素或低剂量放疗：病变进展，局部给药不能控制症状者。

3. 手术治疗　孤立性局部病变可完全切除，切除不完全者可局部予糖皮质激素。

4. 对症治疗　前房积血患者应择期行前房穿刺冲洗；继发性青光眼患者行降眼压治疗。

【保健要点】

该病为非侵袭性的良性病变,至青春期可自愈。但需要注意的是防治眼部并发症,故早发现、早治疗以及密切随访是关键。

1. 筛查时间 儿童尤其是婴幼儿。

2. 筛查方法 检查全身及眼部外观:面、颈部特征性皮损,眼睑有无特征性结节,眶区有无肿块。视力检查:视物反应或视力表检查。裂隙灯检查:虹膜有无结节、新生血管,有无前房积血。眼压测量:有无眼压升高。

3. 健康宣教要点 新生儿家庭需要了解婴儿视觉发育特征:新生儿可追光,2月龄可追物,3月龄能和父母对视,3~6月龄手眼并用,8~12月龄认识家人、看到细节。家长发现患儿异常视觉表现、眼部肿块或皮损,应尽快就医。同时,家长应了解该病为良性病变,可自行消退,不宜过度紧张,但需知晓其并发症的危害,关注患儿相应的异常表现。

4. 完善三级医疗预防保健网,利于患儿及时有效转诊。

七、眼眶神经母细胞瘤

【定义】

起源于肾上腺髓质或椎旁交感神经系统的恶性肿瘤。该病在15岁以下儿童的发病率为10.54/1 000 000,多发于5岁以下儿童,是儿童时期常见的眶内恶性肿瘤,仅次于横纹肌肉瘤,男性多于女性。该病原发于眼眶者罕见,多为原发于腹部的病灶转移所致,故预后差。

【病因】

根据有无遗传史,该病可分为遗传性和散发性两种类型,均为遗传因素和环境因素相互作用的结果。有研究认为,遗传性病例系 *PHOX2B*、*ALK* 扩增或突变所致。而散发性病例源于多形态的等位基因共同改变,包括 *LMO1*、*LIN28B* 基因改变、*MYCN* 扩增、*ATRX* 突变及染色体17q获得、1p、3p、11q缺失等。

【诊断】

1. 临床表现

(1)多数为单侧眼眶发病,也有部分累及双侧;部分患者有家族史。

(2)眼睑皮肤瘀斑,眶周肿胀,局部骨性隆起,尤以颞上眶居多;突然发生的眼球突出、眼球移位;还可见斜视、眼阵挛。

(3)瞳孔僵直,视乳头水肿、视网膜静脉迂曲。

(4)全身症状:发热、乏力、消瘦、食欲不佳及原发灶相应表现,原发于颈交感节则出现 Horner 综合征,累及其他部位出现相应临床表现。

2. 临床诊断

（1）详细询问病史：发现异常表现的时间，有无肿瘤病史，有无家族史。

（2）检查眼部外观：眶区有无骨性隆起，有无眼球突出、眼阵挛、斜视。

（3）检查瞳孔对光反射，检眼镜检查眼底视盘及眼底血管形态。

（4）全身检查：有无发热、乏力、消瘦、胸腹部包块等，寻找原发病灶。

（5）实验室检查：血、尿常规，24h 尿香草基扁桃酸（VMA）、高香草酸（HVA）水平，血清神经特异性烯醇化酶（NSE）水平；基因检测包括 *MYCN* 扩增倍数、DNA 倍性、有无染色体 1p 缺失、11q 缺失。

（6）影像学检查：CT 示眶内密度不均匀、边界不清的不规则占位影，增强后不均匀强化，病灶内可有钙化影，伴周围骨质破坏；MRI 示 T_1WI、T_2WI 中高信号，增强后明显强化；骨扫描评估有无全身骨转移；有条件时行 PET-CT。

（7）病理检查：肉眼见瘤体呈红蓝色、不规则；光镜下见肿瘤由小圆形细胞团块组成，部分表现为细胞围绕一个神经纤维中心缠绕呈菊花团状排列，亦可见坏死区瘤细胞核深染；免疫组织化学染色示 GD2、NSE、突触素（Syn）、嗜铬素（CgA）阳性；电镜示神经内分泌性小泡，突起的神经管和发育不全的轴索。

（8）鉴别诊断：排除尤文肉瘤、淋巴瘤、横纹肌肉瘤等。

【治疗】

1. 治疗原则　眼眶神经母细胞瘤多为转移性病变，故通常采用手术切除联合放化疗的方案。

2. 手术切除　针对原发于眼眶的病例，可完全切除肿瘤；对于转移性病变者，可在化疗后行手术切除。

3. 放疗　适用于中危组病情进展患者，以及高危组患者。

4. 化疗

（1）化疗原则：原发于眼眶且无全身转移的低危组患者经单纯手术治疗，可获得可观的 5 年生存率，无需化疗；中危组、高危组则需化疗，并与手术、放疗相结合。

（2）化疗方案：

1）眼眶神经母细胞瘤危险度分组

低危组：病变仅限于眼眶，无全身转移。

中危组：眼眶转移性病变，患者小于 18 月龄，*MYCN* 无扩增。

高危组：眼眶转移性病变，患者小于 12 月龄伴 *MYCN* 扩增或患者大于 18 月龄者。

2）中危组方案：见表 4-12-5。

表 4-12-5　眼眶神经母细胞瘤中危组化疗方案

疗程	治疗	疗效评估
1	VCR+CDDP+ADR+CTX	
2	VCR+CDDP+VP-16+CTX	
		评估（包括 BM）
3	VCR+CDDP+ADR+CTX	
4	VCR+CDDP+VP-16+CTX	
		全面评估[a]
		手术及术后评估
5	VCR+CDDP+ADR+CTX	
6	VCR+CDDP+VP-16+CTX	
		评估
7	VCR+CDDP+ADR+CTX	
8	VCR+CDDP+VP-16+CTX	
		终点评估[b]

维持治疗：13- 顺式维甲酸 160mg/m^2，14 天 / 月，共 6 个月

随访：每 2 个月随访

注：VCR：长春新碱 1.5mg/m^2 第 1 天（<12kg：0.05mg/kg）；CTX：环磷酰胺 1.2g/m^2 第 1 天（<12kg：40mg/kg）；CDDP：顺铂 90mg/m^2 第 2 天（<12kg：3mg/kg）；VP-16：依托泊苷 160mg/m^2 第 4 天（<12kg：5.3mg/kg）；ADR：阿霉素 30mg/m^2 第 4 天（<12kg：1mg/kg）。

[a] 全面评估：包括原发灶和转移灶，以及听力评估，有骨髓浸润者每 2 个疗程行骨髓涂片及 MRD 检测直至转阴。[b] 终点评估：主要治疗结束后的全面评估。

3）高危组方案：见表 4-12-6。

表 4-12-6　眼眶神经母细胞瘤高危组化疗方案

疗程	治疗	疗效评估
1	CTX*+TOPO	
2	CTX*+TOPO	
		评估（包括 BM）
3	CDDP+VP-16	
4	CTX+DOXO+VCR+MESNA	

续表

疗程	治疗	疗效评估
		全面评估[a]
		干细胞采集
		手术及术后评估
5	CDDP+VP-16	
6	CTX+DOXO+VCR+MESNA	
		评估
7	CTX*+TOPO	
8	CDDP+VP-16	
全面评估[a]		
ABMT1		
放疗		
ABMT2		
		终点评估[b]

维持治疗:13-顺式维甲酸 160mg/m^2,14 天/月,共 6 个月

随访:每 2 个月随访

注:CTX*:环磷酰胺 400mg/m^2 第 1~5 天(<12kg:13.3mg/kg);TOPO:托泊替康 1.2mg/m^2 第 1~5 天,可用伊立替康代替,120mg/m^2 第 1~3 天;CDDP:顺铂 50mg/m^2 第 1~4 天(<12kg:1.66mg/kg);VP-16:依托泊苷 200mg/m^2 第 1~3 天(<12kg:6.67mg/kg);CTX:1 800mg/m^2 第 1~2 天(<12kg:60mg/kg);MESNA:美司钠 420mg/m^2 第 1~2 天 q4h×3;DOXO:多柔比星 25mg/m^2 第 1~3 天(<12kg:0.83mg/kg);VCR:长春新碱 <12 月龄 0.017mg/kg 第 1~3 天、>12 月龄且 >12kg 为 0.67mg/m^2 第 1~3 天、>12 月龄且 <12kg 为 0.022mg/kg 第 1~3 天,总剂量≤2mg/72h 或 0.67mg/d。

　　ABMT(供选择的自体干细胞移植)预处理方案,序贯干细胞预处理方案:第一次自体干细胞移植预处理,CBP:卡铂 600mg/m^2 第 -8、-7、-6 天,VP-16:依托泊苷 500mg/m^2 第 -8、-7、-6 天,CTX:环磷酰胺 1 800mg/m^2 第 -5、-4 天,自体干细胞回输:第 0 天;第二次自体干细胞移植预处理,Busulfan:白消安 1mg/kg 每 6h 一次,第 -8、-7、-6、-5 天,Melphalan:美法仑 140mg/m^2 第 -3 天,自体干细胞回输:第 0 天。

【保健要点】

　　神经母细胞瘤原发部位多为腹部,累及眼眶者多为血行转移所致,且绝大多数腹部病例的诊断早于眼眶转移的发生,故早诊断、早治疗是改善预后

的关键。

1. 筛查时间 5 岁以下,且诊断为神经母细胞瘤的儿童。

2. 筛查方法 眼眶 CT 检查有无眶内占位,结合原发灶病史判断。

3. 健康宣教要点 患儿家长需了解该病累及眼眶者多为高度恶性,预后欠佳,但应树立信心,积极配合治疗,患儿仍有可观的 5 年生存率。

4. 完善三级医疗预防保健网,利于患儿及时有效转诊。

八、血管内皮瘤

【定义】

毛细血管前期的或血管内皮细胞增殖形成的肿瘤,根据组织形态、临床表现可分为良性、恶性。前者常与毛细血管瘤混淆,两者区别在于,前者瘤体为主要由内皮细胞构成的实性的良性肿块,仅含少量毛细血管,而后者包含大量毛细血管腔。血管内皮瘤良性者多见于婴儿眼睑皮下,恶性病变多见于头颈部皮肤、肌肉、女性乳腺、肝脾,罕有累及眶区,其发生年龄分布广泛,但仍以儿童时期为多,缺乏性别倾向,常发生血行播散,故复发率高达 84%。

【病因】

尚不明确。

【诊断】

1. 临床表现

(1)良性病变与毛细血管瘤相似,表现为眼睑局部隆起,皮肤呈粉红至紫色不等,边界不清,累及眼眶可出现眼球突出。

(2)恶性者表现更为严重,均出现眼球突出伴眼睑水肿,结膜充血、水肿,累及眶上部常伴上睑下垂,眶缘可触及质硬肿物;侵犯眶上裂、眶尖者,出现 Tolosa-Hunt 综合征,包括眶区疼痛、眼外肌麻痹、眼球突出、视力减退、视盘水肿或萎缩。

(3)全身检查:对于眼眶转移性病变者,可发现原发病灶的相关表现。

2. 临床诊断

(1)询问病史:发现病变的时间,病变进展的快慢,是否出现眶区疼痛。

(2)检查眼部外观:有无红色或紫色皮损、眼睑水肿、上睑下垂、结膜水肿,有无眼球突出、眼球运动障碍,眼位是否偏斜;是否触及眶区肿物。

(3)视力检查,检眼镜检查有无视乳头水肿、血管异常。

(4)影像学检查:B 超见实性病变,内回声多而强,彩色多普勒显示病灶内丰富的血流信号,呈动脉频谱;CT 见等密度、均匀的占位影,邻近眶壁可有溶骨性改变;MRI 显示形态规整的圆形或类圆形肿块,边缘光滑清晰,婴儿病变多见于眶隔前、眼睑,成人病变常见于肌锥外间隙,T_1WI、T_2WI 均为中信号,增强后病变呈结节状强化;良性病变者放射核 ^{99m}TC 吸收增加。

（5）确诊依赖病理检查:良性病变缺乏包膜,浸润性生长,镜下见瘤细胞呈小叶状或片状排列,细胞呈圆形或梭形,多层细胞中央有一窄小的毛细血管腔;恶性病变亦呈浸润性生长,肉眼见深红色,质软,镜下见不同程度异型性内皮细胞形成不规则互相吻合的血管腔,瘤细胞长入腔内,并有实体巢状细胞区;免疫组织化学染色示:CD31、CD34、Ⅷ因子相关抗原、D2-40、Ulex euopaeus-1 lectin、reticulin、Ki-67 阳性。

（6）鉴别诊断:排除毛细血管瘤、血管外皮瘤、血管淋巴样增生。

【治疗】

1. 治疗原则 该病良性病变有自愈倾向,影响视功能或外观者可积极治疗;恶性病变易于血行转移,复发率高,故确诊后应早期手术。

2. 保守治疗

（1）适应证:穿刺活检确诊为血管内皮瘤良性病变者。

（2）方案:糖皮质激素瘤体内注射或放射治疗。

3. 手术治疗

（1）适应证:良性病变影响视功能或外观者;穿刺活检确诊为恶性病变者。

（2）方案

1）局部切除:仅适用于良性病变。

2）眶内容剜除术:恶性病变者早期施行,复发后联合应用化疗、放疗。

【保健要点】

血管内皮瘤良性病变预后良好,但恶性病变者可全身转移,对预后影响极大,故早期诊断、尽快治疗是改善预后、延长生存期的关键。

1. 筛查要点 因该病罕见,无需单独筛查,但发现儿童相关异常表现,应注意鉴别,必要时行穿刺活检确诊。

2. 健康宣教要点 家长需了解该病的分型及不同预后,良性者具有自愈倾向,预后良好,配合治疗,密切随访即可,不必紧张;而恶性病变者预后差,要树立信心,确诊后应积极治疗。

3. 完善三级医疗预防保健网,利于患儿及时转诊、治疗。

九、神经内分泌肿瘤

【定义】

起源于肽能神经元和神经内分泌细胞的异质性肿瘤,发病率约 6.98/10 万,并呈现逐年上升的趋势,其中,65 岁以上人群发病率达 25.3/10 万。该病好发于胃肠道及肺,两者约占 99%,累及眼眶者为血行转移所致。

【病因】

目前尚不明确。大多为散发性,部分为家族性。相关的染色体畸变为17、18号染色体易位及18号染色体部分缺失。

【诊断】

1. 临床表现

(1)单侧眼眶发病多见,偶有累及双侧,部分患者有家族史。

(2)眼外肌是最常见的侵犯部位,故复视多见,亦有眶区疼痛,累及视神经出现视力减退。

(3)因占位性效应出现眼球突出、眼睑肿胀,累及眼外肌引起眼球运动障碍、斜视。

(4)全身症状:出汗、潮红、腹部不适、消化道出血、咳嗽、咳痰、咯血等原发病灶表现,部分患者合并神经纤维瘤病Ⅰ型。

2. 临床诊断

(1)详细询问病史:有无神经内分泌肿瘤病史,有无家族史。

(2)眼科检查:追光反应或视力表查视力,红绿玻璃片或Hess屏查复视;眼突计查双侧眼球突出度,检查眼球各方向运动情况。

(3)全身检查:全身有无面色潮红、皮肤黏膜水肿、低血压等类癌综合征表现。

(4)影像学检查:CT示椭圆形等密度、均质占位影,与眼外肌边界不清,一般不累及周围骨质;MRI示T_1WI、T_2WI像呈椭圆形、边界清晰、均匀的等信号肿块,如病灶内坏死、出血,则表现不均匀;68Ga-DOTATATE PET、奥曲肽扫描有助于发现全身的生长抑素受体的高代谢部位,广泛用于临床诊断。

(5)实验室检查:血清嗜铬素A、尿5-羟吲哚乙酸升高,部分激素水平可出现异常。

(6)病理检查:高分化肿瘤细胞排列呈实性巢状、带状、小梁状或腺管样,细胞形态均匀一致,呈小或中等大小,胞浆丰富,染色质呈细颗粒状,瘤细胞周围有小血管及纤维间质;低分化肿瘤细胞呈弥漫分布或集团状排列,常伴坏死,瘤细胞体积小,胞质稀少,核呈细颗粒状、深染,核分裂象多见;免疫组织化学染色:神经特异性烯醇化酶、嗜铬素A、CD56、突触素阳性,Ki-67阳性指数可作为肿瘤分级指标。

【治疗】

1. 治疗原则 因该病累及眼眶主要为血行转移所致,故治疗眼眶局部病变的同时,还应针对原发灶和全身其他转移灶治疗,一般采用眼眶局部放疗结合全身治疗。

2. 放射治疗　针对眼眶局部病灶的一线治疗方案是影像引导放疗,也可采用立体定向放疗;对于常规放疗不敏感者,可采用肽受体靶向放射治疗,该方案在欧美等国已获得可观的疗效,放射性核素包括 Lu177、90Y 等。

3. 生长抑素类似物治疗　对于分化好、全身转移、生长抑素受体显像阳性及生长抑素类受体阳性者,应考虑接受生长抑素类似物治疗,常用奥曲肽,短效剂 0.1mg,皮下注射,3 次 / 天,长效剂 20~30mg,肌内注射,1 次 /4 周。

4. 化疗及靶向治疗　化疗适用于无法手术、进展期、高分化及肝转移者,常用链脲霉素 + 氟尿嘧啶或阿霉素方案,以及替莫唑胺 + 卡培他滨方案;晚期和进展期患者则采取靶向治疗,提高无进展生存期,包括舒尼替尼、依维莫司。

5. 手术切除　出现生长抑素类似物及更成熟的化疗方案后,手术切除眼眶病灶的风险远大于获益,故较少使用;对于影像学及实验室检查无法确诊者,可行切除活检;针对压迫症状明显者,可行手术切除,术后联合放化疗。

【保健要点】

随着治疗手段的不断改善,相对于其他转移癌,该病预后良好,5 年生存率达 72%,10 年生存率仍有 38%。故针对眼眶受累患者,早诊断及有效治疗是保护视功能的关键。

1. 筛查要点　眶区占位性表现及且具有神经内分泌肿瘤病史的患者。

2. 健康宣教要点　患者及其家庭应知晓该病的预后相对良好,应树立信心,配合治疗。

3. 完善三级医疗预防保健网,利于患者及时有效转诊。

十、眼眶白血病

【定义】

白血病细胞侵犯眶骨或软组织致使眼眶受累的疾病。按病程分为急性、慢性白血病,根据细胞类型可分为髓系和淋巴细胞白血病。其中,累及儿童眼眶的以急性髓系白血病(acute myeloid leukemia, AML)中的急性粒细胞白血病(acute granulocytic leukemia)最常见,约占 AML 的 9.3%~36%,男性多于女性。因其外观呈绿色,又称绿色瘤(chloroma),也叫粒细胞肉瘤(granulocyte sarcoma)。

【病因】

眼眶白血病的病因尚无报道。对于白血病,接触电离辐射、化学物质或感染人类 T 淋巴细胞病毒 I 型是罹患白血病的高危因素,此外还有一定的遗传倾向。

【诊断】

1. 临床表现

（1）绝大多数（90%）为单眼发病，发病急，进展迅速。

（2）肿瘤侵犯视神经，可出现视力下降或失明。

（3）眼睑肿胀、青紫、出血；球结膜水肿、出血，突出于睑裂之外；眼球运动障碍或眼球突出；侵犯颞骨可出现颞窝肿胀；少数双侧发病患者，双眼球突出，肿块浸润眼睑及邻近皮肤，引起肿胀绷紧呈青黄色，表现为"青蛙样"面容。

（4）侵犯眼球，可引起视网膜病变，呈青灰色，出现 Roth 斑及出血灶。

（5）可合并贫血、出血倾向、乏力、发热、精神不济、肝脾及淋巴结肿大、其他部位肿块等白血病全身表现。

2. 临床诊断

（1）详细询问病史：详细征询白血病病史、相关家族史、放射性物质或化学物质接触史以及起病急缓、进展速度。

（2）专科检查

1）检查眼部外观，眼睑是否肿胀、青紫，结膜是否水肿明显，是否出现眼球突出或运动障碍，肿块位于浅表可检查外观是否呈绿色；眶区是否触及质硬、表面光滑、活动度差、压痛（−）的肿块，肿块多位于眶外侧。

2）影像学检查可早期发现病变，但缺乏特异性表现：B 超见大多数病例肿物不规则，内回声少且弱，在彩色多普勒超声中多表现为血流信号丰富的高速高阻动脉频谱；CT 显示为高密度软组织肿胀影，形状不规则，均质，边界清晰，伴或不伴眶壁骨质破坏；MRI 表现为 T_1WI 像呈低信号，T_2WI 像呈中信号。

3）3 岁及 3 岁以下检查追光追物等视物反应力，4 岁及 4 岁以上检查视力表视力。

4）检眼镜检查视网膜有无视乳头水肿、Roth 斑、出血灶等病变。

（3）其他检查

1）全身检查：有无发热、贫血貌、出血倾向表现、肝脾及淋巴结肿大、其他部位的肿块等。

2）血液学检查是确诊的重要依据：大部分患者血象示白细胞增高，亦有正常或减少者，细胞分类以原始细胞、幼稚细胞异常增多为主；骨髓象显示有核细胞增生活跃，原始细胞占比超过 30%，胞内可见 Auer 小体。

3）免疫组织化学有助于鉴别白血病类型：急性粒细胞白血病中，MPO、CD34、CD43、CD45、CD117 染色呈阳性，而 CD3、CD20、CD30、EMA、NSE 为阴性。

4）缺乏全身白血病证据患者,应尽快手术切除行病理活检。

（4）鉴别诊断:排除横纹肌肉瘤、骨肉瘤、转移性神经母细胞瘤、组织细胞增多症等儿童眶内肿瘤疾病。

【治疗】

儿童眼眶急性粒细胞白血病对化疗及局部放疗敏感,有助于减轻眼部症状,对于暴露性角膜炎可涂眼膏或建立湿房保护,但眼科治疗无法替代全身白血病的系统治疗,治疗方法包括化疗及骨髓移植,一般由肿瘤科或儿科治疗。

【保健要点】

白血病是发病率最高的儿童恶性肿瘤,严重危及儿童的生命,其中眼眶受累最常见的是急性粒细胞白血病。早发现、早诊断、早治疗是改善症状、延长生存期的关键。

1. 筛查要点　儿童眼眶外侧突然出现快速进展的质硬、边界不清肿块,应排查本病;出现白血病相关表现应尽快请血液科、肿瘤科或儿科会诊;血液学检查不能确诊者,应尽快行手术切除,做病理检查。

2. 健康宣教要点　家长应使儿童远离放射性物质、有毒化学物质;有家族史的儿童,应注意定期随访;早期治疗是延长生存期的关键。

3. 建立健全三级医疗预防保健网,确保患儿尽早转诊治疗。

（杨新吉）

第十三节　儿童眼外伤

一、眼外伤的分类

【定义】

眼外伤(ocular trauma)是指眼球及其附属器受到外来的难忘机械性物理性或化学性伤害而引起的眼组织器质性及功能性的损害。由于眼的位置暴露,眼外伤很常见,其后果不仅影响视功能,还会留下残疾,严重者甚至丧失劳动能力。由于儿童的眼部组织结构较成人更加脆弱,并且视功能的发育尚不完善,伤后炎症反应更剧烈。所以,儿童眼外伤的病情往往较成人更加复杂。眼外伤作为儿童致盲和后天获得性视力损伤最为主要原因,不但影响儿童视功能的发育,同时也对儿童心理健康以及各方面的健康发展产生着影响。

【特点】

儿童眼外伤多为意外伤或误伤,发病率高,且大多病史不明,就诊不及时,延误治疗。

1. 流行病学特点

（1）发生概率男孩远远大于女孩。

（2）学龄前高于学龄期。

（3）农村地区的眼外伤发生率明显大于城市。

（4）部分人群眼外伤的时间多在暑期。

（5）开放性眼外伤显著多于闭合性眼外伤。

（6）致伤原因中锐器伤发生最多,其次为烟花爆竹伤、车祸伤和钝器伤。动物性致伤也有所出现。

2. 临床特点

（1）自受伤至就诊的平均时间较成人长。

（2）病史获取较困难。

（3）孩子可能没有意识到视力下降的严重性,且情绪紧张,不配合甚至抵触医生检查。从而导致延误诊断。

（4）病情复杂,受伤机制多样。

（5）并发症较多,预后差,易引起低视力甚至盲。

（6）儿童眼外伤的预防较成人相对容易,大部分可以避免。

在儿童眼外伤发生病例中,发现儿童眼外伤预后多不佳,因此防大于治。建议从国家层面大力加强安全教育,监管危险物品,提高全民医疗水平,家庭与社会共同参与,为儿童提供更为安全的活动场所。

【临床类型】

眼外伤临床上通常按致伤原因、轻重程度或外伤表现进行分类。

1. 按致伤原因

（1）机械性眼外伤:眼钝挫伤、穿通伤和异物伤等。

（2）非机械性眼外伤:眼热烧伤、化学伤、辐射伤和毒气伤等。

2. 按损伤程度

（1）轻度外伤:眼睑、结膜、角膜等表浅部位的擦伤及Ⅰ度碱烧伤。

（2）中度外伤:眼睑、泪器、结膜的撕裂伤、角膜浅层的异物伤及Ⅱ度碱烧伤。

（3）重度外伤:眼球穿通伤、眼内异物、眼挫伤及Ⅲ度碱烧伤。

在眼外伤中,机械性眼外伤占绝大部分。

3. 按外伤表现

（1）开放性眼球伤（初次检查的最佳视力）:Ⅰ级≥20/40（0.5）;Ⅱ级:20/50

(0.4)~20/100(0.2);Ⅲ级:19/100(0.19)~5/200(0.025);Ⅳ级:4/200(0.02)~光感(LP);Ⅴ级:无光感(NLP)。对瞳孔用闪烁光检查,记录是否存在相对性瞳孔传导障碍(阳性或阴性),初步判断伤眼视网膜和视神经的功能。损伤的分区:Ⅰ区损伤仅限于角膜和角巩膜缘;Ⅱ区损伤可达角巩膜缘后5mm的巩膜范围;Ⅲ区损伤则超过角巩膜缘后5mm。有多个伤口者以最后的伤口为准,眼内异物以入口为准,贯通伤以出口为准。

(2)闭合性眼球伤分区:Ⅰ区只在外部的球结膜、角膜和巩膜的表层;Ⅱ区波及眼前节,从角膜内皮到晶状体后囊,包括睫状突;Ⅲ区深达眼后节,包括从晶状体后囊及睫状体平坦部之后的内部结构。

【临床表现】

1. 机械性眼外伤

(1)挫伤

1)眼睑皮肤擦伤、撕裂、水肿、皮下气肿、皮下瘀斑和上睑下垂。

2)泪小管可发生断裂、泪点移位,骨折所致的泪囊破裂和泪囊炎。

3)结膜出血、水肿、撕裂和瘀斑。

4)巩膜破裂。

5)角膜上皮擦伤、糜烂,实质浑浊,后弹力层皱褶和撕裂,角膜缘破裂。

6)虹膜睫状体损伤:出现瞳孔缩小或开大,调节痉挛或麻痹,瞳孔括约肌的实质性撕裂,部分或完全性瞳孔缘撕裂,虹膜睫状体充血、出血和渗出,虹膜睫状体部分或完全撕裂,虹膜根部部分或完全解离,虹膜内翻或外翻,外伤性睫状体劈裂,外伤性虹膜睫状体炎、萎缩,坏死和色素紊乱。

7)晶状体损伤:出现 Vossius 环状浑浊,白内障,晶状体部分或完全脱位。

8)眼后极部损伤:如视网膜内出血,视网膜水肿、裂伤、脱离、渗液,脉络膜和脉络膜视网膜破裂,以及视神经撕脱。

9)出现外伤性近视或远视。

10)眼压不稳定:可以出现外伤性青光眼或低眼压。

11)眶骨损伤:触诊时如果有捻发音,即为皮下水肿的特征,说明眶骨和鼻窦间的骨壁已有破坏。此外还可以发生眶内出血,眼球变位、突出、内陷或脱位。眶爆裂伤眶底骨折,眼球可破裂或萎缩等。

12)眼外肌在严重挫伤下可发生出血、断裂,或由于眼运动神经的损伤或伤后瘢痕造成眼球运动障碍。

(2)眼球穿通伤:眼球穿通伤主要由于锐器或细小金属、矿石碎片飞起击伤眼球所致。按伤口情况将其分为单纯性和并发性两类。单纯性愈合快;并发性可因眼内组织嵌入伤口内,或眼外上皮组织沿伤口向内生长导致伤口愈合不良。并发性伤口不但影响伤口愈合且极易发生眼内感染,以致眼球全部被破坏。故对这种伤口应及时处理。同时,穿通伤应注意眼内有无异物存在,以免日后发生交感性眼炎。

（3）异物伤:包括结膜角膜异物和眼球内异物。

1）结膜和角膜异物:结膜异物常位于上睑结膜上,尤其是在睑板下沟的部位,较大的异物可能位于结膜上穹。结膜异物可用湿棉棍擦出。角膜异物常见者为铁屑煤渣玻璃片等,表浅异物以湿棉棍在局麻下取出;较深的异物以注射针头或异物刀剔除。角膜异物取除后要注意防治感染,匍行性角膜溃疡多发于角膜异物取出后且可造成失明。

2）眼球内异物:根据停留部位可分为前房内、晶状体内、眼球后段内和眶内。其中以眼球后段内最多见。

眼内异物根据对组织刺激性反应大小可分为:①无机物质:如金、银、砂、石英、瓷器和煤炭等。除致成机械性反应外,并无特殊组织反应。常见的是渗出和纤维性变化,这种渗出纤维性变化常将异物包围。②有机物质:主要是动、植物。其所引起的眼部组织反应不大,最后形成巨细胞的肉芽组织而将异物包围起来。但是容易感染,迅速形成脓肿或全眼球脓炎,最终可能导致眼球萎缩。如果不发生感染,最终也因眼内肉芽组织的形成而继发青光眼,导致视力丧失。

2. 化学物眼外伤　儿童一般较少接触。

（1）化学物中毒性眼损害:有毒的化学物质经呼吸道、消化道、皮肤及黏膜（包括眼的结膜）进入人体,除可引起全身中毒外,也可损害视器官,造成急性或慢性职业中毒性眼病;也可作用于大脑视中枢、眼球运动中枢以及眼和其附属器官的各种组织,造成视功能（中心视力及视野）的损害,甚至失明。毒物包括铅、汞、锰、砷、二硫化碳、甲醇、三硝基甲苯、二硝基酚、铊、有机磷、一氧化碳、萘、四氯化碳、氢氰酸和氰化物等,表现各异。

（2）化学性眼烧伤:强烈的化学物质解除眼部后可导致严重的眼部烧伤,主要是强烈的化学气体和化学性粉尘。

（3）热烧伤:一般分为火烧伤和接触性烧伤。其中,接触性烧伤中,由于直接接触高热固体、液体和气体所致称为烫伤。烫伤和火烧伤最多见。如温度不太高、接触时间短、面积小者,仅发生眼睑皮肤及结膜充血和水肿以及浅层角膜损伤。严重者可发生凝固性坏死,再严重者发生巩膜坏死穿孔,最严重者由于结膜坏死角膜营养断绝而发生角膜坏死穿孔,内容物流出或继发感染而失明。

（4）辐射性眼损伤

1）紫外线损伤:由紫外线辐射造成的眼部损害,又称电光性眼炎。在高山、雪地、沙漠、海面等环境中长期接受日光中大量反射的紫外线者,引起相似的症状,称为雪盲。一般暴露于紫外线当时无症状,暴露数小时后才开始出现症状,最短潜伏期半小时,最长 24h,一般为 6~12h。与紫外线强度和照射时间长短有关。轻者仅有眼部异物感或轻度不适,重者眼部烧灼感、剧痛,伴高度畏光、流泪和睑痉挛。急性症状可持续 6~24h,但几乎所有不适症状在 48h 内消失。多数病例有短期视力减退。

2)红外线损伤:可导致红外线白内障和视网膜灼伤。

3)微波损伤:分为三种类型的微波白内障,急性、亚急性和迟发性。这种白内障始于晶状体后极部后囊下皮质,最早为细小点状混浊,进一步发展成圈形或线性混浊,相互套叠,继续发展,于后囊下皮质形成蜂窝状,或称“锅巴底状”混浊,间有彩色反光点,同时前囊下皮质出现薄片状混浊,最后整个晶状体完全混浊。

4)激光损伤:可分为明显性和潜伏性两种。前者大都由意外事故所引起,后者主要因为缺乏必要的防护或不遵守操作规定,使眼部反复受到激光照射而逐步造成的损伤。可同时损伤角膜、晶状体、玻璃体及视网膜。

5)电离辐射性损伤:可致放射性白内障,又称电离辐射性白内障。

(苏　娱)

二、眼外伤的急救处理与预防

眼外伤的合适处理特别是外伤后的紧急处理,对减少眼组织破坏、挽救视功能极其重要。外伤后手术治疗的时机至关重要,对严重的外伤一定要把握好尺度,要最大限度地保存眼球形状和视功能,要视具体情况,权衡利弊,以最小的手术创伤、最少的手术次数,获得最佳的治疗效果,防止过度治疗(over-treatment)或治疗不足(under-treatment)。不同伤情处理的早晚对预后影响很大。

【病史采集】

病史是诊断及治疗的关键。

1. 要了解受伤时间,询问何时受伤并确切地推算出受伤后延误的时间;通常患儿无法准确说出,需要监护人提供完整病史。

2. 要了解受伤的环境,询问受伤的地点是室内还是野外,判断伤口洁净及污秽情况;必须确定儿童在受伤时的精确活动。

3. 要了解致伤物的性质及致伤方式,询问致伤物是固体、液体还是气体,在什么情况下受伤,眼内有否异物存留,并估计可能是什么样的异物等;患儿通常无法主诉清楚,需要医生依据患儿临床表现判断有无刺激症状。

4. 了解受伤后的处置情况,包括在何时、何地、经何急诊处置,是否注射过破伤风抗毒素及抗生素等。

儿童受伤时绝大多数情况下可能无成人监护,或其恐惧和不配合甚至抵制医生检查,从而获取病史较困难,导致延误诊断。

【诊断】

眼外伤的检查要点是根据病史提供的线索然后再有目的地进行检查。

1. 一般情况下如患者合作,应检查双眼视力、视野以及瞳孔对光反射情况,注意是否有传入性损害。对儿童或不合作者应在麻醉下检查;考虑到患儿接受眼科检查的依从性差的特点,应选择适合不同年龄段儿童的检查方法来评估双眼视力。

2. 用裂隙灯角膜显微镜重点检查眼前段,观察角膜有无破口、前房有无积血、虹膜有无损伤及嵌顿、晶状体及玻璃体有无损伤迹象等。

3. 试测眼压,若眼压很低时应警惕眼球破裂,必要时应用眼罩保护,检查时不要强行分开眼睑,避免再损伤。

4. 若屈光间质不太混浊时,可详细检查眼底,注意眼后段玻璃体、视网膜、脉络膜及视神经情况,必要时可做荧光素眼底血管造影(FEA)或吲哚青绿血管造影(ICGA)以及相干光断层成像术(OCT)等检查。

5. 当屈光间质混浊,不能看到眼内情况,或有穿通伤口,疑有眼内异物时,可选做 A 超、B 超、超声生物显微镜(UBM)、X 线、CT 及磁共振成像(MRI)等影像学检查。

6. 为了解视功能受损情况可选做视野、视觉电生理等检查。

【治疗】

眼外伤的急救处理。

1. 机械性眼外伤

(1)外眼皮肤及眼球周围软组织

1)立即冰袋或凉手巾进行局部冷敷,以期消肿止痛。急性期后可改为热敷。

2)伴眶壁骨折者,眼眶周围软组织肿胀更为明显,或可见眼睑皮下气肿(常行眼眶 CT 以明确有无骨折)。眶壁骨折严重时可于伤后 2 周行手术修复。

3)伴皮肤破损者,医院根据伤口大小等情况清创缝合。较深在伤口常局部使用过氧化氢溶液及注射破伤风疫苗预防厌氧菌感染。

4)泪小点远离内眦或怀疑有泪小管断裂者,冲洗泪道明确后,应尽力吻合。

5)球结膜下损伤者,如有较大裂伤口宜缝合,如仅为结膜下出血无其他合并症可自行吸收。

6)眼外肌损伤发生断裂、嵌顿者宜手术修复。

（2）眼球钝挫伤

1）合并角膜擦伤，角膜上皮损伤经 48h 多可自行修复，不留痕迹，如角膜损伤较深，累及基底膜等，修复较慢，留下角膜浑浊。应去除角膜异物，预防感染。

2）合并外伤性虹膜睫状体，通常以散瞳和糖皮质激素治疗为主。

3）合并前房积血，少量出血时一般可自行吸收。较为严重时，取半卧位卧床休息，减少眼球的活动，防止因剧烈咳嗽增加眼球压力，可适当应用止血剂、糖皮质激素。出血停止后 2~3 天，患儿可下床少量活动，以促进房水循环加快，有利于积血的吸收。

4）晶状体半脱位者，如较轻不影响视力及眼压升高时，不需急诊处理。全脱位者，尤其晶状体脱于前房中时，应早期取出。

5）合并眼底黄斑全层裂孔及视网膜脱离者，需行手术治疗。

6）单纯玻璃体积血不合并视网膜脱离者可予止血药口服，观察随诊 2~4 周后再决定是否需行手术治疗。

7）视神经损伤者，伤后（3 天内）应用超大剂量激素冲击治疗。骨折所致的视神经伤应行手术松解被压迫的神经。

（3）眼球开放性损伤：治疗原则为手术解剖复位，修复闭合眼球，如取出眼内异物及应用抗生素预防感染等。不能解剖修复和具备视力恢复可能的，可考虑眼球摘除术以防止健眼发生交感性眼炎。

2. 化学性眼损伤

（1）有机磷中毒者除全身应用解毒剂外，应散瞳。

（2）急性化学性眼烧伤者，一经发生，立即用大量冲洗液冲洗，要彻底，反转上穹隆，避免残留。冲洗液可为大量的清水，生理盐水，或酸性烧伤用 3% 的小苏打水，碱性烧伤用 3% 的硼酸水。冲洗后再送往医院再次冲洗，处理。经确定化学物酸碱性及检查后，可根据情况应用抗生素预防感染，激素抗炎，给予促进角膜上皮愈合的药物，必要实行手术治疗。

（3）热烧伤者可用抗生素、眼膏预防感染。预防睑球粘连，必要时行手术治疗。

（4）辐射性眼损伤可局部应用表面麻醉药，抗生素眼膏及眼药水等。

【保健要点】

据文献报道，眼外伤的致盲率居致盲眼病的前三位，为眼病所致眼球摘除率的首位，特别是儿童眼外伤，因其眼部结构脆弱、娇嫩，对各种损伤产生的反应强烈，目前已是影响儿童视力的首要原因。另外，儿童眼外伤多为意外伤或误伤，发病率高，且往往病史不明，就诊不及时，常被延误治疗。加之因小儿不合作，检查及治疗又有困难，并发症相对较多，这也是预后差的重要原因。

1. 加强安全警示教育,宣传教育,普及眼防范知识,使儿童增强爱眼意识。增强家庭、学校及社会等对儿童眼睛防护重要性和安全知识的认知度,熟练掌握眼外伤后应急处理能力。

2. 完善防护措施,加强儿童对眼的自我保护意识和分析安全危险事物的判断能力;完善眼病防治服务体系。

3. 禁止儿童玩弄危险玩具、放鞭炮、射弹弓等。把易于引起化学伤、烫伤或锐器伤等的危险物品放置在儿童不能拿到的地方。

4. 关爱保护幼儿,避免摔伤或碰伤,注意避开危险地段和尖锐物品。

5. 运动中使用合适的护目镜。

6. 快速、有效的临床治疗与护理是预防伤后致盲的重要手段。加强围术期护理,住院期间对患儿及家属正确有效及时地进行护理干预。

7. 心理护理 创造良好安静舒适环境,允许家长陪伴,增强患儿的安全感,语言亲切,语气温和,解除患儿及家长的焦虑紧张心理。

（苏 娱）

三、眼球钝挫伤

【定义】

眼球钝挫伤是由机械性的钝力直接伤及眼部,造成的眼组织的器质性病变及功能障碍,但不引起眼球壁破口。眼挫伤是眼外伤的常见病症,其患病率约占眼外伤的 1/3。

【病因】

眼球钝挫伤原因很多,在工作、生活、体育运动和交通事故等情况下,遭受各种物体撞击,如刀具,砖石、拳头、球类等的击伤,根据致伤物、暴力大小,伤势可轻可重。

【发病机制】

1. 角膜挫伤 角膜上皮及内皮的损伤导致角膜渗透性失常而发生水肿;上皮损伤刺激角膜上感觉神经末梢,产生角膜刺激症状。

2. 虹膜挫伤 致伤力经房水传递,虹膜可受到刺激和损伤:刺激副交感神经、瞳孔括约肌受损或支配神经麻痹等。

3. 睫状体挫伤 轻度挫伤可由于睫状肌痉挛或麻痹而发生视觉调节障碍;重度损伤,由于力的冲击作用于房角的各个方向,引起各种类型的房角结构损害,可伴发大量玻璃体积血。

4. 晶状体挫伤 挫伤使晶状体渗透性增加或因晶状体囊破裂,使房水渗入晶状体内而发生各种不同形态的挫伤性白内障;挫伤还能使悬韧带断裂而使晶状体呈现部分或完全性脱位。

5. 前房角后退　钝挫伤后数年小梁组织增生或退行性变性所致的小梁间隙及巩膜静脉窦闭塞,阻塞房水流出。纤维组织增生形成增殖膜覆盖在小梁网表面,与角膜后弹力层相连续,并延伸到后退的房角上。可导致迟发的继发性房角后退性青光眼。

6. 视网膜裂孔　外伤后眼球急剧变形,角膜巩膜弹性较差,玻璃体基底部(正常时此处紧密贴附于视网膜)牵拉,引起视网膜裂孔。

7. 外伤性黄斑裂孔　视网膜震荡、视网膜下出血及脉络膜破裂、黄斑囊样水肿均可导致黄斑裂孔发生。

8. 视神经挫伤　近年来提出"减速性损伤"的概念,即头部撞击到固定物体儿眼眶内软组织继续向前移动,是造成外伤性视神经病变的重要原因。

【诊断】

1. 临床表现

(1) 角膜挫伤

1)症状:疼痛、畏光、流泪及眼睑痉挛等角膜刺激症状,视力也受到不同程度影响。

2)体征:①角膜浅层擦伤:角膜缘处睫状充血,瞳孔反射性缩小;若并发感染,可有角膜溃疡。②角膜基质损伤:角膜基质层水肿,增厚及混浊,后弹力层出现皱褶,可成局限性。有时可出现角膜板层裂伤。角膜刺激症状较轻。③角膜破裂,多位于鼻上方角膜缘处。可有虹膜嵌顿或脱出于伤口,前房变浅或消失,瞳孔呈梨形。

(2) 虹膜挫伤:根据损伤部位不同出现不同的临床表现。

1)瞳孔缩小:短暂性。

2)外伤性瞳孔散大:瞳孔中度扩大,瞳孔不圆,对光反射迟钝或消失。

3)虹膜根部离断:①症状:可有单眼复视。②体征:离断处虹膜根部呈新月形裂隙,瞳孔不圆呈"D"字形;断裂处较大时形成双瞳,通过裂隙灯可看见睫状突及晶状体赤道部。

4)外伤性无虹膜:虹膜与睫状体连接处 360° 圆周完全分离,多伴前房积血,积血吸收后眼内呈黑色,可合并晶状体脱位。

5)外伤性虹膜睫状体炎:①症状:患眼视力减退、畏光、眼疼等。②体征:睫状充血,虹膜水肿、纹理不清,房水混浊、有纤维素性渗出物、有浮游细胞,角膜后出现色素性或灰白色沉着物。

(3) 睫状体挫伤

1)症状:①视力:轻者仅表现为轻度视力减退,重者合并玻璃体大量出血时,视力严重损害,甚至无光感。②视觉调节障碍:睫状体离断时,引起近视及调节功能减弱,远视、近视视力均可减退。

2)体征:①睫状体离断:眼压极低或测不出,前房变浅,角膜皱褶,晶状体混浊;前房角镜检查:睫状体带明显增宽,表面有出血条纹,如向前房内注入黏弹剂,可见睫状体完全与巩膜突分离,黏弹剂进入睫状体上腔;超声生物显微镜检查(UBM):可见典型的"鱼嘴"样改变,前房角增宽,前房与睫状体上腔相通。②睫状体脱离:前房镜检查:房角后退,睫状体带增宽,无睫状体与巩膜突分离,前房注入黏弹剂仅见前房加深,黏弹剂不进入睫状体上腔;UBM 检查:前房角形态存在,前房与睫状体上腔不相通,可见睫状体与巩膜间半月形分离,重者范围可达 360°。③睫状肌撕裂伤:眼压升高;前房角镜可见前房角后退;UBM:房角呈不规则钝角形态,有时可见睫状体增厚、水肿。早期可见外伤性虹膜睫状体炎表现。④睫状体破裂及出血。

(4)前房积血

1)症状:眼痛,视物模糊,根据出血量多少出现不同程度的视力下降,积血量多时可致视力暂时性完全丧失。根据 Oksala 分类法:前房积血不到前房容积的 1/3,位于瞳孔缘之下着为Ⅰ级;占据前房容积的 1/2,超过瞳孔下缘者为Ⅱ级;超过前房容积 1/2 以上,甚至充满整个前房者为Ⅲ级。

2)体征:①少量积血:房水轻度混浊,前房可见浮游细胞,前房积血呈液平面。②大量积血:眼压增高,积血初期为鲜红色后逐渐变成暗红色。③晚期发生角膜血染,初为棕色后逐渐变为黄绿色以至灰褐色。一般先自周边部吸收,最后可遗留有角膜中央区的灰白色混浊。

(5)前房角后退

体征:UBM 检查示前房角加宽、变深,广泛的房角后退。若出现房角后退性青光眼则有青光眼的症状和体征。

(6)外伤性低眼压:主要表现为低眼压,严重者有低眼压引起的视力下降、视物变形、浅前房、视盘水肿、视网膜静脉扩张、黄斑水肿及星状皱褶等。

(7)晶状体挫伤

1)挫伤性白内障:①症状:伤后出现不同程度的视力下降。②体征:a. 虹膜印环:虹膜色素印在晶状体前囊表面,大小和形状与当时瞳孔状态相同。b. 无晶状体囊膜破裂的挫伤性白内障:晶状体部分混浊。c. 晶状体囊膜破裂后的白内障:裂口小时,混浊局限于该处;裂口大时,可形成全白内障,皮质膨胀突入前房可引起继发性青光眼或葡萄膜炎。

2)晶状体脱位:①症状:晶状体偏离或不在瞳孔区,虹膜震颤,晶状体震颤。视力下降、屈光突然改变或单眼复视、散光。继发青光眼时,眼球胀痛。②体征:a. 晶状体半脱位:双眼底相,前房深度不对称,无晶状体区为高度远视,晶状体周边部为高度散光。可继发青光眼。b. 晶状体全脱位:晶状体脱出位于前房时,可见前房内油滴样晶状体位于瞳孔区前。高度近视;晶状体阻挡或嵌顿于瞳孔区,可引起瞳孔阻滞而致青光眼。可脱位于角、巩膜伤口外的结膜下或眼外。

(8)玻璃体积血

1)症状:视力下降与玻璃体内积血程度有关,合并眼前黑影或眼前闪光。

2)体征:①轻度:新鲜积血裂隙灯下可看到红色反光背景下的混浊或红色积血;陈旧积血呈棕色点片状混浊;眼底可见遮蔽部分视网膜和血管。②重度:眼底检查时红光反射消失,观察不到视网膜,前部玻璃体内可见红色血细胞。大量反复积血者,视网膜玻璃体发生增殖,可导致视网膜脱离。③辅助检查以眼科 B 超检查结果最有参考价值,不但可以反映玻璃体积血的程度,也可提供有无玻璃体后脱离、视网膜脱离和脉络膜出血的证据。

(9)脉络膜挫伤

1)症状:根据脉络膜破裂和出血范围的大小、位置,可发生不同程度的视力障碍,位于黄斑区的出血,视力可急剧下降。

2)体征:①脉络膜破裂:散瞳检查眼底,脉络膜裂伤常位于后极部视盘和黄斑之间,形状不规则,呈弧形平行于视盘边缘,伤后早期,破裂处常为出血掩盖,出血吸收后,显露黄白色瘢痕。有时可伴有视网膜破裂或视网膜下出血。辅助检查 FFA 可确定是否有脉络膜破裂及描绘脉络膜新生血管膜的分布情况。②脉络膜上腔出血:眼底检查可见形态不规则暗红色脉络膜隆起。辅助 B 超检查可见典型的圆顶型脉络膜脱离,一个或多个联合。

(10)视网膜挫伤:不同程度视网膜挫伤表现不同的症状和体征。

(11)视网膜震荡

1)症状:多在伤后 6h 发生,根据损伤的程度,可有不同程度的视力障碍,出现中心性相对性暗点,视物变形、变小、变远等。

2)体征:眼底检查常见黄斑部灰白色水肿,其范围和受伤程度与外力作用方向有关。且伤后 1~2 周视力恢复,眼底正常。

(12)视网膜挫伤

1)症状:视力下降明显,可降至 0.05 以下。

2)体征:眼底检查见视网膜水肿较重,呈白色浑浊,范围较广且伴有视网膜出血,通常伴有视网膜色素上皮或脉络膜损伤,严重者后极部脉络膜弧形断裂。伤后 1~2 周视网膜水肿消退,眼底检查可见损伤区视网膜色素上皮的萎缩和增殖性改变,患者伤眼的中心视力永久性损害。辅助检查 FFA 在损伤区早期为第荧光,后期为视网膜下荧光素渗漏。

（13）外伤性视网膜脱离

1）症状：外伤时或外伤后数周或数月发生，视力突然下降。

2）体征：充分散瞳后可在三面镜或检眼镜下发现视网膜裂孔。

（14）黄斑裂孔

1）症状：中心视力损害明显，通常会降至 0.1 以下。

2）体征：眼底检查可见黄斑区神经视网膜层出现圆形或椭圆形的缺损，外观呈红色，裂孔的大小一般小于 1 个 PD（视盘直径）。三面镜或前置镜下可见裂孔处有光带中断现象。辅助检查 OCT 可帮助鉴别诊断，并将其分类及帮助患者确定治疗方案。

（15）视网膜出血：检眼镜下可明确视网膜出血部位为视网膜前出血、视网膜内出血。出血量大时可引起玻璃体内积血。

（16）视神经挫伤：①症状：视力急剧下降，甚至无光感。②体征：a. 瞳孔直接对光反应减弱或消失，间接对光反应存在（受伤眼相对性传入性瞳孔障碍）。b. 早期（2 周内）眼底检查完全正常，晚期视盘苍白。c. 伤眼色觉减弱，视野缺损。d. VEP 提示 P 波潜伏期延长，波幅降低。辅助检查　颅脑和眼眶CT 可正常亦可提示视神经管骨折、视神经鞘血肿，可能会有筛板、蝶窦及海绵窦内侧壁的骨折。

（17）眼球破裂

眼压降低，前房及玻璃体积血，球结膜下出血及血肿，角膜可变形，眼球运动向破裂方向上受限。多数患者的视力为无光感。

2. 临床诊断

（1）详细询问眼外伤病史：眼部受伤的时间、致伤物。

（2）专科检查

1）3 岁及 3 岁以下检查追光追物等视物反应力，4 岁及 4 岁以上检查视力表视力。

2）台式或手持裂隙灯检查，自然瞳孔和散瞳后眼前节情况，晶状体混浊形态及有无脱位、是否合并其他异常。

3）直接或间接检眼镜检查眼底，窥不入眼底者注意有无红光反射。

4）眼压检测。

5）B 型超声检查玻璃体及视网膜情况。

6）有条件时，用视觉电生理辅助评估视力预后。

7）眼底检查，必要时行荧光素眼底血管造影检查，辅助评估视网膜挫伤情况。

（3）鉴别诊断：开放性眼损伤，如穿通伤。

【治疗】

1. 角膜挫伤

（1）角膜浅层擦伤：结膜囊涂抗生素眼膏后包扎，忌用局部麻醉剂。

（2）角膜基质水肿：局部滴用糖皮质激素或高渗溶液，加速水肿的吸收。6 个月以上的角膜基质层顽固水肿，可考虑角膜移植术。

（3）角膜破裂：显微镜下用 10-0 尼龙丝线仔细缝合，有眼内容物脱出者要同时处理，注意术毕前房恢复，术后应用抗生素和散瞳药。6 个月后根据视力及角膜瘢痕大小决定是否行角膜移植术。

2. 虹膜挫伤

（1）外伤性散瞳：口服或肌内维生素 B_1、B_{12} 类药物，部分患者可自行恢复，若瞳孔括约肌完全断裂，则不能恢复。强光下可戴有色眼镜。

（2）虹膜根部断离：小者无需处理，有复视或断离范围大者应及早行虹膜根部复位术，将离断的虹膜缝合于角巩膜缘内侧。

（3）外伤性虹膜睫状体炎：滴用糖皮质激素眼药水或非甾体类抗炎剂和滴散瞳剂。

（4）外伤性无虹膜：严重畏光者，可配戴有小孔的有色眼镜或安装人工虹膜。

3. 睫状体挫伤

（1）轻度挫伤：可用糖皮质激素滴眼，口服吲哚美辛（消炎痛）。

（2）睫状体断离

1）单纯性睫状体断离若眼压大于 8mmHg 或断离范围小于 2 个时钟方位、前房不浅、视力较好，可观察 1~2 个月，短期给予 1% 阿托品滴眼剂散瞳治疗。

2）对断离范围较大者，应适时施行直视下的睫状体复位术。多采用边切开、边缝合的剪断缝合法。手术应在确定断离时钟方位的基础上，向两侧各扩大 1 个时限。术前给予 1% 毛果芸香碱眼药水滴眼，以免虹膜根部组织在房角堆积。

4. 前房积血　急症处理：双眼包扎，半卧位。应用止血药物，如酚磺乙胺（止血敏）、卡巴克络（安络血）、巴曲酶（立止血）等。不能服用阿司匹林及其他非甾体抗炎药。一般情况下不散瞳亦不缩瞳，必要时用复方托吡卡胺散瞳以活动瞳孔，有虹膜睫状体炎时用糖皮质激素滴眼液。反复出血者加用云南白药，每次 0.5g，3 次 / 天。前房积血多（超过 50%）且有血块者，超过 7 日不吸收者或眼压高经乙酰唑胺及甘露醇治疗无好转者（眼压 >60mmHg 持续 48小时；眼压 >25mmHg，同时完全性前房积血持续时间 >5 天），应行前房穿刺冲洗术。

5. 角膜血染　有角膜血染或有角膜血染倾向者,应及时做前房穿刺冲洗术。

6. 前房角后退　针对继发性青光眼可采用包括前列腺素衍生剂、β受体阻滞剂、碳酸酐酶抑制剂等降眼压药物,缩瞳剂无效或引起眼压升高。滤过性手术效果较好。

7. 外伤性低眼压　轻者可逐渐恢复,可使用 1% 阿托品散瞳,局部或全身用糖皮质激素。药物治疗无效时可考虑手术治疗,包括睫状体光凝或热凝固术,缝合术及巩膜外环扎垫压术。

8. 晶状体挫伤　挫伤性白内障:晶状体局限性混浊可暂观察,进行性混浊者可行白内障摘除术及人工晶状体植入术。晶状体皮质突入前房与角膜内皮接触或继发青光眼者应急诊手术治疗。

9. 晶状体脱入前房　散瞳,患者仰卧,变动头位使晶状体进入后房,进入后房后,0.5%~1% 毛果芸香碱滴眼,4 次 / 天缩瞳,之后行周边虹膜切开术。失败后晶状体摘除术。

10. 晶状体脱入玻璃体　晶状体囊完整,患者无症状,无炎症现象,观察;晶状体囊破裂,出现炎症反应,则行平坦部切口的晶状体玻璃体切除术。

11. 晶状体半脱位　无症状,继续观察;高度散光或单眼复视:视力矫正不理想、屈光不正进行性增大、继发青光眼患者则要手术治疗,包括晶状体摘除术和人工晶状体植入术。

12. 玻璃体积血　恰当处理眼球外伤,卧床休息使眼球静息。新鲜积血者,应以止血为主。出血停止后应采用促进血液吸收的药物,对出血量大或出血不吸收的患者,应在玻璃体机化前行玻璃体切除术。一般手术时机选择在伤后 2 周至 2 个月之间。眼部 B 超发现合并有视网膜脱离时应尽快行玻璃体切除术治疗。

13. 脉络膜挫伤　小量出血:休息和给予止血或促进血液吸收的药物。血液进入玻璃体按玻璃体积血处理。脉络膜脱离者经药物治疗无效时,可经积血处巩膜切开放出积血或积液,然后电凝或冷凝。

FFA 检查发现 CNV 后 72h 内,若 CNV 远离黄斑中心凹和距离大于 200μm 时行激光治疗;而黄斑中心凹下的 CNV 可选择玻璃体腔注射抗 VEGF 药物、光动力疗法及手术治疗。

14. 视网膜震荡　应用血管扩张剂、维生素 B_1 及口服糖皮质激素。

15. 视网膜出血　头高位休息,口服止血剂、维生素 C。

16. 黄斑裂孔　一般不需要治疗,若有牵拉,可手术封闭裂孔。

17. 外伤性视网膜脱离　找到裂孔后应及时手术封闭裂孔,若由玻璃体积血机化引起的牵拉性视网膜脱离,需行玻璃体切除联合视网膜复位术。

18. 视神经挫伤 早期可球后注射妥拉唑林,地塞米松,全身应用糖皮质激素、甘露醇减轻视神经周围的水肿。早期给予维生素 B_{12},ATP 及血管扩张剂。如有视神经管骨折,联系耳鼻咽喉及神外科行手术治疗。

19. 眼球破裂伤 详细检查伤眼发现伤口,首先尽可能缝合修补伤口,1~2 周左右考虑行玻璃体切除术,有部分患者可保留眼球,还可能有一定的有用视力。眼球结构已彻底破坏者考虑行眼内容摘除术或眼球摘除术。

【保健要点】

预防眼球钝挫伤首要的是宣传教育,普及眼防范意识,使人们增加爱眼意识。在工农业生产及体育运动中,加强教育、严格操作规程、完善防护措施,能有效减少眼球钝挫伤的发生。对儿童应重点预防,禁止儿童玩弄危险玩具、放鞭炮、射弹弓等。

(何诗萍)

四、眼球穿通伤

【定义】

眼球穿通伤是眼球受各种锐器具或细小金属、碎石片等材料击伤眼球,致眼球壁有穿透伤的创伤,其危害相当严重,是儿童致盲的主要原因之一。

【病因】

眼球穿通伤常见于儿童在打闹玩耍中木棍、石块、弹弓、玩具枪子弹、玩具箭等损伤眼睛;小学生用削铅笔刀扎伤眼睛;雷管等易燃易爆物品管理不善,被儿童当玩具燃放,引起眼睛爆炸伤;节假日烟花爆竹爆炸引起的眼外伤;儿童玩耍一次性注射器,刺伤眼球也较为多见。在眼球穿通伤中。男孩发生率要明显高于女孩儿,由患儿的年龄来看,1~11 岁为儿童眼球穿通伤的多发期,动物咬伤主要见于 1 岁以下的孩子,3~9 岁发病率高,可能是由于该年龄段的儿童活动能力逐渐增强,好奇心强模仿能力较强,但缺乏自我保护意识,加之父母监管不足从而导致眼外伤的高发。

【临床表现】

1. 眼球穿通伤口是主要表现,可伴有视力下降,眼内组织的脱出及损伤,严重的还有眼内感染等表现。

2. 眼球穿通伤分为 4 度:Ⅰ度:角膜穿孔,巩膜穿孔,无葡萄膜脱出;Ⅱ度:角膜穿孔,前巩膜穿孔合并葡萄膜脱出,无晶状体损伤及玻璃体脱出;Ⅲ度:Ⅱ度同时合并有晶状体损伤,玻璃体脱出或有眼内异物;Ⅳ度:伤口长度超过8mm 以上,眼内容大部脱出。

【临床诊断】

1. 详细询问相关病史　受伤时间及原因,受伤地点及周围环境,致伤物体性质、大小、形状、数目、方向,受伤时患者头部位置和眼球注视方向,是金属还是非金属物体,金属物体是否有磁性。受伤至就诊时间,是否自行处理,是否外院就诊,曾经采取的治疗措施,既往眼病史。

2. 专科检查

(1)视力、裂隙灯、眼底检查(年龄较小患儿,不能配合检查,在全身麻醉后,手术台上进行裂隙灯和眼底检查)。部分病例需作眼部 X 线摄片、CT 扫描或磁共振检查等而获确诊。检查时动作要求轻柔,避免按压眼球,造成损伤加重。

(2)3 岁及 3 岁以下检查追光追物等视物反应力,4 岁及 4 岁以上检查视力表视力,视觉诱发电位检查可以作为一种客观的婴幼儿视力评估方法。

(3)色觉检查,用于评价视锥细胞功能,也是判断视神经及视路有无损伤的辅助指标。

(4)屈光检查:了解屈光性质和屈光度数。

(5)眼压检查:用指测法、非接触式眼压计法、Goldmann 眼压计、压陷眼压计测量眼内压是否正常,角膜有伤口或巩膜裂伤较大时禁测眼压。

(6)视野检查:发现视野缺损及缺损特征,提示视觉系统的结构和功能是否异常。

(7)台式或手持裂隙灯检查:自然瞳孔和散瞳后眼前节情况,伤口大小、部位,有无眼内容物脱出,晶状体有无混浊及脱位,前房深浅,有无积血,瞳孔大小及对光反射情况。

(8)直接或间接检眼镜检查眼底,窥不入眼底者注意有无红光反射。

(9)B 型超声检查玻璃体及视网膜情况,探查眼内异物的性质、大小、形状及定位,需要植入人工晶状体者,测量角膜曲率及 A 型超声测量双眼眼轴,或用 IOLMaster 测算。

(10)有条件时,用 UBM 检查评估角膜、前后房、巩膜前部、虹膜、睫状体前部、晶状体及眼后节。

(11)影像学检查:X 线、CT 或 MRI 检查,确定眼球的完整性及有无球内异,异物定位。

检查不合作的患儿,可根据公斤体重给予 10% 水合氯醛口服,睡眠后检查。

3. 儿科全身检查　有无其他系统病变或综合征,必要时需行血生化、尿液、免疫等针对性的实验室检查。

【治疗】

1. 治疗原则　以最大程度保存眼部组织和挽救视功能为原则,及时封闭伤口,积极控制感染,预防交感性眼炎,恢复视力功能,尽量减少并发症。

2. 手术治疗

（1）手术指征:角膜裂伤 <3mm 伤口闭合,无眼内容物脱出,无需手术缝合。眼球壁破裂 <7mm 时,对合良好,无眼内容无嵌顿,可清创缝合,前房成形。裂口 >8mm,多有眼内容物脱出,可以考虑一期缝合伤口,恢复前房,控制感染,二期再考虑进一步手术。如果内容物脱出严重,视力愈后不佳,并有感染情况,可以考虑一期眼球摘除。

（2）手术时机:明确诊断后全身使用抗生素,局部抗生素冲洗,尽早手术。

（3）手术方案

1）角膜穿通伤:温生理盐水 1 000~2 000ml 分两次冲洗伤口和结膜囊,游离伤口中嵌顿的眼内组织,恢复眼内组织至原位,如果破损严重或脱出时间过长,剪除之,然后缝合伤口。

2）角巩膜穿通伤:术前用生理盐水和稀释的抗生素冲洗结膜囊,剪开球结膜,充分暴露伤口,伤口过大或靠后时,不可过度牵拉眼球,以避免过多内容物脱出。对于脱出和嵌顿在伤口的眼内组织如葡萄膜、视网膜,用抗生素液充分冲洗,尽可能游离并送回眼内,对于脱出的晶状体、玻璃体应予清除。

3）伴有眼内异物:术前确定或疑为磁性异物,可在影像学定位后,采取球外进路或通过伤口用电磁铁吸出异物。为了预防眼内炎。对于污染或合并眼球内异物的穿通伤,应尽早一期取出异物,并做玻璃体切除手术,对于未能做一期玻璃体切除患者,应密切观察眼内感染的情况。无眼内异常表现,异物可根据大小部位,不一定做异物取出术。对于就诊较晚,伤口污染严重,葡萄膜脱出,玻璃体出血病例,可以在初期手术即做预防性玻璃体注药。

4）位于睫状体扁平部或锯齿缘以后的巩膜穿通伤,尤其在伤口较大及合并玻璃体积血时,缝合伤口后,在伤口周围做电凝,以预防牵引性视网膜脱离。

3. 术后治疗　散瞳、控制炎症反应、局部及全身应用抗生素预防感染以及破伤风的预防。

4. 感染性眼内炎的处理　眼内炎是眼球穿通伤的严重并发症,发生眼内炎时应立即进行治疗,充分散瞳,局部和全身应用大剂量抗生素和糖皮质激素。玻璃体腔注药是提供有效药物浓度的可靠方法,可注入万古霉素 1mg,头孢他啶 2mg 及地塞米松 0.4mg。注射前应抽取房水及玻璃体做细菌培养和药敏试验,根据结果,适当调整用药方案。对于严重感染者,需做紧急玻璃体切割术及玻璃体内药物灌注,对于炎症控制不良者,可在 48~72h 内,重复上述治疗。

5. 眼球穿通伤患者的随诊非常重要,常于术后1周、2周、1个月、2个月、3个月各复查一次。观察视力、瞳孔、眼外观、眼位、屈光间质、眼底情况、受伤部位情况,做相关功能检查,决定二期手术时间。

【保健要点】

眼球穿通伤是严重致盲性眼病,要加强对儿童的安全教育,使他们意识到任何时刻都有危险因素存在。家长及监护人要加强安全防护意识学习,对下一代进行有效的安全看护。医疗机构开展科普教育,普及眼外伤后简单处理措施和注意事项是降低致盲率的最有效途径。同时,也要加强医护人员尤其是偏远地区医疗机构医护人员的培训,提高对儿童眼球穿通伤的处理和急救水平。

(杜婉丽)

五、眼异物伤

【定义】

眼异物伤是较常见的眼外伤,根据异物存在部位,分为眼睑异物、结膜异物、结膜囊异物、角膜异物,眼内异物。

(一)眼睑异物

【病因】

常发生在敲打金属、石块及爆炸时,通常位置较为表浅,但也有位置较深的情况。

【临床表现】

眼睑皮肤有伤口,探查后见异物,怀疑深部异物时X线可以协助确诊。

【临床诊断】

1. 详细询问相关病史 受伤时间及原因,致伤物体及致伤工具性质、受伤至就诊时间,曾经采取的治疗措施,既往眼病史。

2. 专科检查

(1)3岁及3岁以下检查追光追物等视物反应力,4岁及4岁以上检查视力表视力。

(2)眼压检查:用指测法、非接触式眼压计法、Goldmann眼压计、压陷眼压计测量眼内压是否正常。

(3)台式或手持裂隙灯检查,自然瞳孔和散瞳后眼前节情况,确定有无损伤,瞳孔大小及对光反射情况。

(4)直接或间接检眼镜检查眼底。

（5）影像学检查：X 线、CT 或 MRI 检查，协助确定眼睑异物的位置。

检查不合作的患儿，可根据公斤体重给予 10% 水合氯醛口服睡眠后检查。

3. 儿科全身检查　有无其他系统病变或综合征，必要时需行血生化、尿液、免疫等针对性的实验室检查。

【治疗】

1. 治疗原则　充分探查伤口，仔细查找组织内异物，并彻底清除。

2. 手术治疗

（1）手术时机：明确诊断后，尽早手术。

（2）手术方案

1）清洁面部。

2）伤口周围皮肤清洁消毒。

3）根据具体情况决定是否麻醉。

4）清理创口。

5）分离并取出异物。

6）根据伤口情况，决定是否缝合。

7）包扎伤口。

8）破伤风抗毒素注射和抗感染治疗。

（二）结膜及结膜囊异物

【病因】

进入眼内的灰尘、睫毛等；爆炸式伤的多发异物位于睑裂的球结膜及球结膜下。

【临床表现】

眼睑痉挛、流泪、刺痛、异物感等不适体征，结膜及结膜囊或上睑板沟等处找到异物。

【临床诊断】

1. 详细询问相关病史　受伤时间及原因，致伤物体、受伤至就诊时间，曾经采取的治疗措施，既往眼病史。

2. 专科检查　台式或手持裂隙灯检查，异物位置，结膜有无损伤，眼前节有无异常。

【治疗】

1. 治疗原则　仔细查找组织内异物，并彻底清除。

2. 手术治疗

（1）手术时机：明确诊断后，尽早取出。

（2）手术方案

1）用 0.4% 奥布卡因点眼 2~3 次，行结膜表面麻醉。

2）生理盐水冲洗结膜囊。

3）异物表浅的盐水冲洗或者生理盐水棉签轻轻擦除。

4）异物较深者，用 7 号针头剔除或镊子夹除。

5）上睑板沟异物用生理盐水棉签擦除。

6）局部涂抗生素眼膏。

（三）角膜异物

【病因】

随刮风进入眼内的灰尘、异物等；玩耍时爆炸或溅入眼内的异物。

【临床表现】

异物感、畏光及流泪症状很突出，球结膜充血明显，异物进入瞳孔区者可以引起视力障碍。

【临床诊断】

1. 详细询问相关病史　受伤时间及原因，致伤物体、受伤至就诊时间，曾经采取的治疗措施，既往眼病史。

2. 专科检查　台式或手持裂隙灯检查，异物形态、大小、性质、深浅、与前房关系、是否需要缝合异物伤口，角膜无感染水肿等。

【治疗】

1. 治疗原则　仔细查找组织内异物，并彻底清除，防止角膜感染。

2. 手术治疗

（1）手术时机：尽快取出异物。

（2）手术方案

1）用 0.4% 奥布卡因点眼 2~3 次，行角膜表面麻醉。

2）表浅异物用生理盐水冲出，或者盐水棉签轻轻拭去，上述方法无效，用 7 号针头剔除。

3）角膜基质层的异物，在显微镜下角膜表层切开，做一尖端指向角膜缘的"V"形切口，轻轻分离角膜板层后，在直视下取出异物。

4）角膜基质层，且部分进入前房的异物，需充分缩瞳，在显微镜下做角膜缘切口，用虹膜恢复器从切口伸入前房，托住异物，将异物向外顶，同时用异物镊从角膜表面夹出异物。

5）如果异物落入前房，充分缩瞳，在异物对应角膜缘做穿刺切口，前房注入黏弹剂，用囊膜镊夹出异物，置换出黏弹剂，必要时缝合切口。

6）术毕涂眼药膏，单眼包扎。

（四）眼内异物

【病因】

眼球机械性外伤的各种原因皆可致眼内异物，尤其是手锤击打和爆炸引起最常见,一切高速飞行的碎块碎屑,如机床工作时产生的飞屑、电锯运行时弹起的小块锯片以及树枝、竹签、细铁丝、射钉等都是常见致病原因。

【临床表现】

眼球穿通伤口是主要表现,可伴有视力下降,眼内组织的脱出及损伤,严重的还有眼内感染等表现。

【临床诊断】

1. 详细询问相关病史 各种原因致眼球穿通伤史,受伤时间及原因,致伤物体、是金属异物还是非金属异物,是磁性还是非磁性异物,异物在球内可能位置,受伤至就诊时间,曾经采取的治疗措施,既往眼病史。

2. 专科检查

(1)3 岁及 3 岁以下检查追光追物等视物反应力,4 岁及 4 岁以上检查视力表视力,视觉诱发电位检查可以作为一种客观的婴幼儿视力评估方法。

(2)眼压检查:用指测法、非接触式眼压计法、Goldmann 眼压计、压陷眼压计测量眼内压是否正常,角膜有伤口或巩膜裂伤较大时禁测眼压。

(3)台式或手持裂隙灯检查,自然瞳孔和散瞳后眼前节情况,伤口大小、部位,有无眼内容物脱出,晶状体有无混浊及脱位、前房深浅,有无积血,瞳孔大小及对光反射情况。异物大小、位置,与周围组织关系。

(4)直接或间接检眼镜检查眼底,窥不入眼底者注意有无红光反射。

(5)B 型超声检查确定有无异物,异物位置,玻璃体及视网膜情况。

(6)有条件时,用 UBM 检查评估角膜、前后房、巩膜前部、虹膜、睫状体前部、晶状体及眼后节。

(7)影像学检查:X 线、CT 或 MRI,以及磁性试验检查,确定眼内异物位置,制定手术方案。

【治疗】

1. 治疗原则 早期救治,预防感染,异物明确,定位准确地早期取出异物并清创缝合,异物数量、性质、位置不明确者,先清创缝合,预防感染,二期再取出异物。

2. 手术治疗

(1)手术指征:眼球有穿通伤口,确诊有眼内异物。

(2)手术时机:明确诊断后全身使用抗生素,局部抗生素冲洗,尽早手术。

(3)手术方案

1)异物位于前房或虹膜者:此类异物一般较小,可经角巩膜缘切口,用双腔管吸出或视网膜镊夹出。术中可使用黏弹剂维持前房,保护角膜内皮,取出异物后应使用双腔管吸尽黏弹剂,避免黏弹剂残留。

2)异物位于晶状体内:往往引起外伤性白内障,可酌情行白内障囊外摘除术取出异物。如果异物小,晶状体透明或小部分混浊视力影响不大,可以继续观察,如果晶状体完全混浊,做白内障摘除术,连同异物一起去除。

3)异物位于玻璃体腔或眼后段眼球壁:行经睫状体扁平部的标准三通道玻璃体切除术。较大异物经睫状体扁平部用异物镊取出。极小且重量轻的异物,在晶状体已切除的情况下,也可经角巩膜缘切口,用玻璃体切割头吸出,不会造成影响视力的散光。根据患者伴或不伴视网膜裂孔及视网膜脱离,酌情予以视网膜激光光凝,巩膜外冷冻,玻璃体腔内注入硅油或 C_3F_8 气体等。

4)眼内镜下异物取出术:通过眼内镜系统寻找眼内异物,其优势在于能够发现经瞳孔无法看到的异物,在内镜引导下,可以充分切除异物及玻璃体。

5)异物贯穿眼球:此类异物较大,部分暴露于眼球壁外,可用镊子轻轻夹出,避免牵拉过多眼内组织。取出异物并缝合穿通口后可酌情行白内障手术或玻璃体手术。

6)如果异物大、力量强,对眼后段组织损伤重,且有前房及玻璃体积血、视网膜及视网膜下出血,脉络膜及脉络膜上腔出血,此时手术很难完成,且会导致严重并发症,可以先缝合创口,选择推迟异物取出手术至伤后 7~10 天,此时玻璃体后脱离已经大部分发生,手术会较安全。

7)对于眼内异物合并眼内炎,积极抗感染,并立即行玻璃体视网膜手术,术中灌注液加抗生素和激素。

【保健要点】

要加强对儿童的安全教育,使他们意识到任何时刻都有危险因素存在。家长及监护人要加强安全防护意识学习,对下一代进行有效的安全看护,并认识眼异物的危害,积极就医,降低儿童致盲率。

（杜婉丽）

六、眼附属器和视神经外伤

【定义】

主要为外力导致的眼睑和眼眶的外伤。

（一）眼睑外伤

【病因】

1. 眼睑挫裂伤　眼睑挫伤或锐器切割伤时,致眼睑小血管破裂,严重时导致眼睑皮肤全层裂伤。

2. 泪小管断裂　眼睑裂伤伤及内眦部时导致泪小管断裂。

【诊断】

1. 临床表现　眼睑挫伤常引起眼睑水肿和出血,出血初为青紫色,以后渐变黄色,可在1~2周内完全吸收。眼睑全层裂伤,伤口可深达肌层、睑板和睑结膜,泪小管断裂则会出现溢泪。

2. 临床诊断　眼睑的钝性外伤或锐器伤病史,眼睑肿胀、青紫,眼睑皮肤、睑板、睑结膜的裂伤,泪小点到内眦部的裂伤,提示泪小管断裂可能,可以做泪道冲洗明确诊断。

【治疗】

1. 眼睑淤血和肿胀较明显时,可在伤后48h内冷敷,以后热敷。

2. 眼睑裂伤应尽早清创缝合,尽量保留组织,不可去除皮肤,注意功能和美容效果的恢复。对全层裂伤应严格分层对位缝合,以减轻瘢痕形成和眼睑畸形。伴有上睑提肌断裂时应修复,以免上睑下垂的发生。眼睑裂伤修复应遵循以下原则:眼睑血供丰富,极少发生缺血坏死。除未累及睑缘的板层裂伤可以简单缝合外,其他眼睑外伤都应将睑缘、睑板和皮肤严格对合,通常先用褥式缝合邻近睑缘的睑板,以避免日后出现成角畸形。缝合应及早,伤后24h组织水肿,增加缝合难度。

3. 泪小管断裂治疗不当会造成眼睑畸形和泪溢症,手术是唯一的治疗方法,应争取尽早行泪小管吻合术,最好在伤后48h内完成。伤后时间太久,可能会因组织水肿而影响泪小管的修复或接通。术中寻找到泪小管断端是手术成功的关键,最好在患者有效的镇静或麻醉下,借助具有良好照明的手术显微镜进行寻找。术者需要熟悉内眦部的解剖结构,必要时使用探针或荧光素钠等染色剂冲洗协助定位。在显微镜下通过引导置入支撑物(硅胶管),将断裂的泪小管和周围组织恢复正常解剖位置,缝合泪小管管壁及周围肌肉和软组织,修复眼睑皮肤裂伤。视断裂程度,术后1~3个月后可拔出支撑物。如刺激症状明显、感染、局部炎症或形成脓性肉芽肿时,需要尽早取出支撑物。若同时发生上、下泪小管断裂,建议尽可能将其全部吻合。

（二）眼眶外伤

【病因】

1. 眼眶骨折　在头面部外伤中多见,常见原因为钝力打击、车祸或从高处跌落等。从骨折发生的机制分析,眶骨折可包括直接性骨折和间接性骨折,后者多为爆裂性眶骨折。

2. 眼眶穿通伤　常由锐器切割引起眼睑、眼球及眶深部组织的损伤。

3. 眶出血　血管破裂,出血进入眶内,或在眶内形成血肿,是眼眶外伤的常见并发症。出血可在骨膜下或进入眶组织内。一般而言,严重的眶出血多与眶骨骨折有关,也可因对冲伤撕裂眶内动脉分支,或使刚刚进入眼球的睫状血管破裂所致。

4. 眶气肿　通常由眶壁骨折和黏膜撕裂造成,使空气在眼睑或眼眶组织内积聚,表明眶组织已与鼻窦沟通,多见于外伤,可由拳头、木块、铁块、石块及球类等打击直接损伤引起,也可见于从高处坠落时头后部着地等间接性损伤,偶见于手术创伤。骨折一般不自行发生眶气肿,只有当上呼吸道压力增大,如打喷嚏或擤鼻子时才引起空气进入眶组织内。少数患者无外伤史,称自发性眶气肿。

【诊断】

1. 临床表现　眼睑肿胀,皮下出血、眼睑皮肤裂伤,严重可表现眼球突出、内陷、眼球运动障碍、复视,甚至视力严重下降。

2. 临床诊断

(1)头部、眼部外伤病史,常见为钝力打击、车祸或从高处跌落和眼部的锐器伤等。

(2)眼眶 CT 扫描及 MRI 诊断可做主要诊断依据。

(3)眼睑肿胀、眼球突出、内陷、眼球运动障碍、复视、瞳孔散大和视力下降等表现可以评估眼眶外伤的严重程度,眼球运动障碍时,眼球牵拉试验可以辅助诊断。

【治疗】

1. 眼眶骨折　对闭合性眼眶骨折,应根据其并发症,如眼球运动障碍或复视、眼球内陷程度,决定是否手术处理,眶骨折手术修复的适应证:眼肌嵌顿引起持久复视,应尽早手术;眼球内陷 2mm 以上,可在伤后 2 周左右手术为宜。如出现视力严重下降或丧失的视神经损伤,可及时应用大剂量激素,必要时试行视神经管减压术。

2. 眼眶穿通伤　对软组织损伤应分层清创缝合,同时应用破伤风抗毒素及抗生素防治感染。对因出血引起的急性眶内压升高,需要及时做眶减压术。

3. 眼眶出血　通常只需观察。早期可冷敷或加压包扎,24h 后改湿热敷。可全身使用止血药物或抗生素等。当眼球突出造成角膜暴露或视功能受损而危及眼球时,应及时行减压手术处理。

4. 眼眶气肿　无须特殊治疗。也可用绷带加压,嘱患者避免用力或急促呼吸。眶内气体多在数天内很快吸收,肿胀消失。

(三)视神经外伤

【定义】

由直接或间接的外力作用导致的视神经损伤或视神经撕脱,分为视神经挫伤和视神经撕脱。

【病因】

1. 视神经挫伤 亦称外伤性视神经病变(traumatic optic neuropathy),损伤可发生在视神经的球后段到颅内段的任何部位,分为直接损伤和间接损伤两种,交通事故、坠落、锐器伤和拳击伤为最常见。

(1)直接损伤源于视神经本身的撕裂或由骨折碎片或其他异物引起的撕裂伤,也可由视神经管骨折、眶内或鞘内出血造成的压迫性损伤。

(2)间接损伤是最常见的形式,可发生于头颅外伤,前额部外伤最常见,尤其是眉弓外侧的挫伤,推测与剪切力作用于视神经或视神经管内滋养血管的附着点造成损害相关。

2. 视神经撕脱(avulsion of the optic nerve) 是眼球受到外力极度旋转,向前移位或挤压使眼内压突然升高致筛板破裂或眶穿通伤使视神经向后牵拉,在这些情况下,视神经受到强力牵引从巩膜管向后脱位,引起视神经撕脱。

【诊断】

1. 临床表现 典型表现为视力严重下降,仅有指数或光感或即刻丧失,24%~86% 的患者就诊时无光感;外表面也可无损伤的表现。

2. 临床诊断

(1)有明确的眼外伤、颅脑外伤病史,少数伴有昏迷史、鼻出血等。

(2)视力严重下降,光感或无光感。

(3)瞳孔散大,直接对光反射迟钝或消失,但间接对光反射存在,存在相对性传入性瞳孔障碍。

(4)视神经挫伤可见视盘水肿,边界不清,但也可表现在发病时正常,4~8周内出现视神经萎缩,如视神经撕脱则当时即可见视盘处呈坑状凹陷,后部出血,挫伤样坏死。

(5)影像学检查有助于判定损伤的程度,并发现一些相关的颅内或面部损伤、眶内骨片或血肿。

(6)视觉诱发电位可辅助诊断,特别是针对无法表述视力的婴幼儿。

【治疗】

治疗原则是在保障生命体征平稳的前提下,改善循环,减轻视神经视盘水肿,尽可能地挽救视力。

1. 视神经挫伤的视功能预后一般很差,但近期报道有一些患者可自行恢复部分视功能。有关间接性视神经挫伤的治疗目前尚未达成共识,临床上可供选择的有保守疗法和视神经管减压术,而神经保护策略尚在研究中。各文献报道的用药方法不同,临床结果差别也很大,但广泛接受的是治疗开始得越早,疗效越好。一般遵循以下原则:急性病例可尽快启动大剂量静脉滴注甲泼尼龙疗法,儿童建议剂量 20mg/kg,每日一次。经治疗如果视功能改善,静脉给药48h后可改为口服给药,药量逐步减少,直至2周。如果12~48h后对药物治疗无效,或减量过程出现视力减退,有建议考虑经颅或经筛窦视神经管减压术。但也有学者认为,对间接性视神经挫伤早期糖皮质激素冲击疗法无效时,手术效果也很有限。对伤后早期视力进行性下降,影像学检查提示球后或视神经鞘血肿、视神经管骨折变形或狭窄、骨折刺入视神经等直接损伤的患者,应积极进行视神经管减压术,以解除压迫或刺伤。使用糖皮质激素治疗视神经挫伤的同时,可配合使用脱水剂、改善微循环药物、神经营养药物等,同时应注意大剂量糖皮质激素相关并发症的风险。

2. 视神经撕脱通常视力完全丧失,无有效疗法。

（冯柯红）

七、酸碱化学伤

【定义】

凡是由化学物质引起的眼部组织腐蚀性损伤均称为化学性眼灼伤,以酸碱灼伤为主。

【病因】

在工业生产或日常生活中,由于强酸、强碱溅入眼部而造成眼部灼伤。按浓度及接触时间长短,引起眼部组织不同程度损害。

酸性化学物质灼伤可使组织蛋白发生凝固,在结膜和角膜表面形成焦痂,减缓酸性化学物质继续向深部组织扩散,故灼伤病变比较局限。

碱性化学物质能与组织细胞结构中的脂类发生皂化反应,形成的化合物具有双向溶解度,既溶于水又溶于脂肪,使碱类物质能很快穿透眼组织,引起内眼组织的破坏,故在眼的碱性化学灼伤时,眼部组织的破坏是持续性的,可因角膜穿孔或其他并发症而失明。

【临床表现】

有明显的眼部刺激症状:眼痛、灼热感或异物感、畏光、流泪、眼睑痉挛、视力减退。

【临床诊断】

常有明确的化学外伤史,伤后因疼痛、流泪、眼睛睁不开、视力模糊而立即就诊。眼部化学灼伤分级如下:

1. 轻度化学性眼灼伤　眼睑皮肤或睑缘充血、水肿,结膜充血、出血、水肿,角膜上皮有弥漫性的点状或片状脱落,角膜实质浅层水肿、混浊,角膜缘无缺血或缺血 <1/4。

2. 中度化学性眼灼伤　出现结膜坏死,修复期出现睑球粘连,角膜实质深层水肿混浊,角膜缘缺血 1/4~1/2。

3. 重度化学性眼灼伤 眼睑皮肤、肌肉、睑板灼伤形成溃疡,修复期出现瘢痕性睑外翻,睑裂闭合不全,巩膜坏死,角膜全层混浊呈瓷白色,甚至穿孔,角膜缘缺血 >1/2。

【治疗】

1. 治疗原则

(1)积极对症处理,脱离化学物质接触。

(2)眼球灼伤者立即就近冲洗,仔细检查结膜穹窿部,去除残留化学物质。

(3)预防感染,防止睑球粘连和其他并发症。

(4)散瞳,可用 1% 阿托品,防止虹膜后粘连。

2. 治疗方法

(1)现场急救:尽快而充分的冲洗,就地取材,自来水、井水、河水均可,也可以将面部浸入水中,拉开眼睑转动眼球,摆动头部,浸润 10~15min。冲洗液可用生理盐水、中和液、自来水或其他净水。要详细探查上下穹窿部有无隐藏的化学物质颗粒,以免继续对眼组织产生腐蚀溶解作用。

(2)球结膜切开:当球结膜出现显著水肿时,可施行结膜切开法,用生理盐水进行结膜下冲洗,以清除渗入结膜下的化学物质,涂大量抗生素眼膏。

(3)结膜下注射中和剂:碱性灼伤常用维生素 C 1.0ml/ 次,50~100mg/2ml 结膜下注射,酸性灼伤常用磺胺嘧啶钠溶液 1.0ml/ 次,100~200mg/2ml 结膜下注射。

(4)前房穿刺:可清除房水中的碱性物质,减少其对内皮细胞与内眼组织的腐蚀作用。前房穿刺宜早,切口宜小。

(5)一般质量:即散瞳、抗炎、预防感染和促进灼伤组织的修复。

(6)激素的应用:可以减轻初期角膜及虹膜睫状体炎症反应和刺激症状,应用时间一般不超过一周。

(7)其他治疗:球结膜下注射自血 0.5~1ml,或妥拉唑啉 12.5mg/ 次,促进组织愈合。

(8)防止睑球粘连:结膜囊多涂抗生素眼膏或用亲水性软性角膜接触镜置于睑球之间。有睑球粘连的患者,每天换药时对上、下穹窿部进行分离。

(9)结膜移植和角膜移植:结膜、角膜大片坏死者,可将坏死组织切除后,再行移植。

【保健要点】

眼化学伤的病理过程复杂且损伤重,治疗难,预后差,因此眼化学伤的防护是一项重要的社会工作,必须引起广泛的重视。

1. 对日常生活中的眼化学伤的防护应大力宣传,尽量避免儿童接触危险物品。

2. 在幼儿园及中小学开设保护视力防止眼化学伤的保健课,宣传普及有关防护眼化学伤的卫生常识。

3. 在家庭中教育父母如何防护儿童眼化学伤的发生。

(李富馨)

八、眼部热烧伤

【定义】

眼热烧伤(thermal burn)为 50℃ 以上的热物体接触眼部皮肤或眼表组织,经热能传导而发生的眼部组织和器官的凝固性坏死,导致眼部组织和器官的功能损害。是我国常见的儿童眼外伤。

【病因及分类】

热烧伤一般分接触性烧伤和火烧伤两个类型。高温物质如热气、沸水,沸油,遇水产热的化学剂(食品干燥剂),烟头,熔化的铁水、钢水等接触皮肤或溅入眼内引起的损伤为接触性烧伤。火焰、烟花及燃烧弹等引起的损伤为火烧伤。也有人认为,火焰直接作用于组织引起的损伤称烧伤,传导和对流热能作用于组织引起的损伤称烫伤。但两者损伤的病理是相同的。

温度越高,热物质与组织的接触时间越长,组织损伤越重。一般来说,眼部的皮肤较薄,角膜结膜更脆弱。45℃的热物体可以导致角膜烫伤;55℃的热物体与组织接触 30s,可以导致一度烧伤;60℃与组织接触 30s,可以导致二度烧伤,角膜水肿;大于 65℃可烫伤皮肤、皮下组织,致三度烧伤,80℃可致角膜内皮层损伤;极高温度(大于 1 000℃)的物体与组织瞬时接触即可引起严重的烫伤。热气因眼睑迅速闭合的保护,眼球损伤较轻。热水、热油,冷却慢,损伤就较重。而熔融的金属或固体所带的热能多,难以冷却,会使烫伤面积大而且深,损伤程度更要严重得多。

眼睑皮肤烧伤的程度按照烧伤组织的深度和面积,常用四度分类法。

一度烧伤:眼睑的表皮损伤,真皮层未伤及。伤后有剧烈的灼痛,伤处皮肤充血、眼睑水肿,可于伤后数分钟内出现,一般以伤后 12h 达到高峰,36h 后逐渐消退。

二度烧伤:眼睑的表皮和一部分真皮损伤。伤后除局部充血、眼睑水肿外,毛细血管渗出血浆,使皮肤角质层和生发层隆起,形成充满透明液体的烧伤水泡。最初变化为充血、剧痛,稍后几分钟即出现水疱,水疱周围呈现红色,水疱破溃后露出底部红色的真皮,和周围的皮肤高低相仿,一般可在 2~3 周痊愈。不感染的伤口愈合后无疤痕、无功能障碍。

三度烧伤:为表皮和真皮全层,甚至部分皮下组织的损伤。皮下组织以下的肌肉、睑板也有损伤,伤口的神经末梢受损,触痛觉减退,一般无水疱。

四度烧伤:累及眼睑全层,皮肤坏死呈焦黄或褐色焦痂,极易感染,伤口难以愈合,可数月不愈。愈后有大量的瘢痕增生。皮肤面广泛的瘢痕收缩导致睑外翻、眼睑闭合不全。而睑结膜面瘢痕则引起倒睫、睑内翻。眼睑烧伤后,可因眼球刺激症状如畏光、流泪、瞬目等影响,伤口不易固定,造成组织不易愈合,瘢痕增多。异物碎屑、结膜分泌物使伤口易污染。眼睑和眼球伤口粘连,形成畸形。组织内异物留存会造成永久性的伤痕。严重的深度烧伤可致眼球穿孔。组织坏死,血运障碍,极易感染,伤口经久不愈。

改进的眼部角膜及结膜烧伤 Roper-Hall 费城 2001 年新分类,将烧伤分为 6 度(表 4-13-1)。

表 4-13-1 不同角膜及结膜烧伤分级的预后及损伤情况
(Roper-Hall 费城 2001 年新分类)

分级	预后	角膜缘损伤(钟点)	结膜受累	模拟量表
I	很好	0	0%	0/0
II	好	≤3 个钟点	≤30%	0.1~3/1%~29.9%
III	比较好	>3~6 个钟点	>30%~50%	3.1~6/31%~50%
IV	差	>6~9 个钟点	>50%~75%	6.1~9/51%~75%
V	比较差	>9~12 个钟点	>75%~100%	9.1~11.9/75.1%~99.9%
VI	很差	12 个钟点	100%	12/100%

*模拟量表独立记录角膜受损的范围和结膜受损的百分比准确分级。

【临床表现】

1. 有明确的热物质致伤史,可以单眼或者双眼发病。

2. 轻症患儿自觉畏光、流泪;重者眼内剧痛,不能睁眼,视力下降甚至失明。

3. 眼睑皮肤充血,水肿,起水疱;结膜充血,角膜局限或大面积浑浊,上皮脱落。重者结膜、角膜呈瓷白色凝固性坏死,脱落后形成溃疡甚至穿孔。

4. 愈合后可产生眼睑外翻,睑球粘连,假性翼状胬肉,角膜混浊,角膜血管翳,葡萄膜炎等后遗症,最终可导致眼球运动障碍和视功能丧失。累及泪道,可形成泪管阻塞。

5. 可合并组织内异物。全面的眼部检查有助于判断手术适应证和预后。

【临床诊断】

1. 详细询问相关病史 由于热烧伤常伴有全身或其他部位的损伤,除眼部外,全面了解面、颈、胸、四肢等全身的致伤时间,致伤物性质,致伤环境。原有疾病诊疗史,家族史,手术史,全身病史。

2. 专科检查

(1)配合者常规视力检查,3岁以下检查追光追物等视物反应。

(2)详细检查眼睑、眼附属器、角膜、结膜的损伤。检查不合作的患儿可根据公斤体重给予10%水合氯醛灌肠睡眠后检查,必要时可在全麻下进行。

(3)台式或手持裂隙灯检查眼前节情况,特别是内皮、虹膜、晶状体的损伤。直接或间接检眼镜检查玻璃体、眼底的受损状况。固视反射检查或眼球震颤程度评估。

(4)眼部CT、B超、X光检查。怀疑金属性异物的禁忌MRI检查。

(5)眼压检测。

(6)后期需要植入人工晶状体者,测量角膜曲率及A型超声测量双眼眼轴,或用眼前节生物测量仪测算。

(7)有条件时,伤情稳定后可用视网膜电生理辅助评估视网膜功能状态。

3. 儿科全身检查尤为重要:血压、体温、脉搏、呼吸等的监测,注意休克情况的发生。及时行血生化、血气分析、尿液等针对性的实验室检查。

【治疗】

1. 治疗原则　对于明确受伤史的热烧伤患儿,首先给予全身治疗,再考虑局部治疗。本着全身与局部兼顾、抢救生命第一的原则进行治疗,切忌只检查局部而忽略了全身。主要环节在于止痛、补液,预防和治疗休克及感染。尽力保护好受伤部位,减少休克和感染的发生。对于气体或火焰烧,要注意检查呼吸道有无烧伤。及时送医院,正确合理的急救,可以为今后的治疗打下良好的基础。一度、二度烧伤采用暴露疗法为主;三度、四度烧伤组织学改变为结膜和角膜组织的广泛性坏死。可采用早期植皮、移植手术,将伤口内坏死组织剪除,减轻再次免疫性损伤,促进伤口愈合,减少眼睑瘢痕形成,尽可能保护视功能。

2. 全身治疗　眼烧伤应视病情需要,注射哌替啶及破伤风毒素,补液纠正休克,补充高蛋白、高维生素营养,对严重烧伤患者可以输血浆或全血,及时应用广谱抗生素预防感染是十分必要的。及时送医院,正确合理的急救,可以为今后的治疗打下良好的基础。

3. 局部治疗

(1)对于热烧伤的急诊处理治疗应争分夺秒,去除致热源,立即用水清洗冲洗,迅速降低眼内温度,避免组织的进一步损伤。由于眼睑水肿会使眼球和穹隆部暴露困难,眼部检查应在伤后8h内进行,可予适量表面麻醉剂缓解眼睑的痉挛,使用开睑器或者拉钩,详细检查结膜穹隆部。

（2）眼睑皮肤：先用肥皂水擦洗烧伤周围的健康皮肤，灭菌生理盐水冲洗、清洁创面污渍或者异物。创面涂抗生素眼药膏，或者先用消毒注射针头抽出水泡内液体，擦去坏死崩解的皮肤，然后再涂抗生素眼膏。原则上采用暴露疗法，它可以加速创面干燥，有利于伤口愈合，而且观察方便，护理简单，可以视情况采用早期植皮。

（3）结膜，角膜热烧伤：可以先用表面麻醉滴眼液滴眼减轻疼痛，用生理盐水冲洗，如结膜囊或者角膜表面有固体物或者坏死组织，应仔细清除。使用抗生素眼药水，阿托品眼药膏散瞳，防止继发感染和并发虹膜睫状体炎。对重度烧伤的，主张局部或全身应用糖皮质激素，以减轻角膜炎、葡萄膜炎，但常在一周后停用，以防止角膜溃疡的形成。对球结膜水肿严重者可以做放射状球结膜切开，放出结膜下的积液，以减少毒素的吸收，降低对血管的压迫，改善局部循环。重度的结膜和巩膜烧伤，往往发生睑球粘连，后期会出现角膜溃疡，因此常用玻璃棒分离，也可用人工或新鲜羊膜覆盖，后期也可以用唇黏膜移植的方法。重度角膜烧伤要善于发现角膜穿孔的前兆，如坏死物质脱落，角膜变薄变透明，可戴软性角膜绷带镜、自体角膜干细胞移植或者是板层角膜带巩膜移植。

（4）深达巩膜全层的烧伤，一般不做特殊的外科处理，常采用综合治疗的方法，等后期愈合情况再做整形手术征。

4. 并发症的治疗

（1）睑外翻：是最常见的并发症。可发生暴露性角膜炎，角膜溃疡甚至角膜穿孔。依病情的轻重，可予人工泪液，无刺激油性眼膏，角膜接触镜，湿房镜等保守治疗。主要是由于皮肤面的瘢痕组织收缩所引起，手术治疗以松解垂直方向的作用力为设计方案。

（2）睑内翻、倒睫：主要是睑结膜瘢痕收缩引起，以手术治疗为主。做睑板下的外翻并松解瘢痕组织，如有缺损，可用羊膜或覆盖，或者进行唇黏膜移植、植入人工睑缘组织。

（3）眼球粘连：手术主要是切除瘢痕组织，使眼球运动不受限制。轻者分离切除组织的创缘做端端缝合。重者则需要用唇黏膜分别修补球结膜、角膜上皮缺损及眼睑内创面，进行眼球全粘连分离成形术。

（4）眼睑闭锁：是眼球粘连中最严重的后遗症，往往没有光感和微弱的光感，这类患者几乎不可能有视觉恢复的可能。可以根据患儿的全身情况，眼部情况综合分析，主要是以改善外观畸形的整形手术。

（5）其他如角膜移植，人工晶状体植入，玻璃体切除及异物摘除在其他章节介绍。

5. 视功能康复治疗

（1）屈光矫正：对于角膜轻度烧伤，可以进行适当的光学矫正，增加视力。严重的可以进行光学角膜移植。出现外伤性白内障的，可予人工晶状体的植入手术。眼前节结构破坏不完整的，可以植入人工角膜镜，抢救残存视力。

（2）6 岁以前伤患儿应考虑弱视治疗。

（3）中医中药的治疗。主要是祛风止痛，清热解毒；养阴祛瘀，退翳明目。早起方药可用赤芍、生地、丹皮、金银花，后期鱼腥草、石决明，玄参等。在促进后期创口愈合时新鲜蛋清液、鲜牛奶、万花油、复方蜂蜜等有一定的作用。

【保健要点】

儿童眼部热烧伤是除战争外，多数情况下是可预防的眼外伤，建立健全儿童安全防范机制，早期发现和消除危险因素、发生后及时抢救、转诊、规范治疗是决定预后的关键，是降低致残致盲率的最有效途径。

1. 健康宣教要点

（1）主要进行广泛的安全教育，提高对眼部烧伤严重性的认识。

（2）对易燃物品，进行妥善的存放，放置于儿童不易取到的地方。

（3）远离火源，避免进入高温的生活工作环境，进行必要的防护用品佩戴。

（4）家庭需要了解儿童发育各个阶段的不同的活动特点。及时进行自我保护意识和安全意识的家庭教育，如对鞭炮、打火机、香烟头、雷管等有比较清晰的危险认识，食品干燥剂要及时清理等。

（5）患儿家长需要了解发生的眼部烧伤的急救处理方式。意外发生时，争取把伤害后果减少到最低程度。

（6）特殊如脑部疾患或行动不便的儿童，可以考虑带保护性头盔和防护眼镜。

（7）健全社会干预制度。启动无人管教和儿童被虐待家庭的儿童保护工作。

2. 转诊　完善三级医疗预防保健网，利于患儿及时有效转诊。

（陆　斌）

第十四节　儿童低视力

【定义】

由任何先天性和后天性眼病导致的儿童视力残疾的现象，引起严重的日常生活视力（presenting vision）下降，而又未达到全盲标准；并伴随有相应的社会生活质量下降，这种儿童视力残疾的状态即可以称之为儿童低视力。

对于 3 岁以上的儿童,可以参考世界卫生组织于 1970 年代提出的盲和视力损伤的分类标准,规定患者较好眼的最佳矫正视力 <0.05 时为"盲",较好眼的最佳矫正视力 <0.3、但≥0.05 时为"低视力"。该标准还考虑到视野状况,指出不论中心视力是否损伤,如果以中央注视点为中心,视野半径≤10°、但 >5°时为 3 级盲,视野半径≤5° 时为 4 级盲。我国于 1979 年第二届全国眼科学术会议上决定采用这一标准。

但是,因为婴幼儿视功能状态无法用视力和视野来评估,临床上经常以幼儿异常眼部外观、异常视觉行为和相应的视觉功能检查进行综合判断。

【病因】

在抽样调查中,儿童低视力残疾的病种构成比分别是:先天、遗传性眼病 48.83%;弱视 24.90%;屈光不正 12.35%;白内障 7.65%;视神经病变 5.10%。

1. 根据发病的时期不同分类

(1)先天性发育性低视力疾病:各种发育异常导致的形觉剥夺,通常伴有眼球结构异常(眼睑异常,如先天性上睑下垂、先天性睑球粘连等;角膜异常;晶状体异常;视网膜脉络膜异常;视神经发育异常等)。

(2)后天性低视力疾病:严重的眼外伤、斜视、葡萄膜炎症等。

2. 根据致病因素分类

(1)遗传性疾病:家族性遗传病,孕早期宫内感染导致,基因突变等。

(2)外伤性疾病:任何外伤导致的形觉剥夺。

(3)感染性疾病:各种急慢性感染导致形觉剥夺或者视功能严重受损。

(4)继发性疾病:由其他全身异常累及视觉系统而导致的视觉功能受损或发育不良。

(5)其他:先天性眼球震颤、斜视、肿瘤等。

【诊断】

1. 临床表现

(1)流行病学:视力残疾者主要集中在不发达国家和发展中国家。根据人口分布特点,亚洲国家高居首位,其次是非洲、拉美州,而北美、欧洲、日本等发达国家发病人数总计不超过发展中国家的 1%。2010 年末我国残疾人数量已达 8 502 万人,其中视力残疾者 14.86%,约 1 263 万人(资料来源:中国残疾人联合会),约 30%~70% 的视残儿童合并其他功能残疾。其中 6~14 岁学龄期视力残疾儿童中有 69% 是低视力儿童。他们中约 79% 在普通学校或特教学校学习。

(2)视觉发育规律:了解正常视觉行为发育,及早发现日常异常视觉现象或行为。

1)在出生后的几天内,应出现对强光的眨眼反射。瞳孔光反射通常在妊娠 31 周后出现,但由于新生儿瞳孔很小所以很难观察清楚。

2）大约 6 周的时候。正常的婴儿应该能够通过眼睛观察他人（表情、动作等）发生相应的反应。2~3 个月应该对明亮的物体感兴趣。早产儿出现这些表现的时候会晚一些,具体时间取决于他们的早产程度。

3）非共轭的眼球运动、眼位偏移和日落（双眼张力性下视）现象可在正常婴儿中发现,但这些不应该在 4 个月后持续出现。

4）视觉发育不良的迹象包括视线的游移、对熟悉的面孔和物体缺乏反应和眼球震颤。盯着明亮的灯光和强迫性揉眼睛（眼指反射,oculo-digital reflex）是视觉不敏感的婴儿不同迹象,常常提示患儿可能具有眼部缺陷。

2. 临床检查

（1）视功能评估手段:各种视力表（包括低视力视力表、特殊设计视标等）、裂隙灯、检眼镜、检影镜、镜片箱、线状镜、色盲图谱、色盲棋子、对比敏感度图册、视野计、手电筒、视觉电生理检查设备。

（2）检查内容

1）视觉电生理检查:婴儿的视力通常只能通过临床评估和心理物理测试如眼动性震颤（optokinetic nystagmus,OKN）反应进行定性评估。视觉诱发皮层电位（visually evoked potential or response,VEP/VER）和优先注视的技术。

2）视力表检查（低视力视力表的使用）,强调注意视标距离。视觉对比敏感度、眩光、视野、立体视、视野等。

3）功能性视力检查与评估:认识和注视、视觉追踪、视觉辨认、视觉搜索、视觉记忆等六个方面进行。

4）检查注意事项:因为低视力患儿的病情一般复杂,视功能缺陷程度重,需要个性化治疗的情况普遍存在。建议建立影像及视频档案,精准记录每次检查情况,家庭训练情况。不要忽略眼部基本疾病必需检查,实时观察和控制疾病进展。

【治疗】

1. 眼科疾病的治疗与控制

（1）眼科基础疾病的治疗,原则是:解除形觉剥夺（开通并重建视路）;纠正眼位;结合全身其他系统情况进行系统治疗。

（2）慢性病程控制

1）稳定病情（如炎症控制、眼压控制、肿瘤生长控制等）。

2）屈光矫正,解除光学离焦状态,维持正位视,促进视功能发育。

2. 低视力康复

（1）目的:提高功能性视力。也就是指为了日常生活中的种种需要,而以不同方式使用各种视觉技巧的能力。主要手段就是各种视功能及技巧的训练。

（2）匹配不同年龄阶段的视功能，选择合适的训练手段：

1）低幼年龄患儿（0~2岁）：训练固视、追踪、颜色辨别，眼手协调，眼-躯体协调。

2）学龄前期（3~6岁）：训练视力、运动视觉、双眼协调、眼-躯体运动。配合度好的家庭可以训练助视器。

3）学龄期（6~14岁）：提升视功能，助视器训练，环境识别训练，定向行走。其他功能性训练手段。

（3）弱视治疗：所有幼年期发病的眼科患者都同时存在视功能发育受阻，在低视力康复过程中必须积极配合弱视治疗手段。

（4）助视器的使用：训练设备：辅助器具以光学助视器、电子助视器为主。请特别注意各式灯具的使用。

（5）功能性视力训练：视觉认识和注视、视觉追踪、视觉辨认、视觉搜索、视觉记忆等。

（6）阅读训练。

【保健要点】

1. 眼科与低视力康复机构紧密结合，整合及利用国家与社会资源对患儿家庭合理帮助，分阶段、个性化制定治疗方案。每一个低视力患儿都需要医疗与人文环境和社会环境同步的优化。

2. 改善社会环境，调动社会力量。

（1）盲校或者特殊学校：重点学习"学习技巧"（例如助视器的使用、定向行走技能等）。

（2）普通学校：鼓励随班就读，就是在普通教育机构中吸收残疾儿童与健全儿童同班就读，包括盲童与低视力生。

3. 根据"视觉2020"行动要求，①在初级卫生保健项目中加强初级眼病保健项目，以便消灭可预防的致病原因；②进行手术等治疗服务，有效地处理"可治疗的"眼病；③建立光学和低视力康复服务的各级设施与机构。

（闵晓珊）

第十五节　眼与全身病

一、维生素 A 缺乏病

【定义】

维生素 A 缺乏病是一种维生素 A 缺乏所致的全身性营养障碍性疾病，主要影响眼和皮肤,1~4 岁小儿多见。

【病因】

1. 摄入不足 维生素 A 富含在动物肝脏、乳制品、蛋类中,挑食、厌食可致维生素 A 摄入不足。

2. 消化吸收障碍 维生素 A 在小肠消化吸收,一些消化道疾病如消化不良、肠炎等造成胃肠功能紊乱都可影响维生素 A 的消化吸收。

3. 消耗增加 肝脏疾病、结核病等慢性消耗性疾病都会使体内的维生素 A 消耗增加。

【临床表现】

1. 全身表现 皮肤干燥,易脱屑,有痒感渐至上皮角化增生,毛囊性丘疹,毛发干燥,失去光泽,易脱落,指趾甲脆,易折断,上呼吸道感染性疾病发生率高。

2. 眼部表现 眼部的症状和体征是维生素 A 缺乏病的早期表现。夜盲或暗光中视物不清最早出现,眼结膜和角膜干燥,无光泽,眼痒,泪少,结膜近角膜边缘处干燥起皱褶,角化上皮堆积形成泡沫状白斑,称结膜干燥斑或毕脱斑,角膜干燥、混浊、软化、自觉畏光、眼痛、严重时可发生角膜溃疡、穿孔、虹膜、晶状体脱出,导致失明。多数为双侧同时发病。

【临床诊断】

1. 详细询问相关病史 发现异常症状时间,喂养史,是否早产及围产期异常,母孕期疾病诊疗史,家族史,全身病史。

2. 专科检查

(1)3 岁及 3 岁以下检查追光追物等视物反应力,4 岁及 4 岁以上检查视力表视力。

(2)暗适应试验。

(3)台式或手持裂隙灯检查,观察结角膜情况。

3. 儿科全身检查 有无其他系统病变,可行血浆维生素 A 水平测定、血生化等实验室检查。

4. 鉴别诊断 与外伤、感染等其他原因引起的角膜炎相鉴别。

【治疗】

1. 去除病因。

2. 补充维生素 A。

3. 对症治疗。

4. 防治继发感染。

【保健要点】

1. 提倡母乳喂养,及时添加辅食及维生素 A 的补充。

2. 膳食均衡,不挑食。

二、白化病

【定义】

白化病是一种与黑色素生物合成障碍或缺乏有关的单基因隐性遗传病,表现为眼、皮肤、毛发等的黑色素缺乏。

【病因】

基因突变,机体合成黑色素障碍。根据白化病分为两大类,一类是眼皮肤白化病,属于常染色体隐性遗传,男女均可患病;还有一类是眼白化病,是 X 连锁伴性遗传,男性发病。

【临床表现】

1. 眼皮肤白化病　除眼色素缺乏和视力低下、畏光等症状外,病人皮肤和毛发均有明显色素缺乏。表现为全身皮肤呈乳白或粉红色,毛发为淡白或淡黄色。

2. 眼白化病　病人仅有眼色素减少或缺乏,虹膜半透明,呈现蓝色或灰色,眼底着色不足,具有不同程度的视力低下,畏光、眼球震颤及屈光不正,立体视觉差等表现。

3. 白化病相关综合征　病人除具有一定程度的眼皮肤白化病表现外,还有其他异常,如同时具有免疫功能低下的 Chediak-Higashi 综合征和具有出血素质的 Hermansky-Pudlak 综合征,这类疾病较为罕见。

【临床诊断】

1. 详细询问相关病史　是否先天性发病,白化病的家族史,全身病史。

2. 专科检查

(1) 3 岁及 3 岁以下检查追光追物等视物反应力、屈光筛查,4 岁及 4 岁以上检查视力表视力、散瞳验光。

(2) 眼球震颤程度,眼位检查。

(3) 台式或手持裂隙灯检查,虹膜颜色、晶状体形态、是否合并其他异常。

(4) 直接或间接检眼镜检查眼底,视网膜颜色。

(5) 眼压检测。

(6) OCT 检查视网膜、黄斑情况。

(7) 用视网膜电图、视觉电生理辅助评估视力。

3. 儿科全身检查　有无其他系统病变或综合征,必要时需行血生化、免疫、基因检测等针对性的实验室检查。

4. 鉴别诊断　与白癜风相鉴别。

【治疗】

白化病除对症治疗外,目前尚无根治办法。

1. 通过眼镜来矫正屈光不正与眼位。

2. 通过手术减轻眼球震颤,提高视力。

【保健要点】

1. 白化病是可防性的疾病,通过遗传咨询,禁止近亲结婚,同时进行产前基因诊断可预防此病患儿出生。

2. 所有新生儿应在生后 1 个月开始,定期至妇幼保健医疗机构进行阶段性眼病筛查和视力评估。

3. 戴变色眼镜或有色眼镜减轻畏光症状。配戴中间透明,周边不透明的隐形眼镜,就像"美瞳"眼镜一样,缓解畏光。

4. 在室外的时候可以戴遮阳帽。

5. 夏季尽量穿浅色衣物,防止皮肤晒伤。

三、肝豆状核变性

【定义】

肝豆状核变性(hepatolenticular degeneration,HLD)是一种常染色体隐性遗传的铜代谢障碍性疾病,以铜代谢障碍引起的肝硬化、基底节损害为主的脑变性疾病为特点,好发于青少年。

【病因】

病因不明,为常染色体隐性遗传性疾病。绝大多数限于同胞一代发病或隔代遗传,罕见连续两代发病。*ATP7-B* 基因突变导致 ATP 酶功能减弱或消失,引致血清铜蓝蛋白(ceruloplasmin,CP)合成减少以及胆道排铜障碍,铜离子在肝、脑、肾、角膜等处沉积,引起进行性加重的肝硬化、锥体外系症状、精神症状、肾损害及角膜色素环(Kayser-Fleischer ring,K-F 环)等多系统多器官功能损害。

【临床表现】

1. 全身表现　本病通常发生于儿童和青少年期。男性稍多于女性。起病多缓慢,铜离子主要沉积于肝、脑、肾、角膜等组织。肝脏受累时发生肝炎,肝硬化、脾肿大甚至腹水。脑损害可出现帕金森综合征;运动障碍:扭转痉挛、手足徐动、舞蹈症状、步态异常、共济失调等;口 - 下颌肌张力障碍:流涎、讲话困难、吞咽障碍等;精神症状。肾脏受累主要表现为肾性糖尿、微量蛋白尿、氨基酸尿等。钙、磷代谢异常易引起骨折、骨质疏松。铜在皮下的沉积可致皮肤色素沉着、变黑。

2. 眼部表现　角膜色素环是本病的典型体征,是铜在后弹力层沉积而成。出现率达 95% 以上。K-F 环位于巩膜与角膜交界处,呈绿褐色或暗棕色,宽约 1~3mm。此外还可见眼内、外肌麻痹,复视,眼球震颤等少见并发症。

【临床诊断】

1. 详细询问相关病史　发现异常症状时间,家族史,全身病史。

2. 专科检查　眼部裂隙灯检查。

3. 儿科全身检查　有无其他系统病变或综合征,可进行相应辅助检查。

(1) 铜代谢相关的生化检查

1)血清铜蓝蛋白降低是诊断的重要证据。

2)尿铜。

3)肝铜量。

(2) 血、尿常规,血肝肾功能检查。

(3) 基因检测。

(4) 脑影像学检查:CT、MRI。

(5) 肝脾肾 B 超。

4. 鉴别诊断　应与小舞蹈病、青少年性 Huntington 舞蹈病、肌张力障碍、帕金森病和精神病,急、慢性肝炎,脑肿瘤、肝癌等疾患相鉴别。

【治疗】

无根治方法,可使用驱铜及阻止铜吸收药物,眼科无特殊治疗。

【保健要点】

1. 产前诊断　基因检测。

2. 对肝豆状核变性患者及家族成员检测 *ATP7-B* 基因。

3. 避免进食含铜量高的食物。

4. 加强生活护理。

5. 加强对患者进行心理辅导和干预。

四、糖尿病

【定义】

糖尿病是由遗传和环境因素共同作用,引起的一组以高血糖为主要特征的代谢性疾病。我国儿童糖尿病发病率约为 0.6/10 万。

【病因】

1. 遗传因素　1 型或 2 型糖尿病均存在明显的遗传异质性。糖尿病存在家族发病倾向。在 2 型糖尿病已发现多种明确的基因突变,如胰岛素基因、胰岛素受体基因、葡萄糖激酶基因等。

2. 环境因素　进食过多,体力活动减少导致的肥胖是 2 型糖尿病最主要的环境因素。

【临床表现】

1. 全身表现　多饮、多尿、多食和消瘦;严重高血糖时出现典型的"三多一少"症状,儿童以 1 型糖尿病多见。2 型糖尿病发病前常有肥胖,疲乏无力,若得不到及时诊治,体重会逐渐下降。

2. 眼部表现　包括糖尿病视网膜病变、白内障、屈光不正、虹膜睫状体炎、眼外肌麻痹、新生血管性青光眼等。

【临床诊断】

1. 详细询问相关病史　发现异常症状时间,母孕期疾病诊疗史,家族史,全身病史。

2. 专科检查

(1)3 岁及 3 岁以下检查追光追物等视物反应力,4 岁及 4 岁以上检查视力表视力。

(2)手持裂隙灯检查虹膜及晶状体。

(3)直接或间接检眼镜检查眼底。

(4)眼压检测。

3. 儿科全身检查　检查有无其他系统病变,需行血糖、糖化血红蛋白、血脂、尿糖、尿酮体生化、免疫等针对性的实验室检查。

4. 鉴别诊断　与肝硬化、慢性肾功能不全、库欣综合征、甲亢等疾病相鉴别。

【治疗】

目前尚无根治糖尿病的方法,治疗主要纠正代谢紊乱、防治并发症,眼科对症治疗。

【保健要点】

1. 糖尿病患者的教育。

2. 自我监测血糖。

3. 合理饮食。

4. 加强运动。

5. 减轻肥胖。

五、鼻窦炎

【定义】

一个或多个鼻窦发生炎症称为鼻窦炎,鼻窦包括:上颌窦、筛窦、额窦和蝶窦,常为多个鼻窦同时受累。其为儿童较常见的疾病。

【病因】

常见致病菌群是肺炎链球菌、溶血性链球菌和葡萄球菌,其次为流感嗜血杆菌和卡他莫拉菌属。

【临床表现】

1. 全身表现　急性鼻窦炎早期症状与急性鼻炎或感冒相似,但全身症状较成人明显。除鼻塞、脓涕多外,可有发热、精神萎靡或烦躁不安、呼吸急促、少食等表现。较大儿童可能主诉头痛或一侧面颊疼痛。前组急性鼻窦炎由于病变接近头颅表面,其病变部位的皮肤及软组织可能发生红肿,由于炎症波及骨膜,故窦腔在体表投影的相应部位可以有压痛。后组急性鼻窦炎由于位置较深,表面无红肿或压痛。鼻腔检查鼻腔黏膜充血肿胀,尤以中鼻甲、中鼻道及嗅裂等处为明显。前组鼻窦炎可见中鼻道积脓,后组鼻窦炎可见嗅裂积脓,或脓液自上方流至后鼻孔。慢性鼻窦炎:主要表现间歇性或经常性鼻塞、黏液性或黏脓性鼻涕,病重者可表现有精神不振,纳差,体重下降或低热,甚至可继发贫血、发育不良。由于长期鼻阻塞和张口呼吸,可导致患儿颌面及智力发育不良。

2. 眼部表现　急性鼻窦炎未及时控制,易扩散至眼部,引起眼睑蜂窝织炎、眼眶蜂窝织炎、眶内脓肿、眶壁骨膜下脓肿、眶骨壁骨炎、骨膜炎、球后视神经炎等。慢性鼻窦炎还可引起视力疲劳、慢性结膜炎、睑缘炎、虹膜睫状体炎等。

【临床诊断】

1. 详细询问相关病史　上呼吸道感染、扁桃体及腺样体多肥大,过敏史、家族史,手术史,全身病史。

2. 专科检查

(1) 3 岁及 3 岁以下检查追光追物等视物反应力,4 岁及 4 岁以上检查视力表视力。

(2) 眼位检查。

(3) 眼球运动检查。

(4) 裂隙灯检查。

(5) 直接或间接检眼镜检查眼底。

3. 儿科全身检查　有无其他系统病变或综合征,耳鼻喉及其他相关检查。

(1) 鼻内镜检查鼻腔内可见脓液,鼻腔黏膜充血水肿。

(2) 体位引流如疑为鼻窦炎,鼻道未查见脓液,可行体位引流试验,以助诊断。

(3) X 线鼻窦摄片可显示鼻窦黏膜肿胀,窦腔混浊、透光度减弱,有时可见液平面。

(4) 鼻窦及眼眶 CT 检查。

(5) 鼻窦及眼部 MRI 检查。

（6）血、尿、粪常规，血培养，免疫等针对性的实验室检查。

4. 鉴别诊断 排除鼻窦肿瘤。

【治疗】

治疗原则为急性鼻窦炎采用足量抗生素控制感染；用含 1% 麻黄素的药物滴鼻，收缩鼻腔，改善引流。慢性鼻窦炎患者在药物治疗无效的情况下可考虑手术治疗。如有眼部异常，则采取针对性的治疗。

【保健要点】

1. 及时治疗鼻腔疾患。

2. 加强营养，增强体质，提高免疫力。

3. 培养良好的卫生习惯，不用手摸眼鼻口。

4. 妥善治疗变态反应性疾病，改善鼻腔鼻窦通风引流。

六、水痘

【定义】

水痘是由水痘 - 带状疱疹病毒引起的急性传染病，传染性很强。临床以发热及成批出现周身瘙痒性红色斑丘疹、疱疹、痂疹为特征。主要发生在婴幼儿。

【病因】

由水痘 - 带状疱疹病毒（VZV）感染所引起，传染源为水痘患者。冬、春季多发。通过接触或呼吸道飞沫传播，传染性很强，人群普遍易感。

【临床表现】

1. 全身表现 潜伏期为 12~21 日，平均 14 日。发热与皮疹（斑丘疹、疱疹）同时发生，或无发热即出疹。皮疹痒呈向心性分布，以躯干、头、腰处多见。皮疹分批出现，斑丘疹→水疱疹→结痂，不同形态皮疹同时存在，痂盖脱落后不留瘢痕。

2. 眼部表现 水痘引起的眼部病变一般比较轻微，可表现为眼痒、异物感，眼睑肿胀、皮疹、球结膜充血、疱疹。也可引起角膜炎、葡萄膜炎、视神经炎，但少见。

【临床诊断】

1. 详细询问相关病史 起病前 3 周内有无与水痘患儿接触史、预防接种史，既往病史。

2. 专科检查

（1）裂隙灯检查。

（2）眼底检查。

3. 儿科全身检查 检查有无其他系统病变或综合征。可进行以下相关辅助检查。

（1）病毒分离。

（2）血清学检查。

（3）PCR 检测。

（4）血常规。

（5）疱疹刮片或组织活检等。

4. 鉴别诊断 与过敏性皮炎、其他病毒疹等相鉴别。

【治疗】

1. 控制传染源 患儿应早期隔离，直到全部皮疹结痂为止。

2. 对症治疗 退热、止痒，防治皮肤继发感染，眼部症状对症处理。

3. 继发感染全身症状严重时，可用抗生素。

4. 忌用糖皮质激素，以防止水痘泛发和加重。

【保健要点】

1. 隔离患儿、保护易感人群，与水痘接触过的儿童，应隔离观察 3 周。

2. 接种水痘疫苗。

3. 对免疫功能低下、应用免疫抑制剂者及孕妇，若有水痘接触史，可使用丙种球蛋白。

4. 保持清洁，避免抓搔。加强护理，勤换衣服，勤剪指甲，防止抓破水疱继发感染。

5. 注意空气流通 注意保持环境整洁，空气流通。在学校等场所中，应加强教室的通风、换气，也可采取紫外线照射等方法实施空气消毒。

七、传染性单核细胞增多症

【定义】

传染性单核细胞增多症主要是由 EB 病毒感染引起的淋巴细胞增殖临床综合征。病程常呈自限性。

【病因】

EB 病毒感染所致，病毒携带者和患者是本病的传染源。经口密切接触是本病的主要的传播途径。

【临床表现】

1. 全身表现 本病的潜伏期不定，多为 10 天，儿童为 4~15 天，典型临床三联征为发热、咽峡炎和淋巴结肿大，可合并肝脾大，部分患者有黄疸、皮疹、脑膜炎症状。

2. 眼部表现 流泪、眼睑肿胀、结膜充血，角膜炎，泪囊区红肿，泪囊区皮下组织条索状增生，偶见视网膜炎、视神经炎。

【临床诊断】

1. 详细询问相关病史:有无传染性单核细胞增多症患儿接触史。

2. 专科检查

(1) 3 岁及 3 岁以下检查追光追物等视物反应力,4 岁及 4 岁以上检查视力表视力。

(2) 裂隙灯检查。

(3) 检眼镜检查。

(4) 泪道冲洗、泪道造影,了解泪道有无阻塞及炎症情况。

(5) 泪道 MRI 检查。

(6) 眼部 B 超检查。

3. 儿科全身检查:有无其他系统病变或综合征,可行以下相关辅助检查。

(1) 血常规及外周血涂片检查:白细胞分类淋巴细胞 >50% 或淋巴细胞总数 $\geq 5.0 \times 10^9$/L;异型淋巴细胞 $\geq 10\%$ 或总数 $\geq 1.0 \times 10^9$/L。

(2) 血清 EB 病毒抗体测定:分子生物学方法检测血液、唾液、口腔上皮细胞、尿液中的 EB 病毒 DNA 阳性。骨髓检查基本正常。

(3) 肝脾 B 超检查、肝肾功能、X 线胸片、心电图等。

4. 鉴别诊断 与败血症、白血病等相鉴别。

【治疗】

1. 全身治疗 抗病毒药物治疗,若出现继发细菌感染可使用抗生素。

2. 眼科对症治疗。

3. 支持治疗。

【保健要点】

1. 隔离患儿,保护易感人群。

2. 分餐进食,不与他人共用餐具。

3. 不随意亲吻儿童。

八、百日咳

【定义】

百日咳是一种由百日咳杆菌引起的急性呼吸道传染病,临床特征为咳嗽呈剧烈的阵发性、痉挛性咳嗽,咳嗽终末有鸡鸣样吸气性吼声,病程长达 2~3 个月,故有百日咳之称。因广泛实施百日咳菌苗免疫接种,目前本病的发生率已大为减少。

【病因】

由百日咳鲍特杆菌(简称百日咳杆菌)感染所引起,传染源为百日咳患者、隐性感染者及带菌者。潜伏期末到病后 2~3 周传染性最强。经呼吸道飞沫传播,5 岁以下小儿易感性最高,小儿预防注射 10 年后百日咳感染率与未接种者无区别。

【临床表现】

1. 全身表现　潜伏期 5~21 天,一般 7~14 天。开始症状类似感冒,逐渐加重,发作时咳嗽成串出现,呈阵发性、剧烈的痉挛性咳嗽,终末伴鸡鸣样吸气吼声,咳嗽日轻夜重。咳嗽虽重而肺部多无异常体征。婴幼儿常无典型痉咳,易发生屏气发绀,可窒息死亡。

2. 眼部表现　眼睑肿胀,皮下出血(青紫),球结膜下片状出血。前房、玻璃体、视网膜均可见出血。

【临床诊断】

1. 详细询问相关病史　起病前 1~2 周内有与百日咳患儿接触史。

2. 专科检查

(1) 3 岁及 3 岁以下检查追光追物等视物反应力,4 岁及 4 岁以上检查视力表视力。

(2) 裂隙灯检查。

(3) 眼底检查。

3. 儿科全身检查　检查有无其他系统病变或综合征。可进行以下相关辅助检查。

(1) 白细胞计数:外周血白细胞计数明显增高,分类中淋巴细胞增高,无幼稚细胞。如有继发感染时,淋巴细胞即相对减少。

(2) 细菌培养:鼻咽拭子做细菌培养,可获得阳性结果。

(3) 胸部 X 线平片检查。

4. 鉴别诊断　与气管内异物、肺门淋巴结结核,结膜炎等相鉴别。

【治疗】

1. 控制传染源　隔离患儿,对密切接触的易感者检疫 21 天。

2. 抗生素治疗　早期应用抗生素治疗,首选红霉素,或是罗红霉素,疗程不少于 10 天。

3. 对症治疗　止痉及眼部症状等对症处理。

【保健要点】

1. 隔离患儿、保护易感人群。

2. 自动免疫　百白破三联疫苗计划免疫。

3. 药物预防　对密切接触者可口服红霉素预防,共服 10 天。

九、麻疹

【定义】

麻疹是由麻疹病毒感染引起的急性呼吸道传染病,其传染性很强,常引起严重并发症。儿童患病率极高。

【病因】

麻疹病毒感染,主要通过呼吸道飞沫传播。

【临床表现】

1. 全身表现　典型麻疹可分潜伏期、前驱期、出疹期、恢复期四期。潜伏期约 10 天(6~18 天),发病初期表现为发热,咽痛、咳嗽、流涕等重度感冒样症状,口腔颊黏膜处见到麻疹黏膜斑。数天后全身皮肤出现棕红色斑丘疹。出疹顺序为耳后、颈部,而后躯干,最后遍及四肢手和足,约 1 周后消退。退疹后皮肤脱屑并有色素沉着。重症病例可能产生气管炎、肺炎、脑炎等并发症。

2. 眼部表现　畏光、流泪,眼睑水肿、结膜充血,角膜溃疡等。

【临床诊断】

1. 详细询问相关病史:起病前 3 周内有无与麻疹患儿接触史、预防接种史、过敏史、既往病史。

2. 专科检查

(1)3 岁及 3 岁以下检查追光追物等视物反应力,4 岁及 4 岁以上检查视力表视力。

(2)裂隙灯检查。

3. 儿科全身检查　有无其他系统病变或综合征,可行以下相关辅助检查。

(1)实验室检查:血清麻疹抗体检测、血常规、尿液检测。

(2)X 线胸片、心电图检查等。

4. 鉴别诊断　应与猩红热、风疹、幼儿急疹等相鉴别。

【治疗】

1. 控制传染源　患儿应早期隔离。

2. 对症治疗　退热及眼部症状对症处理。

3. 若继发感染,可用抗生素治疗。

4. 支持治疗　注意维生素 A 的补充。

【保健要点】

1. 隔离患儿、保护易感人群。接触麻疹的易感者应检疫观察 3 周。

2. 按计划免疫接种麻疹疫苗。

3. 对免疫功能低下者、在接触麻疹后 5 天内立即用免疫球蛋白注射。

4. 保持清洁,避免抓搔。加强护理,勤换衣服。

5. 注意室内空气流通、消毒。

十、Stevens-Johnson 综合征

【定义】

Stevens-Johnson 综合征是一种累及皮肤和黏膜的急性水疱病变。1922 年首先由 Stevens 和 Johnson 对该病进行了详细地描述,该综合征的眼部表现比较严重,病变可累及角膜、睑结膜、球结膜和眼睑。

【病因】

病因不明。Stevens-Johnson 综合征的发生与多种因素有关,如全身用药、局部用药、感染、恶性肿瘤和胶原血管性疾病等。有人认为是变态反应疾病。引起免疫反应的诱导因素尚不明确。

【临床表现】

1. 全身表现　包括发热、头痛、全身酸痛、恶心呕吐,皮肤烧灼感,皮肤出现环形红斑和丘疹,皮疹可累及面部、肢端、躯干甚至遍及全身,在后期可以相互融合,从而导致大的水疱形成和皮肤剥脱。口腔黏膜、唇黏膜、生殖器黏膜、外阴、肛周也可受累。

2. 眼部表现　眼部早期表现:在皮肤受累之前,常发生非特异性结膜炎,还可发生双侧卡他性、化脓性和假膜性结膜炎。另外可有严重的前葡萄膜炎。在该综合征的急性期可出现角膜溃疡,其持续时间一般为 2~4 周。累及单眼的病例较少见。慢性眼病:由于炎症反应,在慢性期常有结膜瘢痕形成。球结膜和睑结膜发生粘连。可出现泪道瘢痕化。常有畏光、眼干、角膜干燥混浊、角膜上皮缺损、角膜溃疡或穿孔,可致视力下降,睑内翻倒睫。继发性眼部表现:少数患者可出现与倒睫、睑内翻、角结膜炎和睑缘炎无关的继发性结膜炎症。

【临床诊断】

1. 详细询问相关病史　疾病诊疗史、家族史、用药史、过敏史、既往病史、进食情况。

2. 专科检查

(1) 3 岁及 3 岁以下检查追光追物等视物反应力,4 岁及 4 岁以上检查视力表视力。

(2) 台式或手持裂隙灯检查:检查眼前节情况。

(3) 眼结膜囊分泌物培养。

3. 儿科全身检查　有无其他系统病变,可进行以下相关辅助检查。

(1) 实验室检查:血常规、血培养、血生化、大便、尿液、免疫等针对性的

检查。

（2）X线胸片、心电图检查。

（3）皮肤的病理学检查。

4. 鉴别诊断　应与手足口病、皮肤黏膜淋巴结综合征、中毒性表皮坏死性溶解症（Lyell病）等相鉴别。

【治疗】

1. 全身性糖皮质激素治疗。

2. 对症治疗　皮肤及黏膜损害可涂用龙胆紫、抗生素激素软膏，眼部治疗：根据结膜炎、角膜炎及虹膜睫状体炎的治疗原则治疗，使用不含防腐剂的人工泪液点眼、左氧氟沙星眼药水点眼、妥布霉素地塞米松眼膏及重组牛碱性成纤维细胞生长因子眼膏点眼，托吡卡胺点眼等，可用玻璃棒分离结膜囊防治睑球粘连。

3. 支持治疗　营养补充，保证液量和热量。

4. 防治继发感染。

【保健要点】

1. 过敏体质的儿童用药及进食食物要关注有无过敏反应，要回避有过敏史的药物及食物。

2. 家长早期发现异常症状时，应当及时就医。

3. 消毒隔离。

4. 注意眼、口腔、皮肤的清洁护理。

5. 防止继发感染。

十一、视神经脊髓炎

【定义】

视神经脊髓炎（neuromyelitis optica，NMO）是视神经与脊髓同时或相继受累的急性或亚急性脱髓鞘病变。该病由Devic（1894年）首次描述，其临床特征为急性或亚急性起病的单眼或双眼失明，在其前或其后伴发横贯性或上升性脊髓炎。

【病因】

病因尚不清楚。通常认为是免疫系统攻击自身的视神经及脊髓的髓鞘，引起视神经炎和脊髓炎。

【临床表现】

1. 全身表现　发热、头痛、肢体瘫痪、大小便功能障碍，影响到脑干时，可出现顽固性呃逆、恶心、呕吐、眩晕、嗜睡、困倦等。

2. 眼部表现　视神经炎大多数患者起病急，视力下降，甚至失明，出现眶内疼痛,眼球运动或按压眼球时疼痛明显,眼底可无改变,也可有视盘水肿,边界不清,视盘周围出血和渗出。视野缺损。多数患者有 VEP 异常,主要表现为 P100 潜时延长、波幅降低或 P100 引不出。

【临床诊断】

1. 详细询问相关病史 发现异常症状时间,母孕期疾病诊疗史,家族史,手术史,全身病史。

2. 专科检查

(1) 3 岁及 3 岁以下检查追光追物等视物反应力,4 岁及 4 岁以上检查视力表视力。

(2) 色觉检查。

(3) 瞳孔对光反射、眼位、眼球运动检查。

(4) 直接或间接检眼镜检查眼底。

(5) 视野检查。

(6) 视网膜 OCT 检查。

(7) B 型超声检查视神经及视网膜情况。

(8) 视觉电生理 VEP 检查。

(9) 头、眼、脊髓 MRI 检查。

3. 儿科全身检查 有无其他系统病变或综合征,可行血清 AQP4 抗体、脑脊液等实验室检查。

4. 鉴别诊断 应与多发性硬化、视神经炎、急性脊髓炎、Leber 视神经病相鉴别。

【治疗】

1. 急性发作 / 复发期治疗

(1) 糖皮质激素。

(2) 血浆置换(plasma exchange,PE)。

(3) 静脉注射大剂量免疫球蛋白。

(4) 激素联合其他免疫抑制剂。

2. 对症治疗。

【保健要点】

1. 避免诱发因素,如感冒、发热、感染、外伤、拔牙、过劳和精神紧张,不随意进行疫苗接种。

2. 患者存在视力障碍,肢体无力等。注意预防碰伤、跌伤和坠床等意外。

3. 多食低脂、高蛋白、富含维生素及含钾高、钙高的饮食。

4. 预防继发感染。

十二、多发性硬化

【定义】

多发性硬化（multiple sclerosis，MS）是以中枢神经系统白质炎性脱髓鞘病变为主要特点的自身免疫性疾病。最常累及部位为脑室周围白质、视神经、脊髓、脑干和小脑，主要临床特点为中枢神经系统白质散在分布的多病灶与病程呈现的缓解复发，症状和体征的空间多发性和病程的时间多发性。儿童发病率约为 0.4%~2.7%。

【病因】

病因不明，倾向于自身免疫、病毒感染、遗传因素、环境因素及个体易感因素综合作用的多因素病因学说。

【临床表现】

1. 全身表现　急性、亚急性起病，常见肢体感觉异常、肢体运动障碍、膀胱或直肠功能障碍。

2. 眼部表现　常表现为急性视神经炎或球后视神经炎，多为单眼视力下降，有时双眼同时受累。眼底检查可无异常，也可见视盘水肿，视网膜静脉周围白鞘，晚期出现视神经萎缩。约 30% 的病例有眼肌麻痹及复视。眼球震颤多为水平性或水平加旋转性。病变侵犯内侧纵束引起核间性眼肌麻痹，侵犯脑桥旁正中网状结构（paramedian pontine reticular formation，PPRF）导致一个半综合征。

【临床诊断】

1. 详细询问相关病史　发现异常症状时间，母孕期疾病诊疗史，家族史，过敏史、手术史，全身病史。

2. 专科检查

（1）3 岁及 3 岁以下检查追光追物等视物反应力，4 岁及 4 岁以上检查视力表视力。

（2）瞳孔对光反射、眼位、眼球运动检查。

（3）色觉检查。

（4）直接或间接检眼镜检查眼底。

（5）视野检查。

（6）视网膜 OCT 检查。

（7）B 型超声检查视神经及视网膜情况。

（8）视觉电生理 VEP 检查。

（9）头、眼、脊髓 MRI 检查。

3. 儿科全身检查　有无其他系统病变或综合征，可行脑脊液、血清抗体检测等实验室检查。

4. 鉴别诊断　应与视神经脊髓炎、视神经炎、急性脊髓炎、线粒体病、Leber 视神经病等相鉴别。

【治疗】

1. 急性发作 / 复发期治疗

（1）糖皮质激素。

（2）血浆置换。

（3）静脉注射大剂量免疫球蛋白。

2. 对症治疗。

【保健要点】

1. 避免诱发因素，如感冒、发热、感染、过劳和精神紧张。

2. 患者存在视力障碍，肢体无力等。注意预防碰伤、跌伤和坠床等意外。

3. 多食低脂、高蛋白、富含维生素及含钾高、钙高的饮食。

4. 预防继发感染。

十三、小儿眼 - 耳 - 脊椎综合征

【定义】

小儿眼 - 耳 - 脊椎综合征，又称 Goldenhar 综合征，是一种以眼、耳及颜面、脊柱畸形为主要临床表现的先天性症候群。本综合征 60%~70% 的病例发生于男孩。

【病因】

病因不明，多数人认为主要是先天性遗传。亦有可能系第一和第二鳃弓以及脊椎和眼的血管异常引起的胚胎畸形。

【临床表现】

1. 全身表现　本综合征 60%~70% 的病例发生于男孩，其临床表现较复杂。面部畸形小颌畸形、唇裂、面横裂等。耳部畸形可出现副耳、耳前瘘管和外耳道缺如等，严重者合并耳聋。脊柱畸形主要影响脊柱的侧弯及骨质愈合，也可有肋骨异常、头颅骨畸形、肢体和足畸形。约 10% 的病例智力迟钝，部分患儿尚可见有心血管畸形，肺、肾、牙齿及智能异常等。

2. 眼部表现　患儿可见有眼角膜皮样瘤、眼睑缺损、上睑下垂、小角膜及小眼球、眼裂歪斜、白内障等，其中先天性角膜皮样瘤可随年龄增长而增大。

【临床诊断】

1. 详细询问相关病史　发现异常症状时间，母孕期疾病诊疗史，家族史，手术史，全身病史。

2. 专科检查

（1）3 岁及 3 岁以下检查追光追物等视物反应力，4 岁及 4 岁以上检查视力表视力。

（2）裂隙灯检查。

（3）直接或间接检眼镜检查眼底。

3. 儿科全身检查　有无其他系统病变，可行 X 线胸片、心电图、骨骼 X 线检查及 CT、智商检测、染色体检测等针对性的辅助检查。

4. 鉴别诊断　与第一、二鳃弓异常引起的其他综合征相鉴别，如 Treach-collins 综合征，Nager 综合征相鉴别。

【治疗】

1. 手术治疗　对影响身体机能的畸形进行手术修补或矫治，如角膜皮样瘤切除术、眼睑缺损重建术、唇裂修补术等。

2. 对症治疗。

【保健要点】

1. 做好遗传病宣讲工作，婚前体检，预防出生缺陷。

2. 妊娠期产前保健　进行系统的出生缺陷筛查，包括超声检查、血清学筛查等，必要时进行染色体检查。

3. 孕妇孕期尽可能避免接触危害因素。

十四、小儿先天性面肌双瘫综合征

【定义】

先天性面肌双瘫综合征即 Mobius 综合征，是以脑神经联合麻痹、先天畸形及智力低下为特点的综合征。

【病因】

病因不明，先天性胎儿神经发育畸形。

【临床表现】

1. 全身表现　双侧面瘫，面部无表情运动，鼻唇沟浅，口唇吐字不清。幼儿期吸吮困难，可有口角流涎。舌麻痹、舌体萎缩变小，典型者变尖、有沟裂，小颌畸形、多指（趾）、短指、畸形足、耳聋、智力低下等。

2. 眼部表现　多数呈内斜视，少数第一眼位可为正位。双眼外转受限，双眼外转均不超过中线，不能做水平扫视运动，当看左或右侧目标时必须转动头位，但垂直运动及 Bell 现象正常。可有眼轮匝肌无力，眼睑闭合不全、下睑外翻，暴露性角膜炎等。

【临床诊断】

1. 详细询问相关病史　发现异常症状时间，是否早产及围产期异常，母孕期疾病诊疗史，家族史，手术史，全身病史。

2. 专科检查

（1）3 岁及 3 岁以下检查追光追物等视物反应力，4 岁及 4 岁以上检查视力表视力。

（2）眼位及眼球运动检查。

（3）裂隙灯检查角膜。

3. 儿科全身检查　有无其他系统病变或综合征，可行脑电图、脑部 MRI 检查、染色体检查等。

4. 鉴别诊断　与染色体畸变疾病相鉴别。

【治疗】

1. 对有明显内斜视影响外观者，可行手术治疗。

2. 对症治疗。

【保健要点】

1. 做好遗传病咨询工作，婚前体检，预防出生缺陷。

2. 妊娠期产前保健　进行系统的出生缺陷筛查，包括超声检查、血清学筛查等，必要时进行染色体检查。

3. 孕妇孕期尽可能避免接触危害因素。

十五、结节性硬化症

【定义】

结节性硬化症（tuberous sclerosis，TSC）又称 Bourneville 病，是一种多系统受累的常染色体显性遗传病。可在脑、皮肤、眼、心、肺、肾、肝、骨骼等多部位器官发生良性错构瘤，临床特征是血管纤维瘤、癫痫发作和智能减退。发病率约为 1/6 000，男女之比为 2：1。

【病因】

常染色体显性遗传病，家族性病例约占三分之一，即由父母一方遗传而来突变的 *TSC1* 或 *TSC2* 基因；散发病例约占三分之二，即出生时患者携带新突变的 *TSC1* 或 *TSC2* 基因。家族性患者 *TSC1* 突变较为多见，而散发性患者 *TSC2* 突变较常见。

【临床表现】

1. 全身表现　①皮肤损害：特征是口鼻三角区血管纤维瘤，对称蝶形分布，为针尖至蚕豆大小的坚硬蜡样丘疹。3 个以上卵圆形或不规则形色素脱失斑，腰骶区的鲨鱼皮斑。甲床下纤维瘤（Koenen 肿瘤），自指（趾）甲沟处长出，趾甲常见，可为本病唯一皮损。其中 3 个以上的色素脱失斑和甲床下纤维瘤是本病最特征的皮损。其他如咖啡牛奶斑、皮肤纤维瘤等均可见。②神经系统损害:癫痫为本病的主要神经症状,频繁而持续的癫痫发作后可继发违拗、固执等癫痫性人格障碍。智能减退。少数可有神经系统阳性体征。如锥体外系体征或单瘫、偏瘫、截瘫、腱反射亢进等。室管膜下结节、室管膜下巨细胞星形细胞瘤。③肾脏病变:肾血管平滑肌脂肪瘤和肾囊肿最常见,表现为无痛性血尿、蛋白尿、高血压或腹部包块等。④心脏病变:可出现心脏横纹肌瘤。⑤肺部病变:肺淋巴管肌瘤病可出现气短、咳嗽、胸痛等表现。⑥骨骼病变:骨质硬化,脊柱裂和多趾(指)畸形。

2. 眼部表现 50%患者有视网膜胶质瘤,称为晶体瘤。眼底检查在眼球后极视盘或附近可见多个虫卵样或桑椹样钙化结节,或在视网膜周边有黄白色环状损害。此外尚可见小眼球、突眼、青光眼、白内障、玻璃体积血、色素性视网膜炎、视网膜出血和原发性视神经萎缩。

【临床诊断】

1. 详细询问相关病史 发现异常症状时间,是否早产及围产期异常,母孕期疾病诊疗史,家族史,过敏史,全身病史。

2. 专科检查

(1)3岁及3岁以下检查追光追物等视物反应力,4岁及4岁以上检查视力表视力。

(2)裂隙灯检查。

(3)直接或间接检眼镜、广域数字化视网膜摄像系统检查眼底。

(4)眼压检测。

(5)B型超声检查玻璃体及视网膜情况。

(6)有条件时,行视觉电生理检查。

3. 儿科全身检查 有无其他系统病变或综合征,可行头颅 CT、MRI、脑电图、心电图、腹部 B 超,必要时需行血生化、尿液、*TSC1* 或 *TSC2* 基因检测等针对性的实验室检查。

4. 鉴别诊断 与神经纤维瘤病和脑面血管瘤病、白癜风、原发或继发性癫痫、视网膜母细胞瘤等鉴别。

【治疗】

1. 对症治疗 抗癫痫及手术治疗、激光治疗等。

2. 眼部症状无特殊治疗。

【保健要点】

1. 做好遗传病咨询工作,婚前体检,预防出生缺陷。

2. 妊娠期产前保健 进行系统的出生缺陷筛查,包括超声检查、基因检查等。

3. 孕妇孕期尽可能避免接触危害因素。

十六、Horner 综合征

【定义】

Horner 综合征又称颈交感神经麻痹综合征,临床表现为患侧眼睑下垂及眼裂狭小,眼球内陷,瞳孔缩小,同侧面部无汗等。

【病因】

为颈交感神经麻痹所致。任何能引起颈交感神经损害的因素均可引起此综合征,如外伤、炎症、肿瘤、颈部手术、也有先天因素所致。

【临床表现】

1. 全身表现 患侧面部无汗,潮红。

2. 眼部表现 患侧眼睑下垂及眼裂狭小,眼球内陷,瞳孔缩小,对光反射及辐辏反射存在,先天发病的儿童可有虹膜异色。

【临床诊断】

1. 详细询问相关病史 发现异常症状时间,是否有产伤史、外伤史、家族史、手术史、全身病史。

2. 专科检查

(1) 3 岁及 3 岁以下检查追光追物等视物反应力,4 岁及 4 岁以上检查视力表视力。

(2) 眼压检查。

(3) 眼球运动检查。

(4) 台式或手持裂隙灯检查:瞳孔和虹膜,晶状体。

3. 儿科全身检查 检查有无其他系统病变,头、颈、胸部 X 线检查,必要时头颅 MRI 检查。

4. 鉴别诊断 先天性上睑下垂,外伤性上睑下垂,机械性上睑下垂,眼型重症肌无力等相鉴别。

【治疗】

对因治疗。

【保健要点】

Horner 综合征不仅影响外观,最主要是可以引起单眼遮盖性弱视,早期发现、及时转诊治疗是关键。

1. 筛查时间 所有新生儿应在生后 1 个月开始,定期至妇幼保健医疗机构进行阶段性眼病筛查和视力评估。

2. 健康宣教要点

(1) 避免头颈部外伤。

(2) 颈部手术操作注意避免损伤交感神经。

（3）将下垂的上睑提起,预防遮盖性弱视。

3. 转诊　对于符合手术指征的患者,可建议转诊专科医院。

（李世莲）

附录 1 全国儿童保健工作规范（试行）

儿童保健工作是卫生工作的重要组成部分，属于公共卫生范畴。为规范儿童保健服务，提高儿童健康水平，依据《中华人民共和国母婴保健法》及其实施办法等相关法律法规，制定本工作规范。

一、范围

（一）本规范所涉及的儿童保健对象为0~6岁儿童。

（二）根据不同年龄儿童生理和心理发育特点，提供基本保健服务，包括出生缺陷筛查与管理（包括新生儿疾病筛查）、生长发育监测、喂养与营养指导、早期综合发展、心理行为发育评估与指导、免疫规划、常见疾病防治、健康安全保护、健康教育与健康促进等。

（三）儿童保健管理包括散居儿童保健管理和学龄前集体儿童卫生保健管理。

二、职责

（一）卫生行政部门

各级卫生行政部门是儿童保健工作的主管部门。

1. 负责制定儿童保健工作方针政策、发展规划、技术规范与标准，并组织实施。

2. 根据当地区域卫生规划，建立健全儿童保健服务机构和服务网络，提供专业人员、经费、房屋和设备等必要的服务条件。

3. 建立完善的质量控制和绩效评估制度，对辖区内儿童保健工作进行监督管理。

（二）妇幼保健机构

妇幼保健机构是辖区内专业公共卫生机构和妇幼保健的技术指导中心。

1. 在卫生行政部门领导下，制定并实施辖区儿童保健工作计划。

2. 制定健康教育工作计划，开展有针对性的健康教育和健康促进活动。

定期对健康教育效果进行评估，不断探索适宜不同人群的健康教育方式，提高健康教育质量。

3. 承担对下级妇幼保健机构的技术指导、业务培训和工作评估，协助开展儿童保健服务。

4. 负责对社区卫生服务机构、乡（镇）卫生院和其他医疗机构的儿童保健工作进行技术指导和业务培训，推广儿童保健适宜技术。

5. 按照《托儿所幼儿园卫生保健管理办法》的要求，对辖区托幼机构卫生保健工作进行业务管理、技术指导、人员培训和考核评估。

6. 做好儿童保健信息的收集、汇总、上报、分析、反馈和交流等管理工作，做好信息统计工作的质量控制，确保资料的准确性。

7. 建立健全婴儿及 5 岁以下儿童死亡和出生缺陷监测系统，建立残疾儿童筛查和报告制度，开展儿童死亡评审工作。

8. 对危害儿童健康的主要问题开展调查与科学研究，为卫生行政部门提供决策依据。

9. 根据当地儿童保健工作规划，有计划、有重点地开展儿童保健服务。

10. 完成卫生行政部门交办的其他任务。

（三）乡（镇）卫生院、社区卫生服务中心

1. 开展与机构职责、功能相适应的儿童保健健康教育和技术服务。

2. 掌握辖区内儿童健康基本情况，完成辖区内各项儿童保健服务与健康状况数据的收集、上报和反馈；对村卫生室、社区卫生服务站的儿童保健服务、信息收集、相关监测等工作进行指导和质量控制。

3. 接受妇幼保健机构的技术指导、培训和工作评估。

（四）村卫生室和社区卫生服务站

在乡（镇）卫生院或社区卫生服务中心指导下，开展或协助开展儿童保健健康教育和服务，收集和上报儿童保健服务与健康状况数据。

（五）其他医疗卫生机构

1. 医疗卫生机构开展儿童保健服务，应遵循本规范。

2. 开展儿童保健服务的医疗卫生机构应接受妇幼保健机构的技术指导、服务管理与工作评估。

3. 参与辖区儿童工作技术指导、业务培训、考核评估。

三、内容

（一）胎儿保健

动态监测胎儿发育状况，为孕妇提供合理膳食、良好生活环境和心理状态的指导，避免或减少孕期有害因素对胎儿的影响，开展产前筛查和诊断。

（二）新生儿保健

1. 新生儿出院前,由助产单位医务人员进行预防接种和健康评估,根据结果提出相应的指导意见。

2. 开展新生儿访视,访视次数不少于 2 次,首次访视应在出院 7 天之内进行,对高危新生儿酌情增加访视次数。访视内容包括全面健康检查、母乳喂养和科学育儿指导,发现异常,应指导及时就诊。

3. 按照《新生儿疾病筛查管理办法》和技术规范,开展新生儿疾病筛查工作。

（三）婴幼儿及学龄前期儿童保健

1. 建立儿童保健册(表、卡),提供定期健康体检或生长监测服务,做到正确评估和指导。

2. 为儿童提供健康检查,1 岁以内婴儿每年 4 次、1~2 岁儿童每年 2 次、3 岁以上儿童每年 1 次。开展体格发育及健康状况评价,提供婴幼儿喂养咨询和口腔卫生行为指导。按照国家免疫规划进行预防接种。

3. 对早产儿、低出生体重儿、中重度营养不良、单纯性肥胖、中重度贫血、活动期佝偻病、先心病等高危儿童进行专案管理。

4. 根据不同年龄儿童的心理发育特点,提供心理行为发育咨询指导。

5. 开展高危儿童筛查、监测、干预及转诊工作,对残障儿童进行康复训练与指导。

6. 开展儿童五官保健服务,重点对龋齿、听力障碍、弱视、屈光不正等疾病进行筛查和防治。

7. 采取综合措施预防儿童意外伤害的发生。

四、要求

（一）专业机构

开展儿童保健服务的机构必须为卫生行政部门已颁发医疗机构执业许可证的医疗保健机构。

（二）专业人员

1. 从事儿童保健工作的人员应取得相应的执业资格,并接受儿童保健专业技术培训,考核合格。

2. 在岗人员需定期接受儿童保健专业知识与技能的继续医学教育培训。

（三）业务用房

1. 县(市)级及以上妇幼保健机构

(1) 儿童保健管理用房:开展儿童保健群体工作和信息资料管理业务,房屋面积各不少于 $15m^2$。

（2）儿童保健门诊用房：儿童保健门诊应相对独立分区、流向合理、符合儿童特点；应设立分诊区和候诊区，总面积不少于100m²；儿童健康检查门诊诊室不少于两间；专业门诊用房根据所开展的专业需求确定（见附件）。

2. 乡（镇）卫生院、社区卫生服务中心　根据当地儿童保健需求、基层卫生机构服务能力和业务量配置用房，面积参照本规范执行。

3. 其他医疗卫生机构　综合医院、专科医院等医疗卫生机构开设儿童保健相关专业门诊，根据业务工作量参照本规范执行。

（四）各专业门诊设施设备

根据开展儿童保健服务的内容，配备必需的基本设备和设施（见附件）。

五、评估

1. 建立区域儿童保健工作监督管理和考核评估制度，完善监督管理机制。对各级卫生行政部门儿童保健工作职责履行情况、儿童保健工作网络建设情况、儿童保健服务质量和儿童健康水平改善情况进行评估。

2. 各地根据实际情况，每年组织实施开展儿童保健工作的考核评估。

卫生部办公厅
2009 年十二月印发

全国儿童保健工作规范附件
（试行）

（卫生部　2009 年 12 月）

附件

儿童保健专业门诊用房及设备设施基本要求

门诊名称	诊室设置和面积	诊室设施
儿童生长发育门诊	诊室 2 间，测量室 1 间，治疗室 1 间。不少于 40m²	体重计、卧式量床、身高计、压舌板、儿童诊查床、儿童血压计、软尺、X 片阅片灯等
儿童营养门诊	诊室 1 间，营养指导示教室 1 间，监测评估室 1 间。不少于 30m²	体重计、卧式量床、身高计、压舌板、儿童诊查床、儿童血压计、皮褶计、食物模型、食物量具等
儿童心理卫生门诊	诊室 2 间、心理行为、智力测查室各 1 间，治疗室 2 间。不少于 60m²	心理行为测查量表和工具、心理行为干预辅助设备等

续表

门诊名称	诊室设置和面积	诊室设施
儿童康复门诊	诊室 1 间,评估室 1 间,运动康复室 1 间(100m^2),语言训练室 1 间,仪器康复室 1 间。不少于 150m^2	相关康复器材和设备等
眼保健门诊	诊室 1 间,验光室 1 间,检查室 1 间,治疗室 1 间。不少于 50m^2	标准对数视力表(灯光箱)、儿童图形视力表、色盲检查图谱、眼位板、眼底镜、裂隙灯、视力筛选仪、眼瞬息图像筛分仪、点状视力检测仪、弱视矫治系列设备等
听力保健门诊	诊室 1 间,检查室 1 间,治疗室 1 间。不少于 30m^2	额镜、耳镜、听力筛查仪、耳声发射仪、听觉脑干诱发电位、多频稳态测听仪、声阻抗仪等
口腔保健门诊	诊室及检查室共 1 大间,辅助用房 2 间。不少于 40m^2	牙科治疗椅、消毒设备、光固化机、儿童口腔预防保健等相关材料和用品等
健康教育室	健康宣教室 1 间。不少于 20m^2	电脑、电视、DVD 机、投影仪等

相关医技设备:血分析仪,尿分析仪,显微镜,酶标仪,X 线机、牙片 X 线机、B 超、脑电图机、微量元素测定仪、生化分析仪、骨密度检查仪等

附录 2 儿童眼保健所需基本设备

裂隙灯（手持）	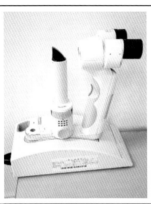	裂隙灯（台式）	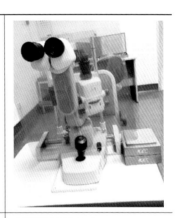
检眼镜（直接）	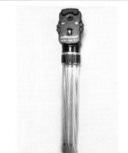	检眼镜（间接）	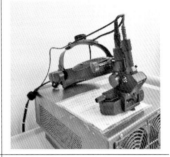
检影镜	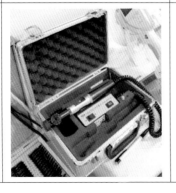	转鼓	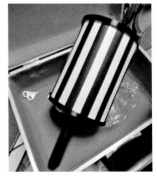

续表

视力表		色盲本	
立体视检查图		四点灯	
手持眼压计		非接触眼压计	
眼睑拉钩		巩膜压迫器	

续表

开睑器		三棱镜	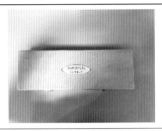
同视机	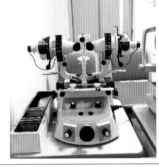	眼底照相机（手持式）	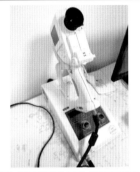
眼底照相机（台式）	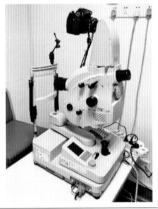	广域数码眼底照相机	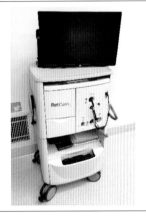
电脑验光仪	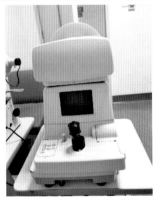	试镜箱	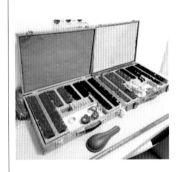

续表

超声 生物 显微镜	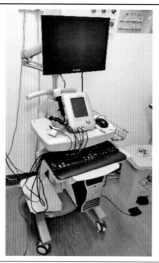	电生理 检查仪	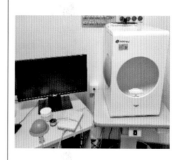
综合 验光仪	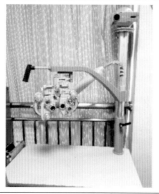	屈光 筛查仪	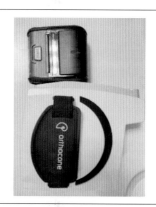
白内障 筛查仪	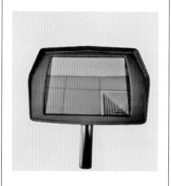	电子视力 筛查系统	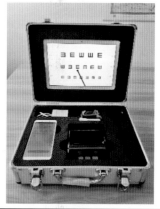

28检